U0214198

# 化学中毒与急救

汤　峨　主编

张洪彬　肖伟烈　副主编

科　学　出　版　社

北　京

# 内 容 简 介

本书包括化学物质的安全性、危险性和毒性，职业性化学中毒、化学事故、突发性化学灾害和现代化学恐怖活动，危险化学品和化学毒物，化学中毒的一般作用原理，突发性化学毒物中毒的急救和预防措施，化学灾害和化学恐怖活动中自救避险和应急救援的现场处置等内容，并对实验室常用化学试剂和溶剂、工业化学毒物、化学农药、常用药物、化学毒剂、生物毒素共 131 种(类)有毒物质的基本性质、危险性、毒性、吸收和代谢、中毒机制、实验室检查、临床表现、急救措施、预防、泄漏和火灾的现场处置等内容进行了详细说明。本书内容由浅入深、系统全面、实用性强。

本书可以作为化学化工、生物医药等科研和实验工作人员的安全指导用书，而且对于一般家庭和其他职业人员在个人中毒防护和现场急救，灾害避灾和应急救援等方面均具有十分重要的参考价值。

**图书在版编目(CIP)数据**

化学中毒与急救 / 汤峨主编. —北京：科学出版社，2021.10

ISBN 978-7-03-069209-2

Ⅰ. ①化… Ⅱ. ①汤… Ⅲ. ①中毒-急救 Ⅳ. ①R595.059.7

中国版本图书馆CIP数据核字(2021)第113007号

责任编辑：张 析 / 责任校对：杜子昂
责任印制：吴兆东 / 封面设计：东方人华

**斜 学 出 版 社** 出版
北京东黄城根北街 16 号
邮政编码：100717
http://www.sciencep.com
**北京中石油彩色印刷有限责任公司** 印刷
科学出版社发行 各地新华书店经销
*
2021 年 10 月第 一 版 开本：720×1000 1/16
2022 年 2 月第二次印刷 印张：25 1/2
字数：510 000
**定价：138.00 元**
(如有印装质量问题，我社负责调换)

# 前　言

随着我国人民生活水平的不断提高，越来越多的化学制品走进千家万户，人们对化学品的依赖性也越来越强。由于缺乏对化学物质的了解，绝大多数人对化学品的态度形成了两个极端。一部分人无视化学物质的毒性和危险性，盲目使用化学品，不做好个人防护，这样容易引起化学中毒以及化学品的泄漏、燃烧和爆炸，甚至会导致突发性化学灾害，造成严重的后果；更多的人则是"谈虎色变"，将所有化学品都当作下山猛虎，退避三舍，衣食住行均力求"天然"、无化学品添加。对于很多化学品引起的安全事件认识不清，胡乱猜测，偏听偏信，以讹传讹，引起社会恐慌。这两种极端现象都会严重危害社会安全，造成不良的后果。进入21世纪以来，世界科技和经济飞速发展，国际局势瞬息万变，各种反人类势力和恐怖主义分子使用危险性极大的化学武器的可能性仍然存在。而普通民众由于缺乏相应的知识和技能，无法在突发性化学灾害和化学恐怖事件中进行有效的避险和自救，更加谈不上积极参加应急救援工作。因而，一旦发生大面积化学中毒事件、突发性化学灾害和化学恐怖，人们的生命就会受到严重的威胁，后果不堪设想。尽管国家始终把安全放在最重要的位置，但化学品燃烧爆炸事故、化学品中毒、农药中毒等安全事故还是时有发生。

早在2008年，我们就在云南大学开设了"化学中毒与急救"这一全校性素质选修课。这一课程不仅针对化学专业的本科生，而且力求让更多非化学专业的学生能了解化学毒物的危险性和毒性，掌握一些预防中毒和中毒急救的技能，了解日常生活中常见食品中毒、农药中毒和其他化学试剂中毒的简单检验方法和特效解毒剂的使用。这一课程在2014年被中国高等教育学会评选为"全国高等教育优秀通选课"。在多年化学教学实践和科研的基础上，我们将"化学中毒与急救"课程和研究生优质课程"分子与生命"的讲义和教学材料进行整理和编辑，并搜集参考了最新化学品安全使用标准，近年来出版的与中毒急救相关的手册和书籍，以及与化学品中毒临床表现和医疗急救相关的文献资料，编写成《化学中毒与急救》一书。书中不仅介绍了化学危险品的危险性，化学毒物的毒性及化学中毒一般作用原理等化学中毒理论知识，还全面、系统地介绍了常见化学物质的毒性、安全性、中毒机制、临床表现、实验室检查、中毒急救与预防，以及特效解毒剂的使用等相关知识。更重要的是，本书还专门介绍了危险化学品的安全使用、泄漏和燃烧爆炸的现场处置，化学灾害和化学恐怖的有效避灾和自救措施，以及应急救援等相关知识，并对化学武器和常见生物毒素中毒的知识也进行了介绍。需要特别说明的是，本书中涉及的化学中毒的临床表现、实验室检查和医学急救措施等医学内容是参考了许多国内外的相关书籍和文献资料编写而成。由于我们的水平有限，尤其是医学专业知识十分有限，书中的内容难免有不当之处，欢迎相关专业人员和广大读者批评指正。

本书的出版受到云南省科技领军人才项目，云南大学"青年英才"培育计划、研究生优质课程建设项目（分子与生命）、化学科学与工程学院"化学一流本科专业建设项目"，国家自然科学基金项目（批准号：21762046），云南省应用基础研究项目（批准号：202001BB050018），云南省科技厅–云南大学双一流联合基金项目（批准号：2018FY001）的资助。赵艳、刘珊珊、栗云霞、袁飞、郭青松、尹福丹、赖金荣、张明、念倍芳等硕士研究生参与了本书内容的文字录入、化学结构式绘制和校正工作。在此，一并表示衷心的感谢。

汤　峨

2021 年 4 月 29 日

# 目　　录

# 第1章 绪 论

19世纪初，化学工业开始初步形成。最初的化工产品只局限于硫酸、盐酸、硝酸、氯碱等几种产量不大的无机化学品，但到了20世纪40年代，煤化工已经发展到一定规模。从煤焦油中可提取苯、甲苯、二甲苯、萘、蒽等芳香族有机化合物，并以之为原料制备出染料、香料、医药产品和食品添加剂等。在此之后，石油和天然气的开采促使以石油化学工业产品为原料的高分子合成工业得到迅速发展，诸如赛璐珞、酚醛树脂、合成橡胶、尼龙、合成纤维、合成塑料等许多高分子产品被陆续开发。20世纪60年代之后，各种用途广泛的合成染料、合成涂料和农药不断问世，超纯物质、功能材料、特殊化学品等种类繁多、琳琅满目的化工产品不断涌现，化学工业步入了飞速发展阶段，极大地改变了世界的面貌和人们的生活。然而，随着人们安全和健康意识的不断提高，越来越多的人认识到化学工业这把"双刃剑"的另一面，并对现有化学物质进行登记、分类和安全性评价。到2016年，《中国现有化学物质名录》(IECSC)就收录了45643种化学物质。目前，美国《有毒化学物质控制法案》(TSCA)化学物质名录已收录了约84000个在美国生产、进口或加工的用于"商业目的"的现有化学物质。欧盟的现有化学物质名录(EINECS)中含有100204个化学物质。这些化学物质中70%对人体有不同程度的危害。化学工业制品成为污染环境、损害人类健康的"罪魁祸首"。特别是在化学物质的生产、存储、运输和使用过程中存在不当操作，造成化学事故、环境污染、食品安全等问题，由此引起化学中毒的事件屡见不鲜。仅2019年收集的1653起国内危险化学品事故中，死亡1人以上的事故有181起，共造成500人死亡；中毒窒息事故303起，占事故总数的18%，造成233人死亡，占死亡总人数的46%。一些因化学中毒直接导致人体死亡的疾病发病率也明显增高。就拿人们谈之色变的癌症来说，截至2017年底，我国累计产生了387个"癌症高发村"。产生"癌症高发村"的因素除了经济水平和人口分布外，最主要的就是环境污染。包括水、土壤、空气的多种污染，其中以水污染最为普遍。而早在20世纪70年代，美国国立癌症研究所就把癌症的发病率与工业公害紧密地联系起来，并指出：膀胱癌、肺癌和肝癌多发生在汽车工业区、化学工业区和重金属冶炼地区。而在汽车云集的大中城市，因其空气中含铅、镉、锌、铬的浓度较高，心脏病、动脉硬化、高血压、中枢神经疾病、慢性肾炎、呼吸系统癌症的发病率明显高于乡村等其他地区。加之世界不稳因素带来的恐怖活动、生化武器扩散、走私贩毒等全球问题，使人们长期处于化学中毒的潜在威胁之下，因而，对于化学物质的安全性、危险性和毒性，已成为国内外关注的焦点之一。

## 1.1 化学物质的安全性、危险性和毒性

当今，我们生活在化学物质的包围之中。从医药品、农药、食品添加剂、化妆用品等到合成树脂、合成纤维，在衣、食、住、行的各个角落都使用着化学合成物质。这些化学物质，使我们的生活更加丰富，但也潜伏着很大的危险性。因而，各国针对化学物质安全性的管制措施也越来越严格。可以说，世上没有绝对安全的化学物质，几乎所有的化学物质都具有不同程度的毒性和危险性。就拿人们维持生命不可或缺的水来说，当各种原因导致的抗利尿激素分泌过多，急性肾衰竭的少尿或无尿期，肾脏的稀释和浓缩功能发生障碍，或者如慢性精神病患者的原发性多饮等原因造成机体摄入过多的水分，均会使机体所摄入水总量大大超过排出的水量，以致水分在体内潴留，引起血浆渗透压下降和循环血量增多，引起水中毒。水中毒在临床上又称为稀释性低钠血症，程度较轻者，停止水分摄入，排除体内多余水分即可纠正，严重者可导致神经系统永久性损伤或死亡。2017 年，日本盛冈市的一名一岁的幼儿摄入了一小杯 (大概 5～6 g) 的食盐而导致心律不齐、肺水肿、高钠血症等症状，最后死亡。这是因为当人体摄入食盐浓度过高，就可能对人体的胃肠道黏膜产生渗透和刺激作用，导致腹泻及胃肠炎。还可使血液钠离子浓度及血浆渗透压增高，造成细胞脱水，组织间液增多，发生水肿，特别是脑细胞内液渗出，导致严重后果。如果误食了具有致癌性的所谓"化学盐"也会导致中毒。但并不是一接触化学物质就会立即引起中毒。早在 20 世纪 70 年代，世界卫生组织就开始了"国际化学物质安全性计划"，开展对化学物质的安全性评价工作。当然，从安全角度出发，对所有化学物质的安全性和危险性进行详细评价是必要的。但往往由于化学物品品种繁多，评价环境复杂多样，因此，各国的评价工作主要集中于那些直接关系人们生命健康及工作、生活中最常接触化学物质的调查研究，并根据现有的实验水平和技术条件进行分析和评价。所以，对化学物质的安全性评价不能做到十分全面，必须逐年修改订正和补充。

目前，许多国家在评价现有的大多数化学物质的安全性和危险性时，均给出了化学物质的危险性等级和安全限度。但也不是说超过安全限度就一定有危险。实际上，在安全与危险之间还存在准危险带、要注意带、准安全带这些中间地带。由于化学物质之间的差异以及中毒者的个体差异，不同的化学物质，甚至是同一化学物质针对不同中毒者其中间地带也可能具有显著的差异。但总的来说，中间地带越窄表明这一化学物质的危险性越高。

从统计学上讲，安全性和危险性都属于统计学概念。前者指化学毒物在特定条件下不引起机体出现损害效应的概率；后者与其相反，指化学毒物在一定条件

下造成机体损害的概率。从理论上讲，安全性是指无危险性或危险性低至可以忽视的程度。可是，人类在日常生活和生产过程中从事的每一项活动都伴随一定的危险性，并不存在绝对安全或危险性为零的情况，故安全性只能是相对的。化学物质的实际安全剂量与人们可接受的危险度是不同的。人们可接受的危险度是指公众和社会在精神、心理等各方面均能承受的危险度；而实际安全剂量是指与可接受的危险度相对应的化学毒物的接触剂量。因此，各国根据化学物质的危险性和安全性将化学物质归属到不同的"危险物"等级范畴。

"危险物"在广义上是指凡对人体有害，能引起病变，危害健康等可能性的一切物质。可分为有毒性物质、刺激性物质、腐蚀性物质、强过敏性物质、可燃性及爆炸性物质。其中，除去可燃性及爆炸性物质外，其余四类化学物质统称为有毒有害物质。

在日常生产生活中，人们对于化学物质的危险性和安全性的直观认识，在大多数情况下还停留在化学物质的毒性层面上。化学物质的毒性实际是指化学物质对生物的有害性，即外源化学物质与生命机体接触或进入生物活体体内后，能引起直接或间接损害作用的相对能力，也可简称为损伤生物体的能力。外源化学物质对机体的损害能力越大，其毒性就越高。根据化学物质与机体的接触量、接触途径、接触方式及物质本身的理化性质等综合考虑确定其对机体的毒性大小。目前，世界上公认：主要用化学物质的急性毒性指标来衡量化学物质的毒性，并按照急性毒性指标将化学物质分为剧毒、高毒、中等、低毒四类。但要真实评价外源化学物质的毒性，不能仅以其急性毒性指标的高低作为唯一的判断依据。有些外源化学物质的急性毒性是属于低毒或微毒，但却有致癌性。如亚硝酸钠（$NaNO_2$）；有些外源化学物质的急性毒性与慢性毒性完全不同，如苯的急性毒性表现为对中枢神经系统的抑制，但其慢性毒性却表现为对造血系统的严重抑制。

## 1.2　职业性化学中毒与职业病

在工作环境中，化学物质的安全性与职业性化学中毒密不可分，而职业性化学中毒也是职业病最主要的致病原因。我国在《国家职业病防治规划（2016—2020年）》中就指出职业病的防治工作要以职业性尘肺病、化学中毒为重点。人们在生产环境和劳动过程中，接触化学毒物引起的中毒称为职业性化学中毒。短时间接触高浓度的化学毒物会导致急性职业性化学中毒；长期接触超标、浓度水平较低的化学毒物会引起慢性职业性化学中毒。职业性化学中毒的危害面广、潜伏期长。大部分职业性化学中毒源于化学毒物通过呼吸道进入人体，然后进入血液，随血液循环停留并蓄积在肝、脑、肾等脏器中，且作用快，毒性强；像有机磷农药、硝基化合物等化学毒物可以通过皮肤吸收使人中毒；如果皮肤接触玻璃纤维、酸碱液等还会刺激或腐蚀皮肤；误服毒物或进食了被化学有毒物质污染的食物或饮水等也会导致中毒。

在许多生产环节都可能引起化学毒物中毒。例如，在开采锰矿时会产生锰尘，开采汞矿时会逸散汞蒸气，炼铅时会产生大量含铅的蒸气或烟；在搬运与储藏液态苯的氨基、硝基化合物时，化学试剂会从包装中渗透出来，可经皮肤进入人体；化学有毒气体从储存的钢瓶中泄漏，经呼吸道进入人体；在化工厂加料过程中，固态化学原料可导致粉尘飞扬，液态原料会因蒸气溢出或液体飞溅导致人体中毒；如果在进行化学反应时，操作失误也会导致意外事故发生。特别对于产热或产气的化学反应，反应一旦被引发，可能会因反应速度过快而发生冒锅或冲料，使物料喷出反应釜。很多化学反应会释放有毒气体或带有有毒液体的蒸气，以及工业生产中产生的废气、废水、废渣中含有如二氧化碳、二硫化碳、硫化氢、氟化物、汞、铍化物等多种有毒、有害物质，引起人员中毒；工厂管道、设备维修、检修，容器清洗等过程中会逸出有毒气体或有毒液体发生溢出、喷溅，引起吸入中毒或污染双手和体表；在施工人员进入地窖、阴沟、矿井下废巷道或清除化粪池时，会接触逸出的硫化氢气体发生急性职业中毒。特别对于那些缺乏职业健康安全教育、防护意识差，在进入施工现场时，没有使用个体防护设备或不正确使用防护用品的施工人员属于职业化学中毒的高危人群；如果施工现场缺乏排毒效果好且密闭通风的排毒设施，施工岗位缺乏安全操作规程或施工人员违反安全操作规程进行施工，以及设备跑、冒、滴、漏，或设备故障，设备没有维修、检修的施工场所也容易发生中毒事故。加之施救人员在中毒事故发生时，在没有做好自我防护的前提下进行盲目救援、不当救援等也会造成施救人员中毒。

工作场所中的化学有害因素并不局限于化学物质本身，粉尘及生物因素也同样属于职业性有害因素。一旦作业人员与职业性有害因素发生接触，达到接触限值，就会出现有害健康效应或毒作用效应，损害人体健康。我国目前实施的《工作场所有害因素职业接触限值——第1部分：化学有害因素（GBZ 2.1—2019）》对工作场所空气中化学有害因素的职业接触限值及其临界不良健康效应均做出了规定和说明。其中，职业接触限值是指劳动者在职业活动过程中长期反复接触某种或多种职业性有害因素，不会引起绝大多数接触者不良健康效应的容许接触水平。临界不良健康效应是指用于确定某种职业性有害因素容许接触浓度大小，即职业接触限值时所依据的不良健康效应。化学有害因素的职业接触限值分为时间加权平均容许浓度、短时间接触容许浓度和最高容许浓度三类。时间加权平均容许浓度（permissible concentration-time weighted average, PC-TWA）是以时间为权数规定的 8 小时工作日、40 小时工作周的平均容许接触浓度。短时间接触容许浓度（permissible concentration-short term exposure limit, PC-STEL）是在实际测得的 8 小

时工作日、40 小时工作周平均接触浓度遵守 PC-TWA 的前提下，容许劳动者短时间
（15 分钟）接触的加权平均浓度。最高容许浓度（maximum allowable concentration,
MAC）是指在一个工作日内，任何时间、工作地点的化学有害因素均不应超过的
浓度。对于接触具有 PC-TWA 但尚未制定 PC-STEL 的化学有害因素，应使用峰
接触浓度控制短时间的接触。峰接触浓度（peak exposures, PE）是指在最短的、可
分析的时间段内（不超过 15 分钟）确定的空气中特定物质的最大或峰值浓度。在遵
守 PC-TWA 的前提下，容许在一个工作日内发生的任何一次短时间（15 分钟）超出
PC-TWA 水平的最大接触浓度。我国规定：应用标准检测方法检测得到的劳动者
在职业活动中特定时间段内，实际接触工作场所职业性有害因素的浓度或强度来
衡量劳动者接触有害因素的水平，而实际接触水平与该因素相应职业接触限值的
比值为其职业接触限值比值（ratio of occupational exposure levels, OELs）。当劳动者
接触两种以上化学有害因素时，每一种化学有害因素的实际测量值与其对应职业
接触限值的比值之和，即为混合接触比值（ratio of mixed exposure）。

　　需要指出的是，同时接触多种化学有毒物质的混合物对劳动者造成的毒害作
用并不能将各种有毒物质的作用效应进行简单的加和。这种混合毒性效应可能低
于单个毒物的毒性效应，也可能高于所有毒物毒性效应之和，因而要具体情况具
体分析。为了正确评价劳动者接触化学有害因素的程度及其对健康可能造成的影
响，需要系统监测劳动者的血液、尿液等生物材料中的化学物质或其代谢产物的
含量（浓度），或由其所致的无害生物效应水平。通常使用化学物质的生物接触限
值来指导对劳动者生物监测结果的评估。生物接触限值（biological exposure limits,
BELs）是化合物引起生物效应等推荐的最高容许量值。当每周工作 5 天、每天 8
小时接触，生物监测值在生物接触限值以内时，绝大多数的劳动者的健康不会受
到不良影响。

　　企业、事业单位和个体经济组织等用人单位的劳动者在职业活动中，因接触
粉尘、放射性物质和其他有毒有害因素而引起的疾病统称为职业病。我国在 2018
年 12 月 29 日发布了修正的《中华人民共和国职业病防治法》中明确规定："用人
单位应当为劳动者创造符合国家职业卫生标准和卫生要求的工作环境和条件，并
采取措施保障劳动者获得职业卫生保护"。在我国的《职业病分类和目录》中，将
职业病分为 10 类共 132 种，包括职业性尘肺病及其他呼吸系统疾病、职业性皮肤
病、职业性眼病、职业性耳鼻喉口腔疾病、职业性化学中毒、物理因素所致职业
病、职业性放射性疾病、职业性传染病、职业性肿瘤及其他职业病。

　　其中，职业性尘肺病及其他呼吸系统疾病包括：硅肺、煤工尘肺、石墨尘肺、
炭黑尘肺、石棉肺、滑石尘肺、水泥尘肺、云母尘肺、陶工尘肺、铝尘肺、电焊
工尘肺、铸工尘肺，以及根据《尘肺病诊断标准》和《尘肺病理诊断标准》可以

诊断的其他尘肺病。

能引起职业性化学中毒的化学物质有：铅及其化合物(不包括四乙基铅)、汞及其化合物、锰及其化合物、镉及其化合物、铍、铊及其化合物、钡及其化合物、钒及其化合物、磷及其化合物、砷及其化合物、铀及其化合物、砷化氢、氯气、二氧化硫、光气、氨、偏二甲基肼、氮氧化合物、一氧化碳、二硫化碳、硫化氢、磷化氢、磷化锌、磷化铝、氟及其无机化合物、氰及腈类化合物、四乙基铅、有机锡、羰基镍、苯、甲苯、二甲苯、正己烷、汽油、一甲胺、有机氟聚合物单体及其热裂解物、二氯乙烷、四氯化碳、氯乙烯、三氯乙烯、氯丙烯、氯丁二烯、苯的氨基及硝基化合物(不包括三硝基甲苯)、三硝基甲苯、甲醇、酚、五氯酚(钠)、甲醛、硫酸二甲酯、丙烯酰胺、二甲基甲酰胺、有机磷、氨基甲酸酯类、杀虫脒、溴甲烷、拟除虫菊酯类、铟及其化合物、溴丙烷、碘甲烷、氯乙酸、环氧乙烷以及其他与职业有害因素接触之间存在直接因果联系的化学物质。

职业性肿瘤包括：石棉所致肺癌和间皮瘤，联苯胺所致膀胱癌，苯所致白血病，氯甲醚和双氯甲醚所致肺癌，砷及其化合物所致肺癌和皮肤癌，氯乙烯所致肝血管肉瘤，焦炉逸散物所致肺癌，六价铬化合物所致肺癌，毛沸石所致肺癌和胸膜间皮瘤，煤焦油、煤焦油沥青和石油沥青所致皮肤癌及 $\beta$-萘胺所致膀胱癌。

截至 2018 年底，我国累计报告职业病 97.5 万例。其中，职业性尘肺病 87.3 万例。抽样调查的结果则显示，目前约有 1200 万家企业存在职业病危害，超过 2 亿劳动者接触各类职业病危害。实际上工作场所接触的化学物质种类繁多，数量庞大，无法将所有的化学物质都做出一一规定，但对于工作场所中经常接触和可能引起中毒的所有化学物质都应该引起劳动者的足够重视，并做好个人防护和应急处置的知识和技术准备。尤其是在采掘、生产、加工化学物质的工矿企业，许多化学物质大都是以蒸气、粉尘、烟雾的形态飘浮在空气中。这时，需要以工作场所中化学物质的最高容许浓度作为参考，最好建立在线危险报警装置，有效控制有毒有害化学物质的浓度，保持在限制浓度以下。即使如此，慢性中毒的危险性仍然存在，尤其是对致癌性、致畸形性和对遗传因子方面有影响的物质，更应保持高度警惕，并根据其毒性采取相应的防护和处置措施。

2021 年 1 月 4 日，国家卫生健康委员会公布了《职业病诊断与鉴定管理办法》，进一步规范了我国对职业病的诊断与鉴定工作。《职业病诊断与鉴定管理办法》明确规定了用人单位应当依法履行职业病诊断、鉴定的相关义务，包括及时安排职业病病人、疑似职业病病人进行三诊治；如实提供职业病诊断、鉴定所需的资料；承担职业病诊断、鉴定的费用和疑似职业病病人在诊断、医学观察期间的费用；报告职业病和疑似职业病；以及《中华人民共和国职业病防治法》规定的其他相关义务。

## 1.3 生活中化学物质的安全性

随着化学工业的飞速发展，琳琅满目、品种繁多的化工产品充斥着人们生活的各个角落。但人们对化学物质在食品、化妆品、药品、生活用品和纺织品等方面的安全性问题的研究和讨论从未停止。

多年来，我国城乡食品市场上出售掺杂、掺假，使用过期变质、有毒有害食品坑害消费者的事例屡禁不止。转基因食品的出现，国际贸易中绿色技术壁垒使我国出口农产品屡遭损失，食品安全面临新的挑战。因此，降低食物的化学污染程度，防止污染物随食品进入人体，是提高食品安全性的重要环节。化学物质给食品的安全性带来的影响主要包括药物残留、重金属、食品中的天然毒素以及食品加工、包装、储存对食品安全性的影响。药物残留究其根本原因是饲料和饲料添加剂安全生产和使用的问题，其次是由于农药、兽药的不合理应用。非法使用违禁药物、淘汰药物($\beta$-兴奋剂)，类固醇激素(己烯雌酚)，睡梦美、睡美宁镇静剂(氯丙嗪)，盐酸克仑特罗(瘦肉精)、呋喃唑酮等；部分养殖场(户)不遵守国家停药期的规定，随意加大药物用量及用药品种，把治疗量当成长期的添加量等等，如屡见不鲜的喹乙醇中毒。现在饲料中添加超出国家允许使用目录之外药物的现象非常多，有的人还使用药厂废弃的药渣作为蛋白饲料。我国是农药生产和使用大国，农药的使用使我国挽回约15%的农产品损失，但由于人们在使用中违规和失控，有毒农药的污染和残留已构成对环境和人类健康的严重威胁。农药通过大气和饮水进入人体的仅占10%，通过食物进入人体的占90%。有机氯农药是我国最早大规模使用的农药，但其性质稳定、不易降解和高脂溶性，对人体和环境的损害很大。我国从1983年开始禁止生产和使用有机氯农药，但其影响至今没有消失。有机磷农药是我国现阶段使用量最大的农药，在某些环境下能较长时间残存，在粮食和经济作物中残留超标，特别对生长周期短的蔬菜类食品，有机磷农药残留超标现象突出。另外，氨基甲酸酯和拟除虫菊酯类农药使用不当也会造成严重的污染。除了农药污染外，食品还存在铅、汞、砷等重金属污染。食物中的铅污染是由于在食品生产、加工中使用含铅化学添加剂，被铅金属污染的容器和材料，农业中使用含铅等有害金属农药。人们所吸收的汞大部分是甲基汞，而且主要是来自食用鱼。农业上广泛使用含砷农药，使农作物含砷量加大，食用含砷的食品就容易造成砷中毒。食品中的天然毒素引起的中毒是人们关注的另一大食品安全问题。例如，豆类及一些豆科种子(如蓖麻)中含有一种能使红细胞凝集的蛋白质，即植物红细胞凝集素。其中，最常见的有大豆凝集素、蓖麻毒蛋白、蛋白酶类抑制剂等。大豆凝集素主要是甘露糖和 $N$-乙酰葡萄糖胺；蓖麻毒蛋白毒性极大，对小白鼠的最小致死量为 1 g/kg 体重；蛋白酶类抑制剂中比较重要的有胰蛋白酶抑制剂和淀粉酶抑制剂，生食或食用加热不够的豆类、马铃薯类食物时容易引起营养素吸收不良。存在于植物性食品中的毒苷主要有氰苷、硫苷和皂苷。氰苷主要形式是氰的葡萄糖苷，其次是龙胆二糖及荚豆二糖，均呈 $\beta$-构型。氰根负离子($CN^-$)与细胞色素氧化酶的铁结合，从而破坏细胞氧化酶递送氧的作用，使机体陷于窒息状态。所以，食用含氰苷较多的食物前，需通过漂洗除去其中的氰苷。生物碱一般是指存在于植物中的含氮碱性化合物，大多数生物碱都具有毒性。鲜黄花菜中含有的秋水仙碱，其本身对人体无毒，但是在人体内会被氧化成氧化秋水仙碱，而后者有剧毒。食品加工、包装、储存过程中的化学和生物污染是指食品在生产线上的各种细菌、病毒污染，包括各种有公共卫生意义的禽流感病毒、新城疫病毒、沙门氏菌、李斯特菌、肉毒梭菌等，以及在食品包装过程中为降低包装成本而使用的伪劣含有有毒物质的包装材料，储存运输过程中可能污染的各种病毒与细菌等。这些污染直接导致食品的安全性问题。当前用于食品包装的塑料本身无毒，它对食品的污染来源于其残留的单体和一些添加剂。聚乙烯塑料的残留物主要包括聚乙烯单体乙烯、低聚乙烯，乙烯单体有低毒。由于乙烯单体在塑料包装材料中残留量极低，而且加入的添加剂量又很少，一般认为聚乙烯塑料是安全的包装材料；聚丙烯塑料残留物主要是添加剂，由于其易老化，需要加入抗氧化剂和紫外线吸收剂等添加剂，造成添加剂残留污染。聚丙烯作为食品包装材料一般认为较安全，其安全性高于聚乙烯塑料。聚苯乙烯塑料残留物主要是苯乙烯单体、乙苯等挥发性物质，这些均有低毒；聚氯乙烯单体氯乙烯具有麻醉、致癌和致畸作用，聚氯乙烯在生产过程中加入了邻苯二甲酸二丁酯作为增塑剂，硬脂酸作为防腐剂，这两种化合物都有毒，从而决定了聚氯乙烯在食品包装使用上的局限性。废旧回收塑料的再生品因来源复杂，很难保证不含有毒物质，不宜作为食品包装材料。另外，食品中常用的防腐剂和着色剂，比如肉制品发色和防腐剂硝酸盐和亚硝酸盐均具有致癌作用。当皮肤接触氯乙烯、丙烯腈类化学物质时，会引起瘙痒和荨麻疹。而所谓"主妇湿疹"等病症就是由于皮肤长期接触合成洗涤剂的缘故。皮肤接触纺织品中的甲醛、染料、着色剂、杀菌剂等造成的最主要损害则是过敏性接触皮炎。

　　总之，通过日用品、杂货等引起化学品中毒或危害的种类极为广泛，除会产生恶臭、刺激臭等，影响最大的就是皮肤，从刺激皮肤引起瘙痒、刺痛、发红、皮肤炎等轻症到起疱、浮肿、溃疡、糜烂等重症都有，有时还会出现头痛、喘息、流泪、结膜炎，同时引起肝、肾功能障碍。

# 1.4　化　学　事　故

我国是化工大国，主要化工产品的生产能力位居世界前列，其中绝大多数属于危险化学品。据统计，截至 2018 年，全国有近 30 万家危险化学品生产经营单位，700 多个各类化工园区和化工基地，10 多万家具有一定规模的化工企业。其中，已建成千万吨级炼油企业 28 家，百万吨级乙烯企业 16 家，千万吨级炼油、百万吨级乙烯一体化企业 14 家，炼油、乙烯及芳烃联合生产企业 9 家。化工生产本身就具有易燃、易爆、易中毒、高温、高压、有腐蚀性等特点，化工行业发生事故的风险远超其他任何行业。因为诱发化学事故的不确定因素和安全隐患大量存在，加上我国化工行业安全基础薄弱的情况依然十分突出，致使我国化工行业的安全事故频发，可以说是"大事年年有，小事月月见"。近五年来，重大化学事故时有发生，给国家和人民造成巨大的损失。如 2015 年天津瑞海国际危险品仓库里的硝化棉自燃导致场内的危险化学品爆炸，造成 173 人遇难，798 人受伤；2017年山东临沂金誉石化因液化石油气运输罐车在卸车作业中发生泄漏，引起厂区爆炸着火，造成 10 人死亡，9 人受伤；同年年底，江苏连云港聚鑫生物科技有限公司在使用压缩空气压料时，因高温物料与空气接触，反应加剧（超量程），紧急卸压放空时，遇静电火花燃烧，釜内压力骤升，物料大量喷出，与釜外空气形成爆炸性混合物，遇火源发生爆炸，造成 10 人死亡，1 人受伤；2018 年 7 月，四川宜宾恒达科技有限公司的操作人员将没有包装标识的氯酸钠当作丁酰胺，补充投加到反应釜内进行脱水操作，引起爆炸着火，造成 19 人死亡，12 人受伤；同年 11月，河北张家口市的河北盛华化工有限公司氯乙烯气柜发生泄漏，泄漏的氯乙烯气体扩散到厂区外的公路上，遇明火发生爆炸，造成 23 人死亡，22 人受伤；2019年江苏响水天嘉宜公司旧固废库内长期违法储存的硝化废料，因持续积热升温导致自燃，引发爆炸，造成 78 人死亡，94 人重伤。据统计，2020 年全国共发生化工事故 148 起、死亡 180 人。

化工事故频发的原因主要有五方面：一是部分地区政府监管部门重点工作落实不到位；二是地方政府及有关部门安全红线意识不强，盲目发展化工产业，源头准入把关不严；三是企业安全生产主体责任落实不到位；四是化工和危险化学品安全生产基础依然薄弱；五是安全监管仍存在薄弱环节。2014 年我国颁布了《化学品生产单位特殊作业安全规范》，规定了化学品生产单位设备检修中动火、进入受限空间、盲板抽堵、高处作业、吊装、临时用电、动土、断路的安全要求，力求最大程度上减少化工事故的发生。

要有效预防化学事故的发生，必须了解化学事故危险源。所谓化学事故危险源，就是对可能会发生化学事故的场所、设备、设施或物品等的统称。化学事故危险源的存在形式可分为固定源和移动源，按排放的方式可分为点源、线源、面源；按排放时间可分为瞬时源、连续源。重大危险源是指长期或临时生产、加工、搬运、使用或储存的危险物质，且危险物质的数量等于或超过临界量的单元。其中，单元可以指一个(套)生产装置、设施或场所，也可以指同属于一个工厂且边缘距离小于 500 米的几个(套)生产装置、设施或场所。危险物质是指，因其具有的化学、物理或毒性特性，使其易导致火灾、爆炸或中毒的危险的一种物质或若干种物质的混合物。依据《重大危险源辨识》(GB 18218—2000)规定的标准，当单元内存在危险物质的数量等于或超过标准中规定的临界量时，则可认定该单元为重大危险源。

突发性化学事故指有毒和有害化学物品在生产、使用、储存与运输等过程中突然发生泄漏、燃烧或爆炸，造成或可能造成众多人员急性中毒及较大社会危害，需要组织社会性救援的化学事故。

从救援角度出发，突发性化学事故可分为一般性化学中毒事故和灾害性化学事故。由于事故单位工艺设备落后或违反操作规程，一般引起单位内 10 人中毒或 3 人以下死亡，只需单位劳动安全、医疗卫生部门及工作人员组织自救就能迅速控制的化学事故，可认定为一般性化学中毒事故。如果事故危害范围已超出事故单位并影响到周围地区，造成众多人员伤亡和使国家财产遭受重大损失，事故单位及消防部门已不能迅速、有效地控制事故危害，需要动员广大社会力量进行综合性救援的事故则认定为灾害性化学事故。

继发性化学事故又称伴生性化学事故，是指除化学毒物直接导致的突发性化学事故以外，在爆炸、火灾等若干情况下，即使现场不存在化学毒物源，也常会因为纤维、建筑装饰和日用化学品等材料在燃烧、爆炸过程中发生剧烈的氧化反应，并快速分解为多类气态与固态的大量有毒化学物质，导致严重突发化学事故后果的化学事故。

# 1.5　突发性化学灾害

灾害性化学事故往往发生突然、防治困难、涉及面广、后果严重，因而又称为突发性化学灾害。根据其危害的程度和范围，又分为重大化学灾害和特大化学灾害。

对于突然发生，危及周围居民，并造成 100 人以下、10 人以上中毒，或 30 人以下、3 人以上死亡的灾害性化学事故可认定为重大化学灾害。虽然这类化学灾害不致引起较大的社会影响和城市功能破坏，但因其在我国化学事故发生率中占比最高，仍需动员和组织专业人员和部分社会力量实施化学应急救援。如果突发性化学灾害发生时，有大量有毒气(液)体突然泄漏，并发生燃烧、爆炸，短时间内造成 100 人以上中毒,或 30 人以上死亡的灾害性化学事故则认定为特大化学灾害。因其危害范围跨区、县,并具有进一步扩大的趋势,城市的生产、交通等综合功能遭受破坏,社会秩序紊乱,特大化学灾害必须由行政部门统一指挥,广大社会力量参与进行应急救援。

突发性化学灾害可以由地震、海啸、火山爆发、台风、龙卷风、洪水、山体滑坡、泥石流、雷击等自然灾害引起停电、停水,致使化学反应失控而导致火灾、爆炸和有毒、有害化学物质外泄引起;或者在生产、存储、运输和使用有毒、有害化学品过程中的不可控因素,及化工企业管理不善、操作不当等人为因素导致化学物质泄漏或爆炸,引发化学灾害和次生灾害;以及一些不法分子或恐怖分子利用危险化学品进行人为破坏,导致发生化学灾害。

可引起突发性化学灾害的化学物质有很多,主要包括窒息性化学物质(一氧化碳、硫化氢、氰化氢等),刺激性化学物质(氯气、盐酸、氮氧化物、二氧化硫等),腐蚀性物质(硫酸、硝酸、冰醋酸、氢氧化钠、氢氧化钾、氨气等),强氧化剂(氯酸钾、高锰酸钾、过氧化氢等),农药(甲胺磷、乐果、氧化乐果等),易挥发的有机液体(苯、甲苯、二甲苯、甲醇等),致死、致畸、致癌物质(苯并芘、亚硝胺、二噁英等),高压气体(高压储存下的二氧化碳、一氧化碳、氯气等)。其中,如许多窒息性气体、刺激性气体、有机溶剂(苯胺、三硝基甲苯、甲醇等)、有机磷农药等有毒物质易弥散,而散发时有较多的人接触,因而更易引发人体中毒。目前,75% 的危险化学品中毒事故集中在氯气、氨气、氮氧化物、一氧化碳、硫化氢、硫酸二甲酯、光气等刺激性气体和窒息性气体中毒。其中,仅氯气、一氧化碳、氨气所致的化学中毒事故就占 55% 左右。

不同的化学毒物具有不同的理化性质和特有的毒性作用,使化学灾害具有区别于其他灾害的特点。突发性化学灾害往往发生突然、无法预料,特别是有毒化学气(液)体一旦泄漏,扩散速度快,受灾面广。由于有毒化学物质的毒作用迅速;灾害现场缺乏防毒面具等个人防护用品及特性解毒剂;一般居民缺乏自我防护和避灾知识;加之灾害中心局部地区由于燃烧、爆炸出现"高温、高压、缺氧、剧毒"的微环境;扩散的有毒有害化学品严重污染环境,不能快速消除;受灾范围广,心里恐惧严重等因素均会使应急救援工作困难重重。

突发性化学灾害发生时,有毒、有害化学物质主要通过毒气云团和液滴起危害作用。当由于火灾、爆炸或管道破裂等原因在瞬间释放大量毒气(包括有毒气体和高压液化有毒气体),升至一定高度后形成毒气云团。这种瞬时产生的毒气云团,其初始浓度很高,向下风方向扩散的纵深距离远、毒害作用大,但其持续作用的时间却相对较短,只有几分钟至几十分钟。在有毒物质挥发形成蒸气的同时,部分有毒物质会以液滴形式散布在事故现场毒源的周围,以后从染毒的物体、地面上再次蒸发,形成再生毒气云团。这种再生毒气云团的毒气浓度较低,危害纵深距离较近，毒害作用也相对较小，蒸发成气体持续作用的时间也较长，可达几十分钟或数小时。因而，不应忽视从有毒液滴蒸发，再次形成的有毒气体所造成的危害。地面、物体上的有毒物质的液滴可通过染毒皮肤或挥发的蒸气，以及微粉态的有毒化合物可通过风力或车辆行驶在空气中飞扬散布产生毒害作用。

在突发性化学灾害发生时，有毒、有害化学物质的危害范围和程度主要取决于距离事故中心区域的远近。距事故中心越近，毒害程度越重；距事故中心越远，则危害相对较小。对于毒源周围附近区域，其毒气浓度高，可达到致死浓度，并伴有严重的地面污染、人员中毒伤亡的重度危害区，以专业救援为主。对于距事故中心区稍远的下风方向中度危害区域，其毒气浓度仍然较高，较长时间吸入有毒化学物质会引起严重人员中毒，甚至死亡。该区域的个人应佩戴过滤式防毒面具、橡皮手套及穿长筒雨鞋进行防护。需专业救援人员和社会救援力量进行救援，帮助受灾群众撤离和抢险救灾。对于距事故中心区较远的下风方向轻度危害区，其毒气浓度较低，长时间无防护人员可出现以眼和上呼吸道刺激症状为主的轻度中毒症状，离开毒区可能不需特殊治疗就可慢慢恢复。该区域的个人可采用防毒面具或自制简易防护器材进行自我防护，可动员社会力量帮助无防护的居民进行转移、疏散和撤离等救援工作，同时控制人员、车辆进入毒区。但要警惕与从重度和中度毒区撤下的人员、车辆接触发生间接中毒。

因存储或运输有毒物质的设施和工具发生故障，导致有毒气体或液体成点、线、平面或立体的形状大量泄漏而造成人员伤害的突发性化学灾害属于泄漏型化学灾害。泄漏型化学灾害比较多见。灾害发生时，现场死亡人员往往较少，但中毒人员多，中毒者在中毒后的几天内大多会因迟发性毒性作用或中毒性肺水肿、继发性感染而死亡。与泄漏型化学灾害不同，那些由于燃烧、爆炸导致毒气泄漏和爆炸，造成人员伤害的燃爆型化学灾害，破坏性更大。燃爆型化学灾害发生时，现场死伤人员多，中毒伤员往往属于中毒合并烧伤、骨折等内外伤的复合伤员，伤情复杂。

当突发性化学灾害发生时，首先对化学灾害中涉及的危险物质的种类、危害方式、人口密度、建筑物密集程度、距灾害源距离、气候状况、地表温度以及受害人群应急防护知识掌握程度等危险性评价因素做出快速、准确、科学的分析和判断，对及时、有效、科学地实施应急救援至关重要。

## 1.6　现代化学恐怖活动

化学恐怖活动是指直接或间接地利用化学战剂或化学毒物实施的恐怖活动，以及使用常规手段攻击化工和生产、储存、运输有害化学品的设施所造成的大规模次生化学灾害。在现代化学恐怖活动中，恐怖分子(组织)根据其实力、环境和攻击目标使用不同的有毒化学物质，包括具有极高毒性的军用化学毒剂（化学武器）、化学工业毒物、民用有毒化学品和有毒药物与动植物制剂等。一个国家和地区的政治中心、食品和水源系统，或是个人和平民等都可能成为化学恐怖活动攻击的对象。化学恐怖活动不仅造成人员的直接伤害，还会引起一系列社会破坏效应。可以说，化学恐怖活动是一种突发性的重大化学灾害源，对全社会的危害性巨大。造成 100 人以上死亡及中毒的化学恐怖活动已属于"灾难性化学恐怖活动"。

因而，现代化学恐怖袭击是仅次于化学战争的重大化学灾害。化学恐怖袭击的时间、地点、场所和方式都是恐怖分子事先谋划好的，突然发难，难以预料。恐怖袭击中使用的化学物质毒性很高，作用迅速，难以预防。某些有毒物质中毒初期症状不明显，具有一定的潜伏期，难以及时发现，隐匿性强，波及人数多，危及范围大。再加上恐怖袭击引起的迟发性毒害、环境污染及生态破坏，常常造成重大人员伤亡和社会恐慌。目前，由于信息和通信技术发达，恐怖分子可以通过互联网轻易地获取各种有毒化学品的制作方法和技术，而许多工业有毒化学品原料来源广泛、合成工艺简单、能够大量生产和储备，因而，化学毒物的泛滥使得化学恐怖的手段更加多样化。加之化学毒物种类较多，难以做到全面、快速地监测和消洗，除少量毒剂或农药中毒具有特效解毒药之外，多数化学物质中毒没有特效解毒药，使得中毒人员得不到及时救治，死亡率较高。普通民众由于缺乏专业知识，一旦发生化学恐怖袭击，无法及时做好个人防护而容易陷入恐慌，引起社会动荡。

从 1995 年 3 月日本奥姆真理教制造的骇人听闻的东京地铁沙林毒气案开始，全世界意识到将化学武器用于战争之外的恐怖活动中给社会带来了灾难和威胁，并把反化学恐怖列为长期的世界军事和政治斗争关注的焦点。战争中使用毒物杀伤对方有生力量、牵制和扰乱对方军事行动的有毒物质统称为化学战剂（chemical warfare agents，CWA）或简称毒剂。装填有化学战剂的弹药称化学弹药（chemical munitions）。应用各种兵器，如步枪、各型火炮、火箭或导弹发射架、飞机等将毒剂施放至空间或地面，造成一定的浓度或密度，从而发挥其战斗作用。因此，化学战剂、化学弹药及其施放器材合称为化学武器。而化学战剂（军用毒剂）则是构成化学武器的基本要素。化学战剂的使用始于第一次世界大战，使用的毒剂有氯气、光气、双光气、氯化苦、二苯氯胂、氢氰酸、芥子气等多达四十余种，毒剂用量达 12 万吨，伤亡人数约有 130 万。1993 年 1 月 13 日，国际社会签订了《关于禁止发展、生产、储存和使用化学武器及销毁此种武器的公约》（Convention on the Prohibition of the Development, Production, Stockpiling and Use of Chemical Weapons and on Their Destruction），简称《化学武器公约》（Chemical Weapons Convention, CWC），于 1997 年 4 月 29 日生效，无限期有效。截至 2014 年 4 月，共有 190 个国家批准或加入。《化学武器公约》是第一个全面禁止、彻底销毁一整类大规模杀伤性武器并具有严格核查机制的国际军控条约，对维护国际和平与安全具有重要意义。

但从现实状况来看，《化学武器公约》并不能全面和彻底地遏制化学武器的研究、生产和储备，彻底销毁化学武器还只是一个美好的愿望。用于制造化学武器的相关物质种类繁多，分布广泛，国际社会对其制作技术、流通手段和机制的监控也不完善，因而化学武器的扩散为化学恐怖袭击提供了可乘之机，使其在很长时间内仍然威胁着人类社会的安全。

# 第2章　危险化学品与化学毒物

为加强危险化学品的安全管理，预防和减少化学事故，保障人民群众生命财产安全，保护环境，国务院在 2002 年 1 月公布了《危险化学品安全管理条例》(2011年修订)，给出了"危险化学品"的明确定义，并由国务院安全生产监督管理部门会同国务院工业和信息化、公安、环境保护、卫生、质量监督检验检疫、交通运输、铁路、民用航空、农业主管部门，根据化学品危险特性的鉴别和分类标准确定、公布，并适时调整了《危险化学品目录》。

## 2.1　危险化学品

### 2.1.1　危险化学品的定义

危险化学品是指具有毒害、腐蚀、爆炸、燃烧、助燃等性质，对人体、设施、环境具有危害的剧毒化学品和其他化学品。

2015 年 5 月 7 日，我国开始施行《危险化学品目录(2015 版)》，其中共列出 2828 类(种)危险化学品；其他未列入《危险化学品目录》的危险化学品，由国务院经济贸易综合管理部门会同公安、环境保护、卫生、质量监督检验检疫、交通运输部门确定并公布。《危险化学品目录》中还列出了 140 种剧毒化学品，新增了一氟乙酸对溴苯胺、2,3,4,7,8-五氯二苯并呋喃、2-硝基-4-甲氧基苯胺、氟乙酸甲酯共 4 种剧毒化学品。我国于 1997 年就建立了"应急管理部化学品登记中心"(NRCC)，专门用于全国危险化学品生产、进口企业的登记工作(危险化学品登记网址：http://www.nrcc.com.cn)。此外，NRCC 还负责建立并维护国家危险化学品数据库，并编制和调整国家危险化学品目录。

特别管控危险化学品是指固有危险性高、发生事故的安全风险大、事故后果严重、流通量大，需要特别管控的危险化学品。2020 年 5 月 30 日，我国应急管理部会同工业和信息化部、公安部、交通运输部联合颁布了《特别管控危险化学品目录(第一版)》。将硝酸铵、硝化纤维素、氯酸钾、氯酸钠、氯、氨、异氰酸甲酯、硫酸二甲酯、氰化钠、氰化钾、液化石油气、液化天然气、环氧乙烷、氯乙烯、二甲醚、汽油、1,2-环氧丙烷、二硫化碳、甲醇、乙醇共 20 种危险化学品列入《特别管控危险化学品目录》，其中包括 4 种爆炸性化学品，6 种有毒化学品，5 种易燃气体和 5 种易燃液体。

### 2.1.2 危险化学品的类别

根据《危险化学品目录(2015 版)》规定的危险化学品确定原则,危险化学品的危险性包括 28 大类 81 个类别。每一种危险化学品都具有各自的物理化学特性。许多燃烧、爆炸、腐蚀、中毒等化学事故和突发性化学灾害常常是由于危险化学物品在受热、摩擦、震动、撞击、接触火源、日光曝晒、遇水或空气等外力作用下,或与其他物质发生相互作用下引发的。根据 2013 年 10 月中国标准化管理委员会发布的《化学品分类和标签规范》(GB 3000—2013),危险化学品按其危险性大小分为八大类。

第一类,爆炸品。能通过化学反应在内部产生一定速度、一定温度与压力的气体,且对周围环境具有破坏作用的一种固体或液体物质(或其混合物)。烟火物质或混合物无论是否产生气体都属于爆炸物质。这类物品的特点是爆炸传导速度快、爆炸反应时间短、爆炸压力大,如梯恩梯(TNT)、黑索今(RDX)等。2016 年联合国欧洲经济委员会在其发布的《试验和标准手册》中指出:含有碳-碳不饱和键(如乙炔、1,2-二烯)、碳-金属键和氮-金属键(如格氏试剂、有机锂化合物)、氮-氮键(如叠氮化物、脂肪族偶氮化合物、重氮盐、肼、磺酰肼)、氧-氧键(如过氧化物、臭氧化物)、氮-氧键(如羟胺、硝酸盐、硝基化合物、亚硝基化合物、氮氧化物、1,2-噁唑)、氮-卤键(如氯胺、氟胺)、氧-卤键(氯酸盐、高氯酸盐)的化合物具有爆炸性。

第二类,易燃品。易燃品包括易燃气体、易燃液体、易燃固体、易燃气溶胶。

易燃气体(flammable gases)是一种在 20℃和标准大气压(101.3 kPa)时与空气混合有一定易燃范围的气体。易燃气体分两级:一级易燃气体,在 20℃和标准大气压时的气体:①在与空气的混合物中体积分数为 13%或更少时可点燃的气体;②不论易燃下限如何,与空气混合,可燃范围至少为 12%的气体;二级易燃气体,在 20℃和标准大气压时,除一级易燃气体外,与空气混合时有易燃范围的气体。化学不稳定气体(chemically unstable gases)则是一种甚至在无空气和/或无氧气时也能极为迅速反应的易燃气体。化学不稳定气体也分两级:一级化学不稳定气体,在 20℃和标准大气压时化学不稳定的易燃气体;二级化学不稳定气体,在温度超过 20℃和/或气压高于 101.3 kPa 时化学不稳定的易燃气体。常见易燃气体有氢、甲烷、丙烷、乙烯、乙烷、乙炔等烃类,还有硫化氢。气溶胶不属于易燃气体。

易燃液体(flammable liquids)是指闪点不大于 93℃的液体。这类液体极易挥发成气体,遇明火即燃烧。分四级:一级易燃液体,闪点小于 23℃且初沸点不大于 35℃;二级易燃液体,闪点小于 23℃且初沸点大于 35℃;三级易燃液体,闪点不小于 23℃且不大于 60℃；四级易燃液体，闪点大于 60℃且不大于 93℃。常见易燃液体有汽油、乙醚、煤油、松节油等。气溶胶不属于易燃液体。

易燃固体(flammable solids)是指容易燃烧的固体，通过摩擦引燃或助燃的固体。易燃固体与点火源短暂接触，容易点燃且火焰迅速蔓延的粉状、颗粒状或糊状物质的固体。这类固体的着火点低，受热、遇火星、撞击、摩擦或与氧化剂、空气接触能引起剧烈的燃烧爆炸，有时还放出有毒气体或剧毒气体。常见易燃固体有赤磷、硫磺等。

气溶胶(aerosols)是指喷雾器(任何不可重新灌装的容器，该容器用金属、玻璃或塑料制成)内装压缩、液化或加压溶解的气体(包含或不包含液体、膏剂或粉末)并配有释放装置以使内装物喷射出来，在气体中形成悬浮的固态或液态微粒或形成泡沫、膏剂或粉末或者以液态或气态形式出现。如果气溶胶含有任何易燃成分时，该气溶胶为易燃气溶胶。

第三类，自燃品，这类物品与空气接触能发生猛烈的氧化作用，或由于本身发生化学变化所产生的热量积聚不散，而引起自燃。自燃品包括自燃液体、自燃固体和自热物质。

自燃液体(pyrophoric liquids)指即使数量小也能与空气接触 5 分钟内着火的液体。即加至惰性载体上并暴露在空气中 5 分钟内燃烧，或与空气接触 5 分钟内燃着或炭化滤纸的液体均属于自燃液体。

自燃固体(pyrophoric solids)指即使数量小也能在与空气接触后 5 分钟内着火的固体。常见自燃固体如黄磷等。

自热物质(self-heating substances)除自燃液体或自燃固体外，与空气反应不需要能量供应就能够自热的固态或液态物质或混合物；此物质或混合物与自燃液体或自燃固体不同之处仅在大量(千克级)并经过长时间(数小时或数天)才会发生自燃。需要注意的是：物质或混合物的自热是一个过程，其中物质或混合物与(空气中的)氧气逐渐发生反应，产生热量。如果热产生的速度超过热损耗的速度，该物质或混合物的温度便会上升。经过一段时间，可能导致自发点火和燃烧。常见的自热物质和混合物有：生石灰、白磷、油纸、棉花等。

第四类，遇水放出易燃气体的物质(substances and mixtures which, in contact with water, emit flammable gases)。这类物质通过与水作用，容易具有自燃性或放出危险数量的易燃气体的固态或液态物质和混合物。常见遇水放出易燃气体的物质如：钾、钙、钠、电石(碳化钙、保险粉)等。这类物质引起着火有两种情况，一是遇水发生剧烈的化学反应，释放出的热量能把反应产生的可燃气体加热到自燃点，不经点火也会着火燃烧，如金属钠、碳化钙等；另一种是遇水能发生化学反应，但释放出的热量较少，不足以把反应产生的可燃气体加热至自燃点，但当可燃气体一旦接触火源也会立即着火燃烧，如氢化钙、保险粉等。遇水放出易燃气体的物质类别多，生成的可燃气体不同，因此其危险性也有所不同。

第五类，自反应物质或混合物(self-reactive substances or mixtures)是指即使没有氧(空气)也容易发生激烈放热分解的热不稳定液态或固态物质或者混合物。本定义不包括根据 GHS 分类为爆炸物、有机过氧化物或氧化性物质和混合物。自反应物质或混合物如果在实验室试验中其组分容易起爆、迅速爆燃或在封闭条件下加热时显示剧烈效应，应视为具有爆炸性质。

第六类，氧化剂(oxidants)。氧化剂具有强烈的氧化性能，在不同的条件下，遇到酸、碱、强热或受潮，经受摩擦、撞击或与易燃物、有机物、还原剂等接触，即能分解并放出氧气而引起燃烧和爆炸。氧化剂包括氧化性气体、氧化性液体、氧化性固体、有机过氧化物。

氧化性气体(oxidizing gases)是指一般通过提供氧气，比空气更能导致或促使其他物质燃烧的任何气体。常见氧化性气体有氧气、臭氧、氯气、氧化硫、氧化氮、三氧化硫等。

氧化性液体(oxidizing liquids)是指本身未必可燃，但通常会放出氧气可能引起或促使其他物质燃烧的液体。常见具有氧化性的液体有：浓硫酸、硝酸、次氯酸、过氧化氢等。

氧化性固体(oxidizing solids)是指本身未必可燃，但通常会放出氧气可能引起或促使其他物质燃烧的固体。一些氧化性固体(如硝酸铵)在某些条件下(如大量储存时)也可能出现爆炸危险。常见氧化性固体有过氧化钠、红矾钠、高锰酸钾、重铬酸钾、二氧化锰等。

有机过氧化物(organic peroxides)是指含有二价—O—O—结构和可视为过氧化氢的一个或两个氢原子被有机基团取代的衍生物的液态或固态有机物。有机过氧化物还包括其配制物(混合物)，可发生放热自加速分解，具有热不稳定性、易于爆炸分解、迅速燃烧、对撞击或摩擦敏感、与其他物质发生危险反应的性质。如果其配制品在实验室试验中容易爆炸、迅速爆燃或在封闭条件下加热时显示剧烈效应，则认为有机过氧化物具有爆炸性质。常见有机过氧化物有：过氧化苯甲酰、过氧乙酸、间氯过氧苯甲酸(MCPBA)等。

第七类，有毒品(健康危害品)。这类物品有剧烈的毒性，口服、呼吸道吸入、皮肤接触，少量侵入人体或动物体内，都能引起中毒或死亡。根据其毒性将毒品分为急性毒性、一次接触时特异性靶器官毒性、反复接触下特异性靶器官毒性、生殖毒性、吸入危害。根据其对健康的危害性，可分为皮肤腐蚀刺激物、严重眼损伤(眼刺激)物、呼吸道或皮肤致敏物、生殖毒物、致癌物、吸入危害物。

急性毒性(acute toxicity)指经口或经皮肤给予物质的单次剂量或在 24 小时内

给予的多次剂量，或者 4 小时的吸入接触发生的急性有害影响。

一次接触时特异性靶器官毒性(specific target organtoxicity-single exposure)指一次接触物质和混合物引起的特异性、非致死性的靶器官毒性作用，包括所有明显的健康效应，可逆的和不可逆的、即时的和迟发的功能损害。

反复接触下特异性靶器官毒性(specific target organtoxicity-repeat exposure)指反复接触物质和混合物引起的特异性、非致死性的靶器官毒性作用，包括所有明显的健康效应，可逆的和不可逆的、即时的和迟发的功能损害。

生殖毒物(reproductive toxicants)指对成年雄性和雌性的性功能和生育能力的有害影响，以及对子代的发育毒性的化学品。对性功能和生殖能力的有害影响(adverse effects on sexual function and fertility)是指化学品干扰性功能和生育能力的任何效应，包括(但不限于)对于雌性和雄性生殖系统的改变，对青春期的开始、生殖细胞产生和输送、生殖周期正常状态、性行为、生育能力、分娩、怀孕结果的有害影响，生殖能力的早衰或与生殖系统完整性有关的其他功能的改变。对哺乳期的有害影响或通过哺乳期产生的有害影响也属于生殖毒性的范围。对子代发育的有害影响(adverse effects on development of the offspring)从最广泛的意义上来说，发育毒性包括在出生前或出生后干扰胎儿正常发育的任何影响，这种影响的产生是由于受孕前父母一方的接触，或者正在发育之中的后代在出生前或出生后至性成熟之前这一期间的接触。但是，对发育毒性的分类，其主要目的是对孕妇及有生育能力的女性与男性提供危险性警告。因此，对于分类的实用目的而言，发育毒性主要指对怀孕期间的有害影响或由于父母的接触造成的有害影响。这些影响能在生物体生命周期的任何阶段显露出来。发育毒性的主要表现形式包括发育中的生物体死亡、结构畸形、生长改变以及功能缺陷。

皮肤腐蚀物(skin corrosives)是指对皮肤能造成不可逆损害的结果，即施用试验物质 4 小时内，可观察到表皮和真皮坏死的化学品。典型的腐蚀反应具有溃疡、出血、血痂的特征，而且在 14 天观察期结束时，皮肤、完全脱发区域和结痂处由于漂白而褪色。应通过组织病理学检查来评估可疑的病变。皮肤刺激物(skin irritants)则是指施用试验物质达到 4 小时后对皮肤造成可逆损害的化学品。

严重眼损伤物(serious eye damage compounds)指将受试物施用于眼睛前部表面进行暴露接触，引起了眼部组织损伤，或出现严重的视觉衰退，且在暴露后的 21 天内尚不能完全恢复的化学品。眼刺激物(eye irritants)则指将受试物施用于眼睛前部表面进行暴露接触后，眼睛发生改变，且在暴露后的 21 天内出现的改变可完全消失，恢复正常的化学品。

呼吸道致敏物(respiratory sensitizer)指吸入后会导致呼吸道过敏的物质。皮肤致敏物(skin sensitizer)是皮肤接触后会导致过敏的物质。一般情况下，致敏包括两个阶段，即个体因接触某种过敏原而诱发特定免疫记忆阶段和某一过敏个体因接触某种过敏原而产生细胞介导或抗体介导的过敏反应阶段，即引发阶段。就呼吸道致敏而言，诱发之后是引发阶段，这一特性与皮肤致敏相同。而皮肤致敏则需有一个让免疫系统做出反应的诱发阶段。如果随后的接触足以引发可见的皮肤反应(引发阶段)，就可能出现皮肤的临床症状。

生殖细胞致突变物(germ cell mutagen)是指引起人类生殖细胞发生可遗传给后代突变的化学品。其中，"突变"指的是细胞中遗传物质的数量或结构发生永久性改变。"突变"一词适用于可能表现在显性的可遗传基因改变和潜在的DNA改性(例如，已知的特定碱基对改变和染色体易位)。"致突变"和"致突变物"适用于在细胞和/或有机体群落内引起突变发生率增加的物质。"遗传毒性的"和"遗传毒性"适用于能改变DNA的结构、信息内容，或分离的物质或过程，包括那些通过干扰正常复制过程造成DNA损伤，或能以非生理方式(暂时)改变DNA复制的物质或过程。遗传毒性试验结果通常被用作致突变效应的指标。

致癌物(carcinogen)是指可导致癌症或增加癌症发病率的物质或混合物。常见的致癌物如黄曲霉毒素、砒霜、石棉、六价铬、二噁英、甲醛、酒精饮料、烟草、槟榔等。

吸入危害物是指通过口腔或鼻腔直接进入或者因呕吐间接进入气管和下呼吸系统，引起人类吸入毒性危险的液态或固态的化学品。那些已知或者被看作会引起人类吸入毒性危险的化学品以及因假定它们会引起人类吸入毒性危险而令人担心的化学品均属于吸入危害品。

第八类，其他危害品。其他危害品包括金属腐蚀物、对水生环境的危害物、对臭氧层的危害物。

金属腐蚀物(corrosive to metals)是通过化学作用会显著损伤或毁坏金属的物质或混合物。在试验温度55℃下，钢或铝表面的腐蚀速率为每年超过6.25 mm。

对水生环境的危害物是指可对在水中接触该物质的生物体造成有害影响的化学品。主要是考察其急性水生毒性和慢性水生毒性。

对臭氧层的危害物指对地球臭氧层造成破坏的化学品。其危害程度可以用臭氧消耗潜能值(ozone depleting potential, ODP)来衡量。臭氧消耗潜能值是某种化合物的差量排放相对于同等质量的三氯氟甲烷而言，对整个臭氧层综合扰动的比值。

但是必须注意到，同一种化学物质可以具有几种不同的危险特征，许多有毒化学品，也具有易燃、易爆、腐蚀性等性质，可发生多种复合型伤害。

### 2.1.3　危险品标识

常见危险品标识如下：

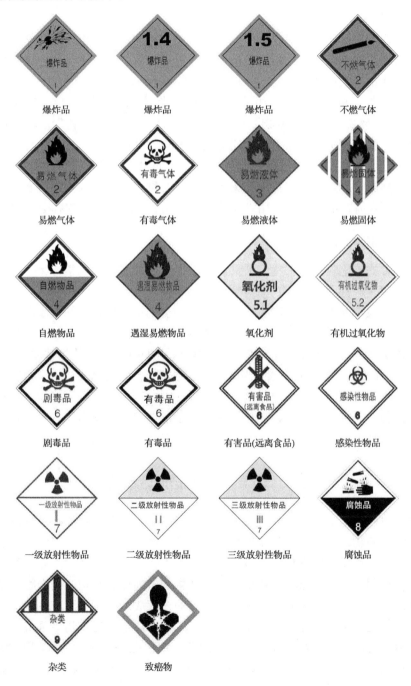

爆炸品　　　　　　爆炸品　　　　　　爆炸品　　　　　　不燃气体

易燃气体　　　　　有毒气体　　　　　易燃液体　　　　　易燃固体

自燃物品　　　　遇湿易燃物品　　　　氧化剂　　　　有机过氧化物

剧毒品　　　　　　有毒品　　　　有害品(远离食品)　　感染性物品

一级放射性物品　　二级放射性物品　　三级放射性物品　　腐蚀品

杂类　　　　　　　致癌物

## 2.2　毒物及化学毒物的危险度

### 2.2.1　毒物

《现代汉语词典》中将"毒"定义为：进入机体后能与机体起化学变化，破坏体内组织和生理机能的物质。一般而言，只要对生物体产生生物化学反应，干扰和破坏其正常生理功能，引起功能障碍、器官损伤、疾病甚至死亡的化学物质，都称为"毒物"。机体对毒物产生的毒害效应与毒物进入机体的剂量密切相关。毒理学认为："物质本身不是毒物，只有在一定剂量下才成为毒物"，即"毒性+剂量=毒物"。在中毒剂量以下，即使机体与有毒化学品接触也不会产生毒害效应；相反，人们日常生活中使用的许多安全化学品，如果使用量超过了其安全剂量时，也会对机体产生严重的毒害作用。另一方面，有毒化学品在人类经济发展和日常生活中也存在有益的、积极的用途而被广泛应用于生产和生活的各个方面。

### 2.2.2　化学毒物的危险度

化学毒物的危险度指在特定条件下，因接触某种水平的化学毒物而造成机体损伤、引起疾病甚至导致死亡的预期概率。但是，不能将化学毒物的毒性与其引起中毒的危险性混为一谈。因为一种化学毒物引起中毒危险性的大小取决于多种因素，如该毒物的毒性和理化性质、人体对该毒物的接触概率、接触剂量、吸收剂量、吸收速率、吸收频率和个体差异如对该毒物的敏感性、代谢速率(自身的解毒能力)、耐受性等多方面因素。因此，化学毒物的危险度代表着化学毒物引起机体实际危害的可能性大小，而化学毒物的毒性则仅仅是指化学毒物造成机体损害能力的强弱。通常，在预测、评估突发性化学毒性灾害的损伤后果时，化学毒物的危险度更具价值。

## 2.3　化学毒物的分类方法

按照用途，化学毒物可分为军事毒物、工业毒物、食品中的有毒物质、环境毒物、农用药物、医用化学品和生物毒素七类。军事毒物主要是用于军事上的一些化学毒剂。这类化学毒剂极易被恐怖分子用于进行恐怖活动；工业毒物包括在工业生产过程中使用的原料、辅料，以及产生的中间体、产物、副产物、杂质、废料等；食品中的有毒物质包括食品中原有的有毒成分或变质后产生的毒素，以及在食品加工、包装、存储、运输过程中引入的添加剂或污染物如杀虫剂、杀菌剂、色素、防腐剂等；对空气、水、土壤等环境造成污染的有害化学物质则统称为环境毒物，包括"三废"(废水、废气和废渣)中的有害化学物质；在农业中广泛使用的农药、除草剂、植物生长调节剂、动物饲料添加剂等为农用药物；在医学上使用的有毒药物、医用试剂、消毒剂等医用化学品；以及由生物活体产生的生物毒素，包括由低等动物产生的动物毒素，由植物产生的植物毒素，由某些霉菌产生的霉菌毒素和由细菌产生的细菌毒素。其中，存在于细菌细胞内的细菌毒素为内毒素，在细菌内合成后排出菌体的细菌毒素为外毒素。

按照化学组成与结构将化学毒物粗略地分为重金属与类金属、无机毒物、小分子有机毒物、元素有机毒物、生物碱、复杂有机毒物、毒肽与毒蛋白共七类。

按照化学毒物急性毒性(半数致死剂量，$LD_{50}$ 值)的大小，将化学毒物分为微毒、低毒、中等毒、高毒和剧毒五个等级。这种根据急性毒性指标进行分类的方法通常是基于在动物实验中，尤其是通过口服、吸入或外部施用化学毒物的啮齿动物的急性毒性($LD_{50}$ 值)研究结果来确定。但急性毒性等级通常不解决试剂的其他潜在危害问题，例如生物蓄积性、致癌性、致畸性、诱变作用或对生殖的影响等。世界卫生组织(WHO)列出了外源性化学物质的急性毒性分级标准(表 2-1)。

表 2-1　世界卫生组织(WHO)外源性化学物质的急性毒性分级

| 毒性分级 | | 大鼠的 $LD_{50}$ 值/(mg/kg 体重) | |
| --- | --- | --- | --- |
| | | 口服 | 经皮肤吸收 |
| Ⅰa 级 | 剧毒 | <5 | <50 |
| Ⅰb 级 | 高毒 | 5～50 | 50～200 |
| Ⅱ 级 | 中等毒 | 50～2000 | 200～2000 |
| Ⅲ 级 | 低毒 | >2000 | >2000 |
| U 级 | 微毒 | ≥5000 | |

我国在《危险化学品目录(2015 版)》中也规定了剧毒化学品的定义和判定界限。剧毒化学品是指具有剧烈急性毒性危害的化学品，包括人工合成的化学品及其混合物和天然毒素，还包括具有急性毒性易造成公共安全危害的化学品。对于某些不满足剧烈急性毒性判定界限，但是根据有关部门提出的易造成公共安全危害的，同时具有较高急性毒性(符合急性毒性，类别 2)的化学品，也要纳入剧毒化学品管理。如果某有毒化学品的急性毒性满足下列条件之一：大鼠实验，经口 $LD_{50} \leqslant 5$ mg/kg，经皮 $LD_{50} \leqslant 50$ mg/kg，吸入(4h)$LC_{50} \leqslant 100$ mL/m$^3$(气体)或 0.5 mg/L(蒸气)或 0.05 mg/L(尘、雾)，则可判定为该化学品具有剧毒。《危险化学品目录(2015 版)》含有剧毒化学品条目 148 种，比《剧毒化学品目录》(2002 年版)减少了 187 种。《剧毒化学品目录》(2002 年版)中的 140 种化学品继续作为剧毒化学品管理，有 160 种列入《危险化学品目录(2015 版)》作为危险化学品管理，35 种未列入《危险化学品目录(2015 版)》(其中农药 28 种、军事毒剂 7 种)。新增了 4 种剧毒化学品，分别是一氟乙酸对溴苯胺、2,3,4,7,8-五氯二苯并呋喃、2-硝

基-4-甲氧基苯胺、氟乙酸甲酯。《危险化学品名录(2002 版)》中 4 个化学品条目作为剧毒化学品管理,分别是氯化氰、三正丁胺、亚砷酸钙、1-(对氯苯基)-2,8,9-三氧-5-氮-1-硅双环[3.3.3]十二烷(毒鼠硅)。

根据化学毒物毒理性质,即其作用靶位器官或毒害特性可以将化学毒物分为呼吸系统毒物、神经系统毒物、心血管系统毒物、细胞毒物、致癌毒物、免疫系统毒物和致敏性毒物共七种类型:呼吸系统毒物可引发呼吸道和肺部刺激作用和器质性损伤;神经系统毒物会引发神经系统功能性障碍与器质性损伤;心血管系统毒物会引发心脏炎症、硬化与溶血、凝血、贫血等;细胞毒物会引发各类细胞变性、坏死,化学中毒性肝、肾脏器损伤;致癌毒物会引发细胞癌变,产成肿瘤;免疫系统毒物会引发免疫系统损伤;致敏性毒物能够引起机体免疫系统异常反应,导致变态反应病。需要指出的是:某一类化学毒物所引发的毒害效应还可能引发这一类型之外的多种毒害效应。

军用化学毒剂主要指一类用于军事上具有高毒性与特殊理化性质的化学物质。军用化学毒剂具有毒性强,作用快,毒效持久,施放后易造成杀伤浓度或战斗密度,能通过多种途径引起中毒,不易发现,防护和救治困难,容易生产,性质稳定,便于储存等特点。根据军用化学毒剂的性质、作用原理及战术目的,可按不同方法进一步分类。例如,按战术用途可分为致死性毒剂和非致死性毒剂、持久性毒剂和暂时性毒剂、扰乱性毒剂和牵制性毒剂,按作用快慢可分速效性毒剂和非速效性毒剂,按毒理作用分类,可分为神经性毒剂、糜烂性毒剂、全身中毒性毒剂、窒息性毒剂、失能性毒剂、刺激性毒剂。

## 2.4　常见引起中毒的化学毒物

常见食物性化学中毒的毒物有:农药(如有机磷杀虫剂乐果、敌敌畏、百草枯、2,4-D 等)、药物(如安眠药、麻醉药、抗精神病药等)、杀鼠剂(如毒鼠强、氟乙酸钠、溴敌隆等)、工业毒物与食品添加剂(如氰化物、甲醇、亚硝酸钠等)、有毒动植物(如毒蘑菇、毒野果、河鲀、有毒贝类等)共五种。

我国突发工业事故中的毒物主要有:光气、异氰酸甲酯、氯气、甲醛、氯丙烯、氯乙烯、二硫化碳、一甲胺、二甲胺、二氧化硫、一氧化碳、氨、氢氰酸、苯、氟化氢等。

在化学、生物和医学实验室中引起中毒的化学毒物有:酸类、酸酐及与潮气产生酸的物质(如硫酸、氢氟酸、硝酸、盐酸、五氧化二磷、乙酸、乙酸酐、酰氯等);碱类[如氢氧化钠、氢氧化钾、氨水(气)、有机胺类及水解生成氨的化合物],前三者对眼睛特别危险;卤素及有机卤代物;吸入微量即能致死的化学药品,即剧毒药品[如水银及汞盐、氰化物(氢氰酸、氰化钾等)、硫化氢、砷化物、一氧化碳、马钱子碱等)];窒息性气体(如一氧化碳、氰化氢、硫化氢);引起系统性中毒的试剂(如苯深入骨髓,损害造血器官,结果引起中毒者全身无力、贫血、白细胞低等;卤代烷使肝肾及神经受损害,钡盐损害骨骼,汞盐损害大脑中枢神经等);具有麻醉作用的试剂(如乙醚、氯仿等);过敏性药物;致癌性药物(如铅、汞、铍等)。

常见军用化学毒剂包括:神经性毒剂[如塔崩(tabun)、沙林(sarin)、梭曼(soman)和维埃克斯(VX)]、糜烂性毒剂[如芥子气($\beta$,$\beta'$-二氯二乙基硫醚)]、全身中毒性毒剂[如氢氰酸(hydrogen cyanide,HCN)和氯化氰(cyanogen chloride,ClCN)]、窒息性毒剂(如光气、氯气、双光气等)、失能性毒剂(如苯咪胺、箭毒、震颤素等)、刺激性毒剂(如西埃斯、亚当氏气、苯氯乙酮)。2020 年 4 月 23 日,我国工业和信息化部审议通过的《各类监控化学品名录》中明确规定了可作为化学武器、生产化学武器的前体和主要原料的化学品,以及除炸药和纯碳氢化合物以外的特定有机化学品。

在其他引起中毒的事件中,生物毒素引起的真菌性中毒、植物中毒、鱼贝类中毒等食物性中毒发生率远高于化学中毒。此外,蛇类及其他的有毒昆虫和动物的叮咬伤是最常见的中毒伤害事件。蛇毒素、蜂毒素、蝎毒素、蜈蚣毒素、斑蝥毒素、蟾蜍毒素、水蛭毒素等生物毒素是这些中毒事件的罪魁祸首。生物毒素的化学结构复杂多样,涵盖了从简单的小分子化合物到结构复杂的大分子蛋白质等几乎所有化学结构类型。生物毒素可分为蛋白质毒素和非蛋白质毒素两种类型。其中,由细菌产生的外毒素属于蛋白质毒素(如肉毒毒素、破伤风毒素和志贺氏痢疾毒素),其危险性极大,人被注射微克级以下的剂量就会死亡。一些法西斯分子和恐怖分子,也会使用生物毒素(如乌头碱、蓖麻毒素、河鲀毒素、鹅膏毒素等)作为武器进行生化战争和实施恐怖活动,给人们造成严重伤害。

# 第3章 化学毒物中毒概论

## 3.1 化学毒物中毒的定义

中毒是指毒物进入人体内而发生组织坏死、生理机能障碍或死亡。症状是恶心、呕吐、腹泻、头痛、眩晕、呼吸急促、瞳孔异常等。笼统来说，由化学毒物引起的非正常状态均称为化学毒物中毒。临床上，化学毒物中毒可分为急性、亚急性、慢性及潜在性化学毒物中毒。

急性化学毒物中毒是指化学毒物短时间内进入人体，使机体受损并发生器官功能障碍甚至死亡。摄入毒物后数小时至数天内出现中毒表现的均称为急性中毒。急性中毒起病急骤，症状严重，病情变化迅速，若中毒者得不到及时救治，常常会危及生命。引起急性中毒的化学毒物的范围很广，一些毒物对人体有剧烈毒性，如氰化物、有机磷等。另一些毒物则在一定条件下才具备毒性，如药物、维生素、氧等在平时不具备毒物特性，而在过量应用或与其他物质作用后才产生毒性。

慢性化学毒物中毒是指小剂量(不会引起急性中毒的剂量)化学毒物长期反复地逐渐进入体内，经过长时期在体内蓄积后达到中毒浓度，而引起的机体在生理、生化及病理学方面的改变，出现临床症状、体征的中毒状态或疾病状态。由于慢性中毒经历时间长、症状不明显，常常被忽视，令人防不胜防。例如，长期从事镍的提炼业、镍合金业、电镀业、焊接业、镍-镉电池业、制玻璃瓶业、制钱币业、珠宝业、陶器业、染料业、电脑零件及磁带业的工人容易造成慢性镍中毒，发生过敏性皮肤炎、慢性呼吸道疾病、免疫机能异常及癌症等疾病。

亚急性化学毒物中毒介于急性中毒与慢性中毒之间，中毒症状一般较轻，但持续时间则较长，短时间内不会导致死亡。在急性中毒抢救和治疗不彻底时也会发生这种病程迁延的中毒。亚急性中毒导致的死亡一般发生在损伤或疾病发作24小时后至第2~3周。死亡的原因主要是损伤导致的并(继)发症和呈亚急性病程的疾病或中毒。

急性化学毒物中毒与慢性化学毒物中毒之间不仅存在量的不同，而且还存在质的差别。实际上，急性、亚急性和慢性中毒之间并没有一条明确的界限。同一种化学物质，浓度不同，中毒的程度不一样，中毒的临床症状和机体损伤的部位可能相同，也可能不同。并不是每一种化学物质都会引起急性中毒和慢性中毒。例如，氢氰酸只能引起急性中毒；低浓度的铅、锰一般引起慢性中毒，但在高浓度下却可引起急性中毒；汽油和二硫化碳的急性或慢性中毒均引起中枢神经系统的损害症状；而急性磷中毒时主要损害肝脏，慢性磷中毒则主要损害颌骨。相应地，同一种解毒剂在不同浓度下使用，解毒机制不同，解毒作用也不一样。例如亚甲蓝是一种解毒药，高浓度时直接使血红蛋白氧化为高铁血红蛋白；低浓度时，在还原型辅酶 I 脱氢酶(NADPH)作用下，还原成为还原型亚甲蓝，能将高铁血红蛋白还原为血红蛋白。因此不同剂量的亚甲蓝对血红蛋白效应不同，大剂量(或高浓度)使用时可用于治疗氰化物中毒。

潜在性化学毒物中毒是指达到或超过中毒剂量却不表现出中毒临床症状的中毒。在临床上，会出现不少中毒者排泄物(尿)中的毒物(如汞、铅、砷)已超过正常含量，但并未表现出中毒的临床症状，只是呈现对化学毒物的吸收状态，但此时中毒者机体在生物化学或生物物理学方面已经发生了变化。发生潜在性化学毒物中毒时，一般不需要治疗，但对中毒者需密切观察一段时间(至少在其潜伏期内)，以防病情发展，导致中毒。

## 3.2　化学毒物中毒的一般作用原理

化学毒物一旦进入人体，主要通过直接刺激和腐蚀人体的皮肤、眼睛、呼吸道和消化道等，抑制机体对氧的吸收、传输和利用，抑制机体酶系统的活性，损伤细胞和组织的结构，干扰机体的新陈代谢以及影响人体免疫功能等对人体产生毒害作用，使人体细胞、组织、器官或其功能遭受损害而引起的不良或有害的生物学改变。

直接刺激与腐蚀作用。人体接触如强酸、强碱，以及二氧化硫、二氧化氮及氯气等腐蚀性和刺激性化学毒物时，在中毒初期，接触部位如人的皮肤、眼睛、上呼吸道、消化道和口腔的内黏膜会出现明显的刺激症状，严重的还会导致灼伤、腐蚀和穿孔。

抑制机体对氧的吸收、传输和利用。氧气在维持人体正常生命活动中必不可少，氧气不足就会导致机体缺氧。缺乏氧气 4～6 分钟对人的脑细胞会造成不可逆的损伤，如果彻底切断大脑中的氧气循环，10 秒钟内人就会失去意识，如果持续性缺氧会造成脑损伤并最终导致死亡。而有些化学毒物对机体具有明显的抑制或干扰机体对氧的吸收、传输和利用的毒性作用。例如，人体在一氧化碳中毒时，因为一氧化碳与血红蛋白的亲和力比氧与血红蛋白的亲和力高 200～300 倍，所以一氧化碳极易与血红蛋白结合，形成碳氧血红蛋白，使血红蛋白丧失携氧的能力和作用，造成人体细胞缺氧，组织窒息。如果人体处于氧气分压较低的环境中(如在惰性气体中，高原地带)，机体吸入氧气减少，会发生缺氧症状，甚至发生窒息；刺激性气体(如硫化氢、氯气)一旦进入人体肺部组织后，会引发急性肺水肿，阻碍了肺泡对气体的交换，从而使氧气在机体内的正常迁移和利用受到影响，临床表现为呼吸困难、胸闷、心悸等症状，如果不及时处理，还会引起死亡。

抑制机体酶系统的活性。人体的许多生命活动离不开对生化反应起关键作用的酶，许多化学毒物可以通过抑制或干扰生物酶的功能产生毒性作用。如有机磷酸酯类化合物进入人体后，迅速随血流分布至全身各器官，其亲电子性的磷原子与胆碱酯酶酯解部位丝氨酸羟基的亲核性氧原子形成共价键，生成难以水解的磷酰化胆碱酯酶，从而抑制乙酰胆碱酯酶(AchE)活性，使其丧失水解乙酰胆碱(Ach)的能力，造成 Ach 在体内大量堆积，引起一系列中毒症状。减肥药物奥利司他是一种长效的、强效的特异性胃肠道脂肪酶抑制剂，通过与胃、小肠腔内的脂肪酶活性丝氨酸部位形成共价键，而使上述两种酶失去活性，失活的酶不能将食物中的脂肪分解为可以被人体吸收的游离脂肪酸和甘油，从而减少脂肪摄入，发挥减重作用。

对细胞组织结构的损伤作用。有些化学毒物可直接损伤细胞组织的结构，造成细胞损伤或死亡，从而造成肝脏、肾脏、心脏等脏器组织出现变性坏死，这种毒性作用称为细胞毒性。如紫杉醇、长春瑞滨、多西他赛、羟喜树碱等生物碱以及表柔比星、吡柔比星、伊达比星、丝裂霉素、米托蒽醌等抗生素均具有细胞毒性。如环磷酰胺、氮芥等烷基化剂的细胞毒作用主要在于，这些抗癌药物会使细胞 DNA 分子中的鸟嘌呤或腺嘌呤烷基化，引起单链断裂，双螺旋链交联，最终改变 DNA 的结构而损害其功能，妨碍 RNA 合成，从而抑制细胞有丝分裂。

干扰机体的新陈代谢进程。如二氧化硫、汞化合物进入机体后，会抑制细胞内脂蛋白酶催化脂质分解或脂肪酸与甘油代谢的过程，使血管内的脂质代谢发生障碍，导致血管硬化；当大量的萘进入人体后，会在眼睛玻璃体处形成血-水屏障，从而影响抗坏血酸的代谢通过，使眼睛的晶状体局部缺乏抗坏血酸，进而诱发白内障。

影响免疫功能。简单来说，免疫功能就是机体对疾病的抵抗力。机体的免疫功能是在淋巴细胞、单核细胞和其他相关细胞及其产物的相互作用下，根据免疫识别发挥作用。有的化学毒物会影响机体的免疫系统，导致机体免疫功能障碍，出现变态反应(过敏反应)、自身免疫性疾病、免疫缺陷病和免疫增殖病等免疫病理反应，严重的甚至死亡。例如，许多免疫抑制药物如环孢素、糖皮质激素类(如泼尼松、地塞米松等)、烷基化剂(如环磷酰胺、白消安等)、抗代谢药(如 6-巯基嘌呤、硫唑嘌呤等)在抑制异常免疫反应的同时，也会抑制正常的免疫反应。所以，长期服用这类药物，容易出现机体抵抗力下降而诱发感染、肿瘤和影响生殖系统功能等不良反应。

## 3.3　化学毒物的中毒途径

化学毒物一般可以通过呼吸道、消化道、皮肤、眼睛和伤口进入人体内。同一种化学毒物通过不同的中毒途径进入人体，导致中毒的剂量不同。

呼吸道吸入中毒。窒息性气体以及蒸气状、气溶胶状的毒剂均可通过呼吸道吸入人体，并迅速进入人体的血液循环系统，最后到达并作用于靶器官，产生毒理作用，使人体出现中毒症状。例如，氮气、甲烷等单纯性窒息性气体虽然本身毒性很低，但随着其在空气中含量增高，氧气的相对含量降低，肺内氧分压随之降低，导致机体缺氧；而如一氧化碳、氰化氢、硫化氢等化学性窒息性气体则会阻碍血液运送氧的能力和组织利用氧的能力，造成全身组织缺氧而中毒。

皮肤吸收中毒。氨气、氯气等一些水溶性较大的有毒气体可对皮肤产生刺激或腐蚀作用。液态化学毒物可通过大面积的皮肤染毒或通过染毒服装渗透而引起皮肤中毒。毒物经过皮肤吸收后会引起全身中毒反应，同时会腐蚀染毒的皮肤，引起皮肤红肿、起泡、溃烂和灼伤。

眼睛吸收中毒。眼睛是人体最敏感的部位，因其分布有丰富的神经和血管，所以一旦眼睛接触到即便是浓度很低的有毒气体或有毒液体，就会产生局部的刺激作用，同时有毒物质会通过眼睛吸收进入人体而引起中毒反应。所以，眼睛吸收是中毒概率极高的一个途径，一般情况下，在有毒气/液体泄漏的燃烧爆炸现场除了注意呼吸道的防护，还要特别注意避免眼睛吸收中毒。

消化道吸收中毒。消化道吸收中毒一般发生在服用染毒的食物、水、药物等有毒物质，经消化道内黏膜吸收进入人体血液循环系统，继而到达靶点，产生毒害作用。一旦发生消化道吸收中毒，最终会导致全身吸收中毒。

伤口吸收中毒。在突发性化学灾害和化学事故发生时，常常伴随着燃烧和爆炸，极易造成中毒人员的外伤。此时，化学毒物会从伤口直接进入人体血液循环系统，并迅速吸收中毒。因此在所有中毒途径中，同一种化学毒物经过伤口吸收引起中毒的剂量最少。

## 3.4　化学毒物在环境中的形态

化学物质可以多种形态存在于环境之中。经呼吸道或皮肤吸收等途径进入生物体内的化学毒物主要以气体、蒸气、雾、烟和粉尘五种形态存在于空气中。蒸气是液体蒸发或固体物质升华形成，而雾是由蒸气冷凝或液体喷洒形成的悬浮于空气中的液体微粒(液滴)。悬浮于空气中直径小于 0.1 μm 的固体微粒是烟，直径大于 0.1 μm 的固体则是粉尘。气体与蒸气统称为气态化学物。雾、烟、粉尘等统称为气溶胶。气溶胶是以气体为流体相、固体粒子或液滴为分散相组成的混合相体系。其中，固体粒子或液滴统称为微粒。化学毒物的毒害作用与其在空气中的物理状态密切相关，以气体和蒸气状态存在的化学毒物易于迅速进入呼吸系统及肺部，中毒作用一般发作较快；对于气溶胶状态的化学毒物，5～10 μm 大小的微粒最容易被吸收，微粒太小容易在呼吸时大量被重新呼出体外，微粒太大又容易在呼吸时被阻止滞留，肺部不易吸收中毒；70 mg 左右液滴最适宜被皮肤接触吸收；烟及粉尘则会引起咳嗽、哮喘等呼吸道的刺激症状。

## 3.5　生物体对化学毒物的解毒作用

生物机体本身就具有若干抵御和降低外源性化学物质危害的能力。一方面，机体通过新陈代谢作用和排泄系统(主要是尿、汗液等)将进入体内的化学物质驱逐到体外。另一方面，机体会改变进入体内的化学物质的结构，将其转化为无毒或低毒的化合物或易于排除的代谢产物。在机体代谢过程中，门静脉收集自腹腔流来的血液，血中的有害物质及微生物抗原性物质，将在肝脏内被解毒和清除。肝脏是人体的主要解毒器官，它可保护机体免受损害，使毒物成为比较无毒的或溶解度大的物质，随胆汁或尿液排出体外。肝脏主要通过四种方式解毒：化学方法，包括氧化、还原、分解、结合和脱氧作用。如氨的解毒主要是通过在肝脏内将氨转化成尿素，并随尿液排出体外。许多有毒物质与葡萄糖醛酸、硫酸、氨基酸等结合可变成无毒物质；分泌作用，一些重金属(如汞)以及来自肠道的细菌可随胆汁分泌排出；蓄积作用，某些生物碱(如士的宁、吗啡等)会蓄积在肝脏中，然后肝脏逐渐小量释放这些物质，以减少中毒；吞噬作用，当肝脏受损时，为了避免人体中毒或被感染，肝中含有的大量库普弗细胞，具有很强的吞噬能力，可以吞噬病菌，保护肝脏。

自然界中，许多有毒甚至是剧毒生物体内存在着大量剧毒的生物毒素。这些生物毒素对其他生物是致命的，但它们自身却能安然无恙。这是由于这些生物本身对于此类毒素可通过某一生物化学或生物物理方式形成一种特殊的"封闭"能力，使毒素在体内以不会产生毒害作用的状态存在，从而不致对自身构成威胁。例如，毒蛇的毒液主要是通过血液和神经系统发生毒效，而毒蛇的毒液储存于其毒腺的液囊内，毒液不接触毒蛇自身的血液和神经系统，只能靠毒牙排出，所以毒蛇不会毒死自己。如果毒蛇吞食了含有其毒液的生物时，少量的毒液会在其消化系统中被分解成无毒的物质，加上毒蛇血液中还含有抵抗自己毒液的免疫物质，都可以避免自己中毒。

## 3.6　化学毒物在体内的分布、转化和排泄

化学毒物或其活性代谢物到达作用部位的效率与化学毒物在体内的分布、转化和排泄密切相关。化学毒物进入人体后，分布在不同的部位，在体内的代谢过

程中发生转化，有些化学毒物以原药的形式或被转化成低毒或无毒的代谢产物排出体外，有些化学毒物会蓄积在人体内的某些部位，最终导致蓄积性中毒。

化学毒物的分布。化学毒物被人体吸收后，由于机体组织、器官对不同毒物具有不同的亲和力(选择性)，所以毒物相对集中地分布于某个组织或器官，而非均匀地分布在体内各部位。例如，苯多分布于骨髓及类脂质中，卤代烃多分布于脂肪中，铅主要集中在骨质中。有些化学毒物(如铊、一氧化碳、乙醇等)会穿过人体的血脑屏障或血胎屏障，从而对人体的脑组织、中枢神经系统和胎儿产生毒害作用。

化学毒物的生物转化。进入体内的化学毒物，与体液或细胞内部的物质发生化学或生物化学反应，归结为氧化、还原、水解及结合(或合成)，这种生物转化使毒物本身结构发生一定的改变，使其毒性降低(解毒作用)或增加(增毒作用)，最终将形成的代谢产物排出体外。肝脏是体内主要的代谢转化器官。

化学毒物排泄。化学毒物可以原药的形式或以经过生物转化后形成的代谢产物的形式，经肾、呼吸道及消化道排出体外。毒物经肾随尿排出是毒物排泄最主要的途径。常常通过测定尿中毒物及其代谢物的含量来监测和诊断毒物的种类及其吸收和中毒的情况；由胃肠道吸收入血液的毒物在肝脏代谢，其代谢产物直接排入胆囊，随胆汁经粪便排出体外。如铅、锰、镉、砷等的代谢均主要经肝脏从消化道排出；那些可以通过呼吸道吸收的气体及挥发性毒剂，部分能通过肺由呼出气排出；此外，进入人体的化学毒物也可通过乳汁、唾液腺、汗腺等途径排出体外。

化学毒物在体内的蓄积。当人体或动物反复多次染毒，化学毒物进入机体的速度(或总量)超过代谢转化的速度和排泄的速度(或总量)之和时，化学毒物或其代谢产物就有可能在机体内逐渐增加并蓄积，这种现象称为化学毒物的蓄积作用。化学毒物常蓄积在人体的血浆蛋白、脂肪组织、肝脏、肾脏、骨骼等部位。化学毒物的蓄积作用是发生慢性中毒的物质基础。

蓄积是化学毒物分布的一种特殊方式。出现蓄积作用时，化学毒物在体内的分布常表现为相对集中的形式。例如环境中的铅被机体吸收以后，先被运送到肝、肾、脾等组织器官，但铅在这些部位停留一段时间后通过再分布转移至骨骼，以不溶性三乙基磷酸铅的形式沉积于骨骼中，并在骨骼中蓄积。蓄积作用分为物质蓄积和功能蓄积两种。当反复多次接触化学毒物一定时间之后，用化学分析方法能够测得机体内(或某些组织和器官内)存在该化学毒物的原型或其代谢产物时，称之为物质蓄积。而功能蓄积是机体多次接触化学毒物而引起损害效应累积的结果，即化学毒物在机体内不能被测出，然而在长期接触的情况下，机体却出现慢性中毒的症状。

# 3.7　化学毒物的毒性和毒性作用

化学毒性是指在一定条件下，外源性化学物质与机体接触或进入体内后，引起机体损害作用的相对能力。化学毒物对机体的毒性作用具有一定的选择性。同一种化学毒物只对某种(某类)生物或组织和器官有毒性作用，而不损害其他组织和器官，受到这种选择性毒性损害的生物或组织和器官称为靶生物或靶器官。

外源化学物质对机体的损害能力越大，则其毒性就越高。但外源性化学物质的毒性大小由其与机体的接触量、接触途径、接触方式及物质本身的理化性质决定。当人体对某一外源性有毒化学物质的吸收量远小于其中毒量时，人体不会中毒。凡能使机体产生中毒症状的毒物的最小剂量，称为该毒物的中毒量。剂量是决定毒物对机体造成损害的最主要因素。对于同一种毒物，不同剂量对机体造成的损害程度不同。

最小有作用剂量(或阈剂量或阈浓度)是指在一定时间内，一种毒物按一定方式或途径与机体接触，能使某项灵敏的观察指标开始出现异常变化或使机体开始出现损害作用所需的最低剂量，也称中毒阈剂量。最小有作用剂量对机体造成的损害作用有一定的相对性。严格来讲，最小有作用剂量也称为最低观察到作用剂量或最低观察到有害作用剂量。最大无作用剂量是指在一定时间内，一种外源性化学物质按一定方式或途径与机体接触，根据目前的认识水平，用目前最灵敏的实验方法和观察指标，未能观察到任何对机体的损害作用的最高剂量，也称为未观察到损害作用的剂量。实际上，由于受到对损害作用观察指标和检测方法灵敏度的限制，最大无作用剂量与最小有作用剂量之间存在一定的剂量差距。最大无作用剂量是根据亚慢性试验的结果确定的，是评定毒物对机体损害作用的主要依据。

染毒密度是指地面、物体或人体表面的毒剂量，其单位是 $\mu g(mg)/cm^2$ 或 $mg(g)/m^2$。单位体积内染毒空气(或水)中含有的毒物剂量叫作染毒浓度，单位是 $\mu g(mg)/L$ 或 $mg(g)/m^3$。如果染毒浓度很低，不致引起对机体的损伤或损害作用，称为容许浓度。

化学毒物的毒害剂量可以用最低刺激浓度和不可耐受浓度、致死剂量和半数致死剂量、致死浓时积和失能浓时积来表示。

致死剂量(LD)笼统地表示某种化学物质引起实验动物死亡的剂量。某种化学物质引起实验动物死亡的浓度称为致死浓度(LC)。此剂量或浓度处在最小致死量($MLD$ 或 $MLC$)与绝对致死量($LD_{100}$ 或 $LC_{100}$)之间。半数致死剂量($LD_{50}$)是指引起一群受试对象 50%个体死亡所需的剂量，其单位为 mg/kg 体重。半数致死浓度($LC_{50}$)是指引起一群受试对象 50%个体死亡所需的浓度，其单位为 mg/L。$LC_{50}$

也用于表示空气中化学物质的浓度，其单位为 $mg/m^3$。绝对致死剂量($LD_{100}$)指某实验总体中引起一组受试动物全部死亡的最低剂量。绝对致死浓度($LC_{100}$)指某实验总体中引起一组受试动物全部死亡的最低浓度。最小致死剂量($MLD$，$LD_{01}$)或最低致死剂量($LD_{LO}$)指某实验总体的一组受试动物中仅引起个别动物死亡的剂量，其低一档剂量即不再引起动物死亡。最小致死浓度($MLC$，$LC_{01}$)或最低致死浓度($LC_{LO}$)指某实验总体的一组受试动物中仅引起个别动物死亡的浓度，其低一档浓度即不再引起动物死亡。最大耐受剂量或浓度($LD_0$ 或 $LC_0$)指某实验总体的一组受试动物中不引起动物死亡的最大剂量或浓度。同样地，$LD_{90}$ 和 $LC_{90}$ 表示引起 90%实验动物死亡的剂量和浓度。

人员吸入中毒的毒害剂量可以用暴露时间 $t(min)$ 和毒剂浓度 $C$ 的乘积(Ct 值)表示。表示毒害剂量的浓时积有致死浓时积和失能浓时积。能使 90%人员死亡的浓时积用 $LCt_{90}$ 表示，能使 50%左右人员死亡的浓时积用半致死浓时积($LCt_{50}$)表示。同样地，用 $ICt_{50}$ 或 $ICt_{90}$ 分别表示使 50%或 90%以上人员丧失战斗能力的毒剂剂量。

致死浓时积或失能浓时积取决于毒剂种类、个体差异和中毒条件。然而这一常数只适用于暴露时间较短的情况下。如 HCN 只有几分钟，光气最多为 1 小时。暴露时间较长或毒剂浓度很低时测得的致死浓时积往往偏高，特别是那些易于排出体外或体内易于失去毒性的毒物更是如此。

浓时积"Ct"只表示浓度和时间的关系，没有考虑到暴露时间内人员的呼吸状况。人员在运动时的肺通气量比在安静时大得多。静止时一般成人平均通气量为每分钟 11 L；防御战斗时为 24 L；进攻战斗时为 77 L。因此，在浓度 $C$ 的染毒空气中暴露时间 $t$，活动时吸入的毒剂量比静止时大得多。换言之，达到同一伤害程度的毒害剂量，在单位时间内活动状态比静止状态时小得多。

化学毒物的急性毒性是指机体(人或实验动物)一次接触或 24 小时内多次接触化学物后在短期(最长到 14 天)内所发生的毒性效应，包括一般行为、外观改变、大体形态变化以及死亡效应。常以引起动物某种毒性反应所需剂量或浓度来表示。最常用的急性毒性参数为半数致死剂量($LD_{50}$)或半数致死浓度($LC_{50}$)；$LD_{50}$ 越大，毒物的毒性越低，反之则毒性越高。在评价外源性化学物质的毒性时，除了考虑其急性毒性还必须考虑其致癌性、致畸性等其他对人体造成损害的因素；有些外源性化学物质具有完全不同的急性毒性和慢性毒性，如苯的急性毒性是抑制中枢神经系统，而慢性毒性是抑制造血系统。

有急性毒性的化学毒物还需要了解其长期毒性(慢性和亚慢性毒性)。慢性毒性是长期(终生)反复接触低剂量的化学毒物所产生的毒性效应。许多化学物质在环境中的浓度并不具有明显的急性毒性，然而在长期接触的情况下，化学物质潜在的、累积的效应变得明显起来。例如，二噁英和多氯联苯的急性毒性是引发氯痤疮，但当其在体内积累到一定程度时，会引起肝脏损害，甚至肿瘤。如果连续接触较长时间(介于单次染毒和10%动物寿命的范围)、较大剂量(剂量上限一般小于急性 $LD_{50}$)的化学毒物所出现的中毒效应则称为亚慢性毒性。除此之外，还要注意那些毒性非常低却具有一定生物蓄积能力的化学毒物对人体所产生的不良健康效应。

如果生物体以前接触过某种毒物或结构类似的毒物，当再次暴露于该毒物时，生物体对毒物毒性作用的反应性会降低，这时生物体对该毒物具有了耐受性。生物产生耐受性主要是因为毒物到达产生毒性作用部位的数量减少(分配性耐受)，解毒系统诱导性活性增强以及化学性或功能性拮抗剂摄入增加。

按机体出现毒性作用的部位，化学毒物的毒性可分为局部性毒性和全身性毒性。某些毒物在机体接触部位直接造成的损害作用是局部性毒性，其最初表现为直接接触部位的细胞死亡。毒物被机体吸收并分布至靶器官或全身后所产生的损害作用则是全身性毒性，其表现是一定的组织和器官的损伤。但是，最初表现为局部性毒性的化学物质也可能通过神经反射或被机体吸收后引起全身性反应。

按毒性作用引起的损伤恢复情况，毒性作用分为可逆性毒性和不可逆性毒性。可逆性毒性是指停止接触后可逐渐消失的毒性作用，一般情况下，机体接触毒物的浓度越低、时间越短、损伤越轻，则脱离接触后其毒性作用消失得越快。不可逆性毒性是指停止接触后，其毒性作用依然存在，甚至对机体造成的损害作用进一步加深。由此毒物所造成的损害(如损伤中枢神经系统)是不可逆性的。

按毒性作用发生的速度快慢可分为即刻性毒性和延迟性毒性。毒物在一次接触后的短时间内引起的毒性称为即刻性毒性。在一次或多次接触某种毒物后，经过一定时间才出现的毒性作用称为延迟性毒性。

许多毒物进入机体后，与内源性蛋白质结合，激发机体反应。当机体再次接触该毒物，就可发生一种免疫介导性的有害作用，称为变态反应或过敏反应。引起这种反应的物质称为过敏原。功能损伤作用通常指靶器官或组织的可逆性异常改变。形态损伤作用指的是肉眼和显微镜下所观察到的组织形态学异常改变，其中有许多改变通常是不可逆的。特异性反应是指由遗传所决定的特异性体质对某种毒物的异常反应性。例如，有些人由于其体内缺乏高铁血红蛋白还原酶，所以对亚硝酸和高铁血红蛋白形成剂异常敏感。

按毒效持续时间的长短，可以将化学毒物的毒性分为暂时性毒性、持久性毒性和半持久性毒性。具有暂时性毒性的化学物质多为沸点低、易挥发的液态毒剂(如氢氰酸、光气、沙林等)，常温时为固体、施放后呈烟状的毒剂(如失能剂 BZ、刺激剂 CS、苯氯乙酮等)。暂时性毒剂被施放后，呈蒸气或气溶胶状态，造成空气染毒，人员接触中毒，有效杀伤时间短(<60 分钟)；持久性毒剂是沸点高，不易挥发，具有持久性毒性的液体毒剂[如芥子气、VX 和以微粉状施放的固体毒剂

(刺激剂)]。持久性毒剂被施放后呈液滴状或微粉状，地面染毒，人员接触中毒，有效杀伤时间长(>60 分钟)，持久性毒剂可造成较长时期的地面和空气染毒；有效杀伤时间介于前两者之间，能保持数十分钟至数小时的毒剂(如梭曼、塔崩、双光气等)为具有半持久性毒性的毒剂。需要指出的是，毒剂的持久性是相对的。它与毒性的理化性质、施放方法、战斗状态、目标区的地形和气象条件等因素有关。

## 3.8　化学毒物的毒性影响因素

化学物质的毒性与该物质的化学结构、物理化学性质、剂量或浓度、环境条件以及个体对其敏感程度等一系列因素有关。

化学物质的结构特点与其毒性有直接的关系。到目前为止，仍然不能仅从化学物质的结构特征就能对其毒性做出精确的判断，但并非无规律可循。在实践经验基础上，人们已经可以根据化学物质的种类、所含官能团，及其他结构特点对其物理化学性质和毒性做出大概的估计。尤其对无机化合物的毒性可以进行预判。例如，卤化物的毒性中：氟化物＞溴化物＞氯化物；氰化氢具有中枢神经剧毒和血液毒；氮氧化物具有中枢神经剧毒；硫化氢的毒性与氰化氢匹敌；不同结构的磷酸酯的毒性不同；砷、铬、汞、镉等重金属有剧毒；甲基汞、四乙基铅、烷基锡等有机金属化合物具有中枢神经毒性。对有机化合物的毒性很难就其结构做出精准估计，有些结构相同、构型不同的化合物，以及许多手性化合物的对映异构体之间的毒性相差很大。例如，消旋体"反应停"中，$(R)$-异构体有镇静作用，而其$(S)$-异构体则具有致畸作用。尽管如此，还是可以总结出有机化合物毒性的一些规律：烷、醇、酮等碳氢化合物与其同系物相比，碳原子数越多，则毒性越大(甲醇与甲醛除外)。但当碳原子数超过一定限度(7～9 个)，毒性反而下降。当同系物碳原子数相同时，直链结构的毒性比支链结构的大，成环的毒性大于不成环的。卤素有强烈的负电子效应，在化合物中增加卤素就会使分子的极化程度增强，更容易与酶系统结合，使毒性增加。如带两个基团的苯环化合物，其毒性是：对位＞邻位＞间位。分子结构对称者毒性较结构不对称者大。此外，自由基连锁反应引起活性氧损伤；过敏原数量很少也可致变态反应；抗生素选择性破坏致病菌的结构；萘环化合物容易使试验动物致癌。

化学毒物的理化特性(如分子量、相对密度、溶解性、挥发性以及分散度等)对其在外环境中的稳定性、进入人体的机会及在体内的生物转化均有重要影响。例如，毒性物质在空气中的浓度与其挥发性有直接关系。物质的挥发性越大，在空气中的浓度就越大，毒性也就越大。一般分子量小的有机化合物为气态或是沸点低的液态，当环境温度升高时，容易挥发进入空气，毒性也会随之增加。

环境中毒性物质的浓度越高，接触的时间越长，越容易引起中毒。环境温度越高，毒性物质越容易挥发，越容易造成人体中毒。湿度较大，也会增加某些毒物的作用强度。此外，劳动强度大能促进血液循环，加快毒物的吸收速度。需要指出的是，环境中存在着各种各样的有毒物质，因而在很多情况下，引起人体中毒的化学物质不止一种，而是多种毒物联合作用的结果。但多种毒物联合作用后，其毒性可能增强，也可能减弱。毒物的联合作用可分为协同作用、独立作用、相加作用、拮抗作用、增强作用五种类型。

在化学毒物的种类、浓度、接触时间和中毒环境条件均相同的条件下，不同的个体对有毒物质的反应不尽相同。这是由于个体因素不同所致。随着年龄、性别、体重、嗜好、健康状况、营养状况、职业等个体条件的差异，个体之间对有毒物质的耐受性和敏感性存在很大区别。如体重大的个体一般比体重小的个体更不容易产生毒性作用，儿童比成人对毒物的耐受力更弱。贫血患者接触铅，肝病患者接触四氯化碳、氯乙烯，肾病患者接触砷，有呼吸系统疾病的患者接触刺激性气体等，都较易中毒，而且后果更严重。

# 3.9　化学毒物的毒作用带

化学毒物的毒作用带是表示外源化学毒物毒作用的特点和危险性评价的主要参数，包括急性毒作用带、慢性毒作用带和吸入中毒危险指数。急性毒作用带（acute toxic effect zone，Zac）是指半数致死剂量（$LD_{50}$）与急性阈剂量的比值。如果化学物质的急性毒作用带越窄，即此值越小，说明该化学物质从产生可观察的损害到导致急性死亡的剂量范围窄，引起急性致死的危险性就越大。如向急性毒作用带窄的化学物质中掺入添加剂，使其产生易引起警觉的特殊颜色或气味，从而可以及时采取有效措施，降低毒害作用，使其急性毒作用带变宽，避免死亡。慢性毒作用带（chronic toxic effect zone，Zch）是指化学毒物急性阈剂量与慢性阈剂量的比值；如果化学毒物的慢性毒作用带越宽，即此值越大，发生慢性中毒的危险性越大。从产生可观察的损害到导致急性死亡的剂量范围窄，引起急性致死的危险性就越大；反之，则发生慢性中毒的危险性较小。吸入中毒危险指数（acute imbibe toxic effect index，Iac）是指气体或易挥发的化学物质在20℃时的饱和蒸气浓度与半数致死浓度（$LC_{50}$）的比值；如果化学物质的吸入中毒危险指数越高，即比值越大，说明在常温空气中毒物浓度越高或越易挥发，引起急性吸入致死的危险性就越大。

# 3.10　化学毒物的毒性损害表现

化学毒物对机体的毒性损害主要表现在对机体神经系统、呼吸系统、消化系统、泌尿系统、循环系统(心血管和血液)、皮肤、眼睛等主要脏器和组织的毒害作用。

神经系统损伤包括中毒性脑病、多发性神经病、神经衰弱综合征和自主神经功能失调。短期接触中枢神经系统毒物引起中枢神经系统发生功能和器质性病变称为中毒性脑病。中毒性脑病的病理变化可有弥漫性充血、水肿，点状出血，神经细胞变性、坏死，神经脱髓鞘，病变由大脑皮质向下扩展。如果大脑皮质有广泛损害会出现脑萎缩的症状。急性中毒性脑病由亲神经性毒物和窒息性毒物急性中毒引起。亲神经性毒物包括金属、类金属及其化合物(如铅、铊、四乙基铅、有机汞、羰基镍、三烃基锡等)，有机溶剂(如苯、汽油、二硫化碳、二氯乙烷、四氯化碳、甲醇、乙酸乙酯等)，氯代烃(如溴甲烷等)和农药(如有机磷、有机氯农药等)。窒息性毒物包括一氧化碳、氰化物、硫化氢、硝基化合物等。金属通过抑制酶来干扰微量元素，影响细胞的水和电解质平衡、能量代谢，以及扰乱中枢神经介质等而损伤神经细胞的功能和结构。有机溶剂能溶于中枢神经系统的类脂质，改变血脑屏障和神经细胞的通透性而损伤神经细胞。窒息性毒物则使脑组织缺氧，并通过反应性脑血管变化以及细胞膜钠/钾泵障碍，可引起严重的脑水肿。多发性神经病主要表现为四肢对称性末梢型感觉障碍、下运动神经元瘫痪和(或)自主神经功能障碍的临床综合征。常见于砷、有机磷农药以及正己烷、溴甲烷、铊及其化合物、汽油、二硫化碳、一氧化碳等中毒。神经衰弱症主要包括精神易兴奋，易疲劳，注意力不集中，记忆力减退，反应迟钝，情绪不稳，自控能力低，常伴有睡眠障碍、头痛、自主神经功能紊乱等，在化学毒物慢性中毒初期较为常见。

呼吸系统损伤包括机械性窒息、呼吸抑制、呼吸道炎症、肺水肿。高浓度的氨气、氯气、硫酸二甲酯、二氧化硫等急性中毒会导致喉痉挛，声门水肿，支气管黏膜大片脱落，最终因呼吸道机械性阻塞导致体内缺氧；二氧化碳蓄积会引起生理功能障碍，发生机械性窒息；高浓度硫化氢、氨气等会刺激鼻黏膜三叉神经末梢，引起机体反射性呼吸抑制；吗啡类药物(如吗啡、阿片、可待因、复方樟脑酊、罂粟碱等)、麻醉性药物(利多卡因、普鲁卡因等)和安定类药物(如地西泮、阿普唑仑、氯硝西泮等)可抑制呼吸；有机磷农药可抑制神经肌肉接头处的传递功能，引起呼吸肌麻痹；一氧化碳、氰化物等均可抑制细胞呼吸酶，因缺氧而导致呼吸中枢抑制。呼吸中枢抑制主要表现为胸闷气短、呼吸急促，有些中毒者还会出现乏力、呼吸窘迫、头晕，甚至是昏迷以及持续昏迷等症状。吸入氯、氨等水溶性较大的刺激性气体和金属镉、铍等烟尘会引起呼吸道黏膜水肿、充血等呼吸道炎症和化学性肺炎。酸、碱、卤族、卤代烃、醛、酯及有机氟化物等刺激性气体均会使肺内血管与组织之间液体交换功能紊乱，肺含水量增加。损害肺泡的Ⅰ型、Ⅱ型上皮细胞和毛细血管内皮细胞，使两者通透性增加而形成肺水肿。有机磷农药可使腺体分泌增加、肺部感染而导致肺水肿。肺水肿可严重影响中毒者的呼吸功能，是临床上较常见的急性呼吸衰竭的病因。主要临床表现为极度呼吸困难、端坐呼吸、发绀、大汗淋漓、阵发性咳嗽伴大量白色或粉红色泡沫痰、双肺布满对称性湿啰音、X射线胸片可见两肺蝶形片状模糊阴影、晚期可出现休克甚至死亡。

循环系统损伤主要是对心血管和血液系统的损伤。有毒化学物质对心血管系统的损伤表现在心肌损害、心律失常、心脏病变、周围循环衰竭等。例如，亚硝酸盐类及苯的氨基、硝基化合物在体内代谢产生的中间代谢物可直接作用于珠蛋白分子的巯基（—SH），使珠蛋白变性，沉积于红细胞中，形成赫恩氏小体，导致溶血。中等剂量酒精可引起血管扩张、心跳加快，增加心脏的氧耗和负担，使患冠状动脉粥样硬化的心肌进一步缺血，容易引起心绞痛和心肌梗死，以及心律不齐、心力衰竭。长期嗜酒或过量饮酒，可使心肌中的脂肪组织增加，心功能减退，心脏扩大；长期大量喝啤酒，就会发生这种心脏病变，被称为"啤酒心"。血液脂肪在血管壁上沉积，血管腔变小，血压升高，易发生"酒后脑出血"。

消化系统损伤常发生在食源性化学毒物中毒中。在中毒初期常表现为腹痛、腹泻、恶心、呕吐等急性胃肠道炎的症状，随后出现电解质紊乱、酸中毒和中毒性肝病等多脏器损害。例如，黄磷、四氯化碳、二氯乙烷、氯乙烯等中毒时会出现中毒性肝病的临床表现。

泌尿系统损伤主要是由于大多数化学毒物及其代谢产物均是通过泌尿系统随尿液排出体外，所以化学毒物对肾脏、肾小管等泌尿系统脏器具有很大影响。例如，许多物质具有潜在的肾脏毒性，常见的内源性物质，如高钙、高磷、高尿酸及高草酸血症时均可引起肾间质-小管病。外源性物质，如金属(铅、镉、汞、金、铀、铜、铋、铊、砷、锂、锌等)，化学毒物(包括有机溶剂、碳氢化合物、农药、杀菌剂及煤酚等)，药物(包括抗生素、解热镇痛药、金属制剂、造影剂、利尿剂、中草药等)均有肾毒性。肾毒物质引起的肾损伤，常表现为急性肾衰竭。由中毒性肾病所致的急性肾衰竭占5%～25%。若处理恰当及时，肾功能可恢复正常，延误诊治可致死亡。

皮肤损伤主要表现为皮肤的化学灼伤、烧伤、糜烂、溃疡等。例如，硫酸会腐蚀接触的皮肤，造成化学灼伤。过氧化氢会使接触的皮肤发白，刺痛。二噁英中毒时会导致氯痤疮。煤焦油、柏油中毒会导致过敏性皮炎、皮肤角质化和痤疮。

眼睛损伤主要表现为瞳孔扩大和缩小，结膜发炎、穿孔、失明等。例如，甲醇中毒时，甲醇及其代谢物甲醛、甲酸会导致视网膜代谢障碍，易引起视网膜细胞、视神经损害及视神经脱髓鞘，最终导致失明。有机磷酸酯类、氨基甲酸酯类、胆碱、可乐定、阿片类、镇静催眠剂会使瞳孔缩小，而阿托品、抗胆碱能药、抗抑郁药、抗组胺剂会使瞳孔放大。

化学毒物中毒导致的其他损伤还表现在引发过敏性皮炎和哮喘等变态反应，烟尘热和致畸、致癌、致突变等方面。二噁英、萘等多环芳烃具有致癌性，过度饮酒会导致胎儿畸形等。

# 第4章 化学毒物中毒应急处理和预防

## 4.1 突发性化学毒物中毒的急救原则

一旦发生化学毒物中毒事件，必须对中毒人员正确、迅速地采取早期救治措施。急救时，应按先重后轻的原则。在染毒区中主要依靠自救和互救，对重、中度中毒人员要由专业医务人员进行抗毒治疗及综合治疗、局部治疗和全身治疗相结合的措施。对复合伤中毒人员，应首先处理危及生命的致伤因素，然后再处理其他损伤。对中毒者的一般急救原则是：

防止继续中毒。首先需要了解中毒人员所处的中毒环境、中毒途径、个体受伤状况等情况，采取措施防止人员继续中毒。例如，立即使用个人防护器材，迅速脱离染毒区，及时洗消毒物，对皮肤、衣物及使用的物品等进行消毒，若为消化道中毒，还需立即进行催吐、洗胃、导泻等清除进入体内已被吸收的毒物和排除未吸收的毒物。

尽快使用特效解毒剂进行解毒。及时了解中毒人员所中毒剂的种类，根据化学毒物中毒的特性，及时给予相应的特效解毒剂或抗毒药物、特殊排泄剂。例如，有机磷农药中毒者初期可使用阿托品及胆碱酯酶复活剂进行解毒；氰化物中毒时可以使用亚硝酸钠进行解毒；甲醇中毒早期，即在明显酸中毒症状出现之前，使用甲吡唑进行早期治疗可以避免肾透析。

采用支持疗法，抢救最危急的生命体征，注意维持呼吸循环功能。对出现呼吸困难的中毒人员应实施人工呼吸和体外心脏按压，必要时使用自动呼吸器和强心剂类、呼吸中枢兴奋类药物。特别要加强对呼吸困难、惊厥、休克等中毒人员的抢救，紧急情况下可采取心肺复苏术或气管插管术。

对症处理。在不明确中毒物质种类或者没有特效解毒剂时，可以根据中毒者的临床症状先采取相应的治疗措施。化学毒物中毒最常见的症状包括呼吸系统、神经系统、心血管系统、眼、皮肤损伤，以及休克、心脏衰竭、肾脏衰竭、肝脏衰竭等并发症，同时还要注意预防感染，维持中毒人员的水电解质平衡等。

## 4.2 化学毒物急性中毒的判断

及时、快速地对中毒人员的情况做出正确、全面的判断，对正确施救至关重要。全面而迅速地询问病史，进行体格检查和实验室检查，综合分析所得资料和检查结果，确定中毒物质种类、中毒的深度、脏器受损程度，进行及时、正确治疗。

化学中毒诊断的第一步就是要详细询问中毒人员的病史。需要了解的情况包括：中毒者精神和身体的健康状况、中毒症状的缓急情况以及其他相关人员有无类似病情发生等情况；中毒者的职业，是否接触毒物，接触毒物的时间、毒物种类及环境条件等；中毒者近期是否患病，药物治疗情况(包括用药种类、剂量、用药后反应)等；中毒前的饮食情况(包括吃过食物种类，同食者情况，食后是否出现恶心、呕吐、腹泻、烦躁、惊厥、昏迷、流涎、呼出气味、尿色改变等状况)等；中毒者是否被动物、昆虫咬伤；是否是有毒气体中毒，同室他人情况等。

化学中毒诊断的第二步就是依据中毒者的面容、呼出气味、排泄物、症状及体征，结合病史得出初步诊断，然后选择性采留标本，做毒物鉴定，最后确诊。在对中毒者进行全面检查时，应完全脱去中毒者的衣服，并检查中毒者的衣服中或隐藏在中毒者身体上的毒物(腹股沟、皮肤褶皱、头发)。在检查中毒者物品时应小心，以避免被污染的针头或尖锐物体刺伤。应注意其呼吸、脉率和血压的异常，中枢神经系统、胃肠功能、心率以及皮肤的非正常表现，并评估潜在毒性风险。例如，氰化物中毒有苦杏仁味；砷和有机磷化合物中毒有大蒜气味；中度一氧化碳中毒表现为中毒者面色潮红、多汗烦躁，重度一氧化碳中毒者面色苍白；硝酸盐和亚硝酸盐中毒时出现蓝色皮肤；汞中毒时，口腔卫生不良中毒者会在齿龈黏膜下面形成约 1 毫米左右的蓝黑色线，即"汞线"。其他化学中毒常见症状包括呼吸中枢抑制或呼吸肌麻痹，剧烈咳嗽、失音、肺水肿、呼吸困难，电解质紊乱、心力衰竭、休克或心血管功能障碍，剧烈的腹痛、恶心、呕吐和腹泻，肝脏损害，肾损害、急性肾功能衰竭，贫血、溶血、粒细胞减少及血小板减少等。当然，中毒现场的毒物调查，对快速判断化学毒物的种类也有很大帮助。

化学中毒诊断的第三步是进行实验室检查。在中毒的诊断中，借助现代仪器，结合传统毒物检测方法对化学毒物及其代谢产物进行实验室检查，对鉴定化学毒物的种类和指导抢救和治疗意义重大。急性中毒时，应留取剩余的毒物或含毒标本，如含毒的呕吐物、胃内容物、尿、粪、血标本等。必要时进行毒物鉴定或细菌培养。毒物的鉴定越快越好，如果不能立即进行实验检查，应将标本置于冰箱中保存。

当然，如果掌握一些常见化学中毒的简单检查方法，对快速判断，及时施救也十分重要。几种常见毒物的简单实验室检查方法如下。

一氧化碳中毒：取血数滴加水呈红色(正常为黄色)或取血数滴加水 10 mL、10%碳酸氢钠溶液数滴，呈粉红色(正常为绿棕色)。

磷中毒：有机磷中毒时，血液胆碱酯酶活性降低。无机磷中毒病人的粪或呕吐物放置黑暗处可见荧光；取切细样品 3～5 牛角匙，放于三角烧瓶中，加水

50 mL，再加 10%酒石酸 10 mL，若使硝酸银纸条变黑，表示有磷。

硫化物中毒：取 3 根塞有橡皮塞的玻璃管，预先在一管中插入白滤纸条(用前滴上硝酸银溶液一滴)，一管插乙酸铅试纸条，一管放苦味酸纸条(用前滴饱和碳酸钠溶液一滴)，乙酸铅及硝酸银纸条均变黑，表示有硫化物(或硫化物、磷化物都有)。

碘中毒：呕吐物加淀粉变蓝色。

砷(砒霜)中毒：呕吐物 10 mL 或含毒物 10 g，加 6%的盐酸 50 mL 煮沸数分钟，加铜片 1～2 块，再煮 15 分钟，铜片变成黑色。

铅中毒：血涂片有点彩红细胞，尿卟啉阳性。

亚硝酸盐中毒：取一滴检液置白瓷板上，加入联苯胺冰醋酸饱和液 1 滴，呈现红色。

# 4.3　常见的特效解毒剂

特效解毒剂是针对化学中毒发病的机理进行解毒的特效药物或拮抗治疗药物。应用特效解毒剂可以大大提高化学中毒的治愈率。特效解毒剂一般是通过与化学毒物发生化学反应使有毒物质失去毒性或是以竞争、拮抗等多种机制阻断毒物与毒作用靶点结合，使其不能产生毒性效应。但是，许多特效解毒剂本身也具有毒性，解毒剂的剂量不足难以达到救治效果，剂量过大(施用过量)会引起严重的不良反应。因此，在使用特效解毒剂时，必须根据中毒者的体重、年龄和是否有基础病等身体实际情况控制解毒剂施用的剂量。到目前为止，仍然有许多化学中毒尚无特效解毒剂，一些常见化学中毒的解毒剂如下。

亚甲蓝(美蓝)：低浓度时，在还原型辅酶Ⅰ脱氢酶(NADPH)的作用下，亚甲蓝还原成为还原型亚甲蓝，能将高铁血红蛋白还原为血红蛋白，以治疗亚硝酸盐、氯酸盐、醌类、酰亚胺类、苯胺及硝基苯等所引起的高铁血红蛋白血症；高浓度(5～10 mg/kg；1%溶液 25～50 mL)则对血红蛋白起氧化作用，生成高铁血红蛋白。原因是大量亚甲蓝进入体内，还原型辅酶Ⅰ脱氢酶(NADPH)生成减少，不能使亚甲蓝全部转变为还原型亚甲蓝，氧化型亚甲蓝量多，血红蛋白被氧化为高铁血红蛋白。高浓度亚甲蓝的氧化作用可用于治疗氰化物中毒，并在静脉注射亚甲蓝后，再给予硫代硫酸钠静脉注射，以使游离的氰离子和已与高铁血红蛋白结合的氰离子生成硫氰酸盐(毒性仅为氰化物的 1/200)而从尿中排出。静脉注射过量时可引起恶心、腹痛、眩晕、头痛及神志不清等反应。

依地酸钙钠：用于铅、锰、铀、镭、钒、铁、钴、硒、铜、铬、汞、镉中毒。与多种金属离子结合生成稳定的络合物，经肾随尿液排出。成人中毒，每日 1 g 静脉注射或肌内注射，3～4 日为一疗程，间隔 3～4 日可重复；小儿中毒，每日

15～25 mg/kg，配成 0.3%～0.5%溶液静脉滴注，需 1 小时以上滴完，每日 2 次，3～4 日为一个疗程，间隔 3～4 日可重复。依地酸钙钠水溶液可作皮肤上放射性物质的去污剂，外用时不会经皮肤吸收。使用依地酸钙钠时，会出现短暂头晕、恶心、关节酸痛及乏力反应，大剂量有肾小管损害，个别有过敏反应。

喷替酸钙钠(二乙烯三胺五乙酸，DTPA)：用于治疗铅中毒，对铁、钴、铬、锌、锰等金属以及放射性元素钚、镧、铈、钍、钪、锶、镅、铜等也有促排作用。喷替酸钙钠的化学结构、吸收、代谢和治疗作用等均与依地酸钙钠相似，但与一些金属络合的稳定常数比依地酸钙钠大。口服吸收差，注射后迅速经肾脏排出，2 小时内排出 40%，24 小时内排出 90%左右。排铅效果较依地酸钙钠好，治疗含铁血黄素沉着症，排铁作用和临床疗效也较满意。

青霉胺：用于治疗铅、锰、铀、镭、钒、铁、钴、硒、铜、铬、汞、镉中毒。青霉胺中的巯基能夺取已经与组织中酶系统结合的金属，成为不易分解的化合物，经肾排出。成人中毒，每日 0.1～0.3 g 口服，每日 3～4 次，3～7 日为一疗程，停药 3～4 日后，可开始下一疗程，一般 1～3 个疗程；治疗小儿肝豆状核变性时，每日用 20～25 mg/kg，分 3 次口服，治疗小儿慢性铅、汞中毒，每日 20～25mg/kg，分 4 次口服，5～7 日为一个疗程。青霉胺毒性小，但效果较差，可有恶心、呕吐、腹痛、腹泻等副作用，个别有发热、皮疹、血细胞减少等副作用，长期服用可致视神经炎及肾病综合征，用前做青霉素过敏试验。

二巯丙醇(BAL)：有类似葱蒜样的气味。对路易氏剂中毒有特效，也用于治疗砷、汞、金、锑、铋、铜、镍、钨、锌、铬、铅中毒。作用同青霉胺，对急性砷、汞中毒有特效。中毒时，第一日每次 2.5～3 mg/kg，肌内注射，每 4～6 小时 1 次，第二、三日每 6 小时 1 次；以后每 12 小时 1 次，7～14 日为一个疗程。对慢性汞中毒效果较差，使用二巯丙醇时中毒者有血压升高、心悸、恶心、呕吐、流涎、腹痛、视力模糊、手麻等副作用，对肝、肾功能也有损害。

二巯丙磺酸钠：用于治疗砷、汞、金、锑、铋、铜、镍、钨、锌、铬、铅、钡、钴中毒。作用同青霉胺，对砷、汞中毒有特效。成人中毒，第一日每次 2.5～3 mg/kg，肌内注射，每 4～6 小时 1 次，第二、三日每 6 小时 1 次；以后每 12 小时 1 次，7～14 日为一疗程；小儿中毒，5%溶液每次 0.1 mL/kg，皮下或肌内注射，第一日 3～4 次，第二日 2～3 次，第三日以后每日 1～2 次，共用 3～7 日。

硫代硫酸钠(大苏打)：对氰化物中毒有特效，也用于砷、汞、铅、铋、碘中毒。可与汞、砷结合成硫化物，口服只能作用于胃肠道未被吸收的毒物。成人中毒，每次 0.5～1 g，用生理盐水稀释为 5%～10%溶液，静脉注射或肌内注射；小儿中毒，10～20 mg/kg，用生理盐水或葡萄糖液配成 5%～10%溶液，静脉注射，每日 1～2 次。

去铁胺：用于铁中毒。可与铁形成络合剂，是铁中毒的有效解毒剂。成人中毒，肌内注射：开始 1.0 g，4 小时后 0.5 g，以后每 4～12 小时 1 次，每日总量不超过 6.0 g。静脉注射：剂量同上，速度保持在每小时 15 mg/kg。小儿中毒，肌内注射：20 mg/kg，每 4 小时 1 次。静脉滴注：20 mg/kg，速度不可超过每小时 15 mg/kg，必要时 6～12 小时可重复 1 次。但去铁胺会引起腹泻、视力模糊、腹部不适、腿肌震颤等。

硫酸钠：用于急性钡中毒。洗胃后将 10%硫酸钠 150～300 mL 内服或灌入胃内，1 小时后重复 1 次，中毒严重者可用 10%硫酸钠 10 mL 缓慢静脉注射或 1%～2%硫酸钠 50～100 mL 缓慢静脉注射，连续 2～3 日，但需同时纠正低血钾。

碘解磷定：用于有机磷化合物、对硫磷、内吸磷、甲拌磷、敌百虫、敌敌畏、乐果、其他有机磷农药中毒，对内吸磷、对硫磷、三硫磷、特普的解毒效果好。因为碘解磷定能恢复被有机磷农药抑制的胆碱酯酶的活力，碘解磷定与阿托品合用有协同作用。但碘解磷定对乐果、马拉硫磷、二嗪谷硫磷等急性中毒及各种慢性中毒无效，对敌百虫、敌敌畏中毒疗效差或无效。可以通过静脉注射或静脉滴注，根据不同的中毒程度，以 0.4～1.6 g 葡萄糖液或生理盐水稀释后使用。必要时 2 小时或 6 小时重复 2 或 3 次，以静脉滴注给药维持，每小时给 0.4 g，共 4～6次，但注射过速有眩晕、视力模糊、恶心、呕吐、心动过缓，严重者有阵挛性抽搐及呼吸抑制，有时有咽癌及腮腺肿大。

氯解磷定：用于有机磷化合物、对硫磷、内吸磷、甲拌磷、敌百虫、敌敌畏、乐果、其他有机磷农药中毒，对内吸磷、对硫磷、三硫磷、特普的解毒效果好。氯解磷定副作用较小，为首选药物。肌内注射或静脉注射，按中毒程度不同，肌内注射 0.25～0.75 g，必要时 2 小时后重复 1 次，重度中毒静脉注射，0.75～1.0 g，半小时后可重复。

双复磷：对沙林、维埃克斯毒剂及杀虫剂内吸磷、对硫磷、三硫磷、特普的解毒效果好，对梭曼毒剂与杀虫剂敌敌畏、乐果、敌百虫、马拉硫磷的效果差或无效。双复磷能通过血脑屏障，对消除中枢神经系统症状较明显。肌内注射或静脉注射，按中毒程度不同，肌内注射 0.125～0.5 g，2～3 小时可重复注射，重度中毒静脉注射，0.5～0.75 g，半小时后可注射 0.5 g，但注射过快会出现全身发热的现象。

阿托品：用于有机磷化合物、对硫磷、内吸磷、甲拌磷、敌百虫、敌敌畏、乐果、其他有机磷农药中毒。对抗乙酰胆碱的毒蕈碱样作用和部分中枢神经毒性作用，能解除平滑肌痉挛，兴奋呼吸中枢。皮下注射，1～2 mg，每 1～2 小时 1次。静脉注射，重度中毒用 2～10 mg，同时合并应用解磷定比单用阿托品效果好，但阿托品剂量应减少。

毛果芸香碱(匹罗卡品)：用于阿托品、莨菪碱类、曼陀罗、颠茄中毒，主要作用为兴奋 M-胆碱受体，只能对抗阿托品类引起副交感神经作用。对中枢神经中毒症状无效，故应加用中短效的巴比妥类药物，如戊巴比妥钠或戊巴比妥。成人中毒，1%溶液每次 0.5~1.0 mL，皮下注射，15 分钟 1 次；小儿中毒，每次 0.1 mg/kg，皮下或肌内注射。

盐酸苯海拉明(可他敏)：用于氯丙嗪(冬眠灵)、奋乃静中毒，主要作用是对抗肌肉震颤。成人中毒，口服：每次 25~50 mg，每日 3~4 次。肌内注射：每次 20 mg，每日 1~2 次；小儿中毒，每次 1~2 mg/kg，口服或肌内注射。有口干、头晕、嗜睡等副作用。

盐酸丙烯去甲吗啡(烯丙吗啡)：用于麻醉剂、阿片、吗啡、可待因、海洛因、哌替美沙酮、其他阿片类中毒，能有力并迅速地对抗吗啡的中枢抑制、呼吸抑制、呕吐及消化道痉挛作用等。成人中毒，每次 5~10 mg，皮下、肌内注射或静脉注射，需要时隔 10~15 分钟重复 1 次，总量不超过 40 mg。小儿中毒，每次 0.1 mg/kg，皮下、肌内注射或静脉注射。用于吗啡及人工合成镇痛药的急性中毒，对阿扑吗啡的催吐作用，巴比妥类及麻醉药的呼吸抑制无效，有眩晕、嗜睡乏力、出汗、感觉异常、幻视等副作用。

纳洛酮：用于麻醉剂、阿片、吗啡、可待因、海洛因、哌替美沙酮、其他阿片类中毒，与吗啡化学结构相似，对阿片类受体的亲和力比吗啡大，比烯丙吗啡效力大 10~20 倍。成人中毒，每次 0.4~0.8 mg，肌内注射或静脉注射，必要时 2~3 分钟后可重复一次；小儿中毒，每次 5~10 μg/kg，肌内注射或静脉注射。也可用于乙醇中毒、非麻醉药中毒所致昏迷的解救。

乙酰半胱氨酸：用于对乙酰氨基酚(扑热息痛、泰诺)中毒，主要作用为参与细胞的还原过程，调节肝内磷脂代谢，保护肝细胞免受毒物的损害。中毒，首次剂量 140 mg/kg，口服，以后每 4 小时 1 次，每次 70 mg/kg。共 3 日，可稀释成 5%浓度，口服或胃管插入。

巯基胺(半胱胺、$\beta$-巯基乙胺)：用于急性四乙铅中毒，解除症状效果好，但排铅不明显，也可用于放射性元素、氟乙酰胺、溴甲烷、扑热息痛等中毒。静脉注射，其盐酸盐注射液 0.1~0.2 g，每日 1 或 2 次，症状改善后减量，也可加入 5%~10%葡萄糖液中，静脉滴注，治疗慢性中毒，每次肌内注射 0.2 g，每日 1 次，共 10~20 日为一疗程。治疗放射病，每次服水杨酸盐 0.2~0.3 g，每日 3 次，5~7 日为一疗程，必要时可重复，2~3 日无效者停用。注射过速，可出现呼吸抑制，注射时宜采取平卧位，肝、肾功能不良者忌用。

半胱氨酸(L-半胱氨酸)：用于放射性核素反应中毒。肌内注射，每次 0.1~0.2 g，每日 1~2 次。

二乙基二硫代氨基甲酸钠：用于治疗急性羰基镍中毒。口服每日 3~4 次，每次 0.5 g，疗程视病情而定，与等量碳酸氢钠同服。

解氟灵(乙酰胺)：用于氟乙酸钠、氟乙酰胺类鼠药中毒。具有延长中毒潜伏期、减轻发病症状或制止发病的作用。由于乙酰胺的化学结构和氟乙酰胺相似，故能竞夺某些酶(如酰胺酶)从而不产生氟乙酸，消除氟乙酸对机体三羧酸循环的毒性作用。肌内注射，2.5～5.0 g/次，2～4 次/日，或每天 0.1～0.3 g/kg，分 2～4 次注射，一般连续注射 2～5 日，局部注射有疼痛，本品与解痉药及半胱氨酸合用，疗效更好。

## 4.4　突发性化学毒物中毒的急救处理

围绕化学中毒的急救原则才能对中毒者进行正确、及时的急救处理。毒物由呼吸道或皮肤侵入时，要立即将病人撤离中毒现场，转移至空气新鲜的地方。立即脱去污染的衣服，清洗接触部位的皮肤。由胃肠道服入的毒物应立即终止服用，并用催吐、洗胃、导泻和灌肠来排出胃和肠道内大部分的毒物，并利用中和剂、吸附剂、沉淀剂和解毒剂保护胃黏膜，防止毒物的吸收。此外还需清除染毒皮肤。

催吐是排出胃内毒物最好的办法，并可加强洗胃的效果。凡是神志清醒的口服毒物的人，只要胃内尚有有毒物质，都可以进行催吐。催吐包括人工刺激催吐和药物催吐两种方法。人工刺激催吐法是用手指、压舌板、筷子、羽毛等伸进口腔，刺激咽弓及咽后壁催吐，如因食物过稠不能吐出、吐净，可先喝适当的温清水或淡盐水，然后再促使呕吐，如此反复，直至吐出液体变清为止。此外还可以进行药物催吐。例如，用温水送服吐根糖浆(12 岁以内儿童服用 10～15 mL，12 岁以上青少年及成人服用 30 mL)催吐，一般在服用后 15～30 分钟发生呕吐；口服 1%硫酸锌溶液 50～100 mL 可刺激胃黏膜感受器，反射性兴奋呕吐中枢及迷走神经引起呕吐；对于不能口服催吐剂的病人，可皮下注射阿扑吗啡(成人 5～8 mg，5 岁以下儿童 1 mg)，5～15 分钟后引起呕吐，但对幼儿和体质衰弱、休克、昏迷中毒者以及使用吗啡、中枢神经抑制药物的中毒者应禁止使用阿扑吗啡。催吐时，中毒者应采取左侧卧位，头部较低，臀部略抬高。幼儿则应俯卧，头向上，臀部略抬高，以防止呕吐物吸入气管发生窒息或引起肺炎。此外，对于孕妇、服用腐蚀性毒物(如强酸、强碱)中毒者，没有呕吐反射能力者，昏迷、惊厥、抽搐者，有严重心脏病、动脉瘤、食管静脉曲张及溃疡病等中毒者，以及服阿片剂及抗惊厥类药物等中毒因抑制呕吐中枢不能达到催吐目的中毒者，不能施以催吐。

洗胃是排除毒物最重要的方法。一般在食进毒物 1 小时内洗胃效果最好，4～6 小时以内须进行洗胃。但由于不同的化学毒物在胃内滞留的时间不同，因此洗胃所需时长应根据毒物和中毒者实际情况而定，尤其对于可能发生意识丧失或抽搐的中毒者，更应尽快洗胃。如果食进毒物的量过大，毒物为缓释制剂或者服毒后立即食用大量牛奶或蛋清保护胃黏膜者，食进毒物即使超过 6 小时也可进行洗胃。当食入不明化学毒物发生急性中毒时，可采用温水或生理盐水作为洗胃液。

毒物的种类明确时，不同的毒物采用不同的洗胃液进行洗胃。例如，食入生物碱、某些糖苷及除砷、汞以外的金属中毒时，可用 3%鞣酸溶液进行洗胃；食入碘、砷、汞、氰化物中毒时，用 5%硫代硫酸钠溶液洗胃；食入甲醛中毒时，用 0.2%氨水、乙酸铵或碳酸铵水溶液洗胃。洗胃液的温度一般为 25℃左右。成人每次用量为 300~500 mL，小儿每次用量为 100~200 mL，反复多次，直到清除全部胃内容物为止。在洗胃时要严格掌握洗胃液的注入和流出的量相等，避免胃内液体增加而逼入肠中，发生水中毒，胃壁过度扩张导致破裂等。洗胃的同时，须应用特效解毒剂，并进行对症处理。如生物碱、磺胺类、巴比妥、水杨酸类、苯酚、砷等可用 30~50 g 活性炭来吸附；1∶5000 高锰酸钾溶液为氧化剂可使生物碱、蕈类氧化解毒。洗胃完毕，由胃管灌入活性炭或解毒剂，同时严密观察洗胃后并发症的发生。常用的洗胃方法包括胃管法、灌流洗胃法、注射器抽吸洗胃法和电动洗胃机洗胃法。其中，注射器抽吸洗胃法多用于休克(应先抢救休克，且应慎重洗胃)、昏迷和极度衰弱的中毒者，取头低足高位，严防呕吐物进入气管。强酸强碱中毒者，服后超过 30 分钟，深度昏迷者禁止洗胃。

导泻及灌洗肠道主要是清除已进入肠道的毒物。常用口服 10%硫酸镁或硫酸钠水溶液(成人量为 15~20 g，儿童为 250 mg/kg 体重)的方法进行导泻。有时也使用 20%甘露醇或 25%山梨醇溶液(成人用量为 250 mL，儿童为 2 mL/kg 体重)，在洗胃后由胃管灌入体内进行导泻。但对于体质极度衰弱者、已有严重脱水中毒者及强腐蚀性毒物中毒者及孕妇禁用导泻。具有中枢神经抑制作用的毒物中毒者忌用硫酸镁进行导泻。用导泻剂排除毒物后，可让中毒者食入如豆浆、牛奶、米汤等流质食物。当中毒者经用泻药排毒已数小时后而泻药尚未发生作用时，或是食入了抑制肠蠕动的药物(如巴比妥类)及重金属中毒时需实行灌肠术排毒，即将液体通过导管从肛门灌入肠内进行排毒。如用 1%的盐水、肥皂水或用活性炭混悬液加于灌洗液中灌洗肠道，有利毒物排出体外。

清除皮肤、黏膜上的毒物时，应迅速用温清水连续冲洗被污染的皮肤。对于具有强腐蚀性的酸、碱和黏膜创面上的液体毒物，要先用吸湿性好的软布、棉花、纸巾将毒物吸去大部分(注意不要扩大染毒面积和擦伤皮肤)，再用大量的清水冲洗 10 分钟以上；如果是生石灰引起的烧伤，应先用干软布或软刷将固体石灰移去，再用有压力的水流冲掉剩余颗粒；对于强酸灼伤局部的中毒者，在用清水冲洗后，可用 2%碳酸氢钠、1%氨水或肥皂水中和，再用清水冲洗。强碱灼伤者在用清水冲洗后，局部用 1%乙酸中和，再用清水冲洗。对于皮肤接触到糜烂性毒剂和 V 类毒剂的中毒者可以用 10%二氯异三聚氰酸水溶液或二氯胺邻苯二甲酸二甲酯溶液涂于患处；皮肤接触到路易氏剂的中毒者，可用 5%碘酒或二巯丙醇软膏涂于患处。

如果毒物进入眼睛，需迅速分开眼睑，用清水或生理盐水冲洗结膜囊 15 分钟以上，一般不可随意使用中和剂清洗眼睛，对于特殊的化学毒物使用专门的清洗方法，必要时再到医院眼科进行治疗。例如，石灰粉灼伤眼睛时，需用粘有眼膏的棉签将石灰粘除，再用 0.37% 的硫酸铜溶液清洗眼睛，拭除黑色的氧化铜颗粒。军用化学毒剂染毒时立即用水冲洗眼睛，再用 0.2% 氯胺水溶液或 0.01% 高锰酸钾水溶液洗除毒剂。

呼吸道吸入有害气体时，必要时给予吸氧、高压氧甚至用正压呼吸机或行人工呼吸。在一氧化碳中毒、硫化物中毒、氰化物中毒、光气中毒、二氧化碳中毒、氨气中毒时，或是中毒者出现急性脑缺氧、脑水肿、窒息或心搏骤停时，可采用高压氧治疗。但是，严重肺气肿、肺囊肿及肺部感染，活动性肺结核，凝血机制异常，精神异常，重症甲状腺功能亢进中毒者需谨慎使用高压氧，有内出血、气胸、恶性肿瘤、青光眼、视网膜剥离的中毒者严禁使用高压氧。在中毒现场，昏迷患者或心跳停止的中毒者在排除气道异物，采用徒手方法使呼吸道畅通后，如无自主呼吸，应立即予以人工呼吸。

对于已经吸收的毒物还可采用利尿排毒和血液净化疗法。例如，可以大量饮水或浓茶、饮料，服利尿药或者静脉滴注甘露醇、山梨醇等，静脉推注 50% 葡萄糖溶液 40～60 mL（加维生素 C 500～1000 mg），或注射呋塞米 20～40 mg 促进尿液排泄。急性重度毒物中毒时，需进行血液净化疗法，即利用体外血液循环及特殊解毒净化装置，直接从中毒者血液中迅速清除毒物，从而迅速缓解或解除中毒症状。

在对中毒者进行排毒、解毒的同时，还应该努力针对中毒者的临床表现进行对症治疗，减轻中毒者的痛苦，提高急救的成功率。例如，当中毒者因为受到化学毒物的刺激，产生强烈的疼痛时，应及早用镇痛或麻醉剂（如布桂嗪、镇痛定、布洛芬、尼美舒利、萘普生等）进行止痛；硫酸阿托品或哌替啶可迅速制止胃肠道痉挛所引起的疼痛；在舌下含硝酸甘油可制止输尿管、胆管或冠状动脉痉挛引起的疼痛等。盐酸吗啡也可止痛，但因会成瘾，故要慎用。

当急性毒物中毒引起中毒者剧烈咳嗽时，可用镇咳药（如磷酸可待因、咳美芬等）止咳。如果咳嗽伴有大量黏痰时，不宜用镇咳剂而应以祛痰为主，可用溴己新、竹沥等及雾化吸入排痰。

如果急性中毒者出现剧烈呕吐及长时间腹泻时，常会引起脱水、酸中毒、循环衰竭等，必须及时处理。如可以在洗胃后，注入少量米汤或牛奶以减轻中毒者呕吐的现象。也可皮下或静脉注射硫酸阿托品、山莨菪碱，肌内注射或口服甲氧氯普胺（灭吐灵）止吐。对于腹泻严重的中毒者，可用止泻药（如活性炭、十六角蒙脱石、复方樟脑酊等）止泻。皮下注射硫酸阿托品可以治疗毛果芸香碱、毒扁豆碱中毒引起的腹泻。但需要注意的是，剧烈呕吐和腹泻会使中毒者出现不同程度的脱水、电解质紊乱及酸碱平衡失调。如果中毒者出现强直和震颤现象，可用盐酸苯海索(安坦)、丙环定(开马君)、氢溴酸东莨菪碱、左旋多巴治疗震颤。但对于患有溃疡病、精神病和高血压病的中毒者要慎用左旋多巴。

如果中毒者躁动不安时，可口服或静脉注射地西泮，口服或肌内注射苯巴比妥钠进行治疗。

如果中毒者出现发烧症状时，要先弄清楚体温升高的原因，去除病因为主，同时进行物理降温治疗。如体温在 39℃ 以上的中毒者可用温水擦浴，或用冷生理盐水灌肠等物理方法降低体温。对于体温低于 35℃ 的中毒者，除进行去除病因的治疗外，可将其四肢浸于温热水中升高体温。

当中毒者由于大剂量安眠剂、麻醉剂、有机磷农药中毒或煤气中毒，引起呼吸中枢抑制而发生呼吸功能障碍时，应设法保持呼吸道通畅，排除呼吸道分泌物。如果是中毒引起的呼吸抑制，应用呼吸兴奋剂治疗。如果并发肺感染、肺水肿或呼吸衰竭者，应立即做出相应处理，否则会引起中毒者死亡。当大量安眠药、硝酸盐类中毒和急性有机磷农药中毒时，中毒者常出现循环障碍，应迅速改善其循环血量，保护心肌功能，避免发生弥散性血管凝血而致死。

此外，应用特效解毒剂、加强中毒者的营养、增强机体免疫功能、避免着凉感冒和贫血、鼓励中毒者保持乐观积极的态度配合治疗等对于降低中毒程度和死亡率，早日恢复中毒者的健康也十分重要。

## 4.5　脑水肿的处理

凡是脑组织细胞外或细胞内水分的增多而致脑体积和重量的增加，统称为脑水肿。除了机体内源性因素外，多种金属、有机化合物中毒时，毒物干扰局部脑代谢和神经血管调节机制，损害毛细血管内皮细胞，毒素和血管活性物质可引起血脑屏障可逆性破坏，血管通透性增加，血浆移入细胞外间隙和血管周围。细胞外液的大量增加影响脑细胞的渗透压，使细胞内钾离子移出，钠离子、氯离子、水进入细胞内，使脑细胞肿胀，产生严重的脑水肿。脑水肿导致颅内压增高，脑静脉回流受阻，静脉瘀血，血流缓慢，输氧量减少，脑组织缺氧，脑细胞代谢障碍，组织酸中毒等。对脑水肿的处理一般需要将中毒者的头部垫高 20°～30°，吸氧或高压氧疗，应用解毒剂并迅速促进毒物排泄，清除呕吐物；用脱水药物(如20%甘露醇、甘油)，使水肿的脑组织脱水，用利尿剂(如呋塞米、依他尼酸)间接地使脑组织脱水，降低颅内压；使用钙通道阻滞剂解除血管痉挛，使脑血管扩张；使用肾上腺皮质激素(如地塞米松、甲基泼尼松)减轻和防止脑水肿的进一步发展。当中毒者出现脑疝迹象时，立即放出脑脊液并持续引流；如果出现剧烈头痛、呕吐及烦躁不安等症状时，应做出相应处理。呼吸困难者给予吸氧及中枢神经兴奋剂等。脑水肿高热时应在头部放冰袋等进行物理降温，预防感染的发生。

## 4.6　肺水肿的处理

肺水肿引起的急性呼吸衰竭是化学中毒者致死的重要原因之一。当机体吸收和接触刺激性气体及有机磷农药、毒蕈碱、阿片等毒物，大量腐蚀性毒物(如氯气、盐酸、二氧化硫、甲醛、氨等)，水溶性较低的毒物(如氮氧化物、光气、氟光气)，过敏的物质(如青霉素等)引起中毒，导致弥漫性肺泡毛细血管膜损害，肺毛细血管通透性增加或肺毛细血管压力增高，血浆胶体渗透压降低。最终血清从毛细血管渗入肺组织和肺泡内形成肺水肿。肺水肿发生时，中毒者往往已经进入危急阶段，必须果断抢救。抢救时，病人半卧位或坐位，双足下垂，及时吸痰，保持呼吸道通畅，必要时可行气管插管或气管切开；根据不同致病原因和病情使用特殊解毒剂及拮抗剂进行治疗；对昏迷者，用面罩给氧与 20%～30%乙醇溶液混合吸入氧气；清醒病人，用 50%～70%乙醇溶液置于氧气湿化瓶中，用鼻管吸入氧气。对于刺激性气体中毒引起的肺水肿，禁用乙醇溶液吸入，应该用 1%硅酮溶液代替或用 1%硅酮水溶液雾化吸入氧气；用肾上腺皮质激素(氢化可的松、地塞米松)减少肺泡壁及毛细血管通透性和炎症反应；有支气管痉挛的中毒者可以使用氨茶碱，但并发休克则不宜应用；用镇静剂(如盐酸吗啡、哌替啶、异丙嗪)辅助治疗；用止血带先结扎右上肢及右下肢，压力介于收缩压及舒张压之间，10～20 分钟后再结扎对侧肢体，放松先结扎肢体，通过减少回心血量缓解急性肺水肿；有心力衰竭，但不是刺激性气体中毒，也没有过敏性肺水肿及中毒前近期应用洋地黄药物的中毒者可使用强心剂治疗；使用利尿剂(呋塞米)对心源性肺水肿有良好疗效，但对血容量不足的肺水肿要慎用，以防发生休克；阿托品对有机磷农药、毒草中毒引起的肺水肿，消旋山莨菪碱(654-2)对毒气中毒引起肺水肿，葡萄糖酸钙对化学性或过敏性肺水肿有特效；另外，还需用青霉素、氨苄西林、先锋霉素等预防感染，而且在急性肺水肿时，应暂停输液、输血，有条件时输入血浆，补充蛋白。

## 4.7　突发性化学毒物中毒的急救注意事项

在救治中毒人员的过程中需注意：把中毒者从严重污染的场所救出时，救援人员必须采取个人防护措施，避免成为新的中毒者；应将受伤人员小心地从危险的环境转移到安全的地方；应至少 2 或 3 人为一组集体行动，以便互相监护照应，做好分工合作，并注意防止爆炸、建筑物倒塌、挤压等其他伤害的发生；采取的急救处理步骤为：除去伤员污染衣物→彻底冲洗→共性处理→个性处理→转送医院；注意保护好中毒者的眼睛；处理污染物时，还要注意对伤员污染衣物的消毒及处理，防止发生继发性损害；做好登记统计工作，做到资料完整、数据准确，一般应包括：事故单位、时间、地点、毒物名称、中毒及受伤人员、死亡人数、事故原因、处理经过、危害程度、经济损失、成功的经验与失败的教训；将中毒者交于医护人员时做到交接手续完备，一人一卡。

# 4.8　化学毒物中毒的预防

"预防为主"是我国的卫生方针，接触有毒化学品并不可怕，可怕的是麻痹大意，不重视预防。

### 4.8.1　实验室常见化学品中毒的预防措施

实验室化学品中毒的预防要做到"三防，三安全"。

一要防毒。防毒的关键是要针对各种有毒化学物质的毒性和中毒途径，采取相应的防护措施。例如，实验过程中需要使用或反应产生有毒气体时，化学反应要在通风好的通风橱中进行，并需对反应尾气进行处理。如用碱性溶液吸收硫化氢、二氧化硫、二氧化氮、氯气、氯化氢、氰化氢等酸性气体，避免泄漏引起人员中毒或放入大气中污染环境；在使用高压液化气体前，需要对装有液化气体的气瓶或气罐的阀门进行检查，防止因阀门损坏引起毒气泄漏；气体使用完后，要关好气阀，除了人们熟知的一氧化碳外，苯、四氯化碳、乙醚等也会引起中毒，久吸后会使人嗅觉减弱，必须高度警惕；用移液管移取有毒、有腐蚀性液体时，严禁用嘴吸或嘴吹移液管口；做实验和清洁实验室时，必须戴手套、穿实验服及其他防护用具。有些药品如汞等能穿过皮肤进入体内，强酸、强碱和具有腐蚀性的化学试剂应避免直接与皮肤接触；氰化物、三氧化二砷等剧毒物，应专人专柜严格保管。还应注意食品、饮用水及其用具不能带到实验室内，以防毒物污染，离开实验室时要洗净双手，有条件的话最好沐浴后再离开实验楼。

二要防爆。实验室中有各种易爆的化学品。例如，金属钠遇到氯代烃，强氧化剂和强还原剂相遇时，有些化学药品(如乙炔银、乙炔铜等)受震动或受热会引起爆炸。可燃性的气体和空气的混合物，当两者的比例处于爆炸极限时，只要有明火诱发，就会引起爆炸。因此，应熟悉实验室内各种化学物质的危险性，存放和使用的安全注意事项，按化学药品安全存放和使用规程进行操作，严格管理，并尽量防止可燃性气体扩散到室内空气中，保持室内良好的通风。在操作大量可燃性气体时，应严禁使用明火。

三要防火。许多有机溶剂，如乙醚、苯等很容易引起燃烧，使用时要防明火，而且这些药品不可存放过多。用后要及时回收处理，切不要倒入下水道，以免积聚引起火灾等。还有些物质(如黄磷)能自燃，金属钠、钾遇水也会燃烧。万一着火应保持冷静，快速采取措施进行灭火。常用来灭火的有石棉布、沙以及灭火器。

可根据着火原因、着火地点等实际情况选用不同的灭火方式。例如，钾、钠、电石、过氧化钠等燃烧应采用干沙灭火，禁止用水灭火；汽油、苯等着火，因这些液体比水轻，采用泡沫灭火器更有效，因为泡沫比易燃液体轻，覆盖在上面可隔绝空气；在灼烧金属或熔融物的地方着火，应采用干沙或固体粉末灭火；电气设备着火，用二氧化碳灭火器灭火。

四要注意人员安全。最大程度上保障人员生命安全是实验室安全中最重要的方面。除了保障实验人员在实验室爆炸和着火事故中的人身安全以外，还要保障其在日常实验工作中的安全。例如，保障实验人员不被有毒、腐蚀性的化学试剂灼伤。强酸、强碱、强氧化剂等都会腐蚀皮肤，使用这些试剂时要戴防护手套，还应防止它们溅入眼内，可在实验操作过程中，戴护目镜和面罩。万一受伤要及时处理和到医院治疗。

五要注意用水安全。在实验室中，有时因停水、忘记关闭水阀门，或冷凝水管路中接头松动脱落等原因，会造成实验室淹水事故。其后果轻则淋湿甚至浸泡仪器设备，重则导致遇水燃烧的试剂燃烧、爆炸，发生燃爆事故。因此，必须严格执行实验室多重安全检查制度，离开实验室前应检查水、电、气开关是否关好。

六要注意用电安全。在实验室中，许多电器很容易引起电器火灾、触电灼烧或触电休克。引起电器火灾的原因很多，使用电器时一定要按规程操作。实验室若不接保护地线，一些仪器机壳很可能带电，若用湿手开关电闸，或存在裸露的电源导线等，都极易发生触电事故，应多加注意。

### 4.8.2　工业生产中常见化学品中毒的预防措施

在工业生产中首先应做好职业病危害预评价及控制效果评价。加强新建、改建、扩建、技术改造和技术引进项目的卫生防护设施，必须与主体工程同时设计、同时施工、同时验收使用，并符合国家卫生标准。生产工艺中尽量使用无毒、低毒的化工原料代替高毒的化工原料，安全性、稳定性高的原料代替安全性小、稳定性低的原料，固体、液体原料代替气体原料。如用甲苯、二甲苯代替苯，用碳酸二甲酯代替硫酸二甲酯，固体三光气代替光气等。远距离操作生产过程的机械化、密闭化和自动化，可使操作人员远离化学毒物，减少危害。通风排毒密度比空气大的化学品，宜采用下、对侧排风；密度比空气小或有热源时，宜采用上吸式排风。在通风不良条件下进行有毒作业时，用鼓风机向操作地点送风。有毒作业与无毒作业尽量分开，并采取隔离措施。易燃、易爆物品、储气罐等储藏设备一定要加固。易发生急性中毒的工作场所应配备应急防护设备(如氧气呼吸器、正压式呼吸器、送风式头盔及过滤式防毒器具等)。使用不同的过滤剂过滤不同的化学毒物，例如，可用活性炭颗粒过滤有机溶剂，用氢氧化钠颗粒过滤氢氰酸，用硫酸铜颗粒过滤氨，用氯化钙或者氢氧化钠颗粒过滤 CO；可用苏打、石灰颗粒过滤酸雾等。应急防护设备要放在玻璃柜中，便于随时取用。各种毒物的防护用品应有鲜明标记，防止错拿。加强管理，加强培训，提高职工的自我保护意识。制定各种管理制度，并经常检查制度落实情况等。

### 4.8.3　储运过程中常见化学品中毒的预防措施

化学品必须分类储存，易燃、易爆、剧毒、易制毒化学品应存放在专用储藏室或专用柜中，实行双人、双锁管理。不得在露天、潮湿、漏雨和低洼容易积水的地点存放遇火、遇潮等容易燃烧、爆炸或产生有毒的危险化学品。化学试剂入库时应检查包装是否严密、标签是否清楚完整，然后登记入库，入库后应定期检查。应使用专用包装容器装化学试剂，严格检查容器是否严密、有无渗漏等。更换化学品种类时，必须彻底清洗。运输、装卸化学品必须做到轻拿轻放；不超载及超速行驶；防止撞击、拖拉和倾倒。遇热、遇潮等易引起燃烧、爆炸的化学品装运时应当采取隔热、防潮措施。对遇热膨胀的化学品，不能装料过量，要留有膨胀的空间，以免发生爆炸事故。载有易燃、易爆、剧毒化学品的车辆，一定要慢行，在人员稀少的马路或夜间行驶等。

### 4.8.4　常见农药中毒的预防措施

农药中毒是普遍存在的食源性化学中毒，应该严格农药的使用和管理，避免农药中毒。例如，应建立登记制度、领用和归还制度、查对制度等，加强农药管理。对于患皮肤病、皮肤创伤、哺乳期、孕期、经期的妇女应停止喷药工作。使用农药时，做好个人防护。喷洒农药前，裸露部分应涂肥皂、穿长袖、长裤、戴口罩、帽子、手套。操作时禁吃东西、吸烟等。喷洒时一律采用顺风、倒退、隔行的喷洒方法。如有头痛、头昏、恶心、呕吐等，立即离开工作地点，病情严重者送医院治疗。剧毒农药使用人员，工作时间每天不宜超过 4 小时，连续使用农药不宜超过 3 日。使用剧毒农药的地区，应设立"1~2 周禁止家禽及牲畜进入田间"的警告牌。对污染的衣服、工具都应进行清洗、消毒。禁止使用农药杀鱼、虾、青蛙及益鸟。管理好剧毒农药的销售、运输及搬运。

### 4.8.5　突发性化学灾害和化学恐怖活动中化学品中毒的预防措施

在突发性化学灾害和化学恐怖活动降临时，要擅于观察异常状况，及时发现有泄漏或施放毒物迹象。例如，顺风吹来的气团、烟或雾有颜色或特殊气味；敌机尾部有云雾带，在经过的地面、植物上可有液滴；爆炸的弹坑附近有油状液体，爆炸处有烟雾或气团出现，气体消逝较慢；车辆走过的道路上和河流湖泊水面上有液体、油状液体或斑痕；有成批死亡的动物、昆虫、鱼、虾；树叶及青草变色或枯萎等。或者嗅到特殊的可疑气味，眼、鼻、喉有刺激感，胸部紧迫、呼吸困难，或瞳孔缩小、视觉模糊，或有肌肉挛缩、大汗、嗜睡等。为了避免中毒，应该往上风向、高处尽快撤离污染区，并设立鲜明的警戒标志，实行封闭管制。为防止突发事故和突然袭击，必须做好各种防化器材的准备工作，如防毒面具、皮肤防护器材、防毒掩蔽部、消毒剂。当发觉发生突发性化学灾害或化学恐怖时，立即穿戴防毒面具和皮肤防护器材，或用防毒口罩、雨衣、雨布、雨鞋等简便器材，防止毒剂吸入中毒以及眼和皮肤的污染。防护器材不可随意脱去。条件许可时，脱下的染毒服装需要进行消毒，或留在门外的下风向。对神经性毒剂和糜烂性毒剂染毒的人员、服装、水、粮食、地面、医疗卫生器材等各种物资进行消毒处理。例如，次氯酸钙、三合二[$3Ca(ClO)_2 \cdot 2Ca(OH)_2$]、漂白粉、二氯胺和六氯胺等可用来对糜烂性毒剂和 V 类神经毒剂的消毒；碱性物质如氢氧化钙、氢氧化钠、碳酸钠、氨水等可用来对 V 类神经毒剂的消毒，强碱还可破坏路易氏剂；用 0.1%的次氯酸盐或 1:10 的漂白粉溶液洗消蓖麻毒素。染毒的敷料、绷带可用 2%碳酸钠溶液煮沸 30～60 分钟后，作辅助材料使用。染毒的器械、金属、玻璃制品等，先用有机溶剂(汽油、乙醇)擦洗，然后用 1%～2%碳酸钠溶液煮沸 5～10 分钟。对持久性毒剂染毒的地面、道路，应使用消毒剂(漂白粉、三合二、次氯酸钙)或采用铲除、掩埋、火烧等方法处理。

突发性化学灾害和化学恐怖活动中常常发生燃烧和爆炸。火灾中，燃烧的含碳物质在缺氧时将产生大量一氧化碳；泡沫塑料等含氰、氮化物，燃烧时会产生大量氰化氢；由于燃烧须大量氧而造成缺氧；因此，火灾时化学毒物(CO、HCN)和缺氧是潜在的致死因素。由于 CO 的密度比空气小，一般热空气也是往上升的，处于火场中的人员应处于低位往外撤离比较安全；没有防毒口罩，也可用湿毛巾捂在鼻部，既可一时性地防毒，也可防脸部烧伤。

此外，急救人员在进入急救现场时应首先做好自身应急防护。佩戴输氧或送风式防毒面具，系好安全带或绳索，一旦发现情况不对，其即可被拉出。

# 第5章 化学实验室常用溶剂和试剂中毒与急救

化学实验室中常用的溶剂和试剂，由于用量大，与人接触时间长，其毒性和危险性往往被实验人员忽略。特别是那些无色、无臭、沸点低、挥发性大的溶剂和试剂，更容易具有引起人员中毒和燃烧爆炸的危险。因此，掌握各种常用溶剂和试剂的毒性、危险性和紧急情况下的处置措施，对保护实验室人员和财产的安全尤为重要。

## 5.1 实验室常用溶剂

### 5.1.1 苯(Benzene)

苯是一个充满传奇色彩的有机分子，从煤焦油及石油裂解所得。作为最基础的化工原料，苯的产量和生产技术水平是一个国家石油化工发展水平的标志之一。90%以上的苯被用于生产苯乙烯、苯酚、环己烷、苯胺等。自2013年起，中国对苯的消费占全球苯消费总量的25%，成为全球最大的苯制造和消费国。其中，华东地区因包装、电子行业、汽车行业的飞速发展，其苯消费量达到约5481万吨，占国内总消费量的44.4%，成为我国最大的苯消费地区。苯在工业上的用途十分广泛。许多药物、农药、合成橡胶、塑料、燃料、炸药等均是以苯为原料制备的。苯微溶于水，但苯是一种良好的有机溶剂，溶解有机分子和一些非极性的无机分子的能力很强。在化学合成及生药、天然产物的浸渍、提取以及油墨、树脂、黏胶和油漆的制造过程中，常常会用苯作为溶剂、萃取剂和稀释剂。在常用燃料中也含有一定比例的苯，如工业汽油中就含10%以上的苯。然而，一旦人们在苯的制造、存储、运输、使用和管理任一环节上出现问题，苯就会成为人类健康的冷面杀手。

#### 1. 苯的基本性质和危险性

苯一种碳氢化合物，也是最简单的芳烃，在常温下是有甜味、可燃、有致癌毒性的无色透明液体，并带有强烈的芳香气味，其基本性质和危险参数如表5-1所示。苯是石油化工行业常见的职业病危害因素之一。在石油化工生产过程中，特别是在连续重整、苯抽提、苯乙烯、干气制乙苯等生产装置的操作现场，操作人员都有可能接触苯和发生苯中毒的危险。1993年和2007年世界卫生组织(WHO)和我国先后将苯列为致癌物质。在白血病中毒者中，大部分人都与苯或含苯物质有过接触史，苯在人体内的潜伏期可以长达 12～15 年，且苯在人体内不易被降解而排出体外，而是蓄积在人体内，对人体健康造成极大的危害。2017 年 10 月 27 日，世界卫生组织国际癌症研究机构将苯列在一类致癌物清单中。

**表 5-1 苯的基本性质和危险参数**

| | |
|---|---|
| IUPAC 命名：Benzene<br>英文名称：Benzol；Benzene<br>别名：安息油<br>CAS 登录号：71-43-2<br>EINECS 登录号：200-753-7<br>RTECS 号：CY1400000<br>UN 号：1114<br>分子式：$C_6H_6$<br>分子量：78.11 | 性状：常温下为具有芳香、类似汽油味、易挥发的无色透明液体<br>密度：0.8765 $g/cm^3$(20℃)<br>熔点：5.5℃<br>沸点：80.1℃<br>水溶性：1.79 g/L(15℃)；1.84 g/L(30℃)<br>醇溶性：1.2 mL/L($V_{乙醇}$：$V_水$ = 20%)<br>溶解性：可溶于乙醇、氯仿、四氯化碳、乙醚、丙酮、乙酸<br>蒸气压：12.7 kPa(25℃)；24.4 kPa (40℃) |
| 主要危害：致癌性，易燃<br>危险品标志：Flammable；危险(GHS)<br>GHS 危险标识：![] ![] ![]<br>闪点：−11.63℃ (261.52 K)<br>自燃温度：497.78℃ (770.93 K)<br>爆炸极限：1.2%～7.8% | 半数致死剂量($LD_{50}$)：930 mg/kg(大鼠，口服)<br>最低致死浓度($LC_{LO}$)：44000 ppm*(兔，30 分钟)<br>　　　　　　　　　　　 20000 ppm(人，5 分钟)<br>中国接触限值：TWA 6 $mg/m^3$，ST 10 $mg/m^3$<br>美国接触限值：允许暴露极限　TWA 1 ppm，ST 5 ppm<br>　　　　　　　建议暴露极限　TWA 0.1 ppm，ST 1 ppm<br>　　　　　　　危险暴露极限　500 ppm |
| 不相容性：与氯酸盐、硝酸盐、过氧化物、高锰酸盐、高氯酸盐、氯、溴、氟等氧化剂不相容；接触可能引起火灾或爆炸。须远离碱性物质、强碱、强酸、含氧酸、环氧化物、许多氟化物和高氯酸盐、硝酸 | |

　　* 1 ppm=$10^{-6}$，后同

### 2. 苯的吸收、分布和代谢

　　苯是一种不易分解的化合物，与其他化学物质反应时，其基本结构不会改变，仅在特殊条件下，苯环上的氢原子被其他基团取代。苯以蒸气形态经呼吸道吸入体内，在血液与肺泡之间的分配系数为 6.58～9.3。最初几分钟吸收率很高，后随血药浓度的增高而下降。经皮肤和眼睛吸收很少，经胃肠道吸收完全。苯被吸收后主要分布在含类脂质较多的组织和器官中，以血液中的苯为 1，则骨髓为 18，腹腔为 10，心脏为 5，红细胞内的苯比血浆中的高 2 倍，脂肪约为血液的 30～50 倍。苯在肝脏内主要是被氧化为酚，部分苯代谢转化为氧化苯。其次为邻苯二酚、对苯二酚、偏苯三酚。有时部分代谢产物发生快速氧化，分别与硫酸根、葡萄糖醛酸结合为苯基硫酸酯及苯基葡萄糖醛酸酯，经呼气排出，极少量自肾排出。

### 3. 苯的毒性及其中毒机理

　　苯的急性中毒是由于短时间吸入较高浓度的苯蒸气所致。因苯的亲脂性，附于神经系统表面，抑制生物氧化，影响神经递质，麻醉中枢神经系统。慢性毒作

用主要是由苯代谢产物酚类所致，主要损害骨髓的造血功能。一般认为苯在体内的代谢产物为酚，尤其是对苯二酚、邻苯二酚，它们可抑制和破坏粒母细胞与红细胞的分裂，影响 DNA 的合成，使红细胞、白细胞的再生受到抑制，影响造血系统微环境，削弱造血干细胞的复制功能。由于苯及其代谢产物影响 DNA 合成，故可引起染色体畸变而导致白血病。动物实验证明，长期吸入苯后，发现红细胞中原卟啉显著升高，使原卟啉与铁的结合受到抑制。

### 4. 苯中毒的临床表现

急性中毒时，短时间吸入大量苯蒸气引起中枢神经系统的麻醉作用，轻者出现兴奋、欣快感、步态不稳以及头晕、头痛、恶心、轻度意识模糊等，并可有轻度黏膜刺激症状如流泪、咽痛、咳嗽等。重者可出现震颤、谵妄、神志模糊，甚至出现昏迷状态或抽搐，极严重者导致呼吸、心跳停止。轻、重度中毒均可出现自主神经功能失调症状，如多汗、心跳过速或心跳过缓以及血压波动等，这些症状持续 1 周左右逐渐消失，少数中毒者出现四肢麻木、皮肤感觉减退，经治疗后可以恢复。急性中毒经积极抢救后，多恢复较好，很少有后遗症。有个别步态蹒跚、失眠以及头昏等可持续数周，仅个别有神经衰弱、呼吸道或精神异常等后遗症状。误服后除可引起全身中毒外，还可发生口腔、咽部、食管和胃黏膜刺激症状，成人口服 15 mL 以上可致死。液体苯吸入肺内可引起肺水肿和肺出血。慢性中毒时，早期最常见的是神经衰弱综合征，多数中毒者表现为头痛、头晕、失眠、记忆力减退、多梦、性格改变等类神经症，或自主神经功能紊乱。血象异常是慢性苯中毒的特征，最早和最常见的血象异常为持续性白细胞减少，主要是中性粒细胞减少，血液涂片可见白细胞有较多的毒性颗粒、空泡、破碎等。有近 5% 的轻度中毒者无自觉症状，重度中毒者常因感染而发热，齿龈、鼻腔等出血，苯可引起各种白血病，国际癌症研究机构已确认苯为人类致癌物。经常接触苯，皮肤可出现脱脂、干燥、过敏性湿疹甚至脱脂性皮炎，苯可损害生殖系统，职业性苯接触工人染色体畸变率明显增高。

### 5. 实验室检查

血苯和尿酚可增高。急性轻度中毒者一般血白细胞数正常或轻度增高，但数日内即可恢复正常。重度中毒者急性期粒细胞可增高，以后可降低并有中毒性颗粒，血小板也可呈下降趋势。这些经治疗后，短期内可逐渐恢复，一般无持续性血象改变，少数中毒者血清 ALT 增高，可有心肌缺血或 I～II 度房室传导阻滞等心律失常表现。

### 6. 苯中毒的急救

**(1)急性苯中毒的急救**

轻度苯中毒者，要迅速脱离中毒场所，移至空气新鲜的地方，脱去被污染衣服，清洗污染的皮肤、毛发和指甲。口服中毒者应尽快洗胃。应注意保暖和静卧休息。口鼻如有污垢物，要立即清除，以保证肺通气正常，呼吸通畅。轻度中毒者经上述救治后，一般可恢复。对重度苯中毒者，要密切观察其神志、瞳孔、呼吸、脉搏、血压等有无变化，如有烦躁不安，但意识尚清，可肌内注射异丙嗪 $12.5\sim$ 25 mg。因哌替啶对呼吸中枢有抑制作用，应用时要慎重。中毒者如有明显的烦躁或抽搐不止时，可用苯海拉明 25 mg 肌内注射或苯巴比妥或副醛作肌内注射，也可予 10%的水合氯醛 $10\sim20$ mL 或副醛进行肛内灌注。还可针刺风池、神门等穴位。

**(2)慢性苯中毒的急救**

苯中毒无特效解毒药。一旦确诊，无论程度如何，中毒者都应脱离原工作岗位，进行必要的治疗。治疗原则除支持治疗、对症治疗、预防感染以外，主要采用中西医结合疗法，疗效较好。对神经衰弱综合征经一般对症处理，可逐渐恢复。根据造血系统损害所致血液疾病进行对症处理，如改善神经衰弱、感染、出血及贫血症状。对于再生障碍性贫血、骨髓异常增生综合征及白血病，主要采用升白细胞药物进行治疗。

**(3)药物治疗原则**

选用苯中毒治疗药物时，要根据病情进行协调，但不宜过多，每次以 $2\sim3$ 种为宜，不见效时再行换药，慎用激素。急性苯中毒时忌用肾上腺素，以免诱发心室颤动。

### 7. 苯中毒的预防

改进生产工艺和加强通风排毒，以无毒或低毒物质取代苯，实施卫生保健措施。职业禁忌证：血象低于或接近正常值下限，各种血液病，严重的全身皮肤病，月经过多或功能性子宫出血等。

### 8. 苯的保存

存放在阴凉通风的密闭容器中，保护容器免受物理损坏。建议在室外或独立建筑物中存放。如果存放在室内，须使用标准的易燃液体存放室，涉及苯转移的金属容器应接地并黏合。在可能的情况下，自动从桶或其他存储容器中泵送液体以处理容器。桶必须装有自动关闭阀、压力真空塞；仅限使用无火花的工具和设备，尤其是在打开和关闭苯的容器时。使用、处理或储存苯时禁止火源，有潜在的火灾或爆炸危险。应在符合 OSHA（Occupational Safety and Health Administration,美国职业安全与健康管理局）标准 1910.1045 的规定下处理，使用或储存苯的地方，建立管制标记的区域。在进入可能存在苯的密闭空间之前，须检查苯在空气中的浓度，以确保不存在爆炸性浓度。

9. 苯的泄漏处置

疏散并限制未穿戴防护装备的人员出入溢出或泄漏的危险区域，直至完成清理。移开所有火源。建立强制通风，使空气中苯的含量保持在爆炸极限以下。用石、干沙、泥土或类似材料吸收液体，并存放在密封的容器中。除非是专门设计用于防止爆炸物积聚的下水道，否则苯应远离密闭空间（例如下水道），以防止爆炸的危险。将苯作为危险废物进行处置和处理。清理泄漏苯的人员必须经过适当的培训，并配备安全防护装备。对废苯进行处置时，可用乙醇或丙酮稀释苯，然后在配有强力燃烧器和洗涤器的化学焚烧炉中燃烧。

10. 苯燃烧灭火

苯高度易燃，苯蒸气比空气密度大，会在低处聚集。苯蒸气会扩散到附近的火源引起燃烧，在密闭空间燃烧会引起爆炸。而长时间使装有苯的容器暴露于火或热中可能导致容器爆炸。因而灭火人员需在安全、防爆的位置，使用喷水冷却裸露的容器。如果冷却无效（此时，通风声音的音量和音调增加，水箱变色或出现任何变形迹象），须立即撤至安全位置。苯燃烧时，可以用二氧化碳或泡沫灭火器灭火，但灭火人员必须经过培训，并配备安全防护装备。

### 5.1.2　甲苯（Toluene）

甲苯是一种具有挥发性、易燃性、无腐蚀性、无色透明的有机溶剂，有类似于苯的芳香气味。它不溶于水，可与多种有机溶剂混溶。在工业和日化用品制造业中使用广泛，例如石油和天然气的开采和加工、涂料和颜料的制备和使用等。另外，许多商业产品中也含有甲苯，例如化妆品、墨水、黏合剂、颜料和胶水。国外青少年中吸食甲苯者也不少。急性甲苯中毒是指短时期内接触较大量的甲苯所引起的以中枢神经系统损害为主要表现的全身性疾病。近年来，随着甲苯接触人群逐渐增多，国内外关于急性甲苯中毒的报道和研究也较前有明显增加，甲苯也是有机化工的重要原料之一，大量用作溶剂和高辛烷值汽油添加剂。甲苯可用于脱烷基制苯或歧化制二甲苯。甲苯衍生物被广泛应用于染料、医药、农药、火炸药、助剂、香料等精细化学品的生产及合成材料工业中。甲苯侧链上的甲基经过一系列的化学反应可制备得到一氯苄、二氯苄、三氯苄、苯甲醇、苯甲醛、苯甲酸、苯甲酰氯等衍生物。这些衍生物在医药、农药、染料、香料的合成中应用广泛。甲苯氧化得到的苯甲酸的钠盐还是重要的食品防腐剂。而由甲苯及苯衍生物磺化制得的甲苯磺酸及其钠盐、甲苯磺酰氯等衍生物,可用于洗涤剂的添加剂、化肥防结块添加剂、有机颜料、医药、染料的生产。而由甲苯硝化制得大量硝基甲苯及其衍生物在聚氨酯制品、染料和有机颜料、橡胶助剂、医药、炸药等方面的应用尤为重要。甲苯(易制毒-3)根据《危险化学品安全管理条例》、《易制毒化学品管理条例》受公安部门管制。

### 1. 甲苯的基本性质和危险性

甲苯是一种具有挥发性的无色澄清液体,有苯芳香气味、强折光性、易燃、低毒、无腐蚀性,高浓度的甲苯气体有麻醉性和刺激性,其基本性质和危险参数如表 5-2 所示。

表 5-2　甲苯的基本性质和危险参数

| IUPAC 命名:Toluene;Methylbenzene<br>英文其他名称:Phenylmethane;Toluol;<br>　　　　　　　Anisen<br>别名:甲基苯;苯基甲烷<br>CAS 号:108-88-3<br>EINECS 号:203-625-9<br>RTECS 号:XS5250000<br>UN 号:1294<br>分子式:$C_7H_8$<br>分子量:92.14 | 性状:常温下为具有甜、辛辣、类似苯气味的无色透明液体<br>密度:0.87 $g/cm^3$(20℃)<br>熔点:−95℃<br>沸点:111℃<br>水溶性:0.52 g/L(20℃)<br>溶解性:能与乙醇、乙醚、丙酮、氯仿、二硫化碳和冰醋酸混溶<br>蒸气压:2.8 kPa(20℃) |
| --- | --- |
| 主要危害:高度易燃<br>GHS 危险标识:<br>闪点:6℃(279 K)<br>自燃温度:535℃<br>爆炸极限:1.1%～7.1% | 半数致死浓度($LD_{50}$):>26700 ppm(大鼠,1 小时)<br>最低致死浓度($LC_{LO}$):55000 ppm(兔,40 分钟)<br>美国接触限值:允许暴露极限　TWA 200 ppm<br>　　　　　　　建议暴露极限　TWA 100 ppm(375 $mg/m^3$),<br>　　　　　　　　　　　　　　ST 150 ppm(560 $mg/m^3$)<br>　　　　　　　危险暴露极限　500 ppm |

不相容性:与氧化剂(氯酸盐、硝酸盐、过氧化物、高锰酸盐、高氯酸盐、氯、溴、氟等)不相容;接触可能引起火灾或爆炸。远离碱性物质、强碱、强酸、含氧酸、环氧化物。与硝酸和硫酸的混合物发生剧烈反应

### 2. 甲苯的吸收、分布和代谢

甲苯属于急性低毒类的挥发性有机溶剂,主要通过呼吸道进入人体,也可通过皮肤和消化道吸收。甲苯进入人体后主要分布在大脑、肝脏、肺和脂肪组织等血液灌注良好、富含脂肪的组织器官中。口服者的肝脏中甲苯含量最高,其次为肾和血液,肺中最少;而吸入者的脑组织中甲苯含量较高。动物接触甲苯后,在所有的脑区内均有甲苯检出,且甲苯的浓度与脑区脂肪含量具有明显的关系,其甲苯含量由高到低的顺序依次为延髓、中脑、小脑和丘脑。其次,中毒者体内

甲苯的浓度与其接触甲苯的浓度也有关系。由于甲苯在水和血液中的溶解度很低，通过呼吸道进入的甲苯浓度能很快在血液和肺泡气中达到平衡，进入血液的甲苯有 25%～40%通过呼吸道排出，另外有 60%～75%与甘氨酸或葡萄糖醛酸结合，以马尿酸或苯甲酰葡萄糖醛酸的形式随尿液排出。甲苯在人体内可被快速代谢。

### 3. 甲苯的毒性及其中毒机理

甲苯是一种神经系统抑制剂，进入人体的甲苯可以迅速通过血脑屏障，发挥类似乙醇和苯二氮䓬类药物的作用，其对中枢神经系统的麻醉作用较苯强烈。甲苯中毒引起中枢神经系统症状的机制主要集中在两方面：其一，甲苯通过改变细胞膜磷脂的代谢，使神经细胞膜的流动性和通透性出现异常，影响膜结构和功能，出现大脑功能异常和中毒性脑水肿。其二，甲苯会影响谷氨酰胺、多巴胺、乙酰胆碱、儿茶酚胺等脑内神经递质及其受体数量和活性，引起中枢神经系统功能性和器质性病变，从而导致大脑功能异常而产生疾病。甲苯可抑制 $N$-甲基-D-天冬氨酸和烟碱型乙酰胆碱等兴奋性受体的功能，加强 $\gamma$-氨基丁酸和甘氨酸等抑制性受体活性。甲苯除影响中枢神经系统外，还可通过影响下丘脑—脑垂体—肾上腺轴，使儿茶酚胺分泌量增加、改变交感和副交感神经活性。甲苯中毒导致听觉和前庭系统方面的损害。甲苯可使突触细胞内 $Ca^{2+}$ 浓度增加，耳蜗内毛细胞内 $Ca^{2+}$-ATP 酶分布异常，影响声音和位置信息向脑内的传导。噪声和其他一些化学物质也可影响毛细胞功能，因此，它们会与甲苯起协同或拮抗作用。此外，甲苯还可通过改变细胞膜磷脂的代谢来影响毛细胞膜流动性和通透性。甲苯可影响抗炎-促炎因子的平衡，以及一氧化氮和活性氧的含量。影响中枢神经系统和外周血中 T 淋巴细胞数量和功能，最终导致人体免疫功能失调。当接触高浓度甲苯后，可在肾小球基底膜形成抗体，导致肾小球肾炎的发生。当长期暴露于低浓度甲苯中时，会产生气道炎症。甲苯会引起人心血管系统的损害。甲苯可直接引起心肌混浊肿胀、脂肪变性，增加心肌对肾上腺素的敏感性从而使窦房结及心肌的自律性、兴奋性增高。对心肌细胞 L 型钙离子通道电流具有明显抑制作用，导致心肌产生负性肌力作用，动作电位时程缩短，诱发心律失常。甲苯中毒引起电解质紊乱和酸中毒，刺激肾上腺皮质激素受体使自主神经功能紊乱，引起心律失常。甲苯对心肌细胞的直接或间接损伤，导致心肌代谢及能量合成异常，血清中心肌酶活力升高和 ST-T 改变等心电图异常。甲苯可以抑制肝细胞合成蛋白质、转运和蓄积胆汁的能力，导致胆汁代谢紊乱，血清中血清总胆汁(TBA)浓度升高。甲苯还会导致肝实质细胞的通透性增加，使血清中的丙氨酸转氨酶(ALT)等酶的活力增加。甲苯导致横纹肌溶解而出现肌球蛋白血症，产生肾小管损害为主的肾损伤和肾功能衰竭，肾活检可见弥漫性水肿和肾小管坏死。

### 4. 甲苯中毒的临床表现

急性甲苯中毒时以中枢神经系统为主要靶器官，伴随的心、肝、肾脏器损伤在重度中毒中发生机会多，程度重，但脏器损害也可发生于非重度中毒中。口服中毒时急性消化道症状以及肝肾损害程度更为明显，甚至发生多脏器功能衰竭。急性甲苯中毒主要影响中枢神经系统，轻者可出现眩晕、无力、步态不稳、酒醉状、头晕、头痛、记忆力减退、易激动、情绪失控等症状，重者出现恶心、呕吐、意识模糊、嗜睡、幻觉、抽搐、昏迷等症状，死亡原因多为呼吸麻痹。甲苯改变交感和副交感神经活性，出现心悸、呕吐、腹泻、便秘等症状。急性甲苯中毒还会出现乏力，肢体麻木，四肢末端手套、袜套样痛触觉减退或消失的表现。急性中毒者的头颅 MRI 显示广泛的脑损伤，严重者可出现脑梗死。脑电图以 α 波活动减少或节律消失，θ 波活动增多甚至出现 δ 波活动为主要特点。滥用甲苯的中毒者有前庭功能损害和高频听力下降。急性甲苯中毒后出现前庭功能障碍的程度与接触剂量呈正相关，可出现头晕、醉酒样感觉、头痛、耳鸣和听力减退，且接触浓度为 100 mg/L 以上者，其前庭功能异常和听力损伤出现的比例明显增加。甲苯的耳毒性除与物种有关外，还受年龄、基因、乙醇或乙酰水杨酸类物质的摄取量、是否接触正己烷或噪声等因素的影响。急性甲苯中毒可引起心悸、胸闷、胸痛、气促、发绀、呼吸困难、心音低钝、心律失常等症状。心电图可见窦性心动过速、过缓，P-R 间期延长及房室传导阻滞、ST-T 改变等，严重者可以出现完全性房室传导阻滞或心室颤动。急性甲苯中毒者最初的心电图改变为窦性心动过速、房性早搏、室性早搏等心律失常，1 周后出现窦性心动过缓的比例明显增加。ST 段下移、T 波低平是最为普遍的心电图改变，出现时间早，持续时间长而恢复比较慢；中毒者心电图改变随病程的不同时间呈现先兴奋、再抑制，最后恢复正常的规律性改变。甲苯对肝脏的损害，在临床上表现为消化障碍、黄疸及肝大、肝功能异常、血胆红素增高、凝血酶原时间延长，肝穿刺组织学检查可见血管充血，肝索紊乱或消失，肝窦内可见脂质空泡，肝细胞水肿和脂肪变性，细胞核固缩、碎裂，严重时可出现肝细胞坏死。甲苯中毒会发生典型的少尿型和非少尿型急性肾功能衰竭。肾损伤致酸性代谢产物不能及时从体内排出可导致代谢性酸中毒及电解质紊乱。长期吸入或职业接触甲苯可出现共济失调、言语不清、眼球震颤等小脑功能紊乱和损害的症状。即使吸入低剂量的甲苯也可以引起人心血管系统的损害。人体心电图和心肌酶变化与大部分有机溶剂导致的心脏损害一致。甲苯中毒会导致皮肤黏膜刺激症状。轻者皮肤局部红肿、结膜充血、咳嗽、流泪、咽痛、颜面潮红，重者可引起接触性皮炎、皮肤灼伤、角膜上皮脱落或泡性角膜炎。国外有因急性甲苯中毒大面积皮肤灼伤而引起急性肾功能衰竭及弥漫性血管内凝血（DIC）。急性吸入甲苯蒸气可引起咳嗽、咯痰、呼吸困难、发绀等局部刺激和换气功能受损表现，直接吸入液体甲苯可出现肺炎、肺水肿、肺出血，病理检查见肺弥漫性充血、水肿、肺泡内出血等病理改变，主要与甲苯影响局部细胞膜功能有关。

### 5. 辅助检查

（1）尿中马尿酸浓度的测定

马尿酸是甲苯在体内的代谢产物，经肾随尿排出，测定尿中马尿酸的浓度，作为工人接触甲苯的生物学监测指标已有多年。测定方法中苯磺酰氯比色法价格便宜、应用广泛；但气相色谱法灵敏度高、操作简便，其应用逐渐增多。需要指出的是，尿中马尿酸虽是甲苯的主要代谢产物，但由于正常膳食成分在体内消化、代谢后也能产生马尿酸，从而尿中马尿酸的浓度受到膳食品种和摄入量以及个体差异的影响。因此，不能只以尿中马尿酸浓度来推测甲苯的吸收量，特别是接触低浓度甲苯时（如＜100 mg/m³）的生物监测指标缺乏特异性，更不能作为个体诊断的指标。

（2）呼出气和血中甲苯浓度的测定

接触甲苯后，体内甲苯负荷明显增加，呼出气和血中甲苯含量也随之升高，与环境浓度有明显的剂量-效应关系。因此，呼出气和血中甲苯含量能较好地反映近期接触甲苯的浓度，为一个良好的接触指标，可作为诊断与鉴别诊断的参考指标。

（3）头颅 CT 和 MRI 检查

甲苯具有脂溶性，进入体内后易在富含脂质的脑组织中聚集，引起脑损伤。因此，头颅 CT 和 MRI 检查有利于脑实质改变的早期诊断和中毒程度的判断。甲苯中毒时 CT 表现为大脑半球白质弥漫性对称性低密度影，双侧小脑齿状核均受累，无占位效应；MRI 表现为相应区域长 $T_1$、$T_2$ 信号，均提示有中毒性脑病。

### 6. 甲苯中毒的急救

急性甲苯中毒应迅速将中毒者转移至新鲜空气处，更换被污染的衣物，用清水冲洗污染的皮肤。眼污染者立即用清水冲洗。保持呼吸道通畅，注意保暖和休息。中毒较重者给予吸氧。积极治疗脑水肿、保护肝脏治疗，用葡萄糖醛酸内酯 100～200 mg 加入 5%～10%葡萄糖液内静脉滴注,加速毒物排泄,以及采取其他对症支持治疗等综合措施。慢性中毒主要以对症治疗为主。其他治疗参考苯中毒的急救处置。

7. 甲苯中毒的预防

甲苯中毒的预防同苯中毒的预防。

8. 甲苯的保存

甲苯应存放在易燃液体存储区或远离火源的溶剂柜中。人员在进入存放甲苯的密闭空间之前,要检查甲苯在空气中的浓度,以确保不存在爆炸性浓度。储存甲苯时,应避免其与强氧化剂(如氯、溴和氟)接触。在使用、搬运或储存甲苯时,禁止使用可能引起火灾或爆炸危险的火源,例如禁止吸烟和使用明火。如果要转移 18L 或更多甲苯的金属容器应接地并黏合。装甲苯的桶必须装有自动关闭阀、压力真空塞和阻火器。在打开和关闭甲苯容器时,仅限使用无火花的工具和设备。

9. 甲苯的泄漏处置

甲苯的泄露处置同苯。

10. 甲苯燃烧灭火

甲苯燃烧灭火处置同苯。

### 5.1.3　丙酮(Acetone)

丙酮是一种无色透明易流动液体,有芳香气味,极易挥发,化学性质活泼。因而,丙酮常被用作重要的有机合成原料,生产环氧树脂、医药、农药、有机玻璃、聚异戊二烯橡胶等。同时,由于丙酮还是大多数有机化合物的良溶剂,所以丙酮也常被用作稀释剂、清洗剂和萃取剂。例如,丙酮在无烟火药、赛璐珞、醋酸纤维、喷漆等工业中用作溶剂;在油脂等工业中用作提取剂;用于制取有机玻璃单体、双酚 A、二丙酮醇、己二醇、甲基异丁基酮、甲基异丁基甲醇、佛尔酮、异佛尔酮、氯仿、碘仿等重要有机化工原料。在涂料、醋酸纤维纺丝过程、钢瓶储存乙炔、炼油工业脱蜡等方面用作优良的溶剂。丙酮属于第三类易制毒试剂。

1. 丙酮的基本性质和危险性

丙酮的基本性质和危险参数如表 5-3 所示。

**表 5-3　丙酮的基本性质和危险参数**

| | |
|---|---|
| IUPAC 命名：Propan-2-one<br>英文名称：Acetone；Propanone<br>别名：醋酮；木酮<br>CAS 号：67-64-1<br>EINECS 号：200-662-2<br>RTECS 号：AL3150000<br>UN 号：1090<br>分子式：$C_3H_6O$<br>分子量：58.08 | 性状：无色透明易流动液体，有芳香气味，极易挥发<br>密度：0.7845 g/cm$^3$(25℃)<br>熔点：−94.7℃<br>沸点：56.05℃<br>水溶性：混溶<br>醇溶性：混溶<br>溶解性：与苯、乙醚、甲醇、氯仿、乙醇混溶<br>蒸气压：9.39 kPa(0℃)；30.6 kPa(25℃) |
| 主要危害：易燃，有毒<br>危险品标志：危险(GHS)<br>GHS 危险标识：<br>闪点：−20℃(253 K)<br>自燃温度：465℃(738 K)<br>爆炸极限：2.6%～12.8% | 半数致死剂量(LD$_{50}$)：5800 mg/kg(大鼠，口服)<br>　　　　　　　　　　　3000 mg/kg(小鼠，口服)<br>　　　　　　　　　　　5340 mg/kg(兔，口服)<br>最低致死浓度(LC$_{LO}$)：45455 ppm(小鼠，1 小时)<br>美国接触限值：允许暴露极限　　1000 ppm(2400 mg/m$^3$)<br>　　　　　　　建议暴露极限　　TWA 250 ppm(590 mg/m$^3$)<br>　　　　　　　危险暴露极限　　2500 ppm |

不相容性：与氯仿、铬酸酐混合时可能爆炸。与酸、碱和氧化性物质(如过氧化物、氯酸盐、高氯酸盐、硝酸盐和高锰酸盐)不相容。与强氧化剂形成不稳定的过氧化物。可能积聚静电荷并引起其蒸气着火。可溶解大多数橡胶、树脂和塑料

### 2. 丙酮的吸收、分布和代谢

丙酮经呼吸道、消化道、皮肤吸收进入人体后，由于其水溶性强，易吸收进入血液，随血液循环系统迅速分布全身。丙酮在人体的代谢大多是分解为乙酰乙酸和转变为糖代谢三羧酸循环中间体。丙酮的排出取决于剂量，大量接触以不经变化的形式主要经肺和肾脏排出，小剂量接触时，大部分丙酮被氧化成二氧化碳，最后经皮肤排出。丙酮脱下的甲基参加体内其他物质的合成。丙酮在血液中的生物学半衰期，大鼠为 5.3 小时，狗为 11 小时，人为 3 小时。

### 3. 丙酮的毒性及其中毒机理

丙酮毒性很低，具有中枢神经系统麻醉作用和黏膜刺激作用。人在 300 ppm 浓度下可产生黏膜刺激，一般浓度高至 500 ppm 时仍可耐受；2000 ppm 时，可产生轻度而明显的麻醉作用。吸入 9300 ppm，因有明显的喉头刺激，不能耐受 5 分钟以上。成人误服 20 mL 无影响，200 mL 可造成昏迷(一般 12 小时后恢复)。由于丙酮在人体内大部分分解为乙酰乙酸和转变为糖代谢三羧酸循环的中间体，故大量的丙酮进入体内，可造成酸中毒，尿酮体阳性。有学者观察到严重丙酮中毒的动物有肾脏损害；肾脏有轻度变性和轻度肾小管上皮细胞坏死，集合管脂肪浸润，出现蛋白尿、红细胞、白细胞等，也可出现肺充血。人严重丙酮中毒时，可

导致急性肾脏损害或急性肾功能衰竭。中毒者严重呕吐，不能进食，使肝糖原严重消耗，脂肪和蛋白质分解加速，血中酸性代谢物增加，更加重了酸中毒。氮质血症等不仅加重了肝脏负担，而且影响肝细胞代谢，造成肝脏功能的损害。此外，兔眼接触后，可出现巩膜脱水，导致胶质絮状变化，最后失明。

### 4. 丙酮中毒的临床表现

急性丙酮中毒时，会刺激皮肤，眼睛和呼吸道，可发生恶心、呕吐、气急、痉挛，甚至昏迷。口服后，口唇、咽喉烧灼感，经数小时的潜伏期后可发生口干、呕吐、昏睡、酸中毒和酮症，甚至暂时性意识障碍。接触高浓度的丙酮会导致头晕、轻度头痛和神志不清，个别中毒者还会出现巩膜黄染、面部浮肿和肝大等肝、肾和胰腺的损害表现。饮酒会加剧毒性作用。长期反复皮肤接触丙酮，会导致皮肤干燥和皲裂。目前，尚不能确定反复接触丙酮是否会导致大脑或神经的损伤(许多溶剂和其他石油基化学物质已被证实会造成此类损伤)。此类损伤表现为记忆力和注意力下降、性格变化(退缩、烦躁)和疲劳、睡眠障碍、协调减退、对手臂神经以及腿的影响(虚弱，如坐针毡)等。另外，长期接触丙酮还会刺激人的眼睛，表现出流泪、畏光和角膜上皮浸润等症状。

### 5. 实验室检查

尿常规检查：尿中有丙酮、血酮增高，部分中毒者有白细胞，颗粒管型。血液检查：谷丙转氨酶(ALT)增高，部分中毒者出现血尿素氮(BUN)增高。

### 6. 丙酮中毒的急救

吸入中毒时，迅速脱离现场至空气新鲜处，保持呼吸道通畅。呼吸困难时，输氧，呼吸停止时，立即进行人工呼吸。食入中毒时，饮足量温水，催吐。皮肤接触中毒时，用肥皂水和清水彻底冲洗皮肤。眼睛接触中毒，用流动清水或生理盐水冲洗眼睑 15 分钟。肝、肾损害，治疗原则应是利尿、解毒、保肝及抗感染等综合治疗，收效甚佳。但对于急性肾功能衰竭的最佳治疗方法应是透析疗法。纠正酸中毒时，立即给予 5%碳酸氢钠 200 mL 静脉推注，同时进行保肝、抗感染及给予能量合剂等综合治疗，无尿时给予呋塞米等。

### 7. 丙酮的保存

应存放在阴凉、通风良好、远离火源以及腐蚀性和反应性材料的密闭容器中。盛有丙酮的容器要存放在易燃液体存储区或易燃液体存储柜中；存储的密闭空间配有空气爆炸性浓度检测和预警装置。对于桶装丙酮，桶必须装有自动关闭阀、压力真空塞和阻火器。在打开和关闭盛放丙酮的容器及处置或存储丙酮时，只能使用无火花的工具，禁止使用火源，例如禁止吸烟和使用明火。做好使用人员的专业培训。

### 8. 丙酮的泄漏处置

在未完成清理泄漏丙酮的工作之前，不允许未穿戴防护设备的人员出入丙酮泄漏的危险区域。移开所有点火源。通风使丙酮的浓度水平低于其爆炸极限。用干沙、泥土等材料吸收泄漏的丙酮液体，再将其收集存放在密封的容器中。除非有设计用于防止爆炸物积聚的下水道，否则应将丙酮远离如下水道的密闭空间，以防止爆炸。如果有受丙酮污染的径流进入水道，必须上报并通知水道下游的用户。必须对进行丙酮泄漏处置和清理的人员进行适当的培训，配备防护装备。

### 9. 丙酮燃烧灭火

丙酮是高度易燃的液体，丙酮燃烧会产生二氧化碳和一氧化碳。可使用抗溶性泡沫、二氧化碳、干粉、沙土进行灭火，用水灭火无效。由于丙酮蒸气密度比空气大，会在低处聚集，因而，其蒸气可能会长距离传播到点火源并产生回火。如果盛放丙酮的容器着火，可以从安全的防爆位置使用喷水冷却裸露的容器。如果冷却无效，请立即撤至安全位置。必须对进行灭火的人员进行培训，灭火人员必须着防护装备进入现场。

## 5.1.4　甲醇（Methanol）

甲醇（$CH_3OH$）又称"木醇"或"木精"，是一种无色、有乙醇气味、易挥发的液体，通常由一氧化碳与氢气反应制得。甲醇被广泛用于化学分析和反应中，其工业用途也十分广泛。甲醇可用作溶剂，溶解许多无机盐和有机化合物，还可用作甲基化试剂、色谱分析试剂、萃取剂、乙醇的变性剂。甲醇主要用于制备甲醛、乙酸、甲酸甲酯和甲胺及其衍生物，继而成为生产胶黏剂、模塑料、涂料、纺织物及纸张等的处理剂、醋酸乙烯、醋酸纤维和乙酸酯、甲酸、甲酰胺和其他精细化工产品、杀虫剂、杀菌剂、熏蒸剂、烟草处理剂和汽油添加剂及其他化工原料的主要来源。甲醇可作为替代燃料掺入汽油中使用，还可用于生产甲基叔丁基醚（汽油辛烷值添加剂）、甲醇汽油、甲醇燃料，以及甲醇蛋白等产品。

### 1. 甲醇的基本性质和危险性

甲醇的基本性质和危险参数如表 5-4 所示。

**表 5-4　甲醇的基本性质和危险参数**

| | |
|---|---|
| IUPAC 命名：Methanol<br>英文名称：Carbinol；Methylol<br>别名：木醇；木精<br>CAS 号：67-56-1<br>EINECS 号：200-659-6<br>RTECS 号：PC1400000<br>UN 号：1230<br>分子式：$CH_3OH$<br>分子量：32.04 | 性状：无色透明液体，有刺激性气味<br>密度：0.792 $g/cm^3$<br>熔点：−97.6℃<br>沸点：64.7℃<br>水溶性：与水完全互溶<br>溶解性：与水完全互溶，可混溶于醇类、乙醚等多数有机溶剂 |
| 主要危害：易爆<br>危险品标志：危险（GHS）<br>GHS 危险标识：<br>闪点：12℃<br>自燃温度：470℃<br>爆炸极限：6%～36% | 半数致死剂量（$LD_{50}$）：5628 mg/kg（大鼠，口服）<br>　　　　　　　　　　　7300 mg/kg（小鼠，口服）<br>　　　　　　　　　　　14200 mg/kg（兔，口服）<br>最低致死浓度（$LC_{LO}$）：33082 ppm（猫，6 小时）<br>　　　　　　　　　　　37594 ppm（小鼠，2 小时）<br>美国接触限值：允许暴露极限　TWA 200 ppm<br>　　　　　　　建议暴露极限　TWA 200 ppm，ST 250 ppm<br>　　　　　　　危险暴露极限　6000 ppm |
| 不相容性：与强氧化剂发生剧烈反应，有着火和爆炸危险 | |

**2. 甲醇的吸收、分布和代谢**

甲醇经呼吸道、胃肠道和皮肤吸收，进入人体后在体内缓慢氧化成甲醛及甲酸（俗称蚁酸），未被氧化的甲醇经肺、泌尿系统和消化道排出体外。在中毒早期，甲醇在尿中排出量最高。

**3. 甲醇的毒性及其中毒机理**

甲醇具有毒性，致命剂量大约是 70 mL。甲醇或其氧化产物（甲醛及甲酸）会直接损害人体组织，其毒性对人体的神经系统和血液系统影响很大，甲醇蒸气能损害人的呼吸道黏膜和视力。甲醇及其氧化物甲醛能特异性地损害视神经和视网膜，造成双目失明。在中毒初期，视神经及其周围组织发生水肿，视神经组织发生变性。在视网膜上，神经节细胞先受影响，随后从内核层到外核层，最后到杆体和锥体均发生变性，所以中毒者先出现的是视觉模糊。甲醇还会破坏细胞内的氧化作用，使乳酸和其他有机酸发生堆积，形成酸中毒。甲醇的代谢产物甲酸累积在眼睛部位，破坏视觉神经细胞，同时脑神经也会受到破坏，而产生永久性损害，最终眼睛完全失明。甲酸进入血液后，组织酸性越来越强，从而损害肾脏，导致肾衰竭，此外甲醇还会损伤脑灰质、胃肠道、肺、肝和胰，严重甲醇中毒者还可能发生脑水肿。

## 4. 甲醇中毒的临床表现

急性中毒时，中毒者先是产生喝醉的感觉，数小时后出现头昏、头痛、乏力、恶心、呕吐、视力模糊、步态蹒跚和失眠症状。中度中毒期，中毒者尚有胃肠道症状(恶心、呕吐、上腹部不适等)，出现共济失调、意识模糊，2～3日后出现精神失常、谵妄、躁狂、幻觉或忧郁，对近事不能完全记忆，眼前出现跳动的黑影、飞雪和闪光感，瞳孔扩大，对光反应迟钝或消失，视网膜充血、出血，乳头水肿等，并出现轻度酸中毒症状。重度中毒期，中毒者出现剧烈头痛、呕吐、眩晕、意识模糊、双目失明、迅速昏迷、肾衰竭、脑水肿，最后因呼吸衰竭或心力衰竭死亡。慢性中毒时，出现神经衰弱综合征及自主神经功能失调，并可能有黏膜刺激症状及视力减退等。

## 5. 甲醇中毒的急救

口服中毒者，立即催吐，并用2%碳酸氢钠溶液洗胃，硫酸镁导泻，遮盖双眼，防止光刺激。重度中毒和双眼失明者，尽快行高压氧舱治疗，每日1次，每次2小时。使用解毒剂，乙醇可以阻断甲醇的代谢，口服50%乙醇水溶液或50度白干酒30 mL，3～4小时1次，进行解毒。静脉滴注碳酸氢钠溶液以纠正酸中毒和维持电解质平衡，适当补充钾、钙、氯，控制好输液量，避免脑水肿。用地塞米松20～30 mg或氢化可的松200～300 mg静脉滴注，每日1次，以减轻脑水肿对机体的损害。快速静脉滴注20%甘露醇250 mL以降低颅压，改善眼底血液循环，防止视神经持久性病变。采用血液透析疗法或应用换血疗法，挽救危重中毒者的生命，防止其失明。

## 6. 甲醇中毒的预防

严禁生产、销售和饮用甲醇含量超过0.12%的劣质酒和假酒。从甲醇的生产、存储、运输、销售等各个环节进行严格管理和控制，防止中毒事故的发生。患有视神经疾病、神经系统器质性疾病及显著内分泌疾病的人员不能从事与甲醇相关的工作。

## 7. 甲醇的保存

甲醇应储存于远离火种、热源的密封容器中。容器应放于阴凉、通风良好、库温不高于37℃、配有防爆型照明的专用库房内，并与氧化剂、酸类、碱金属等分开存放，切忌混储。储区禁止使用易产生火花的机械设备和工具，应备有泄漏应急处理设备和合适的收容材料。接触甲醇的人员需进行处理和储存甲醇的相关培训。

### 8. 甲醇的泄漏处置

甲醇发生泄漏时，污染区人员应迅速撤离至安全区域，隔离污染区，严格限制出入，切断火源。应急处置人员应佩戴自给正压式呼吸器，穿防静电工作服，不要直接接触泄漏物，尽可能切断泄漏源。防止甲醇流入下水道、排洪沟等限制性空间。小量泄漏时，可用沙土或其他不燃材料先吸附或吸收泄漏的甲醇，也可以用大量水冲洗，但洗水须先稀释后方可放入废水系统。大量泄漏时，应构筑围堤或挖坑以收集泄漏的甲醇，再用泡沫覆盖，以降低甲醇蒸气所造成的危害。最后用防爆泵将收集的甲醇转移至槽车或专用收集器内，运至专业化学废物处理场所进行处置。

### 9. 甲醇燃烧灭火

甲醇是易燃液体，甲醇燃烧会产生一氧化碳和二氧化碳。甲醇蒸气比空气重，会在低处聚集，因而蒸气可能会长距离传播到点火源和回火。暴露于火中密闭空间里的甲醇蒸气可能会发生爆炸。长时间将容器暴露于火或热之下，可能会导致容器爆炸。甲醇燃烧可采用抗溶性泡沫扑救、注水稀释后用普通泡沫扑救、水封扑救的方法进行灭火。甲醇属于水溶性可燃物质，由于它们的分子极性较强，能大量吸收泡沫中的水分，使泡沫很快被破坏而失去作用，而抗溶性泡沫添加了抗溶物质，如"锌皂型"泡沫，由于金属皂增加了泡沫的耐液性，能抵抗水溶性可燃液体的破坏，凝胶型抗溶性泡沫，其混合液在形成泡沫时产生既不溶于水又不溶于极性溶液的胶状膜，泡沫稳定性和耐液体性较好等，能较好地覆盖于极性溶液的液面，达到灭火的效果。在不具备抗溶性泡沫的情况下，可冷却罐壁，使其稳定燃烧，待甲醇液体数量相对减少后，向罐内注入大量水稀释甲醇。在燃烧强度明显降低时，再向罐内喷射泡沫灭火。需要注意的是，向罐内灌注泡沫前，要加大罐壁冷却强度，使罐壁温度逐渐下降，灌注泡沫时间要相对延长至 10～15 分钟。灭火停喷泡沫后，仍要继续冷却罐壁降温 0.5～1 小时，以防止复燃。采用开花、喷雾水枪进行水封窒息法灭火时，应注意要用多支开花、喷雾水枪，确实形成强大的水雾团，将燃烧面全面覆盖。同时水雾团要尽力喷至接近燃烧液面。如罐内液面太低，须先注水稀释，抬高液面接近罐壁上沿时，再实施水封，不留死角，水封时间保持 20～30 分钟，以达到降低燃烧程度和燃烧温度，水封窒息灭火的目的。同时，对罐壁要实施不间断的均匀冷却，且灭火后仍要对罐壁继续一定时间的冷却，严防复燃。灭火后，要及时处理甲醇水溶液，如倒罐、排放至安全处焚烧等，防止挥发，引起二次爆炸。

### 5.1.5　乙醇(Ethanol)

乙醇($CH_3CH_2OH$)，俗称酒精，无色透明液体，易挥发，低毒，纯液体不能直接饮用。乙醇的用途广泛，可用作溶剂、结晶溶剂、洗涤剂、萃取剂、黏合剂、防冻剂、燃料、消毒剂，制取乙醛、乙醚、乙酸乙酯、乙胺等的化工原料以及制造农药、医药、橡胶、塑料、人造纤维、洗涤剂、染料、涂料等的原料。此外，75%的乙醇溶液常用于医疗消毒，食用乙醇可勾兑白酒。

#### 1. 乙醇的基本性质和危险性

乙醇具有特殊香味，微甘，伴有刺激的辛辣滋味，易燃，其蒸气能与空气形成爆炸性混合物，能与水以任意比互溶，也能与氯仿、乙醚、甲醇、丙酮及其他多数有机溶剂混溶。乙醇的基本性质和危险参数如表 5-5 所示。

**表 5-5　乙醇的基本性质和危险参数**

| | |
|---|---|
| IUPAC 命名：Ethanol<br>英文名称：Alcohol；Ethyl alcohol<br>别名：酒精；火酒<br>CAS 号：64-17-5<br>EINECS 号：200-578-6<br>RTECS 号：KQ6300000<br>UN 号：1170<br>分子式：$C_2H_6O$<br>分子量：46.07 | 性状：无色透明液体，易挥发，有特殊香味<br>密度：0.7893 g/cm$^3$(20℃)<br>熔点：−114.14℃±0.03℃<br>沸点：78.24℃±0.09℃<br>水溶性：与水完全混溶<br>溶解性：可混溶于乙醚、氯仿、甘油、甲醇等多数有机溶剂 |
| 主要危害：易燃，易爆，致癌性<br>危险品标志：危险(GHS)<br>GHS 危险标识：<br>闪点：12℃(开口)<br>自燃温度：363℃<br>爆炸极限：3.3%~19% | 半数致死剂量($LD_{50}$)：7300 mg/kg(大鼠，口服)<br>　　　　　　　　　　7340 mg/kg(小鼠，口服)<br>　　　　　　　　　　14200 mg/kg(兔，口服)<br>最低致死浓度($LC_{LO}$)：2000 ppm(小鼠，10 h)<br>美国接触值：允许暴露极限　TWA 1000 ppm<br>　　　　　　建议暴露极限　TWA 1000ppm<br>　　　　　　危险暴露极限　6000 ppm |

不相容性：可能与空气形成爆炸性混合物，可能积聚静电荷，并可能引起其蒸气着火。与发烟硫酸、硫酸、硝酸、碱、脂肪胺反应剧烈

#### 2. 乙醇的吸收、分布和代谢

饮酒后，乙醇很快通过胃和小肠的毛细血管进入血液。一般情况下，在 30~45 分钟内，血液中乙醇的浓度(blood alcohol concentration，BAC)将达到最大值，随后逐渐降低。当 BAC 超过 1000 mg/L 时，将可能引起明显的乙醇中毒。摄入体内的乙醇除少量未被代谢而通过呼吸和尿液直接排出外，大部分乙醇被氧化分解。在乙醇的代谢过程中乙醇脱氢酶(alcohol dehydrogenase，ADH)起着至关重要的作用，它主要分布在肝脏，在胃肠道及其他组织中也有少量分布。乙醇通过血液流

到肝脏后，首先被 ADH 氧化为乙醛，而乙醛脱氢酶则能把乙醛进一步催化氧化为乙酸，在肝脏中乙醇还能被 CYP2E1 酶分解代谢。人喝酒后面部潮红，是因为这些人体内高效的乙醇脱氢酶能迅速将进入血液中的乙醇转化成乙醛。但这些人体内由于没有乙醛脱氢酶，使生成的乙醛无法迅速氧化成乙酸，而发生乙醛累积。在乙醛的作用下，皮下毛细血管扩张，引起脸色泛红甚至身上皮肤潮红。乙醇代谢的速率主要取决于人体内酶的含量，且存在较大的个体差异，常与遗传有关。如果人体内同时具备 ADH 和乙醛脱氢酶，进入体内的乙醇会很快被代谢，其对中枢神经的影响小，因而酒量就大。大部分人体内都具有数量基本相等的乙醇脱氢酶，但有不少人体内缺乏乙醛脱氢酶，从而使乙醛分解较为缓慢。所以，乙醇的代谢速率因人而异。

### 3. 乙醇的毒性及其中毒机理

乙醇在体内的吸收速度与其浓度成正比。小儿对乙醇的耐受性差，一般 75～80 mL 乙醇引起成人中毒。乙醇是中枢神经系统抑制剂，作用于大脑，抑制皮质功能，后渐及延脑和脊髓，抑制血管运动中枢、麻痹呼吸中枢及心脏，使血管扩张，最后致呼吸和循环衰竭而死亡。乙醇可增加心肌耗氧量，使心肌纤维出现坏死、间质纤维化及线粒体受损，造成心律失常和心肌病。因而，长期大量饮酒可造成充血性心衰、心肌肥大、心室扩张、高血脂、乙醇性高血压及继发中风。乙醇可抑制糖原的合成，造成低血糖；长期饮酒促使肝硬化，可诱发乙肝病毒感染，肝癌发病率增高。酗酒会影响肾的结构或功能，形成中毒性肾病、肾功能衰竭。孕期饮酒可致胎儿畸形，乙醇会损害人体的免疫调节功能。

### 4. 乙醇中毒的临床表现

成人乙醇中毒的表现大致可分三期：兴奋期，中毒者面色潮红、有欣快感，啼笑无常，易感情用事，无忧无虑，行动天真，或粗鲁无礼，或滔滔不绝，或静寂入睡等。共济失调期，中毒者动作逐渐笨拙、身体平衡不稳，步态蹒跚，神志错乱，语无伦次，口齿不清等。昏睡期，中毒者陷入沉睡，呼吸缓慢，面色苍白，皮肤湿冷，口唇微紫，瞳孔散大或正常，心率增快，血压下降，有时出现恶心、呕吐，大小便失禁等。如果延髓受到抑制，则会引起呼吸麻痹而死亡。小儿摄入中毒剂量的乙醇会很快沉睡，不省人事，有时会发生惊厥，出现高热、休克，继发坠积性肺炎及颅内压升高等。慢性乙醇中毒时，中毒者出现烟酸缺乏性脑病和乙醇中毒性脑病症状。烟酸缺乏性脑病表现为中毒者情绪不稳、人格改变、忧郁、妄想、幻觉，也可有癫痫大发作，严重者痴呆。乙醇中毒性脑病表现为中毒者睡眠障碍、性格改变、兴奋、欣快、焦虑等情绪障碍。听、视幻觉、妄想、激惹冲动，记忆力减退。少数病人存在反射性幻觉影响。言语零乱，行为怪异，定性障碍及间歇性癫痫发作。胎儿乙醇中毒时出现小头、小额、小眼、兔唇以及中枢神经系统功能障碍及发育不良等。

### 5. 辅助检查

心电图示可有各种心律失常及 ST-T 改变。血钾、钠、氯低下，糖耐量低，肝功能障碍。

### 6. 乙醇中毒的急救

重度中毒时，须立即用羽毛或棉签刺激中毒者咽部，进行催吐，温开水或 1% 碳酸氢钠反复洗胃，静脉注射 50% 葡萄糖 100 mL 及胰岛素，肌内注射维生素 $B_6$ 及烟酸 100 mg，加速乙醇在体内的氧化，促使中毒者清醒。昏迷及呼吸抑制中毒者，成人每次 0.4～0.8 mg，儿童每次 0.01 mg/kg 纳洛酮静脉注射、静脉滴注或肌内注射。必要时可重复应用。如果中毒者的呼吸深度受抑制，应保持其呼吸道通畅，给氧，必要时进行气管插管或机械呼吸。脑水肿中毒者，用甘露醇降颅压，但要限制入水量及注意观察和处理如低血容量、高渗透状态、电解质紊乱、肾功能及心功能损害等。必要时用 200～300 mg 氢化可的松静脉滴注。对于烦躁不安、过度兴奋者，用氯丙嗪 12.5～25 mg 肌内注射，勿用吗啡及巴比妥类药物。治疗原则是保持病人体温，用升压药物及抗休克治疗低血压，酌情用抗生素控制并发的肺炎。

### 7. 乙醇中毒的预防

不可酗酒，滥用内服药酒，使用过量的乙醇为发高热的幼儿擦浴，患有肝、肾、心肺疾病和胃肠道溃疡的人及孕妇禁止饮酒。

### 8. 乙醇的保存

存放乙醇的密闭容器应放置在阴凉、通风良好、远离火源、腐蚀性和反应性材料的溶剂柜中，且不能与氧化剂(如高氯酸盐、过氧化物、氯酸盐、硝酸盐和高锰酸盐)接触，以免发生剧烈反应。而溶剂柜应放于特定的易燃液体存储区。使用人员须先经过培训，在进入存放乙醇的密闭空间之前，须检查乙醇在空气中的浓度，并确保乙醇在空气中的浓度低于其爆炸极限。禁止采用可能引起火灾或爆炸危险的方式使用、处理或储存乙醇。转移大量乙醇(大于 19 L)的金属容器应接地并黏合。桶必须装有自动关闭阀、压力真空塞和阻火器。使用无火花的工具和设备打开和关闭装有乙醇的容器。

9. 乙醇的泄漏处置

迅速将泄漏污染区的人员撤离至安全区域，隔离污染区，严格限制出入。切断火源。应急处理人员应佩戴自给正压式呼吸器，穿消防防护服。尽可能切断泄漏源，防止乙醇进入下水道、排洪沟等限制性空间。小量乙醇泄漏时，用沙土或其他不燃材料吸附或吸收乙醇，也可用大量水冲洗，洗水稀释后放入废水系统；大量乙醇泄漏时，须构筑围堤或挖坑收集乙醇；用泡沫覆盖，降低乙醇蒸气灾害。用防爆泵将收集的乙醇转移至槽车或专用收集器内，运至废物处理场所处置。

10. 乙醇的燃烧灭火

同甲醇燃烧的灭火处置。

### 5.1.6　异丙醇（Isopropanol）

异丙醇，也称二甲基甲醇、2-丙醇、IPA。无色透明液体，有似乙醇和丙酮混合物的气味。异丙醇是重要的化工产品和原料，主要用于制药、化妆品、塑料、香料、涂料等行业。异丙醇是生产丙酮、过氧化氢、甲基异丁基酮、二异丁基酮、异丙胺、异丙醚、异丙基氯化物，以及脂肪酸异丙酯和氯代脂肪酸异丙酯等的化工原料。还可用于生产硝酸异丙酯、黄原酸异丙酯、亚磷酸三异丙酯、异丙醇铝及医药和农药等精细化工产品，以及生产二异丙酮、乙酸异丙酯和麝香草酚及汽油添加剂。异丙醇是工业上比较廉价的溶剂，用途广，能和水自由混合，对亲油性物质的溶解力比乙醇强，可以作为硝基纤维素、橡胶、涂料、虫胶、生物碱等的溶剂。可用作生产涂料、油墨、萃取剂、气溶胶剂、防冻剂、清洁剂、调和汽油的添加剂、颜料生产的分散剂、印染工业的固定剂、玻璃和透明塑料的防雾剂及胶黏剂的稀释剂。异丙醇是色谱法分析钡、钙、铜、镁、镍、钾、钠、锶、亚硝酸、钴等的标准物，还可用作油井水基压裂液的消泡剂。异丙醇与空气形成爆炸性混合物，遇明火、高热能引起燃烧爆炸，与氧化剂能发生强烈反应。此外，异丙醇还在电子工业中用作清洗去油剂，油脂行业中棉籽油的萃取剂，以及动物源性组织膜的脱脂剂。

1. 异丙醇的基本性质和危险性

异丙醇是一种可燃性液体，溶于水、醇、醚、苯、氯仿等溶剂，其基本性质和危险参数如表 5-6 所示。2017 年 10 月 27 日，世界卫生组织国际癌症研究机构公布的致癌物清单中，异丙醇属于 3 类致癌物。

### 表 5-6　异丙醇的基本性质和危险参数

| | |
|---|---|
| IUPAC 命名：Propan-2-ol<br>英文名称：IPA；2-Propanol<br>别名：仲丙醇；2-丙醇<br>CAS 号：67-63-0<br>EINECS 号：200-661-7<br>RTECS 号：NT8050000<br>UN 号：1219<br>分子式：$C_3H_8O$<br>分子量：60.10 | 性状：无色透明，具有乙醇气味的可燃性液体<br>密度：0.786 $g/cm^3$（20℃）<br>熔点：−89℃（184 K）<br>沸点：82.6℃（355.8 K）<br>水溶性：混溶<br>醇溶性：混溶<br>溶解性：与苯、氯仿、乙醇、乙醚、甘油混溶、溶于丙酮 |
| 主要危害：高度易燃液体，造成严重眼刺激，可能<br>　　　　　引起昏昏欲睡或眩晕<br>危险品标志：危险（GHS）<br>GHS 危险标识：<br>闪点：开口　11.7℃<br>　　　闭口　13℃<br>自燃温度：399℃（672 K）<br>爆炸极限：2%～12.7% | 半数致死剂量（$LD_{50}$）：12800 mg/kg（兔，皮肤）<br>　　　　　　　　　　　3600 mg/kg（小鼠，口服）<br>　　　　　　　　　　　5045 mg/kg（大鼠，口服）<br>　　　　　　　　　　　6410 mg/kg（兔，口服）<br>最低致死浓度（$LC_{LO}$）：16000 ppm（大鼠，4 小时）<br>　　　　　　　　　　　12800 ppm（小鼠，3 小时）<br>美国接触限值：允许暴露极限　TWA 400 ppm<br>　　　　　　　建议暴露极限　TWA 400 ppm,<br>　　　　　　　　　　　　　　ST 500 ppm<br>　　　　　　　危险暴露极限　2000 ppm |

不相容性：可能与空气形成爆炸性混合物。与碱土和碱金属；巴豆醛，光气，强酸；胺，氨，苛性碱，强氧化
　　　　剂不相容。侵蚀一些塑料、橡胶和涂料。与金属铝在高温下反应

#### 2. 异丙醇的吸收和代谢

异丙醇可经消化道或经吸入或皮肤接触进入人体。异丙醇可经消化道迅速吸收，摄入后 30～120 分钟达血液峰值，并迅速分布于体液（分布体积为 0.6 L/kg）。异丙醇主要通过肝脏乙醇脱氢酶代谢为丙酮，而不是醛，酮不能被氧化成酸。异丙醇摄入后约 30～60 分钟，血清中出现丙酮，约 3 小时可在尿中检测到。异丙醇消除半衰期为 6～7 小时，而丙酮的消除半衰期为 17～27 小时。丙酮主要由肾脏排出，部分通过肺排出。

#### 3. 异丙醇的毒性及其中毒机理

70%异丙醇的毒性剂量约为 1 mL/kg，但只需 0.5 mL/kg 就可能引起中毒症状。成人最小致死剂量约为 2～4 mL/kg。儿童对异丙醇的毒性作用十分敏感，吞咽三口 70%的异丙醇就出现中毒症状。异丙醇和代谢物丙酮抑制中枢神经系统，其对中枢神经系统抑制的作用大约是乙醇的两倍，作用持续时间为乙醇的 2～4 倍。异丙醇中毒的标志是中毒者出现酮症及无酸中毒的渗透压间隙。虽然高浓度的丙酮可引起中枢神经系统抑制但不会造成眼睛、肾脏、心脏或代谢毒性。丙酮的长半衰期造成异丙醇中毒精神系统抑制状态延长。异丙醇对胃有刺激作用。摄入 30～60 分钟可出现胃肠道刺激症状，几个小时后达峰值，在乙醇脱氢酶的代谢

过程中由于 NADH/NAD$^+$ 比率的增加，中毒者可能会产生低血糖。

### 4. 异丙醇中毒的临床表现

异丙醇中毒者早期出现胃肠道刺激症状，包括恶心、呕吐、腹痛、急性胰腺炎、出血性胃炎及上消化道出血。重度中毒者出现早期昏迷、呼吸抑制和继发于周围血管扩张的低血压，甚至死亡，也有报道横纹肌溶解和肾衰竭。接触高浓度异丙醇蒸气出现头痛、嗜睡、共济失调以及眼、鼻、喉刺激症状。皮肤长期接触异丙醇可致皮肤干燥、皲裂。

### 5. 实验室检查

手指血糖，排除低血糖是精神状态改变的原因。心电图（ECG）可排除影响 QRS或 QTc 间期药物导致的传导系统中毒。使用气相色谱法直接定量测定血清异丙醇和丙酮水平。当有毒醇的定量血清检测不易获得时，测量的血浆渗透压与计算值比较。测量血清和尿酮，丙酮浓度＞100 mg/dL，可能会使得血清肌酐升高。如果患者在几个小时的观察中未能稳定地改善，可能需进行头部 CT、腰椎穿刺和肌酸激酶等检查。

### 6. 异丙醇中毒的诊断与鉴别诊断

基于摄入史以及渗透压间隙升高、无重度酸中毒和异丙醇或其代谢物丙酮的水果气味。可见精神状态改变，类似于乙醇中毒。应评估中毒者是否有上下消化道出血。摄入 1～3 小时可能出现酮尿和酮血等进行中毒诊断。

### 7. 异丙醇中毒的急救

异丙醇中毒治疗主要是支持疗法。需监测呼吸抑制，进行气道管理（如插管）及对症治疗。除非中毒者同时摄入其他有毒物质，否则。因异丙醇摄入后吸收迅速，故洗胃对于少量摄入（吞咽 1～2 口）或摄入时间超过 30 分钟的中毒者似乎无效，也不应给予活性炭治疗。使用甲吡唑或乙醇会阻止异丙醇的代谢，从而可能延长异丙醇对中枢神经系统毒性。如果需要治疗胃肠道出血，应获取中毒者血型和交叉匹配。严重中毒者虽行血液透析治疗可迅速清除毒物，但很少使用。如果低血压对常规治疗无响应或当异丙醇血液水平＞400 mL/dL（＞66 mmol/L）时用血液透析。嗜睡或长时间中枢神经系统抑制中毒者，住院治疗。

### 8. 异丙醇中毒的预防

穿戴合适的个人防护服，佩戴合适的护目镜，防止皮肤和眼睛直接接触异丙醇。当皮肤受到污染时，应立即清洗污染的皮肤。如果工作服被可燃性物质（即闪点低于 100℉的液体)浸湿，应当立即脱除并妥善处置，以防着火。

### 9. 异丙醇的保存

异丙醇应存放在易燃液体存储区或专用溶剂柜中，远离点火源、腐蚀性和反应性材料。必须避免异丙醇与强氧化剂(例如氯、溴和氟)接触，存放异丙醇的密闭容器应放在阴凉、通风良好的地方，远离热源。转移 20L 或更多异丙醇的金属容器应接地并黏合。桶必须装有自动关闭阀、压力真空塞和阻火器。只能使用无火花的工具和设备打开和关闭异丙醇容器。在使用异丙醇之前，应培训人员正确处理和存储，进入存放异丙醇的密闭空间前，须检查以确保不存在爆炸性浓度。

### 10. 异丙醇的泄漏处置

异丙醇发生泄漏时，应疏散并限制未穿戴防护装备的人员出入溢出或泄漏的危险区域，直至清理完成。移开所有火源，建立强制通风以将异丙醇水平保持在爆炸极限以下，用石、干沙、泥土、泥炭、炭或类似材料吸收异丙醇，并存放在密封容器中。应将异丙醇从密闭空间(例如下水道)中取出，以免发生爆炸。须将异丙醇作为危险废物处置。如果有异丙醇污染的径流进入水道，须通知下游潜在受污染水域附近的居民，必须对清理异丙醇泄漏物的人员进行专门培训。

### 11. 异丙醇的燃烧灭火

同甲醇燃烧的灭火处置。

## 5.1.7　四氯化碳(Carbon Tetrachloride)

四氯化碳($CCl_4$)可溶解脂肪、油漆等多种物质，曾广泛用作溶剂、有机化合物的氯化剂、香料的浸出剂、纤维的脱脂剂、粮食的蒸煮剂、药物的萃取剂、有机溶剂、织物的干洗剂和灭火剂。因在 500 ℃以上时，四氯化碳与水反应产生二氧化碳和有毒的光气、氯气和氯化氢气体，且四氯化碳会加快臭氧层的分解，所以在国家严格限制下，四氯化碳仅用于非消耗臭氧层物质原料用途和特殊用途。可用二氯甲烷等代替四氯化碳，来合成氟氯代烷、尼龙 7、尼龙 9 的单体，制备三氯甲烷和药物以及金属切削中用作润滑剂。

### 1. 四氯化碳的基本性质和危险性

四氯化碳是一种无色、透明、挥发性液体，具有特殊的芳香气味，味甜，不易燃，与乙醇、乙醚、氯仿及石油醚等混溶，与水互不相溶，其基本性质和危险参数如表 5-7 所示。2017 年 10 月 27 日，世界卫生组织国际癌症研究机构公布的致癌物清单中，四氯化碳属于 2B 类致癌物。

### 表 5-7　四氯化碳的基本性质和危险参数

| | |
|---|---|
| IUPAC 命名：Tetrachloromethane<br>英文名称：Benziform；Benzinoform<br>别名：四氯甲烷<br>CAS 号：56-23-5<br>EINECS 号：200-262-8<br>RTECS 号：FG4900000<br>UN 号：1846<br>分子式：CCl₄<br>分子量：153.81 | 性状：无色透明挥发液体，具有特殊的芳香气味，味甜<br>密度：1.5867 g/cm³（液体）；1.809 g/cm³（-80℃，固体）<br>熔点：-22.92℃<br>沸点：76.72℃<br>水溶性：0.097 g/100 mL（0℃）；0.081 g/100 mL（25℃）<br>溶解性：溶于乙醇、乙醚、氯仿、苯、石脑油、CS₂、甲酸<br>蒸气压：11.94 kPa（20℃） |
| 主要危害：致癌性<br>危险品标志：危险（GHS）<br>GHS 危险标识：<br>闪点：非易燃<br>自燃温度：982℃（1255 K） | 半数致死剂量（LD₅₀）：2350 mg/kg<br>最低致死浓度（LC_{LO}）：20000 ppm（豚鼠，2 小时）<br>　　　　　　　　　　　38110 ppm（猫，2 小时）<br>　　　　　　　　　　　50000 ppm（人，5 分钟）<br>　　　　　　　　　　　14620 ppm（狗，8 小时）<br>美国接触限值：允许暴露极限　TWA 10 ppm<br>　　　　　　　建议暴露极限　Ca ST 2 ppm<br>　　　　　　　危险暴露极限　200 ppm |

不相容性：与热表面，火焰或焊接电弧接触时发生氧化分解。四氯化碳分解形成有毒的光气烟雾和氯化氢。与铝、钡、镁、钾、钠、氟气、烯丙醇等化学活性金属接触会剧烈分解（产生热量），引起燃烧和爆炸危险。侵蚀铜、铅和锌。侵蚀某些涂料、塑料和橡胶。遇水腐蚀。在湿气存在下对金属有腐蚀性

#### 2. 四氯化碳的吸收、分布及代谢

四氯化碳可经呼吸道、皮肤及消化道吸收。蒸气经呼吸道吸收迅速，蒸气和液体也可经皮肤吸收。经口进入人体后主要在肠道吸收，胃内吸收较少，乙醇可促进四氯化碳的吸收。吸收入血后广泛分布于全身各组织，以脂肪组织含量最高，肝、骨髓次之，肺、骨、肌肉、脾、心、肾和脑较少。四氯化碳在体内代谢迅速，吸收量的 51% 以原形从肺排出，部分从尿和粪便排出。在体内代谢转化的约占20%，其中 4.4% 转化为二氧化碳排出。

#### 3. 四氯化碳的毒性及其中毒机理

四氯化碳在肝细胞内质网经羟化酶作用，产生自由基，自由基与细胞膜的脂类发生过氧化作用，使内质网形态改变、溶酶体破裂和线粒体损伤，致肝细胞坏死。四氯化碳具有轻度麻醉作用，高浓度时，首先损害中枢神经系统，致意识丧失，随后损伤肝和肾，使肾脏发生混浊肿胀、脂肪变性，严重时致肾功能衰竭。低浓度时，主要是肝和肾的损伤。四氯化碳会增加心肌对肾上腺素的敏感性，引起严重心律失常。长期接触四氯化碳可能会导致肝癌。

#### 4. 四氯化碳中毒的临床表现

四氯化碳急性中毒会引起鼻、眼、咽喉、呼吸道黏膜的刺激反应，脱离现场

后反应可消失；接触四氯化碳数小时至 2~3 天后，中毒者有眩晕、易激动及呃逆等神经系统症状，较严重者，有肌张力增强，腱反射亢进，甚至抽搐、昏厥等症状。也会出现视神经炎、视野缩小或多发性神经炎。肝脏受损时，出现恶心、呕吐、右上腹疼痛、黄疸、肝大、压痛及肝功能转氨酶升高等。严重中毒者，肾小管广泛性变性和坏死，少尿、蛋白尿、血尿、管型尿、尿闭，最终致急性肾功能衰竭。心脏受损时，出现室性早搏、肺水肿及肾上腺皮质出血等。四氯化碳慢性中毒表现为进行性神经衰弱综合征及胃肠功能紊乱。反复接触稍高浓度四氯化碳，可有肝大、压痛、肝功能不正常，重者发生肝硬化。

### 5. 实验室检查

血清 ALT、AST 活性明显升高，可作为四氯化碳中毒急性期肝损害的主要针对指标，严重受损时，血清胆红素明显增高，人血白蛋白明显降低，凝血酶原时间明显延长。自尿中可测出四氯化碳。血及呼出气中四氯化碳浓度测定可作为诊断参考。

### 6. 四氯化碳中毒的急救

急性四氯化碳中毒时，立即将中毒者移至空气新鲜的地方。口服中毒者，要立即洗胃。先口服植物油 200~400 mL，以溶解毒物，再洗出，后用 1∶5000 高锰酸钾液洗胃，再用硫酸镁 60 mL 或植物油 100 mL 导泻。防治急性肾功能衰竭时可积极增加肾血流量，快速静脉滴入 20%甘露醇 250 mL。如果已发生肾功衰竭，肌内注射呋塞米 40 mg 或加入 50%葡萄糖缓慢静脉注射。血压低无心力衰竭时，可静脉滴注低分子右旋糖酐 500 mL，以补充血流量。出现少尿或尿闭时，应限制入液量，予低蛋白、高糖饮食，严格限制钾盐摄入，有水肿者可肌内注射利尿剂如呋塞米 40 mg。可吃高糖、高维生素食物防治中毒性肝炎，可口服肌苷(0.4~0.8 g/次，每日 3 次)和葡醛内酯(0.2 g/次，每日 3 次)，静脉滴注能量合剂等。心肌损害时，也可口服肌苷。出现肺水肿或心力衰竭时，肌内注射或静推呋塞米(20~40 mg/次)，出现心衰时缓慢静脉注射毛花苷 C(0.4~0.6 mg/次)或毒毛旋花子苷 K(0.25 mg/次)的 25%葡萄糖液(20~40 mL)，静脉滴注氢化可的松(200~300 mg)或地塞米松(20~30 mg)的 5%葡萄糖溶液(500 mL)。四氯化碳接触皮肤或眼睛时，用 2%碳酸氢钠溶液或 1%硼酸溶液冲洗眼部或沾染皮肤。慢性四氯化碳中毒主要是对有神经衰弱者及出现肝、肾损害者进行相应的对症治疗。

### 7. 四氯化碳中毒的预防

生产过程中，避免四氯化碳与火焰及热金属接触；进入高浓度四氯化碳环境，须戴滤过式防毒面具、工作服和手套，严禁用四氯化碳洗手、洗工作服。患有神经系统病变和慢性心、肝、肾病变等疾病的人员禁止从事接触四氯化碳的工作。

### 8. 四氯化碳的保存

四氯化碳应储存于库温不超过 30℃，相对湿度不超过 80%的阴凉、通风的库房，远离火种、热源，保持容器密封。四氯化碳应与氧化剂、活性金属粉末、食用化学品分开存放。储区应备有泄漏应急处理设备和合适的收容材料。

### 9. 四氯化碳的泄漏处置

发生四氯化碳泄漏时，迅速撤离泄漏污染区人员至安全区，并进行隔离，严格限制人员出入。应急处理人员应戴自给正压式呼吸器，穿防毒服，不要直接接触泄漏物，尽可能切断泄漏源。如果是小量泄漏，可用活性炭或其他惰性材料吸收泄漏的四氯化碳。如果大量泄漏，则需构筑围堤或挖坑收容，用喷雾状水冷却和稀释蒸气，但不要对泄漏点直接喷水，用泵转移至槽车或专用收集器内，回收或运至废物处理场所处置。对于废弃的四氯化碳应与其他可燃燃料混合后进行焚化，必须确保完全燃烧以防形成光气，或用酸洗涤器除去产生的卤代酸，尽可能通过蒸馏回收和纯化。

### 10. 四氯化碳燃烧灭火

四氯化碳是不可燃液体。可使用适合扑灭周围火灾的任何灭火剂进行灭火。四氯化碳的热分解产物为光气和氯化氢。消防人员须从安全、防爆的位置，使用喷水冷却裸露的容器。如果冷却无效，须立即撤至安全位置。参加灭火人员须经过专业培训，进入火场前须做好自我防护。

## 5.1.8　三氯甲烷(Chloroform)

三氯甲烷是有机合成的重要原料，主要用来生产氟利昂、染料和药物，还可用作麻醉剂，以及抗生素、香料、油脂、树脂、橡胶的溶剂和萃取剂，不冻的防火液体，烟雾剂的发射药，谷物的熏蒸剂和校准温度的标准液。工业三氯甲烷中通常加入 0.6%～1%乙醇将生成的剧毒光气转变成无毒的碳酸二乙酯。向工业三氯甲烷中加入少量浓硫酸，振摇后水洗，经氯化钙或碳酸钾干燥除去其中的乙醇。

### 1. 三氯甲烷的基本性质和危险性

三氯甲烷是一种无色透明的液体，有特殊气味、味甜、高折光、不燃、易挥发。纯品对光敏感，在光照下与空气中的氧作用，逐渐分解成剧毒的光气和氯化氢。三氯甲烷能与乙醇、苯、乙醚、石油醚、四氯化碳、二硫化碳和油类等混溶，有麻醉性、致癌性。其基本性质和危险参数如表 5-8 所示。该品根据《危险化学品安全管理条例》、《易制毒化学品管理条例》受公安部门管制。

**表 5-8　三氯甲烷的基本性质和危险参数**

| IUPAC 命名：Trichloromethane<br>英文名称：Chloroform；Methyl trichloride<br>别名：氯仿<br>CAS 号：67-66-3<br>EINECS 号：200-663-8<br>UN 号：1888<br>分子式：CHCl$_3$<br>分子量：119.37 | 性状：无色透明重质液体，极易挥发，有特殊气味<br>密度：1.564 g/cm$^3$(−20℃)；1.489 g/cm$^3$(25℃)<br>熔点：−63.5℃<br>沸点：61.15℃<br>水溶性：1.062 g/100 mL(0℃)；0.809 g/100 mL(20℃)<br>溶解性：溶于苯，与乙醚、油、石蜡、乙醇、CCl$_4$、CS$_2$ 可混溶<br>蒸气压：7.89 kPa(0℃)；25.9 kPa(25℃) |
|---|---|
| 主要危害：致癌<br>危险品标志：警告(GHS)<br>GHS 危险标识：<br>闪点：非易燃 | 半数致死剂量(LD$_{50}$)：1250 mg/kg(大鼠，口服)<br>最低致死浓度(LC$_{LO}$)：20000 ppm(豚鼠，2 小时)<br>　　　　　　　　　　　7056 ppm(猫，4 小时)<br>　　　　　　　　　　　25000 ppm(人，5 分钟)<br>美国接触限值：允许暴露极限　50 ppm<br>　　　　　　　建议暴露极限　Ca ST 2 ppm<br>　　　　　　　危险暴露极限　500 ppm |

不相容性：与火焰接触时会分解形成氯化氢、光气和氯气。氯仿在空气和光线中缓慢分解。与强碱(碱)、强氧化剂、铝、锂、镁、钾和钠等化学活性金属(尤其是粉末)剧烈反应，引起燃烧和爆炸危险。会侵蚀塑料、橡胶和涂料。在潮湿的情况下腐蚀铁和其他金属

**2. 三氯甲烷的吸收和代谢**

三氯甲烷可通过肺、胃肠道和皮肤吸收进入人体。通过肺吸收的总量与吸入气中三氯甲烷浓度、接触时间、血/气分配系数成正比关系。三氯甲烷吸收后，分布于全身所有器官，其具体分布取决于吸收途径及接触后的时间。三氯甲烷具有高脂溶性和高脂/血分布系数(280，37℃)，经肺吸收后大量储存在脂肪组织中，其次储存在肝、脑、肾、肌肉中。三氯甲烷经胃肠道吸收后，大量分布于肝和肾中。进入人体内的三氯甲烷约 60%～70%以原形从肺排出，30%～40%在体内转化，主要经需氧代谢途径，在线粒体中细胞色素 P450 酶催化下，生成光气，最终生成 CO$_2$ 由肺呼出。

**3. 三氯甲烷的毒性及其中毒机理**

三氯甲烷中毒多因吸入过量及误服所致。空气中三氯甲烷蒸气浓度大于 1.5%(体积分数)时，可引起呼吸麻痹。三氯甲烷血中浓度达到 0.06%或成人口服每次 10～25 mL，可致死。三氯甲烷能抑制血管运动中枢，使周围血管及内脏血管扩张，并直接抑制血管平滑肌及心肌，导致心肌损害及血压下降，心功能衰竭。三氯甲烷麻醉时间为 45～60 分钟可引起急性肝脂肪变性，心、肾等实质器官损害，

出现心搏骤停，少尿、无尿，肺炎等。长期吸入少量三氯甲烷可发生慢性中毒。三氯甲烷可通过胎盘屏障，导致胎儿中毒。

### 4. 三氯甲烷中毒的临床表现

三氯甲烷有中等毒性。对于体重为 68 kg 的人，可能的口服致死剂量为 0.5～5 g/kg。平均致死剂量可能接近 44 g。急性三氯甲烷中毒时，会导致流泪、结膜炎等眼睛刺激性症状和永久性眼损伤。中毒者还会出现昏厥感、呕吐、头晕、流涎、恶心、疲劳和头痛，以及呼吸抑制、昏迷、肾脏损害和肝损害。三氯甲烷是中枢神经系统抑制剂和胃肠道刺激剂，可能还具有致癌性。急性中毒可能会因心搏骤停而导致中毒者快速死亡，但肝肾损害会延迟其死亡。尿液中可能含有丙酮和胆汁色素沉着。三氯甲烷慢性中毒的症状包括食欲不振、幻觉、情绪低落、身心疲倦。反复或长期接触可能会导致接触的皮肤干燥、开裂和产生皮炎，中毒者还可能出现心脏、甲状腺、肝脏和肾脏损害。已经证明它会引起动物肝、肾和甲状腺癌及导致动物畸形。所以，三氯甲烷可能对人体具有致癌性和致畸性。

### 5. 辅助检查

辅助检查包括呕吐物、胃液、血液，证明是否中毒。对甲状腺、肝和肾功能的适当检查以及观察神经系统和皮肤的症状，特殊的 24 小时检测不规则心跳，血液浓度达到 0.06%可致死。

### 6. 三氯甲烷中毒的急救

如果三氯甲烷进入眼睛，须用清水冲洗眼睛至少 15 分钟，偶尔提起上下眼睑进行彻底冲洗，彻底冲洗眼睛后就医。如果三氯甲烷接触皮肤，立即脱去污染的衣服并用肥皂和水清洗后就医。吸入性中毒时，如果呼吸停止，先抢救呼吸，如果心跳停止，进行心肺复苏，吸氧，缓解支气管痉挛，防治肺水肿。若为食入性中毒，需大量喝温水催吐，用温水或 1%～2%碳酸氢钠溶液洗胃，每次注入洗胃液 200～300 mL，直至洗胃液澄清、无味为止。

### 7. 三氯甲烷中毒的预防

穿戴合适的个人防护服和护目镜，防止皮肤和眼睛直接接触。当皮肤受到污染时，应立即清洗污染的皮肤。如果工作服被弄湿或受到了明显的污染，应该立即脱除并妥善处置。工作场所配备眼冲洗设备和快速冲淋设备以备应急使用。

### 8. 三氯甲烷的保存

三氯甲烷应储存于阴凉、通风，库温不超过 30℃，相对湿度不超过 80%的库房，远离火种、热源，保持容器密封。三氯甲烷应与碱类、铝、食用化学品分开存放。储区应备有泄漏应急处理设备和合适的收容材料。

### 9. 三氯甲烷的泄漏处置

三氯甲烷泄漏时，保持顺风，远离低处，疏散危险区域人员，并限制未穿戴防护装备的人员出入。使用喷水减少蒸气，移开所有点火源，保持通风。少量泄漏时，可用石、干沙、泥土等吸收液体，并存放在密封的容器中。大量泄漏时，须筑堤坝以便以后处理。如果有三氯甲烷或受污染的径流进入水道，须通知下游的居民、当地卫生消防官员和污染控制机构。进行泄漏物清理的人员须经过适当培训，进入泄漏区域前做好个人防护。三氯甲烷废液最好在与其他可燃物混合后进行焚烧。但要燃烧完全以防形成光气。可用酸洗除去产生的卤代酸。如果条件允许可回收三氯甲烷，蒸馏纯化，再行利用。

### 10. 三氯甲烷燃烧灭火

三氯甲烷是不可燃液体，可使用任何灭火剂。热分解产物可能包括氯化氢、光气和氯气。但其容器可能着火爆炸，所以应从最远处灭火，灭火过程中注意不要使三氯甲烷扩散，并从安全的位置，使用喷水冷却裸露的容器，如果冷却无效，立即撤至更加安全的区域。参与灭火的人员须经过适当培训，并做好个人防护。

## 5.1.9　二氯甲烷（Methylene Chloride）

二氯甲烷是不可燃低沸点溶剂，溶解能力强、毒性低，常用来代替易燃的石油醚、乙醚等，大量用于制造安全电影胶片、聚碳酸酯，以及氨苄西林、羟苄西林和先锋霉素等药物，也用作涂料溶剂、金属脱脂剂、气烟雾喷射剂、聚氨酯发泡剂、脱模剂和脱漆剂等。在我国，二氯甲烷的消费量有 50%用于胶片生产行业，20%用于医药行业，20%用于清洗剂及化工行业，其他行业仅占 10%。二氯甲烷有时也用作载冷剂使用，但与明火或灼热的物体接触时会产生剧毒的光气，危害很大。遇潮湿空气时，尤其在光照的促进下，二氯甲烷能水解生成微量的氯化氢，对金属有很强的腐蚀性。二氯甲烷还用于谷物熏蒸和低压冷冻机及空调装置的制冷。

### 1. 二氯甲烷的基本性质和危险性

二氯甲烷是一种无色透明液体，有芳香气味，不溶于水，溶于乙醇和乙醚。

其基本性质和危险参数如表 5-9 所示。2017 年 10 月 27 日，世界卫生组织国际癌症研究机构公布的致癌物清单中，二氯甲烷属于 2A 类致癌物。

**表 5-9　二氯甲烷的基本性质和危险参数**

| | |
|---|---|
| IUPAC 命名：Dichloromethane<br>英文名称：Methylene chloride；DCM<br>别名：茄素<br>CAS 号：75-09-2<br>EINECS 号：200-838-9<br>RTECS 号：PA8050000<br>UN 号：1593<br>分子式：$CH_2Cl_2$<br>分子量：84.93 | 性状：无色透明液体，有芳香气味<br>密度：1.3266 g/cm$^3$(20℃)<br>熔点：−96.7℃<br>沸点：39.6℃<br>水溶性：25.6 g/L(15℃)；17.5 g/L(25℃)<br>溶解性：可混溶于乙酸乙酯、己烷、苯、乙醚、$CHCl_3$ 等<br>　　　　多种有机溶剂<br>蒸气压：19.3 kPa(0℃)；57.3 kPa(25℃) |
| 主要危害：致癌性，易燃易爆<br>危险品标志：警告(GHS)<br>GHS 危险标识：<br>闪点：无，但在高于约 100℃时可形成易燃蒸气-空<br>　　　气混合物<br>自燃温度：556℃(829 K)<br>爆炸极限：13%～23% | 半数致死剂量(LD$_{50}$)：1.25 g/kg(大鼠，口服)<br>　　　　　　　　　　　2 g/kg(兔，口服)<br>最低致死浓度(LC$_{LO}$)：5000 ppm(豚鼠，2 小时)<br>　　　　　　　　　　　10000 ppm(兔，7 小时)<br>　　　　　　　　　　　12295 ppm(猫，4.5 小时)<br>　　　　　　　　　　　14108 ppm(狗，7 小时)<br>美国接触限值：允许暴露极限　25 ppm(>8 小时)；<br>　　　　　　　　　　　　　125 ppm(>15 分钟)<br>　　　　　　建议暴露极限　Ca<br>　　　　　　危险暴露极限　Ca [2300 ppm] |

| |
|---|
| 不相容性：与强氧化剂、苛性碱不相容；与化学活性金属不相容，例如铝、镁粉、钾、锂和钠；浓硝酸会引起燃烧和爆炸危险。接触热表面或火焰会分解产生氯化氢和光气的烟雾，并黏附某些类型的塑料、橡胶和涂料，并在潮湿的情况下黏附金属 |

### 2. 二氯甲烷中毒的吸收和代谢

二氯甲烷经呼吸道进入机体后，可经肺泡迅速扩散到体循环，也可经胃肠道和皮肤接触吸收。二氯甲烷主要分布于血液中，可穿过血脑屏障，在体内可代谢为一氧化碳，使血液中碳氧血红蛋白水平增加，氧合血红蛋白水平减少。二氯甲烷在体内转化为一氧化碳可能与肝微粒体混合功能氧化酶的作用有关，主要通过两种途径代谢：其一是经细胞色素 P450 介导，细胞色素 P4502E1 作为主要同工酶参与代谢通路，最终代谢产物为一氧化碳。其二是谷胱甘肽硫转移酶(GST)代谢通路，中间代谢产物有 S-羟甲基谷胱甘肽、甲酸和甲醛，最终代谢产物为二氧化碳。

### 3. 二氯甲烷毒性及其中毒机理

二氯甲烷对人外周血单核细胞(PBMC)具有高度细胞毒性，长期低水平接触可能诱发机体染色体断裂，有潜在遗传危险性。二氯甲烷的潜在致癌性主要集中在肝脏和肺，可能与 GST-T1 代谢成甲醛的过程有关，会增加脑肿瘤、肝脏和胆道癌、非霍奇金淋巴瘤和多发性骨髓瘤等特定癌症发病风险，但二氯甲烷的确切致癌机制目前尚不清楚。尚未发现二氯甲烷有明显的发育毒性。二氯甲烷可直接作用于啮齿类动物大脑的配体和电压门控钠离子通道特定部位，导致蒙古沙鼠小脑谷氨酸和 $\gamma$-氨基丁酸水平升高，并可导致雄性 SD 大鼠海马中乙酰胆碱水平升高。急性中毒患者会出现小脑性共济失调，易损部位位于脑干中下部背侧、两小脑半球内侧，但脑损害是可逆的。接触二氯甲烷会使部分神经行为功能下降，抑制中枢神经系统功能，干扰中枢神经兴奋-抑制平衡，还会降低血清中乙酰胆碱酯酶的水平。二氯甲烷对机体免疫系统敏感，会导致不良影响。接触者的免疫球蛋白 G 水平升高，淋巴细胞转换率和免疫球蛋白 M 水平则降低。二氯甲烷肝毒性机制可能是肝细胞内质网经羟化酶作用产生自由基，自由基可与细胞内和细胞膜的大分子发生共价结合，酶功能失活导致脂质过氧化，改变膜结构完整性，导致溶酶体破裂和线粒体损伤及细胞内钙流失控，进而引起肝细胞损害。二氯甲烷对心脏的毒作用机制可能是二氯甲烷在体内代谢为一氧化碳，从而降低了血液给心肌输送氧的能力，进而对心脏产生一定的毒作用。也可能是二氯甲烷毒性直接作用于心脏。二氯甲烷对肺部可以产生刺激作用，严重时可导致肺水肿。二氯甲烷对人体皮肤和眼睛有刺激作用，严重时可灼伤皮肤和双眼。

### 4. 二氯甲烷中毒的临床表现

二氯甲烷急性中毒时，会刺激人的眼睛、皮肤和呼吸道，形成高铁血红蛋白和羧基血红蛋白，可能导致心律不齐、心脏出血或心脏停止跳动而死亡。3～5 小时内吸入 300～700 ppm 二氯甲烷导致肌肉控制和协调能力下降。接触高浓度的二氯甲烷会导致头痛、僵硬、头晕、疲劳、醉酒行为、食欲不振、潮热，以及胸痛、手臂和腿部疼痛或失去意识，导致肺水肿而死亡，体力劳动会加重肺水肿的症状。二氯甲烷中毒患者经常出现胸闷气短、咳嗽和咯痰等呼吸道刺激症状，肺部听诊可闻及啰音和呼吸音减弱。皮肤对二氯甲烷的吸收缓慢，长时间的皮肤接触可导致二氯甲烷溶解皮肤中的某些脂肪组织，导致皮肤刺激或化学灼伤。溅入人眼后，可出现双眼刺痛、畏光、溢泪、视物模糊、眼睑轻度红肿、结膜充血和角膜雾状浑浊等症状和体征。食入中毒时可能引起化学性肺炎，还会引起头痛、恶心、呕吐、视力障碍、尿血、无意识。因为二氯甲烷在人体中会变成一氧化碳，对于患有心脏病的人，暴露于二氯甲烷可能会导致心律异常及心脏病，存在肝脏、神经系统或皮肤疾病的人接触二氯甲烷后可能会使病情恶化。二氯甲烷中毒症状一般在中毒后数小时出现，1～2 天逐渐加重，3～5 天达高峰，经治疗恢复的病例在 1 周后症状逐渐减轻，2～4 周后恢复。二氯甲烷慢性中毒导致肝脏损伤和肿大，增加患癌症的风险。反复或长时间接触使皮肤干燥和开裂。二氯甲烷会影响中枢神经系统，导致大脑变性疾病、血液变化、幻觉以及对视觉和听觉刺激的反应降低。停止接触后，大多数症状将消失。二氯甲烷是否会导致人类先天缺陷或肿瘤尚未可知。

### 5. 辅助检查

检查工作前后全血（化学/代谢物）、羧基血红蛋白、肝功能、尿液（化学/代谢物）。如果出现症状或怀疑过度接触，可以作 24 小时心电图以查找不规则的心跳。在接触后数小时内进行血红蛋白检测，急性过度接触后作胸部 X 射线检查，肺部电子计算机断层扫描显示胸膜增厚，肺纹理增多、模糊，肺部出现积液和渗出性改变。中毒患者肝区有叩击痛并出现黄疸，腹部 B 超显示肝回声增强，肝功能相关指标丙氨酸氨基转移酶、天冬氨酸氨基转移酶和谷氨酰转肽酶均高于正常参考值。脑电图显示广泛轻度异常。

### 6. 二氯甲烷中毒的急救

如果二氯甲烷进入眼睛，立即用流动清水或生理盐水冲洗眼睛至少 15 分钟，偶尔提起上下眼睑以便彻底冲洗，然后就医。如果二氯甲烷接触皮肤，须脱去污染的衣服并立即用肥皂和水清洗污染的皮肤。如果吸入二氯甲烷，迅速脱离现场至空气新鲜处，保持呼吸道通畅，如有呼吸困难，输氧，如呼吸停止，立即进行人工呼吸，然后就医。误服二氯甲烷后，若中毒者即将丧失意识、已失去意识或出现痉挛，不可经口喂食任何东西。不可催吐，给患者喝下 250 mL 的水稀释胃中物，若患者自发性呕吐，让其身体向前倾以减低吸入危险，并反复给水。若呼吸停止，立即人工呼吸，心跳停止时施行心肺复苏术，然后就医。

### 7. 二氯甲烷中毒的预防

穿戴合适的个人防护服和护目镜，防止皮肤和眼睛直接接触。当皮肤受到污染时，应立即清洗污染的皮肤。如果工作服被弄湿或受到了明显的污染，应该立即脱除并妥善处置。工作场所配备眼冲洗设备和快速冲淋设备以备应急使用。

### 8. 二氯甲烷的保存

二氯甲烷应储存于阴凉、干燥、通风良好及阳光无法直射的地方，远离热源、火焰及不相容物（如强氧化剂、强酸、硝酸），贴上标签，使用专门的塑胶水管卸载二氯甲烷。最好使用镀锌或有酚醛树脂内衬的容器，可降低二氯甲烷分解，不用的容器以及空桶都应盖严。二氯甲烷不能大量储存，张贴警示符号，储存区与工作区域分开并限制人员进出。二氯甲烷可能会积聚静电引起燃烧。

### 9. 二氯甲烷的泄漏处置

二氯甲烷泄漏时，及时将现场人员转移至安全区域，禁止出入，直至清理完成。移开所有点火源，对溢出或泄漏的区域进行通风，使二氯甲烷的浓度保持在爆炸极限以下，用石、干沙、泥土、泥炭等吸收液体，并存放在密封的容器中。不得将二氯甲烷倒入下水道等狭窄的空间内，否则可能引起爆炸，可将二氯甲烷作为危险废物进行处置和处理。如果有二氯甲烷或受二氯甲烷污染的径流进入水道，须通知下游受污染水域的住户、当地卫生消防官员和污染控制机构。负责清理泄漏的二氯甲烷的人员须经过培训并做好个人防护。二氯甲烷废液最好与其他可燃燃料混合后再进行焚化，须燃烧完全，防止形成光气，用酸洗塔除去产生的卤代酸。

### 10. 二氯甲烷燃烧灭火

二氯甲烷燃烧时，可用干粉、泡沫、二氧化碳等灭火器及水喷雾、沙土等灭火，洒水使暴露在火场中的容器冷却，喷水将外泄物冲离暴露区。二氯甲烷燃烧起火或陷于火中时，除非可以制止其流散，否则不要做灭火的工作。若火势无法控制或容器暴露在火中时，必须疏散方圆 200 平方米区域内的人员，立即用大量的水冷却容器，直到火被熄灭。但不要直接对溢出的物质冲水，以免飞溅。二氯甲烷的蒸气比空气重，需注意发生回火。

## 5.1.10  三氯乙烯(Trichloroethylene)

三氯乙烯是一种优良溶剂，为苯和汽油的良好代用品，在脱脂、冷冻、农药、香料、橡胶工业、洗涤织物等领域有广泛应用。三氯乙烯主要用作涂料稀释剂、脱漆剂、制冷剂、醇的脱水蒸馏添加剂、麻醉剂、镇静剂、杀虫剂、杀菌剂、熏蒸剂以及脂肪、油、石蜡等的萃取剂等，作为有机合成中间体可用于生产四氯乙烯、氯乙酸、二氯乙酰氯、八氯二丙醚、一氯乙酸等，还用于金属表面去油污、干洗衣物、植物和矿物油的提取、制备药物、有机合成以及溶解油脂、橡胶、树脂和生物碱等。

### 1. 三氯乙烯的基本性质和危险性

三氯乙烯是一种无色液体，气味似三氯甲烷，几乎不溶于水，与乙醇、乙醚及氯仿混溶，潮湿时光照下生成盐酸，高浓度三氯乙烯蒸气在高温下会燃烧，加热分解，放出有毒氯化物，其基本性质和危险参数如表 5-10 所示。2017 年 10 月 27 日，世界卫生组织国际癌症研究机构公布的致癌物清单中，三氯乙烯属于 1 类致癌物。

**表 5-10　三氯乙烯的基本性质和危险参数**

| | |
|---|---|
| IUPAC 命名：Trichloroethene<br>英文名称：TCE；Trethylene<br>别名：头孢烯<br>CAS 号：79-01-6<br>EINECS 号：201-61-04<br>RETCS 号：KX4550000<br>UN 号：1710<br>分子式：$C_2HCl_3$<br>分子量：131.4 | 性状：无色液体，气味似氯仿<br>密度：1.46 $g/cm^3$(20℃)<br>熔点：−84.8℃(188.3 K)<br>沸点：87.2℃(360.3 K)<br>水溶性：1.280 g/L<br>溶解性：溶于乙醚、乙醇、氯仿<br>蒸气压：7.71 kPa(20℃) |
| 主要危害：吞咽或吸入有害，致癌<br>危险品标志：警告(GHS)<br>GHS 危险标识：<br>自燃温度：420℃(693 K)<br>爆炸极限：8%～10.5% | 半数致死剂量($LD_{50}$)：8450 ppm(小鼠，4 小时)<br>　　　　　　　　　　26300(大鼠，1 小时)<br>最低致死浓度($LC_{LO}$)：37200 ppm(豚鼠，40 分钟)<br>　　　　　　　　　　5952 ppm(猫，2 小时)<br>　　　　　　　　　　8000 ppm(大鼠，4 小时)<br>美国接触限值：允许暴露极限　TWA 100 ppm<br>　　　　　　　建议暴露极限　Ca<br>　　　　　　　危险暴露极限　Ca [1000 ppm] |

不相容性：接触强碱会引起分解，并产生剧毒和易燃的二氯乙炔。与铝、钡、锂、钠、镁和钛等金属会剧烈反应。由于与热金属或紫外线辐射接触，三氯乙烯发生热分解，形成有害产物(如氯气、氯化氢和光气)，所以需远离高温，例如电弧焊或切割，未屏蔽的电阻加热，明火和高强度紫外线。在有水分的情况下，盐酸会使三氯乙烯缓慢分解

### 2. 三氯乙烯的吸收、分布和代谢

三氯乙烯主要经呼吸道进入机体，也可经消化道和皮肤吸收。职业接触的主要途径是吸入三氯乙烯蒸气和皮肤沾染液态三氯乙烯。三氯乙烯的吸收和排出随其脂溶度、水溶度等因素而定，吸收后迅速分布到机体各组织内。三氯乙烯具有脂溶性，在脂肪组织蓄积量最高，其次为肝、肾、脑、肌肉、肺等。三氯乙烯可通过血脑屏障和胎盘屏障，在接触后的数分钟胎儿血即可检出三氯乙烯。进入体内的三氯乙烯主要在肝脏代谢，80%吸收的三氯乙烯代谢为三氯乙醇和三氯乙酸，在接触极高浓度或长期持续接触后，三氯乙烯代谢成三氯乙酸和三氯乙醇的途径可被饱和，导致另一代谢途径产生的二氯乙酸浓度相应增高，其代谢产物随尿排出体外。约 10%～20%未经代谢的三氯乙烯经肺排出，不到 10%经其他途径(粪便、汗液和唾液)排出。

### 3. 三氯乙烯毒性及其中毒机理

三氯乙烯的中间代谢产物水合氯醛对中枢神经系统产生强烈的抑制作用，以及引起心律失常和肝脏损害。其代谢产物二氯乙酸和三氯乙酸还可引起心律失常，二氯乙酸可导致周围神经损害，三氯乙烯氧化物可能对肝脏具有毒性作用。三氯乙烯不仅能抑制中枢神经系统，其麻醉作用稍次于氯仿，对心、肝、肾等脏器会

造成损伤，对人体可能具有致癌性，还可能引起 T 淋巴细胞介导的Ⅳ型迟发型病态反应，导致职业性免疫损害。

### 4. 三氯乙烯中毒的临床表现

三氯乙烯中毒时，会攻击人体的眼睛、皮肤、呼吸系统、心脏、肝脏、肾脏、中枢神经系统，导致肝癌和肾癌。三氯乙烯蒸气对眼睛、皮肤和呼吸道具有刺激作用。吸入大约 100 ppm 三氯乙烯会引起晕眩、头痛、困倦、恶心、呕吐、头晕和咳嗽。3000 ppm 时可能会导致意识不清，接触高浓度三氯乙烯可引发化学性肺炎、肺水肿，最终导致死亡。三氯乙烯会引起灼烧、发红、起泡等皮肤刺激症状，引起眼睛灼烧感、流泪或永久性眼损伤。食入三氯乙烯可能导致醉酒状、呕吐、腹泻或腹痛。大剂量吸收三氯乙烯会引起昏迷，肝、肾损害，视物变形和死亡，会引起头痛，头晕，视觉障碍、兴奋等中枢神经系统症状及心律不齐，失去知觉和死亡。慢性三氯乙烯中毒者会神经疲劳，对乙醇的敏感性增强，包括面部发红(三氯乙烯腮红)，会对三氯乙烯蒸气上瘾。反复接触三氯乙烯会导致手部皮肤过度干燥、开裂、灼热，或手指暂时性麻痹、失去触觉，停止接触后，大部分症状会消失。

### 5. 辅助检查

急性中毒者检查肝功能、胸部 X 射线、神经传导、血液三氯乙烯水平、肾功能和皮肤等，慢性中毒者检查肝功能、神经传导、尿中三氯乙酸水平、肾功能和皮肤等，并仔细询问中毒者的接触史和个人病史等。

### 6. 三氯乙烯中毒的急救

三氯乙烯中毒没有特效解毒剂。三氯乙烯污染眼睛，立即用清水或生理盐水冲洗至少 15 分钟，冲洗过程中不时提起上下眼睑进行冲洗，然后就医。三氯乙烯污染皮肤，立即脱去污染的衣服，用肥皂水和清水冲洗，然后就医。吸入三氯乙烯，需转移到空气清新的地方，保暖、静卧、避免剧烈活动、吸氧、保持呼吸通畅。若呼吸停止立即进行人工呼吸，若心跳停止，立即进行心肺复苏，然后就医。食入三氯乙烯时，喝大量水催吐，口服或从胃管注入大量活性炭或医用液状石蜡，减少三氯乙烯吸收，然后进行洗胃和导泻。但如果中毒者已经失去知觉，禁止催吐。注意防治脑水肿，保护肝肾功能。注意不能使用肾上腺素、拟肾上腺素药物和含乙醇的药物。

### 7. 三氯乙烯中毒的预防

做好个人防护，防止眼睛和皮肤直接接触。当皮肤受到污染时，应立即清洗污染的皮肤。如果工作服受到明显污染，应该立即脱除，并妥善处置。可能接触三氯乙烯的职业场所，应配备眼冲洗设备和快速冲淋设备。

### 8. 三氯乙烯的储存

三氯乙烯应密封包装，储存于阴凉、通风、远离火种和热源，库温不超过32℃，相对湿度不超过80%，配备有相应消防器材的库房内，储存区备有泄漏应急处理设备和合适的收容材料。三氯乙烯应与氧化剂、还原剂、碱类、金属粉末、食品分开存放，且不宜长时间大量储存。

### 9. 三氯乙烯的泄漏处置

三氯乙烯发生泄漏时，疏散危险区域的人员至安全区，限制人员流动，直至完成泄漏三氯乙烯的清理工作并确认安全后，人员才可进入。移开所有火源，建立强制通风，用石、干沙、泥土、泥炭、炭或类似材料吸收三氯乙烯液体，并存放在密封的容器中，可将三氯乙烯作为危险废物进行处置。不要将三氯乙烯放到下水道等狭窄的空间内以防止爆炸。如果受三氯乙烯污染的水流进入水道，须通知下游用户。处理泄漏的三氯乙烯的人员须进行必要的培训，并做好个人防护。三氯乙烯废液可与其他可燃燃料混合后进行焚化处理。但须燃烧完全以防形成光气，产生的卤酸可用酸洗涤器除去。也可以将三氯乙烯废液经过处理后回收再用。

### 10. 三氯乙烯燃烧灭火

三氯乙烯具有可燃性，热分解产物包括氯化氢、氯、光气和碳氧化物。三氯乙烯蒸气比空气重，会积聚在低处，经过长距离传播到达点火源引起燃烧和回火。如果装有三氯乙烯的密封容器长时间暴露于火或热中会引起剧烈爆炸。可以使用二氧化碳灭火器灭火，消防人员须在安全、防爆的地方使用喷水冷却装有三氯乙烯的容器。如果容器出现通风声音的音量和音调增加，水箱变色或出现任何变形迹象，预示冷却无效时，灭火人员应立即撤至安全区域。灭火人员须进行必要的培训，并做好个人防护。

## 5.1.11　吡啶（Pyridine）

吡啶是一种含有一个氮原子的六元杂环化合物，又称氮苯。吡啶及其同系物存在于骨焦油、煤焦油、煤气、页岩油、石油中。吡啶及其衍生物可用作变性剂、助染剂、催化剂、金属缓蚀剂、药物及合成药品、消毒剂、染料、橡胶等产品的原料。

### 1. 吡啶的基本性质和危险性

吡啶是一种无色或微黄色、有恶臭的液体。其基本性质和危险参数如表 5-11 所示。2017 年 10 月 27 日，世界卫生组织国际癌症研究机构将吡啶列入 2B 类致癌物清单中。

**表 5-11　吡啶的基本性质和危险参数**

| | |
|---|---|
| IUPAC 命名：Pyridine<br>英文名称：Azine；Azabenzene<br>别名：氮杂苯<br>CAS 号：110-86-1<br>EINECS 号：203-809-9<br>RTECS 号：UR8400000<br>UN 号：1282<br>分子式：$C_5H_5N$<br>分子量：79.10 | 性状：无色或微黄色液体，有恶臭<br>密度：0.9819 g/mL<br>熔点：−41.6℃<br>沸点：115.2℃<br>水溶性：混溶<br>蒸气压：2.13kPa(20℃) |
| 主要危害：易燃；有害<br>危险品标志：警告 (GHS)<br>GHS 危险标识：<br>闪点：21℃ (294 K)<br>爆炸极限：1.8%～12.4% | 半数致死剂量($LD_{50}$)：1500 mg/kg(小鼠，口服)<br>　　　　　　　　　　　1580 mg/kg(大鼠，口服)<br>美国接触限值：允许暴露极限　TWA 5 ppm<br>　　　　　　　建议暴露极限　TWA 5 ppm<br>　　　　　　　危险暴露极限　1000 ppm |
| 不相容性：与强氧化剂剧烈反应；与强酸、氯磺酸、马来酸酐、发烟硫酸等不相容 | |

### 2. 吡啶的吸收、分布和代谢

吡啶主要是经口误食，也可以经过呼吸道吸入人体。进入体内后，一部分吡啶分子中的氮原子被甲基化、羟基化和氧化，一部分吡啶以原形从尿中排出体外。

### 3. 吡啶的毒性及其中毒机理

吡啶毒性低。接触高浓度吡啶蒸气后首先会刺激皮肤和黏膜，引起皮肤过敏作用，但 2～10 小时后刺激症状消失，无后遗症。继而抑制中枢神经系统，其持续时间和程度与吡啶的吸入量等情况相关，早期有麻醉样症状及长期后遗神经衰弱综合征，主要有恶心、疲劳、食欲缺乏等症状，约半年后逐渐出现周围神经病，有的呈典型袜套样。急性吡啶中毒可能引起中毒者精神崩溃，损害其食管、胃、肺及肝肾，但死亡比较少见，有时会因为引起呼吸中枢麻痹导致死亡。吡啶进入眼睛会引起角膜损害，可能导致角膜坏死。长期接触吡啶可引起多发性神经炎，伴有感觉障碍等。

### 4. 吡啶中毒的临床表现

吡啶中毒会损害人体的眼睛、皮肤、胃肠道、中枢神经系统、肝和肾。短期接触高浓度吡啶蒸气，会引起眼睛、皮肤和呼吸道黏膜的刺激性症状，出现眼部辛辣感，不敢睁眼，流泪不止，眼灼伤及永久性眼损伤。有咽部刺激感，如干咳、呛咳、胸闷、气短、鼻塞、流涕等症状。暴露部位的皮肤出现潮红、痒感、皮炎(有时是光感性皮炎)，但这些症状属一过性症状，持续时间不长，几个小时后完全消失。继皮肤、黏膜刺激症状之后，很快出现中枢神经抑制症状，表现为头昏、头痛、下肢软弱无力、步态蹒跚，如醉酒样，最后昏迷。清醒后有头昏、头痛、睡眠差、记忆力不佳等神经衰弱综合征症状，持续时间长，但不会加重。误食吡啶会导致呕吐、腹泻、发烧、腹痛、蓝色皮肤、精神错乱、晕厥，严重时出现肺部充血和死亡。长期接触吡啶会影响人体的中枢神经系统、脑、肝和肾，引起皮肤过敏。长时间摄入吡啶会导致神经系统和肝肾的损害，甚至死亡。

### 5. 辅助检查

检查呼出气体是否有吡啶气味，检查肝功能和尿常规，检查神经系统、脑功能和肾功能。

### 6. 吡啶中毒的急救

如果吡啶进入眼睛，须立即取下隐形眼镜，用流动清水或生理盐水冲洗眼睛至少15分钟，偶尔提起上下眼睑充分冲洗，然后就医。吡啶接触皮肤，脱去被污染的衣服，用肥皂水和清水彻底清洗皮肤。吸入吡啶，立即转移至空气清新的地方，保持呼吸道通畅，呼吸困难时，输氧，心跳停止时，立即进行心肺复苏(CPR)，然后就医。吞食吡啶，用清水漱口，大量喝水，催吐，然后就医，失去知觉的人禁止催吐。

### 7. 吡啶的储存

吡啶应存放在专门存放腐蚀性和反应性化学品的柜子中,柜子须放置在远离火源的易燃液体存储区，禁止吸烟或点火。进入存在吡啶的密闭空间之前，须检查其空气浓度是否超过爆炸极限。不能将吡啶与强氧化剂(如氯化物、溴和氟)、强酸(如盐酸、硫酸和硝酸)、氯磺酸、马来酸酐和发烟硫酸等接触，以免发生剧烈反应。用于转移20 L以上吡啶的金属容器应接地并黏合，且装有自动关闭阀、压力真空塞和阻火器。在打开和关闭装有吡啶的容器时，需使用无火花的工具和设备。在使用、处理、制造或储存吡啶时，应使用防爆的电气设备和配件。

### 8. 吡啶泄漏的处置

当吡啶发生泄漏时，应迅速撤离至安全区域，隔离危险区，严格限制人员出入。立即切断火源，应急处理人员做好个人防护(戴自给正压式呼吸器，穿防毒服)，切断泄漏源，防止吡啶流入下水道、排洪沟等限制性空间。如果泄漏量小，可用沙土、干燥石灰或苏打灰覆盖泄漏的吡啶，或用大量水冲洗，冲洗废水进入废水处理系统。如果泄漏量大，须构筑围堤或挖坑收容泄漏的吡啶，再用防腐泵将废液收集至槽车或专门的容器内，运至废物处理场所处置。可采用控制性焚烧废液的办法处理吡啶废液，并用洗涤器、催化或热力装置除去废气中的氮氧化物。

### 9. 吡啶燃烧灭火

吡啶属易燃化学品，热分解产生氮和碳的氧化物，可以用雾状水、泡沫、干粉、二氧化碳、沙土进行灭火，不能用酸碱灭火剂灭火。灭火人员须佩戴过滤式防毒面具或隔离式呼吸器，穿全身防火防毒服，在上风向进行灭火，须将装有吡啶的容器从火场转移至空旷的地方，喷水冷却容器至灭火结束。如果火场中的容器发生变色或安全泄压装置中有声音时，必须马上撤离至安全区域。

## 5.1.12 乙腈(Acetonitrile)

乙腈又名甲基氰，能溶解多种有机物、无机物和气体，与水和醇无限互溶。乙腈的用途十分广泛。乙腈不仅是重要的有机合成中间体(如合成乙胺、乙酸等)，氯代烃的替代溶剂，乙烯基涂料，脂肪酸和丁二烯的萃取剂，乙醇变性剂，丙烯腈合成纤维的溶剂，还可用作从石油烃中除去焦油、酚等物质的溶剂，从动植物油中抽提脂肪酸的溶剂，甾族类药物再结晶的反应介质等。乙腈与水形成沸点为76℃的二元共沸混合物(含 84%乙腈)是高介电常数的极性溶剂。此外，乙腈还是制作香料的中间体和均三嗪氮肥增效剂的原料，并在纺织和照明工业中有许多用途。

### 1. 乙腈的基本性质和危险性

乙腈是一种无色透明、极易挥发、有类似醚的特殊气味和一定毒性的液体，其基本性质和危险参数如表 5-12 所示。

表 5-12　乙腈的基本性质和危险参数

| | |
|---|---|
| IUPAC 命名：Acetonitrile<br>英文名称：Cyanomethane；Ethyl nitrile<br>别名：氰甲烷<br>CAS 号：75-05-8<br>EINECS 号：200-835-2<br>RTECS 号：AL7700000<br>UN 号：1993<br>分子式：$C_2H_3N$<br>分子量：41.05 | 性状：无色透明液体，有类似醚的异香<br>密度：0.786 g/mL<br>熔点：$-46\sim-44℃$<br>沸点：$81.3\sim82.1℃$<br>水溶性：混溶<br>溶解性：与水混溶，可溶于乙醚、乙醇等多数有机溶剂<br>蒸气压：9.71 kPa(20.0℃) |
| 主要危害：致畸性，致突变性，易燃<br>危险品标志：危险(GHS)<br>GHS 危险标识：<br>闪点：2.0℃(275.1 K)<br>自燃温度：523.0℃(796.1 K)<br>爆炸极限：4.4%~16.0% | 半数致死剂量(LD₅₀)：2 g/kg(兔，皮肤)<br>　　　　　　　　　　2.46 g/kg(大鼠，口服)<br>最低致死浓度(LC_{LO})：16000 ppm(狗，4 小时)<br>美国接触限值：允许暴露极限　TWA 40 ppm<br>　　　　　　　建议暴露极限　TWA 20 ppm<br>　　　　　　　危险暴露极限　500 ppm |

不相容性：与氧化剂(氯酸盐、硝酸盐、过氧化物、高锰酸盐、高氯酸盐、氯、溴、氟等)不相容；接触可能引起火灾或爆炸。远离碱性物质、强碱、强酸、含氧酸、氯磺酸、发烟硫酸、环氧化物。在金属和某些金属化合物的存在下，腈可能会聚合。与酸不相容；将腈与强氧化性酸混合会导致极端剧烈的反应。与其他氧化剂(如过氧化物和环氧化物)不相容。碱和腈的结合可产生氰化氢。腈在酸和碱水溶液中水解，生成羧酸(或羧酸盐)。过氧化物将腈转化为酰胺。腈可以与还原剂剧烈反应

### 2. 乙腈的吸收、分布和代谢

乙腈经肺、消化道和皮肤吸收进入人体，在体内主要经氧化代谢分解，最终生成甲酸和硫氰酸，代谢产物以硫氰酸盐的形式经尿排出体外，在体内无明显蓄积作用。

### 3. 乙腈的毒性及其中毒机理

乙腈属中等毒性物质，可导致致命的氰化物中毒，但急性中毒发病比氢氰酸慢，有几个小时的潜伏期，具有行为毒性、心脏毒性、肺部和胸部毒性或者呼吸毒性、胃肠道毒性、营养和代谢系统毒性和眼毒性，使中毒者出现兴奋、幻觉、感知扭曲、昏迷、惊厥或癫痫发作的阈值发生变化，心率增加，呼吸受到抑制，恶心、呕吐和代谢酸中毒，出血和血栓，重度中毒者会出现呼吸及循环系统紊乱。长时间染毒时，中毒猫的肝、肾和肺出现病理性改变，条件反射遭到破坏。乙腈对小鼠还具有致突变性、致畸性和肝毒性，中毒鼠出现性染色体缺失和不分离，肝癌和慢性肺水肿。中毒孕仓鼠出现中枢神经系统和肌肉骨骼系统发育畸形和胎儿发育不良，但不至于死亡。

### 4. 乙腈中毒的临床表现

乙腈进入人体后会损伤人的肝、肾、肺、皮肤、眼睛、中枢神经系统和心血

管系统。乙腈会对眼睛、皮肤和呼吸道产生刺激作用，中毒者出现衰弱、无力、面色灰白、恶心、呕吐、腹痛、腹泻、胸闷、胸痛。严重中毒者的呼吸及循环系统发生紊乱，呼吸浅、慢而不规则，血压下降，脉搏细而慢，体温下降，阵发性抽搐，昏迷，可有尿频、蛋白尿等，也可能会产生致命的氰化物中毒症状，出现脸潮红、胸闷、头痛、恶心、呕吐、虚弱和呼吸急促。反复接触乙腈可能导致中毒者甲状腺肿大，造成永久性损害。乙腈还可能会损害发育中的胎儿，使胎儿发育畸形或发育不良。

### 5. 辅助检查

定期检查密切接触乙腈人员的肺、皮肤、呼吸道、心脏、中枢神经系统、肾和肝功能。有晕厥或抽搐障碍病史的人员接触乙腈时，可能会增加乙腈中毒的危险。测试血液中的氰化物（大于 0.1 mg/L）或尿液中的硫氰酸盐（大于 20 mg/L）表示接触过度，需进行医疗监控。

### 6. 乙腈中毒的急救

乙腈中毒的解毒剂试剂盒应放在容易取到的地方。解毒剂应每 1～2 年更换一次，使用人员应经过培训。乙腈中毒时，将中毒者转移到新鲜空气处，给予硝酸戊酯胶囊并致电紧急医疗服务。如果乙腈进入眼睛，立即取下隐形眼镜，并用清水或生理盐水冲洗眼睛至少 15 分钟，冲洗过程中要偶尔提起上下眼睑，彻底洗去乙腈，然后就医。如果乙腈接触皮肤，迅速脱去污染的衣服，用大量水清洗皮肤，注意一定要彻底清洗干净，避免残留，然后就医。误服乙腈中毒，需立即就医。如果吸入乙腈中毒者没有呼吸，需进行人工呼吸，但要避免口对口复苏。出现呼吸困难时，给输氧；出现心跳停止，立即进行心肺复苏（最好在 1～2 分钟内使用氧气并进行心肺复苏）。同时，中毒者需保持环境安静和体温正常。对于没有出现中毒症状的接触者需密切观察 24～48 小时。

### 7. 乙腈中毒的预防

进行个人防护，防止皮肤和眼睛直接接触乙腈。当皮肤受到污染时，应立即清洗污染的皮肤。如果工作服被可燃性物质（即闪点低于 38 ℃ 的液体）浸湿，应当立即脱除并妥善处置，以防着火。在紧靠有可能接触乙腈的工作场所，应配备快速冲淋的设备以便应急使用。

### 8. 乙腈的保存

乙腈应存放在阴凉、通风良好的密闭容器中，容器置于远离点火源以及腐蚀性和反应性材料的易燃液体存储区或专用易燃溶剂柜中。使用乙腈的人员需进行正确处理和储存乙腈的培训。在进入存在乙腈的密闭空间之前，需检查乙腈在空气中的浓度，以确保不存在爆炸性浓度。装有乙腈的桶必须装有自动关闭阀、压力真空塞和阻火器。只能使用无火花的工具和设备打开和关闭装有乙腈的容器。最好自动从桶或其存储容器中泵送乙腈取用。存储、运输、取用和处理乙腈的过程中禁止吸烟和使用明火等火源。

### 9. 乙腈的泄漏处置

乙腈发生泄漏时，须将人员进行疏散使其脱离溢出或泄漏的危险区域，并限制出入，直至完成泄漏乙腈的清理工作。移开所有点火源，并对溢出或泄漏的区域进行通风。用石头、干沙、泥土、泥炭或类似材料吸收乙腈液体，并收集存放在密封的容器中，然后作为危险废物进行处置和处理。处理乙腈挥发的废气时，可用洗涤器或焚化炉从乙腈废气中去除氮氧化物后进行焚化。如果受乙腈污染的径流进入水道，须通知下游人员。对负责清理溢出乙腈的工作人员须经过专业培训，并做好个人防护。

### 10. 乙腈燃烧灭火

乙腈是易燃液体，其热分解产物包括氰化氢以及氮和碳的氧化物。乙腈着火燃烧时，可用二氧化碳或泡沫灭火器进行灭火。注意使用水灭火可能无效。因乙腈蒸气比空气重，会在低处聚集，其蒸气可能会长距离传播到点火源并回火，所以灭火人员须在安全、防爆的位置，使用喷水冷却裸露的装有乙腈的容器。如果出现通风声音的音量和音调增加，水箱变色或容器出现其他任何变形迹象时，灭火人员应立即撤至安全位置。负责灭火的工作人员须经过专业培训，并做好个人防护。

### 5.1.13　乙酸乙酯（Ethyl Acetate）

乙酸乙酯是一种无色透明，毒性低、易挥发、有果香气味的可燃液体。乙酸乙酯微溶于水，溶于醇、酮、醚、氯仿等多数有机溶剂。在涂料、黏合剂、乙基纤维素、人造革、油毡着色剂、人造纤维等产品的制备中常把乙酸乙酯作为工业溶剂使用。乙酸乙酯还是印刷、油墨、人造珍珠生产中的黏合剂，医药、有机酸等产品生产的提取剂。由于乙酸乙酯具有特殊的果香气味，成为菠萝、香蕉、草莓等水果香精，以及威士忌、奶油等的香料以及白酒勾兑用香料、人造香精的主要原料。实验室中，乙酸乙酯常被用作萃取剂，从水溶液中提取许多有机化合物以及磷、钨、砷、钴等。由于乙酸乙酯毒性低，工业上将乙酸乙酯用作硝酸纤维素、乙基纤维素、醋酸纤维素和氯丁橡胶的快干溶剂，以及纺织工业的清洗剂和天然香料的萃取剂，制药工业和有机合成的重要原料。

### 1. 乙酸乙酯的基本性质和危险性

乙酸乙酯的基本性质和危险参数如表 5-13 所示。

**表 5-13 乙酸乙酯的基本性质和危险参数**

| | |
|---|---|
| IUPAC 命名：Ethyl acetate<br>英文名称：Acetic ester；Acetic ether<br>别名：醋酸酯<br>CAS 号：141-78-6<br>EINECS 号：203-500-4<br>RTECS 号：AH5425000<br>UN 号：1173<br>分子式：$C_4H_8O_2$<br>分子量：88.11 | 性状：无色澄清黏稠状液体<br>密度：0.902 g/cm³<br>熔点：−83.6℃<br>沸点：77.1℃<br>水溶性：8.3 g/100 mL(20℃)<br>醇溶性：混溶<br>溶解性：溶于醇、酮、醚、氯仿等多数有机溶剂<br>蒸气压：9.71 kPa(20℃) |
| 主要危害：易燃(F)，刺激性(XI)<br>危险品标志：危险(GHS)<br>GHS 危险标识：<br>闪点：−4℃<br>自燃温度：427℃<br>爆炸极限：2.0%～11.5% | 半数致死剂量($LD_{50}$)：11.3 g/kg(大鼠)<br>最低致死浓度($LC_{LO}$)：21 ppm(豚鼠，1 小时)<br>　　　　　　　　　　12330 ppm(小鼠，3 小时)<br>美国接触限值：允许暴露极限　TWA 400 ppm<br>　　　　　　　建议暴露极限　TWA 400 ppm<br>　　　　　　　危险暴露极限　2000 ppm |

不相容性：可能与空气形成爆炸性混合物。加热可能导致剧烈燃烧或爆炸。与强酸、强碱、硝酸盐、强氧化剂、氯磺酸、氢化锂铝不相容；与发烟硫酸静置会水解形成乙酸和乙醇。碱会大大促进该反应。在紫外线、碱和酸的影响下分解。侵蚀铝和塑料

### 2. 乙酸乙酯的吸收、分布和代谢

根据乙酸乙酯的化学性质推测它在体内易于水解，水解后生成乙醇，部分以醇的形态排出体外，部分进入乙醇的代谢环节。

### 3. 乙酸乙酯的毒性及作用机理

乙酸乙酯毒性低。乙酸乙酯对眼、鼻、咽喉有刺激作用。高浓度吸入可引起进行性麻醉作用，急性肺水肿，肝、肾损害。持续大量吸入，可致呼吸麻痹。误服者可产生恶心、呕吐、腹痛、腹泻等。有致敏作用，因血管神经障碍而致牙龈出血，可致湿疹样皮炎。

### 4. 乙酸乙酯中毒的临床表现

乙酸乙酯中毒时会损伤人体的眼睛、皮肤和呼吸系统。急性中毒时，暴露在高浓度乙酸乙酯下的中毒者会出现麻醉作用，头晕目眩、头痛、胸闷和昏迷，心包及胸膜点状出血，严重时导致急性肺水肿及肝、肾损害。误服者可产生食欲下

降、恶心、呕吐、上腹不适、腹痛、腹泻，导致充血性胃炎等。反复接触乙酸乙酯会导致皮肤干燥和龟裂。乙酸乙酯蒸气会刺激眼睛、鼻、咽喉和呼吸道，影响中枢神经系统，接触量很高时可能导致死亡。乙酸乙酯中毒后出现肝、心肌损害，恢复较慢，持续时间长。慢性中毒时，中毒男性的生育能力可能会降低，皮肤出现干燥和龟裂，甚至出现脑和神经损伤。

5. 辅助检查

实验室进行血、尿、粪常规检查，肝炎病毒标志物检验，肝功能检查总胆红素、总胆汁酸、ALT、AST、碱性磷酸酶、谷氨酰基转移酶，心肌酶谱检查乳酸脱氢酶、α-羟丁酸脱氢酶、心电图。

6. 乙酸乙酯中毒的急救

如果乙酸乙酯进入眼睛，须立即取下隐形眼镜并用清水冲洗眼睛至少 15 分钟，偶尔提起上下眼睑进行冲洗，然后就医。如果接触皮肤，须脱去污染的衣服并立即用肥皂和水清洗，然后就医。如果吸入，应脱离接触环境，若停止呼吸，使用通用预防措施，包括复苏面罩抢救呼吸。若心跳停止，进行心肺复苏(CPR)，立即转移到医疗机构。误服乙酸乙酯，大量喝水催吐，但失去知觉的人禁止催吐。给予吸氧，肌内注射甲氧氯普胺、山莨菪碱，静脉滴注银杏叶提取物、复方甘草酸苷、维生素 C、还原型谷胱甘肽、泮托拉唑以及其他对症治疗。

7. 乙酸乙酯的保存

乙酸乙酯应储存在密闭容器中，并将容器放在阴凉、通风良好、远离热源的易燃液体存储区的溶剂柜中，容器上正确标记有健康危害信息和安全处理程序。使用乙酸乙酯的人员需经过相应的专业培训。在进入存放乙酸乙酯的密闭空间之前，应检查乙酸乙酯在空气中的浓度，以确保不存在爆炸性浓度。必须避免乙酸乙酯与硝酸盐，强氧化剂(如氯、溴、二氧化氯、硝酸盐和高锰酸盐)，强碱(如氢氧化钠和氢氧化钾)，强酸(如硫酸、盐酸和硝酸)放置一起，以免发生剧烈反应。禁止在使用、处理或储存乙酸乙酯时吸烟和使用明火。如果需要转移 20 L 以上乙酸乙酯的金属容器应接地并黏合。储存乙酸乙酯的桶必须装有自动关闭阀、压力真空塞和阻火器。在打开和关闭乙酸乙酯容器时，应使用无火花的工具和设备。使用、处理、制造或储存乙酸乙酯的地方，应使用防爆的电气设备和配件。

### 8. 乙酸乙酯的泄漏处置

乙酸乙酯发生泄漏时，须将人员进行疏散使其脱离溢出或泄漏的危险区域，并限制出入，直至完成泄漏乙酸乙酯的清理工作。移开所有点火源，应急处理人员应戴自给正压式呼吸器，穿消防防护服。尽可能切断泄漏源，防止乙酸乙酯进入下水道、排洪沟等限制性空间。小量乙酸乙酯发生泄漏，可用活性炭或其他惰性材料吸收，或用大量水冲洗，洗水稀释后放入废水系统。乙酸乙酯发生大量泄漏时，须构筑围堤或挖坑收容，用泡沫覆盖，降低其蒸气危害，再用防爆泵转移乙酸乙酯至槽车或专用收集器内，回收或运至废物处理场所处置。

### 9. 乙酸乙酯燃烧灭火

乙酸乙酯是易燃液体，其热分解产物包括碳的氧化物。可使用二氧化碳或泡沫灭火器灭火。乙酸乙酯蒸气比空气重，会在低处聚集。乙酸乙酯蒸气可能会长距离传播到点火源和回火。暴露于火中密闭空间中的乙酸乙酯蒸气可能会发生爆炸。长时间将装有乙酸乙酯的容器暴露于火或热之下，可能会导致容器爆炸。消防人员需在安全、防爆的地方，使用喷水冷却暴露的容器，如果冷却无效（如通风声音的音量和音调增加，水箱变色或出现任何变形迹象），须立即撤至安全位置。灭火人员须经过培训，并做好个人防护。

## 5.1.14　四氢呋喃（Tetrahydrofuran）

四氢呋喃（THF）又名一氧五环、氧杂环戊烷、四亚甲基氧，是一种无色、可与水混溶、在常温常压下有较小黏度的有机液体。四氢呋喃是一种常用的中等极性非质子性溶剂，可作为许多聚合材料、表面涂料、防腐涂料、印刷油墨、磁带、薄膜涂料和电镀工业及制药的溶剂使用。可作高分子聚合物的前体，用于制备合成纤维、合成树脂、合成橡胶。作为有机合成的原料，用于制己二腈、己二酸、己二胺、丁二酸、丁二醇、γ-丁内酯、四氢噻吩、1,2-二氯乙烷、2,3-二氯四氢呋喃、戊内酯、丁内酯和吡咯烷酮等化合物，以及喷托维林、黄体酮、利福霉素等药物。是合成农药苯丁锡的中间体，经硫化氢处理生成的四氢硫酚，可作燃料气中的臭味剂（识别添加剂），还可用作合成革的表面处理剂。尽管四氢呋喃的气味和化学性质与乙醚很相似，但是麻醉效果却很差。

### 1. 四氢呋喃的基本性质和危险性

四氢呋喃是一种无色、易挥发的液体，有类似乙醚的气味。其基本性质和危险参数如表 5-14 所示。2017 年 10 月 27 日，世界卫生组织国际癌症研究机构公布的致癌物清单中，四氢呋喃属于 2B 类致癌物。

### 表 5-14　四氢呋喃的基本性质和危险参数

| | |
|---|---|
| IUPAC 命名：Oxolane<br>英文名称：Tetrahydrofuran；Butylene oxide<br>别名：环氧丁烷<br>CAS 号：109-99-9<br>EONECS 号：203-726-8<br>RTECS 号：LU5950000<br>UN 号：2056<br>分子式：$C_4H_8O$<br>分子量：72.11 | 性状：无色易挥发液体，有类似乙醚的气味<br>密度：0.8892 g/cm$^3$(20℃)<br>熔点：−108.4℃<br>沸点：66℃<br>水溶性：混溶<br>溶解性：溶于水、乙醚、乙醇、丙酮、苯等多数有机溶剂<br>蒸气压：17.56kPa(20℃) |
| 主要危害：易燃，刺激性<br>危险品标志：危险(GHS)<br>GHS 危险标识：<br>闪点：−14℃<br>爆炸极限：2%～11.8% | 半数致死剂量(LD$_{50}$)：1650 mg/kg(大鼠，口服)<br>　　　　　　　　　　2300 mg/kg(小鼠，口服)<br>　　　　　　　　　　2300 mg/kg(豚鼠，口服)<br>美国接触限值：允许暴露极限　TWA 200 ppm<br>　　　　　　　建议暴露极限　TWA 200 ppm，ST 250 ppm<br>　　　　　　　危险暴露极限　2000 ppm |

不相容性：静置(没有抑制剂的情况下)在空气中形成热爆炸性过氧化物，过氧化物会因加热、摩擦或撞击而爆炸。与强氧化剂、强碱和某些金属卤化物剧烈反应。黏附某些形式的塑料、橡胶和涂料

### 2. 四氢呋喃的吸收

四氢呋喃会通过呼吸道、皮肤、眼睛、消化道的途径进入人体。

### 3. 四氢呋喃中毒的机理

四氢呋喃中毒时会损伤人体的眼睛、皮肤、呼吸系统、中枢神经系统、肝脏和肾脏。四氢呋喃具有强的麻醉性和黏膜刺激性，暴露于空气中迅速形成过氧化物，引起皮肤黏膜、眼睛、鼻和咽喉黏膜的刺激和致敏作用，影响中枢神经系统，高剂量接触可能会损害肝脏和肾脏。人类可能的口服致死剂量为 50～500 mg/kg。

### 4. 四氢呋喃中毒的临床表现

四氢呋喃急性中毒时，眼睛接触会引起严重的刺激和可能的伤害，皮肤接触会引起严重的刺激。如果被衣服遮盖或长时间穿着，可能会起泡。四氢呋喃蒸气刺激鼻、喉咙和肺。接触量过高会影响中枢神经系统，产生恶心、头晕、乏力、目眩和头痛，导致麻醉、昏迷和快速死亡。不纯的四氢呋喃可引起肝和肾的损害。四氢呋喃慢性中毒时，可能引起皮炎、干燥和开裂，反复接触可能引起肝肾损害、肺部刺激、支气管炎。

**5. 辅助检查**

如果出现症状或怀疑有过度接触四氢呋喃，可以进行肺功能测试，在急性过度接触后进行胸部 X 射线检查，肝肾功能检查和皮肤检查。血、尿常规及肝功能检查。

**6. 四氢呋喃中毒的急救**

如果四氢呋喃进入眼睛，立即取下隐形眼镜并用清水冲洗眼睛至少 15 分钟，偶尔提起上下眼睑进行彻底冲洗，然后就医。四氢呋喃接触皮肤，脱去污染的衣服并立即用肥皂和水清洗，然后就医。吸入四氢呋喃，从中毒环境转移至空气清新的地方。停止呼吸时，使用通用预防措施，包括复苏面罩抢救呼吸。若心跳停止，进行心肺复苏(CPR)，然后转移到医疗机构。误服四氢呋喃，大量喝水催吐，失去知觉的人不能催吐，然后就医。对中毒者给予 ATP、辅酶 A、维生素 C、氯化钾加葡萄糖液静脉滴注，再加青霉素、复方丹参、复合维生素 B、肌苷、葡醛内酯、溶菌酶等进行救治及其他对症治疗。

**7. 四氢呋喃中毒的预防**

可能接触四氢呋喃蒸气时，应该佩戴过滤式半面罩防毒面具或自给式呼吸器。一般不需要对眼睛进行特殊防护，高浓度接触时可戴安全防护眼镜。穿防静电工作服，戴防苯耐油手套。工作现场严禁吸烟。

**8. 四氢呋喃的保存**

四氢呋喃应储存在密闭容器中，并将容器放在阴凉，通风良好，远离热源的易燃液体存储区的溶剂柜中，容器上正确标记有健康危害信息和安全处理程序，并保护存储容器免受物理损坏。使用四氢呋喃的人员需经过相应的专业培训。在进入存放四氢呋喃的密闭空间之前，应检查四氢呋喃在空气中的浓度，以确保不存在爆炸性浓度。四氢呋喃在存储中会形成过氧化物，须避免四氢呋喃与强氧化剂(如氯、溴和氟)接触，以免发生剧烈反应。处理、使用或储存四氢呋喃的地方，禁止吸烟和使用明火。涉及转移装有 20 L 以上四氢呋喃的金属容器应接地并黏合。储存四氢呋喃的桶必须装有自动关闭阀、压力真空塞和阻火器。在打开和关闭四氢呋喃容器时，应使用无火花的工具和设备。

**9. 四氢呋喃的泄漏处置**

四氢呋喃发生泄漏时，须将人员进行疏散使其脱离溢出或泄漏的危险区域，并限制出入，直至完成泄漏四氢呋喃的清理工作。移开所有点火源，建立强制通风以使空气中四氢呋喃的浓度保持在其爆炸极限以下。用石头、干沙、泥土、泥炭或类似材料吸收四氢呋喃液体，并存放在密封容器中，然后将其作为危险废物进行处置。由于可能发生爆炸，须将四氢呋喃从密闭空间(例如下水道)中取出。如果受四氢呋喃污染的径流进入水道，须通知下游人员。对负责清理溢出四氢呋喃的工作人员须经过专业培训，并做好个人防护。对含有过氧化物的浓缩四氢呋喃废液，应在安全距离内对装废液的容器进行穿孔，然后进行明火燃烧。

### 10. 四氢呋喃燃烧灭火

四氢呋喃是易燃液体，其热分解产物可能包括碳的氧化物。四氢呋喃燃烧时，可使用二氧化碳或泡沫灭火器灭火。四氢呋喃蒸气比空气重，会在低处聚集，其蒸气可能会长距离传播到点火源和回火。暴露于火中密闭空间中的四氢呋喃蒸气可能会爆炸。长时间将装有四氢呋喃的容器暴露于火或热之下，可能会导致容器爆炸。灭火人员须在安全、防爆的地方，使用喷水冷却暴露的容器。如果冷却无效(通风声音的音量和音调增加，水箱变色或出现任何变形迹象)，立即撤至安全位置。灭火人员须经过培训，并做好个人防护。

## 5.1.15　乙醚(Ethoxyethane)

乙醚又称二乙醚或乙氧基乙烷，是一种无色、易燃、极易挥发的液体，其气味带有刺激性。曾被当作吸入性麻醉剂使用，也是常见的毒品。乙醚是油类、染料、生物碱、脂肪、天然树脂、合成树脂、硝化纤维、碳氢化合物、亚麻油、石油树脂、松香脂、香料、非硫化橡胶等的优良溶剂，医药工业中将乙醚用作药物生产的萃取剂和医疗上的麻醉剂，在毛纺、棉纺工业被用作油污洁净剂，火药工业被用于制造无烟火药等。

### 1. 乙醚的基本性质和危险性

乙醚的基本性质和危险参数如表 5-15 所示。乙醚属易燃液体类别 1，根据《危险化学品安全管理条例》、《易制毒化学品管理条例》，乙醚受公安部门管制。

### 2. 乙醚的吸收、分布和代谢

乙醚经呼吸道进入人体，在肺泡内很快被吸收，由血液迅速进入脑和脂肪组织中。因为乙醚能透过血脑屏障进入血流量大、含脂类丰富的大脑组织，所以，脑组织中乙醚含量较高。吸入的乙醚有 87%未经变化由呼吸道直接排出体外，有 1%～2%从尿中排出，一部分乙醚在肝脏经微粒体酶转化为乙醛、乙醇、乙酸和二氧化碳，后经呼吸道和尿排出。停止接触乙醚后，乙醚在血液中的含量会很快下降，但脂肪组织中乙醚仍会保持相当高的浓度。

表 5-15　乙醚的基本性质和危险参数

| | |
|---|---|
| IUPAC 命名：Ethoxyethane<br>英文名称：Ethoxyethane；Dether<br>别名：二乙醚<br>CAS 号：60-29-7<br>EINECS 号：200-467-2<br>RTECS 号：KI5775000<br>UN 号：1155<br>分子式：$C_4H_{10}O$<br>分子量：74.12 | 性状：无色、易燃、极易挥发的液体，其气味带有刺激性<br>密度：0.7134 $g/cm^3$<br>熔点：−116.3℃<br>沸点：34.6℃<br>水溶性：6.05 g/100 mL<br>蒸气压：58.52kPa(20℃) |
| 主要危害：极易燃，对皮肤有害，在空气和光线中分解为爆炸性过氧化物<br>危险品标志：危险(GHS)<br>GHS 危险标识：<br>闪点：−45℃<br>自燃温度：160℃<br>爆炸极限：1.9%～48.0% | 半数致死剂量(LD$_{50}$)：73000 ppm(大鼠，2 小时)<br>　　　　　　　　　　　　6500 ppm(小鼠，1.65 小时)<br>最低致死浓度(LC$_{LO}$)：106000 ppm(兔)<br>　　　　　　　　　　　　76000 ppm(狗)<br>美国接触限值：允许暴露极限　TWA 400 ppm<br>　　　　　　　　危险暴露极限　1900 ppm |

不相容性：与空气形成爆炸性混合物。与强酸、强烈的氧化剂、卤素、硫、硫化合物不相容，有引起燃烧和爆炸的危险。可从空气、热、阳光中形成过氧化物；侵蚀一些塑料、橡胶和涂料。作为非导体，化学物质可能积聚静电荷，可能导致蒸气着火

### 3. 乙醚的毒性及其中毒机理

乙醚对中枢神经系统有明显的抑制作用，呈现从大脑皮质至延髓的逐渐抑制，以至呼吸停止及心搏骤停。吸入乙醚后，会刺激中毒者的中枢神经系统及呼吸中枢以外的感受器而反射性地兴奋呼吸，减少了血液中二氧化碳的含量，使呼吸中枢由兴奋转为抑制。此外，乙醚对呼吸道和胃肠道有很大的刺激性，吸入乙醚过量可直接抑制心脏跳动，并引起周围血管扩张。乙醚可使肾血管收缩，肾血流和肾小球滤过率减少而使尿量减少，并能刺激多种内分泌腺的分泌。成人口服致死量约为 25～30 mL。

### 4. 乙醚中毒的临床表现

吸入高浓度乙醚蒸气的中毒者会出现流涎、流泪、咳嗽、支气管分泌物增多及恶心、呕吐、咽喉及胃部灼痛、颜面潮红、精神紊乱、嗜睡以至昏迷的症状。严重中毒者出现面色青紫、瞳孔散大、脉搏细弱、血压下降，呼吸突然停止，最终循环衰竭。深度乙醚麻醉时，中毒者会出现"乙醚惊厥"。少数病人接触乙醚时有过敏反应，出现皮肤弥漫性红肿、心悸和呼吸困难。

### 5. 乙醚中毒的急救

乙醚中毒时，应迅速将中毒者移离现场，保持其呼吸道通畅，必要时行气管插管、人工呼吸、吸氧，以及应用中枢兴奋剂等。误食乙醚中毒时，可口服液状石蜡或蓖麻油 60～100 mL，再用温水洗胃、导泻，洗胃后口服牛奶 200 mL 以减轻胃黏膜刺激。血压出现下降的中毒者应快速静脉输液以扩充血容量，并静脉滴注多巴胺维持血压。分泌物多时，应立即吸引清除分泌物，静脉注射阿托品 0.5～1 mg；对症进行控制惊厥、肺水肿等治疗。

### 6. 乙醚中毒的预防

乙醚生产设备应密闭或局部通风，防止乙醚浓度过高发生爆炸。应妥善保管乙醚，以防误服。

### 7. 乙醚的保存

乙醚应储存在密闭容器中，并将容器放在阴凉，通风良好，远离热源的易燃液体存储区的溶剂柜中，容器上正确标记有健康危害信息和安全处理程序，并保护存储容器免受物理损坏、远离热源和阳光。使用乙醚的人员需经过相应的专业培训。在进入存放乙醚的密闭空间之前，应检查乙醚在空气中的浓度，以确保不存在爆炸性浓度。乙醚在存储中会形成过氧化物，储存乙醚必须避免与强氧化剂（如溴、氯、二氧化氯和硝酸盐）接触，以免发生剧烈反应。如果乙醚长时间暴露在空气或阳光中会形成不稳定的过氧化物，从而引起爆炸。在处理、使用或储存乙醚的地方，禁止吸烟和使用明火，需使用防爆的电气设备和配件。涉及转移装有 20 L 以上乙醚的金属容器应接地并黏合。储存乙醚的桶必须装有自动关闭阀、压力真空塞和阻火器。在打开和关闭乙醚容器时，应使用无火花的工具和设备。

### 8. 乙醚的泄漏处置

乙醚发生泄漏时，须将人员进行疏散使其脱离溢出或泄漏的危险区域，并限制出入，直至完成泄漏乙醚的清理工作。移开所有点火源，建立强制通风以使空气中乙醚的浓度保持在其爆炸极限以下。用石头、干沙、泥土、泥炭或类似材料吸收乙醚液体，并存放在密封容器中，然后将其作为危险废物进行处置。由于可能发生爆炸，须将乙醚从密闭空间（例如下水道）中取出。如果受乙醚污染的径流进入水道，须通知下游人员。对负责清理溢出乙醚的工作人员须经过专业培训，并做好个人防护。发生泄漏时，对含有过氧化物的浓缩乙醚废液，应在安全距离内对装废液的容器进行穿孔，然后进行明火燃烧。

### 9. 乙醚燃烧灭火

乙醚是极易燃的液体，热分解产物可包括碳的氧化物。乙醚发生燃烧时，使用二氧化碳或泡沫灭火器灭火。乙醚蒸气比空气重，会在低处聚集，其蒸气可能会长距离传播到点火源和回火。尽可能将装有乙醚的容器从火场移至空旷处，喷水保持火场容器冷却，直至灭火结束。处在火场中的容器若已变色或从安全泄压装置中产生声音，必须马上撤离。

### 5.1.16　正己烷（Hexane）

正己烷是一种有微弱特殊气味，具有挥发性的无色液体。正己烷不溶于水，易溶于氯仿、乙醚、乙醇，常被用作萃取植物油、丙烯等烯烃聚合、橡胶和涂料以及颜料、指甲油等化妆品用纤维素的溶剂。正己烷是具有高辛烷值的燃料。正己烷还用于大气监测以及配制标准气、校正气。正己烷还在有机合成中用作溶剂、化学试剂、涂料稀释剂、聚合反应的介质等。

#### 1. 正己烷的基本性质和危险性

正己烷的基本性质和危险参数如表 5-16 所示。

**表 5-16　正己烷的基本性质和危险参数**

| | |
|---|---|
| IUPAC 命名：Hexane<br>英文名称：Sextane<br>CAS 号：110-54-3<br>EINECS 号：203-777-6<br>RTECS 号：MN9275000<br>UN 号：1208<br>分子式：$C_6H_{14}$<br>分子量：86.18 | 性状：有微弱的特殊气味的无色挥发性液体<br>密度：0.6548 g/mL<br>熔点：–95℃<br>沸点：69.1℃<br>水溶性：9.5 mg/L<br>溶解性：溶于乙醇、乙醚、丙酮、氯仿等多数有机溶剂<br>蒸气压：17.60 kPa（20.0℃） |
| 危险品标志：危险（GHS）<br>GHS 危险标识：<br>闪点：–26.0℃<br>自燃温度：234.0℃<br>爆炸极限：1.2%～7.7% | 半数致死剂量（$LD_{50}$）：25 g/kg（大鼠，口服）<br>最低致死浓度（$LC_{LO}$）：56137 mg/kg（大鼠，口服）<br>美国接触限值：允许暴露极限　　TWA 500 ppm<br>　　　　　　　　建议暴露极限　　TWA 50 ppm<br>　　　　　　　　危险暴露极限　　1100 ppm |

不相容性：会与空气形成爆炸性混合物。与强氧化剂接触可能引起燃烧和爆炸。与四氧化二氮的接触在 28℃ 下可能爆炸。侵蚀一些塑料、橡胶和涂料。可能会积聚静电荷，并可能引起其蒸气着火。

#### 2. 正己烷的吸收、分布和代谢

正己烷在生产环境中主要以蒸气形式经呼吸道、消化道和皮肤吸收进入机体，主要分布在脑、肾、肝、脾等脂肪含量高的器官，在肝脏中进行其生物转

化，线粒体细胞色素 P450 及细胞色素 C 直接参与正己烷的氧化代谢，代谢产物有 2,5-己二酮、2-己醇、3-己醇、2-己酮等，最后由肺和肾排出正己烷及其代谢产物。

### 3. 正己烷的毒性及其中毒机理

正己烷毒性低，具有高挥发性、高脂溶性，并有蓄积作用。正己烷对中枢神经系统有轻度抑制作用，对皮肤黏膜有刺激作用。长期接触正己烷可导致多发性周围神经病变。这主要是由于正己烷的代谢产物 2,5-己二酮与神经微丝蛋白中的赖氨酸共价结合，生成 2,5-二甲基吡咯加合物，导致神经微丝积聚，引起轴突运输障碍和神经纤维变性。正己烷还可能导致血清内源性神经生长因子水平降低。正己烷对眼、呼吸道具有刺激作用，会导致眩晕、麻醉和急性支气管炎，摄入 50 g 可致死。正己烷慢性毒作用主要为多发性神经病、肌萎缩及肝肾损害，其代谢产物 2,5-己二酮可引起睾丸和附睾体重量减少，精子的形成受到干扰。

### 4. 正己烷中毒的临床表现

人吸入正己烷 1800 mg/m³，5 分钟内无明显刺激作用。吸入 2880 mg/m³，15 分钟出现眼及上呼吸道的刺激现象。吸入 5040～7200 mg/m³，10 分钟就会有恶心、头晕、头痛、胸闷、眼、咽及上呼吸道黏膜刺激症状。吸入 18000 mg/m³，10 分钟出现轻度眩晕和麻醉，甚至意识不清。经口摄入正己烷可出现恶心、呕吐、支气管和胃肠道刺激症状，严重者发生中枢性呼吸抑制。正己烷溅入眼内可引起结膜刺激症状。长时间接触低浓度正己烷可引起多发性周围神经病，起病隐匿而缓慢。症状初期出现肢体远端感觉型神经病，趾端感觉异常，如麻木、触痛觉和震动觉，一般呈手套、袜套样分布的位置觉减退，以下肢为重，肌肉疼痛，登高时明显肌无力、腱反射减退。症状严重时出现运动型神经病。即首先表现下肢远端无力、合并肌肉疼痛或痉挛。腓肠肌压痛，跟腱反射消失较少。感觉运动型多发性周围神经病也以运动障碍为主，四肢远端手足部触痛觉消失，震动觉、位置觉轻度减退。严重者出现下肢瘫痪及肌肉萎缩，并伴有自主神经功能障碍。正己烷中毒者还会出现心律不齐、心室颤动，睾丸和附睾体重量减低，干扰精子的形成，以及血清免疫球蛋白的水平受到抑制。

### 5. 实验室检查

对正己烷接触者通常进行内科常规、神经内科、血常规、尿常规、肝功能、肾功能、神经-肌电图、X 射线胸部正位像、心电图及肝脾 B 超的检查。尿液检查出尿液中正己烷与 2,5-己二酮均与环境中正己烷浓度正相关。脑脊液与生化检查偶见蛋白增高，神经纤维变性可能已上升至脊神经根。肌电图检查可见轻度中毒者的肌肉最大收缩时呈混合相，肌肉小力收缩时，20 个运动单位平均时限延长 20% 以上，多相电位增加 20% 以上或出现自发电位。严重中毒者出现正锐波、纤颤电位及肌肉动作电位波幅降低。神经传导速度测定可见严重中毒者的神经传导速度进行性减慢，并与肌无力程度成正比。神经活检偶见轻度中毒者的神经肌肉接头或肌肉神经细支异常，中、重度中毒者的结旁轴突极度肿胀，伴髓鞘回缩。电镜检查可见轴突肿胀，脱髓鞘、髓鞘再生和正常再生。

### 6. 正己烷中毒的急救

急性正己烷中毒时，应立即将中毒者移至空气新鲜处，对症处理。口服中毒者需进行洗胃，眼污染时用清水冲洗眼睛 15 分钟，皮肤污染时，用肥皂水清洗皮肤。慢性正己烷中毒时，出现多发周围神经病变者应尽早脱离接触正己烷，近年来应用鼠神经生长因子(mNGF)治疗中毒性周围神经病取得较好临床效果，其他治疗措施除普遍采用补充维生素 B 族(以 $B_1$、$B_6$、$B_{12}$ 为主)、改善微循环(山莨菪碱类)、扩张周围血管(丹参、地巴唑)、增加能量制剂(肌苷、辅酶 A、ATP 等)药物及理疗、体疗、心理治疗作为基础治疗外，药物联合治疗也越来越多，如钙拮抗剂与 NG、自由基清洗甲钴胺、甲钴胺与 654-2、血栓素合成酶抑制剂与大量维生素 $B_{12}$、NGF 与糖皮质激素，及中西药物联合治疗等。经过有效治疗，大多数中毒者能完全康复，一般恢复期为数月，严重中毒者需 1 年以上，个别中毒者会有四肢肌萎缩和长期神经-肌电图异常等后遗症。

### 7. 正己烷中毒的预防

降低作业环境空气中正己烷浓度，如保持容器尽量密闭，安装有效的通风装置，用无毒、低毒的物质替代正己烷作溶剂等，以及做好个人防护，注意个人卫生，开展职业卫生培训，做好定期职业健康检查，仍是目前最主要的预防正己烷中毒的手段。

### 8. 正己烷的保存

正己烷应储存在密闭容器中，并将容器放在阴凉，通风良好，远离热源的易燃液体存储区的溶剂柜中，必须避免正己烷与强氧化剂(如氯、溴和氟)接触，以免发生剧烈反应。在进入可能存在正己烷的密闭空间之前，须检查正己烷在空气中的浓度，以确保不存在爆炸性浓度。在使用、处理或储存正己烷时，禁止吸烟和使用明火。转移 20 L 及以上体积的正己烷时，所使用的金属容器应接地并黏合。

装有正己烷的桶必须装有自动关闭阀、压力真空塞和阻火器，在打开和关闭正己烷容器时须使用无火花的工具和设备。

### 9. 正己烷的泄漏处置

正己烷发生泄漏时，须将人员进行疏散使其脱离溢出或泄漏的危险区域，并限制出入，直至完成泄漏正己烷的清理工作。移开所有点火源，建立强制通风以使空气中正己烷的浓度保持在其爆炸极限以下。用石头、干沙、泥土、泥炭或类似材料吸收正己烷液体，并存放在密封容器中，然后将其作为危险废物进行处置。由于可能发生爆炸，须将正己烷从密闭空间(例如下水道)中取出。如果受正己烷污染的径流进入水道，须通知下游人员。将正己烷废液与可燃溶剂混合，然后在配备有加力燃烧器和洗涤器的化学焚烧炉中燃烧。对负责清理溢出正己烷的工作人员须进行专业培训，并做好个人防护。

### 10. 正己烷燃烧灭火

正己烷是极易燃的液体，热分解产物可包括碳的氧化物。正己烷发生燃烧时，使用二氧化碳或泡沫灭火器灭火。正己烷蒸气比空气重，会在低处聚集，其蒸气可能会长距离传播到点火源和回火。暴露于火中密闭空间中的正己烷蒸气可能会爆炸。长时间将装有正己烷的容器暴露于火或热之下，可能会导致容器爆炸。灭火人员须在安全、防爆的地方，使用喷水冷却暴露的容器，如果冷却无效(通风声音的音量和音调增加，水箱变色或出现任何变形迹象)，必须马上撤至安全区域。灭火人员必须经过专业培训，并做好个人防护。

## 5.2 实验室常用试剂

### 5.2.1 苯胺(Aniline)

苯胺是最重要的胺类物质之一，是一种无色或微黄色油状液体，有强烈气味。苯胺是染料工业中最重要的中间体之一，在染料工业中可用于制造酸性墨水蓝 G、酸性媒介 BS、酸性嫩黄、直接橙 S、直接桃红、靛蓝、分散黄棕、阳离子桃红 FG 和活性艳红 X-SB 等。在有机颜料方面用于制造金光红、金光红 g、大红粉、酚菁红、油溶黑等。在印染工业中用于染料苯胺黑；在农药工业中用于生产许多杀虫剂、杀菌剂如 DDV、除草醚、毒草胺等。苯胺是橡胶助剂的重要原料，用于制造防老剂甲、防老剂丁、防老剂 RD 及防老剂 4010、促进剂 M、808、D 及 CA 等。也可作为医药磺胺药的原料，同时也是生产香料、塑料、清漆、胶片等的中间体。并可作为炸药中的稳定剂、汽油中的防爆剂以及用作溶剂。其他还可以用作制造对苯二酚、2-苯基吲哚等。苯胺是生产农药的重要原料，由苯胺可衍生 N-烷基苯胺、烷基苯胺、邻硝基苯胺、环己胺等，可作为杀菌剂(敌锈钠、拌种灵)，杀虫剂(三唑磷、哒嗪硫磷、喹硫磷)，除草剂(甲草胺、环嗪酮、咪唑喹啉酸)等的中间体。

### 1. 苯胺的基本性质和危险性

苯胺的基本性质和危险参数如表 5-17 所示。2017 年 10 月 27 日，世界卫生组织国际癌症研究机构公布的致癌物清单中，苯胺属于 3 类致癌物。

**表 5-17　苯胺的基本性质和危险参数**

| | |
|---|---|
| IUPAC 命名：Aniline<br>英文名称：Phenylamine；Aminobenzene<br>别名：氨基苯<br>CAS 登录号：62-53-3<br>UN 号：1547<br>EINECS 登录号：200-539-3<br>分子式：$C_6H_7N$<br>分子量：93.13 | 性状：无色或微黄色油状液体，有强烈气味<br>密度：1.0217 g/mL<br>熔点：−6.3℃<br>沸点：184.13℃<br>水溶性：3.6 g/100 mL(20℃)<br>溶解性：微溶于水，易溶于乙醇、乙醚等有机溶剂<br>蒸气压：79.8Pa(20℃) |
| 主要危害：潜在的职业致癌物<br>危险品标志：危险(GSH)<br>GSH 危险标识：<br>闪点：70℃<br>自燃温度：770℃<br>爆炸极限：1.3%～11% | 半数致死剂量($LD_{50}$)：195 mg/kg(狗，口服)<br>　　　　　　　　　464 mg/kg(小鼠，口服)<br>　　　　　　　　　440 mg/kg(大鼠，口服)<br>　　　　　　　　　400 mg/kg(豚鼠，口服)<br>最低致死浓度($LC_{LO}$)：250 ppm(大鼠，4 小时)<br>　　　　　　　　　180 ppm(猫，8 小时)<br>美国接触限值　允许暴露极限　TWA 5 ppm<br>　　　　　　　建议暴露极限　Ca(潜在的职业致癌物)<br>　　　　　　　危险暴露极限　100 ppm |

不相容性：可能与空气形成爆炸性混合物。除非被抑制(通常是甲醇)，否则苯胺很容易聚合。与卤素、强酸、氧化剂、强碱、有机酸酐、乙酸酐、异氰酸酯、醛、过氧化钠接触可能引起着火和爆炸。与甲苯二异氰酸酯发生强烈反应，与碱金属和碱土金属反应。侵蚀一些塑料、橡胶、涂料、铜和铜合金

### 2. 苯胺的吸收、分布和代谢

苯胺可经呼吸道、皮肤和消化道吸收进入人体，经皮吸收容易被忽视而成为引起职业中毒的主要原因。液体及其蒸气都可经皮吸收，其吸收率随室温和相对湿度的提高而增加。经呼吸道吸入的苯胺，90%可在体内滞留，经氧化后可形成毒性更大的中间代谢产物苯基羟胺(苯胲)，然后再氧化生成对氨基酚，与硫酸、葡萄糖结合，经尿排出。少量苯胺以原形由呼吸道排出。

### 3. 苯胺的毒性及其中毒机理

苯胺有中等毒性。其中毒机理是机体正常 Hb 变性，结合二价铁的 Hb 氧化为三价铁，与羟基(—OH)牢固地结合形成三价 Fe 的 Hb，即失去携氧能力，造成机体各组织缺氧，引起中枢神经系统、心血管系统以及其他脏器的损害。苯胺能引起红细胞内珠蛋白变性，形成赫恩滋小体，使细胞膜脆性大，易于破坏，导致溶血性贫血。

### 4. 苯胺中毒的临床表现

直接接触液体苯胺会引起皮肤灼伤、眼睛刺激和可能的永久性伤害。吸入会引起喘息和咳嗽，刺激呼吸道。高浓度的苯胺会干扰血液的携氧能力，导致呼吸困难，崩溃和死亡。中毒的症状包括皮肤发蓝、头痛、恶心、呕吐、喉咙干燥、头晕、眩晕、肌肉缺乏协调、耳鸣、虚弱、迷失方向、嗜睡和昏迷。泌尿系统症状包括小便疼痛、尿中带血、尿液中存在血红蛋白、尿量减少。长期接触苯胺会引起贫血、厌食、体重减轻和皮肤病变。慢性影响可能造成大脑、心脏和肾脏的急性损害，食欲不振，头晕，失眠，震颤，膀胱恶性增长，肝损害和黄疸；急性中毒：患者口唇、指端、耳郭发绀，有头痛、头晕、恶心、呕吐、手指发麻、精神恍惚等；重度中毒时，皮肤、黏膜严重青紫，呼吸困难，抽搐，甚至昏迷，休克。出现溶血性黄疸、中毒性肝炎及肾损害，化学性膀胱炎。眼接触引起结膜炎、角膜炎。

### 5. 苯胺中毒的急救

如果苯胺进入眼睛，须立即取下隐形眼镜并用水冲洗眼睛至少15分钟，在冲洗过程中要偶尔提起上下眼睑进行彻底冲洗，然后立即就医。如果苯胺接触皮肤，脱去污染的衣服并立即用肥皂和水清洗。如果吸入了苯胺，立即离开现场到安全区域。如果呼吸停止，进行人工呼吸。如果心脏停止跳动，进行心肺复苏术，并尽快转移到医疗机构。吞下苯胺后，大量喝水催吐，但不要对失去知觉的人催吐。对高铁血红蛋白血症的判断，可能需要用分光光度法精确测定尿液中高铁血红蛋白水平。

### 6. 苯胺的安全使用

苯胺须存放在密闭容器中。应将容器置于阴凉、干燥、黑暗、通风良好、安全的地方。使用苯胺前，应对人员进行专门培训。在进入存在苯胺的密闭空间之前，应先检查苯胺在空气中的浓度以确保不超过其爆炸性浓度。转移苯胺时，转移的金属容器应接地并黏合。在可能的情况下，自动从桶或其他存储容器中抽出苯胺液体到处理容器中。桶必须装有自动关闭阀、压力真空塞和阻火器，在打开和关闭苯胺的容器时，只能使用不会产生火花的工具和设备。在使用、处理、制造或存储苯胺的地方，应进行标记并使用防爆电气设备和配件，并禁止使用明火和吸烟，以免造成火灾或爆炸。应在处理区域建立规定的标记区域，根据 OSHA 标准 1910.1045 使用或存储。

### 7. 苯胺的泄漏处置

苯胺发生泄漏时，须将没有穿着防护装备的人员从泄漏的危险区域撤离，直到泄漏的苯胺清理完成为止。保持通风，但人员勿进入低洼处。可以进行强制通风使其在空气中的浓度保持在爆炸极限以下。泄漏的处置人员须穿戴正压式呼吸器和专用防护服。须清除危险区域的所有火源，包括火炬、烟或火焰。勿触摸苯胺。使用喷水减少苯胺的挥发。少量泄漏时，需要用石、干沙、泥土或其他不可燃的吸收性材料处理，然后将吸附苯胺的材料收集并放入容器中以备后用。大量溢出时，应筑造堤坝阻止染毒面积扩大，再将苯胺作为危险废物进行处置。如果苯胺或受苯胺污染的径流进入水道，须通知下游用户、当地卫生消防官员和污染控制机构。须对清理苯胺溢出物的人员进行专门培训，并做好个人防护。对废弃苯胺进行焚化处理时，应采用洗涤器、催化或热力装置去除烟道气中的氮氧化物。

### 8. 苯胺燃烧灭火

苯胺是可燃液体。热分解产物包括氮和碳的氧化物，使用泡沫灭火器进行灭火。苯胺蒸气比空气重，会聚集在较低的区域。其蒸气可能会长距离传播到点火源发生回火，密闭空间中的苯胺蒸气遇到明火可能会发生爆炸。长时间将装有苯胺的容器暴露于火或热之下，可能会导致容器爆炸。苯胺着火时，尽可能最大距离进行灭火，围住消防水，以备日后处理，注意需防止苯胺发生泄漏。可使用喷水来控制泄漏或溢出但尚未燃烧的苯胺蒸气。消防人员须从安全、防爆的位置使用喷水冷却裸露的装有苯胺的容器。如果冷却无效，灭火人员须立即撤至安全位置。如果要求员工灭火，则必须对员工进行培训和装备。

## 5.2.2　硝基苯(Nitrobenzene)

硝基苯是一种剧毒有机物，具有杏仁油的特殊气味。俗称人造苦杏仁油，纯品是几乎无色至淡黄色的晶体或油状液体，不溶于水，易溶于乙醇、乙醚、苯和油。遇明火、高热会燃烧、爆炸。硝基苯可用作溶剂和温和的氧化剂。它的主要用途是制造苯胺，也常用作绝缘物质和光泽剂。硝基苯是重要的有机中间体，例如，硝基苯用三氧化硫磺化得间硝基苯磺酸，可作为染料中间体、温和氧化剂和防染盐 S。用氯磺酸磺化得间硝基苯磺酰氯，用作染料、医药等中间体；经氯化得间硝基氯苯，广泛用于染料、农药的生产，经还原后可得间氯苯胺，用作染料橙色基 GC，也是医药、农药、荧光增白剂、有机颜料等的中间体。硝基苯再硝化可得间二硝基苯，经还原可得间苯二胺，用作染料中间体、环氧树脂固化剂、石油添加剂、水泥促凝剂，间二硝基苯如用硫化钠进行部分还原则得间硝基苯胺，为染料橙色基 R，是偶氮染料和有机颜料等的中间体。

### 1. 硝基苯的基本性质和危险性

其基本性质和危险参数如表 5-18 所示。本品根据《危险化学品安全管理条例》，受公安部门管制。

**表 5-18　硝基苯的基本性质和危险参数**

| | |
|---|---|
| IUPAC 命名：Nitrobenzene<br>英文名称：Nitrobenzol；Oil of mirbane<br>别名：豆蔻油<br>CAS 号：98-95-3<br>RTECS 号：DA6475000<br>UN 号：1662<br>分子式：$C_6H_5NO_2$<br>分子量：123.06 | 性状：具有杏仁油的特殊气味<br>密度：1.199 g/cm³<br>熔点：5.7℃<br>沸点：210.9℃<br>水溶性：0.19 g/100 mL（20℃）<br>溶解性：可溶于乙醇、乙醚、苯，微溶于水<br>蒸气压：39.9 Pa（25℃） |
| 主要危害：致癌性，易制爆<br>危险品标志：危险（GHS）<br>GSH 危险标识：<br>闪点：88℃<br>自燃温度：88℃<br>爆炸极限：1.8%～? | 最低致死浓度（LC$_{LO}$）：750 mg/kg（狗，口服）<br>美国接触限值：允许暴露极限　TWA 1 ppm（皮肤）<br>　　　　　　　建议暴露极限　TWA 1 ppm（皮肤）<br>　　　　　　　危险暴露极限　200 ppm |

不相容性：浓硝酸，四氧化二氮；腐蚀性五氯化磷；具有化学活性的金属，例如锡或锌；与强氧化剂和还原剂
　　　发生剧烈反应；侵蚀许多塑料；与许多有机和无机化合物形成热不稳定化合物

### 2. 硝基苯的吸收、分布和代谢

硝基苯的蒸气可同时经皮肤和呼吸道吸收进入人体，在体内总滞留率可达 80%。硝基苯的转化物主要为对氨基酚，还有少量间硝基酚与对硝基酚，及邻氨基酚与间氨基酚。生物转化所产生的中间物质，其毒性常比其转化前物质的毒性强。硝基苯在体内经转化后，水溶性较高的转化物即可经肾脏排出体外，完成其解毒过程。

### 3. 硝基苯的毒性及其中毒机理

硝基苯通常是急性中毒。硝基苯的中毒机制与形成高铁血红蛋白的毒性有密切关系。通常硝基苯进入人体后，经过转化产生的中间物质，可使维持细胞膜正

常功能的还原型谷胱甘肽减少,从而引起红细胞破裂,发生溶血。硝基苯也可直接作用于肝细胞致肝实质病变,引起中毒性肝病、肝脏脂肪变性。严重者可发生亚急性重型肝炎。

### 4. 硝基苯中毒的临床表现

急性硝基苯中毒时,吸入 3~6 ppm 时可引起头痛和恶心,40 ppm 可能引起醉酒。由于血液携带氧气的能力下降引起的症状可能包括嘴唇、指甲和耳垂发蓝、头痛、头晕、失去协调、呼吸困难、心跳加速、呕吐、昏迷和死亡,症状可能会延迟最多 4 个小时。硝基苯容易被皮肤吸收,对吸入中毒所列症状有明显贡献,也可能引起刺激和过敏性反应。据报道,皮肤吸收硝基苯会导致死亡,可能还会引起刺激并损坏角膜。食入硝基苯时,可能引起咽喉灼痛、腹痛、血泻、腹泻、脾脏和肝脏肿大。高浓度接触可能会干扰血液携带氧气的能力(高铁血红蛋白血症),急性接触硝基苯的体征和症状可能很严重,包括发绀(皮肤和黏膜呈蓝色调)、心动过速(心跳加快)、低血压和心律不齐,也可能发生呼吸抑制和呼吸衰竭、头痛、嗜睡、虚弱、眩晕(头晕)、严重抑郁,甚至会导致昏迷。胃肠道症状包括恶心和呕吐,尿液和呕吐物可能带有苦杏仁味。长期接触 40 ppm 硝基苯达 6 个月会引起中毒和贫血、皮肤过敏、黄疸、肝脾脏损害、疲劳、膀胱不适、神经损伤,也可能影响血液形成器官,引起贫血,同时会影响视力(视野的敏锐度和收缩度)。

### 5. 辅助检查

定期评估肝肾功能,以及血液和总体健康状况。在所有疑似中毒的病例中,都要跟踪高铁血红蛋白水平,直到达到正常水平。尿液中的对硝基苯和对氨基苯酚代谢物可用作中毒的证据。肝功能检查,注意:饮酒会增加硝基苯的毒性作用。有血液、心脏、肝脏或肺部疾病的人不应使用这种物质。

### 6. 硝基苯中毒的急救

如果硝基苯进入眼睛,须立即取下隐形眼镜并用清水冲洗眼睛至少 15 分钟,冲洗过程中需偶尔提起上下眼睑进行彻底冲洗,然后就医。如果硝基苯接触皮肤,脱去污染的衣服并立即用肥皂和水清洗皮肤,然后就医。如果已吸入,请停止接触。如停止呼吸,开始抢救呼吸(使用通用预防措施,包括复苏面罩)。如心脏活动停止,进行心肺复苏(CPR),立即转移到医疗机构。吞下后,大量喝水并催吐,但不要对失去知觉的人催吐。

### 7. 硝基苯中毒的预防

可能接触硝基苯蒸气时,须佩戴过滤式防毒面具(半面罩)。紧急事态抢救或撤离时,建议佩戴自给式呼吸器,戴安全防护眼镜,穿透气型防毒服,戴防苯耐油手套。工作现场禁止吸烟、进食和饮水，及时换洗工作服，工作前后不饮酒，用温水洗澡，注意检测毒物，实行就业前和定期的体检。

### 8. 硝基苯的保存

硝基苯应存放在安全地方。使用硝基苯之前，应对人员进行专业培训。进入可能存在硝基苯的密闭空间之前，须检查其在空气中的浓度以确保未达到爆炸性浓度。储存硝基苯时，必须避免与腐蚀性的四氧化二氮或高氯酸银，强酸(例如盐酸、硫酸和硝酸)和化学活性金属(例如钾、钠、镁和锌)接触，以免发生剧烈反应。在操作、使用或储存硝基苯时，禁止使用火源，如禁止吸烟和使用明火。转移20 L 或更多硝基苯的金属容器应接地并黏合。桶必须装有自动关闭阀、压力真空塞，尤其是在打开和关闭容器时，应使用无火花的工具和设备。使用、搬运、制造或存储硝基苯时，均应使用防爆电气设备和配件。

### 9. 硝基苯的泄漏处置

硝基苯发生泄漏时，应疏散并限制未穿戴防护装备的人员出入溢出或泄漏的危险区域，直至完成清理工作。移开所有点火源，建立强制通风以使硝基苯在空气中的浓度水平保持在爆炸极限以下。用石、干沙、泥土、泥炭、炭或类似材料吸收泄漏的硝基苯液体，并收集存放在密封的容器中。由于可能发生爆炸，须将硝基苯从密闭空间(例如下水道)中取出。应将泄漏的硝基苯作为危险废物进行处理。如果有硝基苯或受硝基苯污染的水体进入水道，须通知下游用户、当地卫生消防官员和污染控制机构，须对处理泄漏的人员进行专业培训，并做好个人防护。

### 10. 硝基苯燃烧灭火

硝基苯是可燃液体。热分解产物可能包括氮和碳的氧化物。使用干粉、二氧化碳或泡沫灭火器进行灭火。硝基苯蒸气比空气重，会在低处聚集。其蒸气可能会长距离传播到点火源发生回火。暴露于火中密闭空间中的硝基苯蒸气可能会爆炸，长时间将装有硝基苯的容器暴露于火或热之下，可能会导致爆炸。消防人员须在安全、防爆的地方，使用喷水冷却暴露的容器。如果冷却无效(通风声音的音量和音调增加，水箱变色或出现任何变形迹象)，相关人员须立即撤至安全位置。须对灭火人员进行培训和装备。

### 5.2.3　苯肼(Phenylhydrazine)

苯肼是白色单斜棱形晶体或油状液体，有芳香气味，在空气中渐变黄色，有毒性，与乙醇、乙醚、苯等混溶，微溶于水和石油醚。可用苯胺经重氮化再用

NaHSO$_3$ 还原制得。苯肼是染料、医药、农药工业的重要中间体，可用于有机合成及用作分析试剂。

### 1. 苯肼的基本性质和危险性

苯肼是淡黄色晶体或油状液体，有刺激性气味。其基本性质和危险参数如表 5-19 所示。

**表 5-19　苯肼的基本性质和危险参数**

| | |
|---|---|
| IUPAC 命名：Phenylhydrazine<br>英文名称：Hydrazinobenzene<br>别名：肼基苯<br>CAS 登录号：100-63-0<br>EINECS 登录号：202-873-5<br>RTECS 号：MV8925000<br>UN 号：2572<br>分子式：C$_6$H$_8$N$_2$<br>分子量：108.14 | 性状：白色单斜棱形晶体或油状液体，有芳香气味<br>密度：1.0978 g/cm$^3$<br>熔点：19.5℃<br>沸点：243.5℃<br>水溶性：145g/L(20℃)<br>溶解性：溶于热水、乙醇、醚、苯等，不溶于冷水<br>蒸气压：5.32 Pa(25℃) |
| 主要危害：易燃，有毒<br>危险品标志：危险(GSH)<br>GSH 危险标识：◇◇◇<br>闪点：88℃<br>自燃温度：615℃<br>爆炸极限：1.1% | 半数致死剂量(LD$_{50}$)：　188 mg/kg(大鼠，口服)<br>　　　　　　　　　　　175 mg/kg(小鼠，口服)<br>　　　　　　　　　　　80 mg/kg(兔，口服)<br>　　　　　　　　　　　80 mg/kg(豚鼠，口服)<br>　　　　　　　　　　　200～250 mg/kg(狗，口服)<br>美国接触限值：允许暴露极限　TWA 5 ppm<br>　　　　　　　建议暴露极限　CaC 0.14 ppm<br>　　　　　　　危险暴露极限　Ca(15 ppm) |

不相容性：与羰基化合物、强氧化剂、强碱、碱金属、氨、二氧化铅(剧烈)具有很强的反应性；侵蚀铜盐、镍盐和铬酸盐

### 2. 苯肼的吸收、分布和代谢

用放射性 $^{14}$C 给兔示踪，出现口服 50 mg/kg 剂量的含苯肼放射性物质，其中有 30%～50%于 48 小时内和 40%～60%于 4 天内由尿排出，约有 5%～10%的放射性活性物存在红细胞内。苯肼的代谢产物(对羟苯肼、丙酮酸、α-酮戊酸)在 10 天内排出。

### 3. 苯肼的毒性及其中毒机理

苯肼属中等毒类。人使用盐酸苯肼作为口服药物治疗红细胞增多症，可引起溶血性贫血、高胆红素血症、高铁血红蛋白症和赫恩滋小体的形成，从而损害肝、肾、心脏等实质脏器。

### 4. 苯肼中毒的临床表现

苯肼中毒会攻击人的血液、肝、肾、皮肤和呼吸系统，并可能会影响骨髓并

引起白血病。吸入含苯肼灰尘和烟雾会刺激并灼伤眼睛和皮肤，也可能引起咳嗽和呼吸困难。苯肼是一种慢性毒物，有潜在的致癌性。接触高浓度苯肼可导致发绀和高铁血红蛋白血症。接触较高浓度苯肼会导致呼吸困难、崩溃，甚至死亡。接触低浓度苯肼会引起头痛、恶心、呕吐、头晕、神经质、摇晃、癫痫发作和昏迷。反复或长期接触苯肼可能引起皮肤刺激、皮炎和过敏，还可能引起红细胞损害、发绀和溶血性贫血。苯肼会损伤肾脏和肝脏，还可能导致血栓形成。

### 5. 辅助检查

接触苯肼者可进行以下检查：血浆、血红蛋白、CBC、肝功能检查，肺功能检查，尿液(化学/代谢物)、血红蛋白及白细胞检查。

### 6. 苯肼中毒的急救

如果苯肼进入眼睛，须立即取下隐形眼镜并用清水冲洗眼睛至少 15 分钟，偶尔提起上下眼睑进行彻底冲洗，然后就医。如果接触皮肤，脱去污染的衣服并立即用肥皂和水清洗，然后就医。如果已吸入苯肼，停止继续接触。若呼吸停止，应进行人工呼吸。如心跳停止，应进行心肺复苏(CPR)，并立即转移到医疗机构进行急救。如果误食苯肼，应大量喝水催吐，但不要对失去知觉的人催吐。

### 7. 苯肼中毒的预防

对工作场所可能接触苯肼的劳动者，为防止苯肼中毒，应穿戴合适的个人防护服，以防止皮肤直接接触苯肼。佩戴护目镜。当皮肤受到苯肼污染时，应立即清洗污染的皮肤。每天工作结束后，应脱去污染衣物，并清洗可能受到污染的皮肤。工作场所配备眼冲洗设备和快速冲淋身体的设备。

### 8. 苯肼的保存

苯肼应存放在专门存放有毒化学物质的地方，且不能与其他易燃物质存放在同一区域，氧化剂和氧化性气体与易燃或反应性物质的边界距离应为 8～10 米。并避免暴露在强光下，避免与氨、氧化剂和金属盐接触。转移苯肼时，最好自动从桶或其他存储容器中泵送苯肼液体。转移 20 L 或更多苯肼的金属容器应接地并黏合，桶必须装有自动关闭阀、压力真空塞和阻火器。在打开和关闭装有苯肼的容器时，应使用无火花的工具和设备。使用、搬运、制造或存储苯肼时，须使用防爆电气设备，禁止明火。应在符合 OSHA 标准 1910.1045 的规定下处理，使用或储存苯肼的地方，建立管制标记的区域。

9. 苯肼的泄漏处置

苯肼发生泄漏时，应立即疏散并限制未穿戴防护装备的人员出入溢出或泄漏的危险区域，直至完成清理。移开所有点火源，对溢出或泄漏的区域进行通风，避免接触粉尘，分散并冲洗。处理泄漏的人员应远离低处，不要触摸溢出的苯肼，尽量阻止苯肼的进一步泄漏。少量苯肼泄漏时，可用沙子或其他不燃性吸收材料吸附泄漏的苯肼，再将其收集装入容器中，以备后续处理。大量苯肼泄漏时，须在泄漏区域较远地方筑堤，防止泄漏区域进一步扩大，再进行后续处理。避免将苯肼放入密闭空间(例如下水道)中，以免引起爆炸。泄漏的苯肼可作为危险废物加以控制和处置。如果泄漏的苯肼进入水道，须通知下游用户、当地卫生消防官员和污染控制机构。如果要求员工清理泄漏物，则必须对他们进行适当的培训和装备。可以用控制燃烧的方法处理苯肼废液，并通过洗涤器、催化器或加热装置去除燃烧废气中的氮氧化物。

10. 苯肼燃烧灭火

苯肼是可燃液体或固体，但不易燃烧。热分解产物包含氮和碳的氧化物。苯肼燃烧时，可使用干粉、二氧化碳、泡沫、聚合物泡沫灭火器灭火。苯肼蒸气比空气重，会在低处聚集。暴露于火中密闭空间中的苯肼蒸气可能会发生爆炸。长时间将装有苯肼的容器暴露于火或热之下，可能会导致容器爆炸。消防人员须从安全、防爆的位置，向暴露的容器喷水，使之冷却。如果冷却无效(容器变色或出现任何变形迹象)，消防人员须立即撤至安全位置。如果要求员工灭火，则必须对员工进行培训和装备。

### 5.2.4　氯苯(Chlorobenzene)

氯苯是一种无色透明液体，第一次世界大战期间主要用于生产军用炸药所需的苦味酸。1940～1960 年，用于生产滴滴涕(DDT)杀虫剂。1960 年后，DDT 逐渐被高效低残毒的其他农药所取代，氯苯的需求量日趋下降。现在，氯苯主要用作乙基纤维素和许多树脂的溶剂；在染料、医药工业中，氯苯用以制造苯酚、硝基氯苯、苯胺、硝基酚等有机中间体；在橡胶工业中，用于制造橡胶助剂；在涂料工业中，用于制造油漆；在轻工工业中，用于制造干洗剂和快干油墨；在化工生产中，用作溶剂和传热介质。

1. 氯苯的基本性质和危险性

氯苯具有苦杏仁味。其基本性质和危险参数如表 5-20 所示。

### 表 5-20　氯苯的基本性质和危险参数

| | |
|---|---|
| IUPAC 命名：Chlorobenzene<br>英文名称：Benzene Chloride；Monochlorobenzene<br>别名：氯化苯<br>CAS 登录号：108-90-7<br>EINECS 号：203-628-5<br>RTECS 号：CZ0175000<br>UN 号：1134<br>分子式：$C_6H_5Cl$<br>分子量：112.56 | 性状：无色透明液体，具有苦杏仁味<br>密度：1.11 $g/cm^3$<br>熔点：−45℃<br>沸点：131℃<br>水溶性：0.4 g/L(20℃)<br>溶解性：不溶于水，溶于大多数有机溶剂<br>蒸气压：1.57 kPa(25℃) |
| 主要危害：易燃，刺激性<br>危险品标志：危险(GSH)<br>GSH 危险标识：<br><br>闪点：29℃<br>自燃温度：590℃<br>爆炸极限：1.3%～9.6% | 半数致死剂量($LD_{50}$)：2290 mg/kg(大鼠，口服)<br>　　　　　　　　　　2250 mg/kg(兔，口服)<br>　　　　　　　　　　2300 mg/kg(小鼠，口服)<br>　　　　　　　　　　2250 mg/kg(豚鼠，口服)<br>最低致死浓度($LC_{LO}$)：8000 ppm(猫，3 小时)<br>美国接触限值：允许暴露极限　TWA 75 ppm<br>　　　　　　　危险暴露极限　1000 ppm |

不相容性：与强氧化剂、二甲基亚砜、钠、高氯酸银剧烈反应，引起火灾和爆炸危险。腐蚀一些塑料、橡胶和涂料。加热分解，产生光气和氯化氢烟雾

### 2. 氯苯的吸收、分布和代谢

氯苯经呼吸道吸收进入人体后，27%的氯苯自呼气中排出。尿中检出的代谢产物有葡萄糖酸酐、硫酸酚酯及巯基尿酸。

### 3. 氯苯的毒性及其中毒机理

氯苯对中枢神经系统具有抑制和麻醉作用，但其所致血液变化比苯轻得多，对皮肤、鼻、眼具有刺激作用。

### 4. 氯苯中毒的临床表现

氯苯中毒时，会损伤人体的呼吸系统、眼睛、皮肤、中枢神经系统和肝脏。氯苯液体会刺激并灼伤皮肤，其蒸气会刺激眼睛、鼻和咽喉。暴露于高浓度的氯苯下，会导致头晕并昏倒。误服氯苯可能导致肺炎。氯苯中毒对人体的影响可能会延迟，需对密切接触者进行医学观察。长期接触氯苯可能会引起皮肤灼伤，损坏肺部、血液和神经系统，导致脑部受损、记忆力和注意力下降、性格改变、疲劳、睡眠质量和协调能力下降。

### 5. 辅助检查

对频繁接触氯苯，或暴露于等于中毒阈值或大于一半中毒阈值，或大量皮肤接触氯苯的工作人员，须定期进行肝功能检查，肺和肾功能检查及脑部检查。

### 6. 氯苯中毒的急救

氯苯进入眼睛，须立即取下隐形眼镜并用清水冲洗眼睛至少 15 分钟，偶尔提起上下眼睑进行彻底冲洗，然后就医。如果皮肤接触氯苯，须脱去污染的衣服并立即用肥皂和水清洗皮肤。如果吸入氯苯蒸气，停止继续接触，如果呼吸停止，须进行人工呼吸，如果心跳停止，须进行心肺复苏，然后立即转移至医疗机构。误服氯苯，须大量喝水催吐，但不要对失去知觉的人催吐，须进行医学观察。

### 7. 氯苯中毒的预防

须穿防护服，佩戴护目镜，以防止皮肤和眼睛直接接触氯苯。当皮肤受到污染时，应立即清洗污染的皮肤。

### 8. 氯苯的保存

氯苯应存放易燃液体存储区或试剂柜中，远离点火源以及腐蚀性和反应性物质。在使用氯苯之前，应对所有操作人员进行正确的操作和存储方面的培训。在进入可能存在氯苯的密闭空间之前，须检查氯苯在空气中的浓度，以确保低于爆炸浓度。储存氯苯时，须避免氯苯与强氧化剂(例如氯、溴和氟)接触，以免发生剧烈反应。在使用、处理或储存氯苯时，禁止吸烟或明火。转移 20 L 或以上氯苯的金属容器应接地并黏合，并装有自动关闭阀、压力真空塞，在打开和关闭氯苯容器时，只能使用无火花的工具和设备。

### 9. 氯苯的泄漏处置

氯苯发生泄漏时，应立即疏散并限制未穿戴防护装备的人员出入溢出或泄漏的危险区域，直至完成清理。移开所有火源，建立强制通风，以将氯苯在空气中的浓度保持在爆炸极限以下。用石、干沙、泥土、泥炭、炭或类似材料吸收泄漏的氯苯液体，并收集起来，存放在密封的容器中，以便以后将其作为危险废物进行处理。不得将氯苯放在诸如下水道等狭窄的空间内储存，以免引起爆炸。如果氯苯污染水道，须通知下游用户、当地卫生消防官员和污染控制机构。如果要求员工清理泄漏物，则必须对他们进行适当的培训和装备。最好将氯苯废液与其他可燃燃料混合后进行焚化处理，但必须确保完全燃烧，以防止形成光气，同时须除去产生的卤代酸。

### 10. 氯苯燃烧灭火

氯苯是可燃液体，热分解产物包括光气和氯化氢。氯苯发生燃烧时，可使用干粉、二氧化碳或泡沫灭火器灭火。氯苯蒸气比空气重，会在低处聚集，蒸气可能会长距离传播到点火源，并发生回火。密闭空间中的氯苯蒸气一旦遇到明火可能会发生爆炸。装有氯苯的容器如果长时间暴露于火或热之下，可能会导致容器爆炸。消防人员须在安全、防爆的地方，使用喷水冷却暴露在火中的容器，如果冷却无效(通风声音的音量和音调增加，水箱变色或出现任何变形迹象)，须立即撤至安全位置。如果要求员工灭火，则必须对员工进行培训和装备。

### 5.2.5　苯酚(Phenol)

苯酚是一种具有特殊气味的无色针状晶体，有毒，常温下微溶于水，易溶于有机溶剂。当温度高于 65℃ 时，苯酚能跟水以任意比例互溶。苯酚有腐蚀性，接触后会使接触部位的蛋白质变性，其溶液沾到皮肤上可用乙醇洗涤。小部分苯酚暴露在空气中被氧气氧化为醌而呈粉红色。遇三价铁离子变紫，通常用此方法来检验苯酚。苯酚是重要的有机化工原料，可用来制备酚醛树脂、己内酰胺、双酚 A、水杨酸、苦味酸、五氯酚、2,4-D、己二酸、酚酞、N-乙酰乙氧基苯胺等化工产品及中间体，在合成纤维、塑料、合成橡胶、医药、农药、香料、染料、涂料和炼油等工业中有着重要用途。此外，苯酚还可用作溶剂、实验试剂和消毒剂。苯酚的水溶液可以使植物细胞内染色体上蛋白质与 DNA 分离，便于对 DNA 进行染色。

#### 1. 苯酚的基本性质和危险性

苯酚的基本性质和危险参数如表 5-21 所示。2017 年 10 月 27 日，世界卫生组织国际癌症研究机构公布的致癌物清单中，苯酚属于 3 类致癌物。

表 5-21　苯酚的基本性质和危险参数

| | |
|---|---|
| IUPAC 命名：Phenol | 性状：具有特殊气味的无色针状晶体 |
| 英文名称：Benzenol；Carbolic acid | 密度：$1.07\ g/cm^3$ |
| 别名：石炭酸 | 熔点：40.5℃ |
| CAS 登录号：108-95-2 | 沸点：181.7℃ |
| EINECS 号：203-632-7 | 水溶性：$8.3\ g/100\ mL$(20℃) |
| RTECS 号：SJ3325000 | 溶解性：微溶于水，在 65℃ 与水混溶，常温时易溶于乙醇、醚、氯 |
| UN 号：2821 | 仿、甘油 |
| 分子式：$C_6H_6O$ | 蒸气压：$53.2\ Pa$(20℃) |
| 分子量：94.11 | |
| 主要危害：腐蚀性，易燃，高毒 | 半数致死剂量($LD_{50}$)：317 mg/kg(大鼠，口服) |
| 危险品标志：危险(GSH) | 　　　　　　　　　　　　270 mg/kg(小鼠，口服) |
| GHS 危险标识： | 最低致死浓度($LC_{LO}$)：420 mg/kg(兔，口服) |
| | 　　　　　　　　　　　　500 mg/kg(狗，口服) |
| 闪点：79℃ | 　　　　　　　　　　　　80 mg/kg(猫，口服) |
| 自燃温度：725℃ | 美国接触限值：　允许暴露极限　TWA 5 ppm |
| 爆炸极限：1.7%～8.6% | 　　　　　　　　建议暴露极限　TWA 5 ppm |
| | 　　　　　　　　危险暴露极限　250 ppm |

不相容性：苯酚蒸气可能与空气形成爆炸性混合物。水溶液是弱酸。与氧化剂(氯酸盐、硝酸盐、过氧化物、高锰酸盐、高氯酸盐、氯、溴、氟等)不相容，接触可能引起火灾或爆炸。须远离碱性物质、强碱、强酸、含氧酸、环氧化物、次氯酸钙、氯化铝、酸。易与金属发生反应

2. 苯酚的吸收、分布和代谢

苯酚的水溶液比纯的苯酚更容易经皮肤吸收，而其乳剂更易吸收。吸入的苯酚大部分滞留在肺内，停止接触后，苯酚很快会被排出体外。吸收的酚大部分以原形或与硫酸、葡萄糖醛酸或其他酸结合后，随尿排出。一部分苯酚会被氧化变为邻苯二酚和对苯二酚随尿排出，使尿呈棕黑色(酚尿)。

3. 苯酚的毒性及其中毒机理

低浓度苯酚使蛋白质变性，高浓度苯酚使蛋白质沉淀。苯酚会直接损害各种细胞，并对皮肤和黏膜有强烈的腐蚀作用。苯酚对血管舒缩、呼吸及体温调节中枢有抑制作用，可直接损害心肌、毛细血管和肝脏，引起脊髓前角细胞刺激，而出现肌束颤动和阵挛性抽搐。

4. 苯酚中毒的临床表现

苯酚中毒时，会损伤人的眼睛、皮肤、呼吸系统、肝和肾。苯酚及其蒸气会腐蚀眼睛、皮肤和呼吸道。眼睛接触苯酚，会导致严重的烧伤和永久性伤害。皮肤接触苯酚会导致严重的烧伤和麻木，造成深度损害和局部坏疽。皮肤接触大量苯酚时，会发生溃疡。吸入苯酚时，可能会在数小时后发生肺水肿，最终导致死亡。尤其是体力劳动会加重肺水肿的症状。同时，还会影响中枢神经系统、心脏、肝脏和肾脏，引起头痛、头晕、耳鸣、抽搐、昏迷、心脏疾病和呼吸衰竭，甚至导致血尿等症状。对胃肠道的影响可能包括恶心、腹痛、呕血和腹泻。苯酚属于剧毒化学品，口服致命剂量(人)可能为 $50 \sim 500$ mg/kg。反复或长期接触苯酚时，皮肤会引起皮炎。长期吸入会损害肝脏、肾脏，并对胰腺和心脏肌肉产生影响，会影响中枢神经系统并引起神经或脑部损害。苯酚会引起细胞突变，并可能对人类造成生殖损害，有癌症风险。工业接触会导致慢性中毒。

5. 苯酚中毒的急救

如果苯酚接触皮肤，立即脱去污染的衣着，用甘油、聚乙二醇或聚乙二醇和乙醇混合液(体积比为 7:3)抹洗，然后用水彻底清洗。或用大量流动清水冲洗至少 15 分钟，立即就医。若苯酚进入眼睛，立即提起眼睑，用大量流动清水或生理盐水彻底冲洗眼睛至少 15 分钟，立即就医。吸入中毒时，迅速脱离现场至空气新鲜处，保持呼吸道通畅。如呼吸困难，立即输氧。如呼吸停止，立即进行人工呼吸，立即就医。食入中毒时，立即饮植物油 $15 \sim 30$ mL，催吐，立即就医。

### 6. 苯酚中毒的预防

穿戴合适的个人防护服，防止皮肤直接接触。佩戴合适的眼部防护用品，防止眼睛直接接触。当皮肤受到污染时，应立即清洗污染的皮肤。如果工作服被弄湿或受到了明显的污染，应该立即脱除并妥善处置。在离开工作场所前应当将可能受到污染的工作服更换成无污染的衣服。在劳动者可能接触苯酚的作业场所，无论是否需要使用眼部防护用品，都应配备眼冲洗设备。在紧靠有可能接触苯酚的工作场所，应配备快速冲淋身体的设备以备应急使用。

### 7. 苯酚的保存

在使用苯酚之前，应对人员进行正确处理和储存的培训。在进入可能存在苯酚的密闭空间之前，须检查苯酚在空气中的浓度，以确保没有爆炸性浓度的危险。储存苯酚，必须避免与次氯酸钙和其他强氧化剂(如氯、溴)接触，以免发生剧烈反应。将容器存放在密封、阴凉、通风良好的地方，远离热源。在可能的情况下，自动从桶或其他储存容器中抽出液体来处理容器。在操作、使用或储存苯酚时，禁止使用火源，例如禁止吸烟和使用明火。涉及转移 20 L 或更多苯酚的金属容器应接地并黏合。桶必须装有自动关闭阀、压力真空塞和阻火器。仅限使用无火花的工具和设备，尤其是在打开和关闭容器时。无论在何处使用、搬运、制造或存储苯酚，均应使用防爆的电气设备和配件。

### 8. 苯酚的泄漏处置

移开所有点火源。泄漏物必须由做好个人防护的人员立即处置，任何其他人员都不得留在该区域。用大量水冲洗，然后使用苛性钠溶液进行中和，在现场去除并隔离受污染的衣物。隔离泄漏污染区，限制出入，切断火源。建议应急处理人员戴防尘面具(全面罩)，穿防毒服。小量泄漏时，用干石灰、苏打灰覆盖。大量泄漏时，收集回收或运至废物处理场所处置。

### 9. 苯酚燃烧灭火

苯酚是可燃固体或液体。加热苯酚时会产生易燃蒸气，热分解产物包括碳的氧化物。小火可用干粉、二氧化碳、泡沫灭火器和水喷雾灭火。大火可用水喷雾或泡沫灭火器。使用喷水冷却着火区域的容器，如果无危险须将容器从火场移开，从最大距离灭火。注意消防用水后处理，不要散落苯酚。如果有苯酚或受污染的径流进入水道，须通知下游用户、当地的卫生和消防官员以及污染控制机构。苯酚蒸气比空气重，会在低处聚集。容器可能在燃烧中爆炸。消防人员须从安全的防爆位置，使用喷水冷却裸露的容器。如果冷却无效(通风声音的音量和音调增加，水箱变色或出现任何变形迹象)，须立即撤至安全位置。如果要求员工灭火，则必须对员工进行培训和装备。

### 5.2.6　醌(Quinone)

醌是含有共轭环己二烯二酮或环己二烯二亚甲基结构的一类有机化合物的总称。大部分的醌都是 $\alpha,\beta$-不饱和酮，且为非芳香、有颜色的化合物。最简单的醌是苯醌，包括对苯醌(1,4-苯醌)和邻苯醌(1,2-苯醌)。邻苯醌结构不稳定，故天然存在的苯醌化合物多数为对苯醌的衍生物。

1. 对苯醌的基本性质和危险性

对苯醌的基本性质和危险参数如表 5-22 所示。

2. 醌的吸收

吸入或吞咽会中毒，可以通过粉尘、烟、雾、蒸气等形式被人体吸收。

3. 醌的毒性及其中毒机理

醌属于高毒类，影响中枢神经系统，造成皮肤刺激和严重眼刺激。

**表 5-22　对苯醌的基本性质和危险参数**

| | |
|---|---|
| IUPAC 命名：Cyclohexa-2,5-diene-1,4-dione<br>英文名称：Benzoquinone; *p*-Quinone<br>别名：1,4-苯醌<br>CAS 登录号：106-51-4<br>EINECS 号：203-405-2<br>RTECS 号：DK2625000<br>UN 号：2587<br>分子式：$C_6H_4O_2$<br>分子量：108.10 | 性状：非芳香，有颜色<br>密度：1.318 g/cm$^3$(20℃)<br>熔点：115℃<br>沸点：293℃<br>水溶性：11 g/L(18℃)<br>溶解性：微溶于石油醚，溶于丙酮，在乙醇、苯、二乙醚中占 10%<br>蒸气压：13.3 Pa(25℃) |
| 主要危害：有毒<br>危险品标志：危险(GSH)<br>GSH 危险标识：<br>闪点：77℃ | 半数致死剂量(LD$_{50}$)：296 mg/kg(哺乳动物，皮下)<br>　　　　　　　　93.8 mg/kg(小鼠，皮下)<br>　　　　　　　　130 mg/kg(大鼠，口服)<br>美国接触限值：允许暴露极限　TWA 0.4 mg/m$^3$<br>　　　　　　　建议暴露极限　TWA 0.4 mg/m$^3$<br>　　　　　　　危险暴露极限　100 mg/m$^3$ |

不相容性：与氧化剂(氯酸盐、硝酸盐、过氧化物、高锰酸盐、高氯酸盐、氯、溴、氟等)不相容；接触可能导致火灾或爆炸。远离碱性物质、强碱、强酸、含氧酸、环氧化物、一些可燃物质、还原剂。潮湿时加热到 60℃ 以上放热分解生成一氧化碳

### 4. 醌中毒的临床表现

醌中毒对人体的攻击点是眼睛、皮肤、肺、肾脏。短期接触醌，可能会导致皮肤变色、肿胀，并形成溃疡、丘疹和小泡。蒸气会刺激眼睛和呼吸道，会导致流鼻血、声音嘶哑、咳嗽、咯痰或胸闷，更严重者会出现呕吐、崩溃和昏迷等症状。反复或长期接触醌会引起皮炎，导致角膜上皮变色、发炎和受伤，视力下降，引起肺刺激，可能会发展为支气管炎，导致肾脏损害。

### 5. 辅助检查

在定期检查期间，应仔细检查眼睛，包括视力检查和裂隙灯检查，肺功能测试，肾功能检查，并对皮肤进行评估。

### 6. 醌中毒的急救

如果醌进入眼睛，须立即取下隐形眼镜并用清水冲洗眼睛至少 15 分钟，偶尔提起上下眼睑进行彻底冲洗，立即就医。如果接触皮肤，须脱去污染的衣服并立即用肥皂和水清洗，立即就医。如果已吸入，须立即停止接触，如果呼吸停止，开始抢救呼吸(使用通用预防措施，包括复苏面罩)，如果心跳停止，应进行心肺复苏，立即转移到医疗机构。如果吞下后，大量喝水催吐，但不要对失去知觉的人催吐。

### 7. 醌中毒的预防

穿戴合适的个人防护服，防止皮肤直接接触。佩戴合适的眼部防护用品，防止眼睛直接接触。当皮肤受到污染时，应立即清洗污染的皮肤。如果工作服被弄湿或受到了明显的污染，应该立即脱除并妥善处置。在离开工作场所前应当将可能受到污染的工作服更换成无污染的衣服。在劳动者可能接触醌的作业场所，无论是否需要使用眼部防护用品，都应配备眼冲洗设备。在紧靠有可能接触醌的工作场所，应配备快速冲淋身体的设备以备应急使用。

### 8. 醌的保存

在使用醌之前，应对人员进行正确处理和储存的培训。醌须存放在冰箱或阴凉干燥处。在可能的情况下，将醌从桶或其他存储容器中自动转移到处理容器中。在操作、使用或存储醌时，禁止使用火源，例如禁止吸烟和使用明火。涉及醌转移的金属容器应接地并黏合。无论在何处使用、搬运、制造或存储醌，均应使用防爆的电气设备和配件。

### 9. 醌的泄漏处置

将没有穿着防护装备的人员从溢出或泄漏的危险区域撤离，直到清理完成。移开所有点火源，将溢出的醌用乙醇浸湿，避免灰尘，然后将醌转移到合适的容器中。使用蘸有乙醇的吸收剂吸收剩余的醌。用肥皂和水彻底清洗表面。以最方便、最安全的方式收集醌，并将其存放在密封的容器中，清理完成后通风。可能有必要将醌作为危险废物进行处置和处理。如果有醌或受污染的径流进入水道，须通知下游用户、当地卫生消防官员和污染控制机构。如果要求员工清理泄漏物，则必须对他们进行适当的培训和装备。

### 10. 醌燃烧灭火

醌是可燃固体。热分解产物包括碳的氧化物。使用干粉、二氧化碳、泡沫灭火器或水喷雾灭火。容器可能着火爆炸。消防人员须在安全、防爆的地方，使用喷水冷却裸露的容器。如果冷却无效(通风声音的音量和音调增加，水箱变色或出现任何变形迹象)，须立即撤至安全位置。如果要求员工灭火，则必须对员工进行培训和装备。

## 5.2.7　萘(Naphthalene)

萘是最简单的稠环芳香烃有机化合物，无色，有毒，易升华，并有特殊气味的片状晶体。萘是工业上最重要的稠环芳香烃，纯品为具有香樟木气味的白色晶体。从炼焦的副产品煤焦油和石油蒸馏中大量生产，主要用于合成邻苯二甲酸酐等。以往的卫生球就是用萘制成的，但由于萘的毒性，现已经禁止萘用作卫生球的成分。萘会导致溶血性贫血，肝脏和神经系统损伤，白内障和视网膜出血。萘是人类的致癌物，并且可能与喉癌和大肠癌的风险增加有关。萘的用途分配各国有所不同，大致用于生产邻苯二甲酸酐的约占 70%，染料中间体(如 $\beta$-萘酚)和橡胶加工助剂的约占 15%，杀虫剂的约占 6%，鞣革剂的合理预期约占 4%。染料生产较少的国家，如美国则用于生产杀虫剂的比例较大。

### 1. 萘的基本性质和危险性

萘无色，有毒。其基本性质和危险参数如表 5-23 所示。2017 年 10 月 27 日，世界卫生组织国际癌症研究机构公布的致癌物清单中，萘属于 2B 类致癌物。

表 5-23　萘的基本性质和危险参数

| | |
|---|---|
| IUPAC 命名：Naphthalene<br>英文名称：Naphthaline antimite<br>别名：骈苯<br>CAS 登录号：91-20-3<br>EINECS 登录号：214-552-7<br>RTECS 号：QJ0525000<br>UN 号：1334<br>分子式：$C_{10}H_8$<br>分子量：128.17 | 性状：无色，有毒，易升华并有特殊气味的片状晶体<br>密度：1.145 g/cm³(15.5℃)；1.0253 g/cm³(20℃)<br>熔点：78.2℃<br>沸点：217.97℃<br>水溶性：不溶于水<br>醇溶性：5 g/100 g(0℃)；11.3 g/100 g(25℃)<br>溶解性：不溶于水，溶于乙醇和乙醚等<br>蒸气压：8.64 Pa(20℃)；23.6 Pa(30℃) |
| 主要危害：易燃，敏化剂，可能的致癌物，灰尘会与空气<br>　　　　　形成爆炸性混合物<br>危险品标志：危险(GHS)<br>GHS 危险标识：<br><br>闪点：78.89℃<br>自燃温度：525℃<br>爆炸极限：0.9%～5.9% | 半数致死剂量($LD_{50}$)：1800 mg/kg(大鼠，口服)<br>　　　　　　　　　　　1200 mg/kg(豚鼠，口服)<br>　　　　　　　　　　　533 mg/kg(小鼠，口服)<br>美国接触限值：允许暴露极限　TWA 10 ppm<br>　　　　　　　建议暴露极限　TWA 10 ppm<br>　　　　　　　危险暴露极限　250 ppm |
| 不相容性：粉末可能与空气形成爆炸性混合物。与氧化剂(氯酸盐、硝酸盐、过氧化物、高锰酸盐、高氯酸盐、<br>　　　　　氯、溴、氟等)不相容，接触可能引起火灾或爆炸。远离碱性物质、强碱、强酸、含氧酸、环氧化物。与氧化<br>　　　　　铬(Ⅲ)、五氧化二氮、铬酸酐剧烈反应 | |

### 2. 萘的吸收、分布和代谢

萘进入机体后，一部分氧化为 1-萘酚、2-萘酚、萘醌、二羟基萘等。大部分以萘硫醇尿酸经肾排出，使尿液呈暗褐色，也可与葡萄糖醛酸和硫酸结合随尿排出。

### 3. 萘的毒性及其中毒机理

萘对局部具有刺激作用，吸收后可使肝脏呈胆小管阻塞性"肝炎病变"，同时也可直接损害肝脏，引起局部性肝组织坏死。可直接作用于红细胞，将其破坏，发生急性溶血现象。也可引起中毒性肾病、视神经病和晶状体混浊。

### 4. 萘中毒的临床表现

吸入中毒者，可发生咳嗽、胸闷、胸痛、眩晕、头痛、食欲减退、恶心、呕吐、角膜混浊及视神经炎致视力障碍。肾脏受损时，可有血尿、蛋白尿及水肿，尿呈深褐色。肝脏受损时，可有肝脏肿大、黄疸及肝功异常。重者可有抽搐、大小便失禁和昏迷。口服中毒者，会有恶心、呕吐、腹泻、少尿、血尿、贫血、黄疸等症状，重者可发生惊厥及昏迷。

### 5. 萘中毒的急救

吸入中毒时，应立即将病人移至空气新鲜处；误服中毒时，可催吐、洗胃及导泻，并给予蛋清、牛乳等以保护胃黏膜。可以口服碳酸氢钠 5 g，每 4 小时 1 次，以碱化尿液。补液，予利尿剂，以减轻血红蛋白对肾脏的损伤。给泼尼松，10～20 mg/次，每日 3 次，以减轻萘的溶血作用。有严重神经系统症状时进行血液透析。

### 6. 萘中毒的预防

萘的作业环境应通风良好，室温不应过高，工人应加强防护措施。工作场所勿进食，工作后淋浴。

### 7. 萘的保存

勿与其他易燃材料存放在同一区域。氧化剂和氧化性气体的边界应与易燃或反应性材料的边界距离为 8～10 米。在易燃物存储区中，每个控制区应存储最大允许量的易燃固体。不要存放在地下室。必须避免萘与三氧化二铬、五氧化二氮和强氧化剂(如氯、溴和氟)接触，以免发生剧烈反应。在进入可能存在萘的密闭空间之前，须检查萘在空气中的浓度，以确保不存在爆炸性浓度。萘应存放在阴凉通风处的密闭容器中。禁止以可能会引起火灾或爆炸危险的方式使用、处理或储存萘，禁止使用火源，例如禁止吸烟和使用明火。涉及转移 20 L 或更多萘的金属容器应接地并黏合。桶必须装有自动关闭阀、压力真空塞和阻火器。液态萘必须避免与水接触。

### 8. 萘的泄漏处置

将没有穿着防护装备的人员从溢出或泄漏的危险区域撤离，直到清理完成。移开所有点火源。建立强制通风以使萘的浓度水平保持在爆炸极限以下。使用HEPA(high efficiency particulate air filter, 高效空气过滤器)真空或湿法减少清理过程中的灰尘，不要干扫。以最方便、最安全的方式收集粉状萘，并将其存放在密封的容器中。清理完成后通风。除非存在设计用于防止爆炸物积聚的下水道，否则不要将萘保留在密闭空间(例如下水道)中，以免发生爆炸。可能有必要将收集的萘作为危险废物进行处置和处理。如果有萘或受污染的径流进入水道，须通知下游用户、当地卫生消防官员和污染控制机构。如果要求员工清理溢出物，则必须对他们进行适当的培训和装备。将萘废液与可燃溶剂混合，然后在配备有加力燃烧器和洗涤器的化学焚烧炉中燃烧。

### 9. 萘燃烧灭火

萘是可燃固体，但不易点燃。热分解产物包括碳的氧化物。使用干粉、二氧化碳、泡沫灭火器或水喷雾灭火。直接在熔融萘上喷水或使用泡沫时要小心，因为可能会出现大量泡沫。消防人员须在安全、防爆的地方，使用喷水冷却暴露的容器。如果冷却无效(放气声音的音量和音调增加，储罐变色或出现任何变形迹象)，须立即撤至安全位置。如果要求员工灭火，则必须对员工进行培训和装备。

### 5.2.8 蒽（Anthracene）

蒽也叫闪烁晶体，是一种含三个环的稠环芳烃，工业上从分馏煤焦油所得蒽油馏分中用结晶法分出粗蒽，再经升华提纯。高纯度蒽可用作闪烁计数器的闪烁剂。目前蒽最广泛的用途是制备蒽醌。蒽醌是一种重要的基础化工原料和染料中间体，经过多种取代反应可制得蒽醌系各类型染料中间体，极大地开拓了染料工业的发展。蒽醌在造纸上也有应用，用于制备蒸煮助剂，还可生产脱硫剂——蒽醌二磺酸钠（ADA）。蒽醌及其衍生物对治疗肿瘤有一定的作用，而聚氯蒽醌则在杀虫剂和杀菌剂中有一定的应用。近些年研究发现，蒽醌有加速分离木材中纤维素的作用，可使纤维素的产率提高 3%～5%，蒸煮时间缩短 30%，从而为蒽醌开辟了一个很有应用前景的新领域，蒽用于木材分解已在日本、美国、加拿大、北欧等国家和地区推广。高纯蒽（含量大于 99.99 %）可用来制取单晶蒽，用作发光材料（如闪烁计数器中），蒽晶体是所有闪烁体中发光效率最高的，所以常被用作标准物质以比较其他闪烁体的发光率。蒽和镁的加成物可以作为特种催化剂。蒽还可作为很多合成物的单体原料，在化学工业中有越来越多的应用。

1. 蒽的基本性质和危险性

蒽为浅黄色针状结晶，有蓝色荧光。其基本性质和危险参数如表 5-24 所示。2017 年 10 月 27 日，世界卫生组织国际癌症研究机构公布的致癌物清单中，蒽属于 3 类致癌物。

表 5-24　蒽的基本性质和危险参数

| | |
|---|---|
| IUPAC 命名：Anthracene<br>英文名称：Anthracene<br>别名：蒽油<br>CAS 登录号：120-12-7<br>EINECS 登录号：217-004-5<br>RTECS 号：CA9350000<br>UN 号：3077<br>分子式：$C_{14}H_{10}$<br>分子量：178.23 | 性状：浅黄色针状结晶，有蓝色荧光<br>密度：1.28 $g/cm^3$（25℃）<br>熔点：215.76℃<br>沸点：339.9℃<br>水溶性：0.022 mg/L（0℃）；0.044 mg/L（25℃）<br>醇溶性：0.076 g/100 g（16℃）；0.328 g/100 g（25℃）<br>溶解性：溶于乙醇、$(C_2H_5)_2O$、丙酮、$C_6H_6$、$CHCl_3$、$CS_2$<br>蒸气压：0.1 kPa（151.5℃）；13.4 kPa（250℃） |
| 主要危害：致癌性，刺激性，易燃<br>危险品标志：警告（GHS）<br>GHS 危险标识：<br>闪点：121℃<br>自燃温度：540℃<br>爆炸极限：0.6% | 半数致死剂量（$LD_{50}$）：4900 mg/kg（大鼠，口服） |

不相容性：细分散的粉末可能在空气中形成爆炸性混合物。与强氧化剂（氯酸盐、硝酸盐、过氧化物、高锰酸盐、高氯酸盐、氯、溴、氟等）接触可能引起火灾或爆炸。远离碱性物质、强碱、强酸、含氧酸、坏氧化物、铬酸和次氯酸钙

## 2. 蒽的吸收

蒽通过吸入、食入以及经皮吸收进入人体。

## 3. 蒽的毒性及其中毒机理

蒽中毒对人体的攻击点是皮肤、肺/呼吸系统、膀胱、肝脏、血液、肾脏。

## 4. 蒽中毒的临床表现

短时间接触高剂量的蒽会导致皮肤损伤，它会引起灼伤、瘙痒和浮肿。接触蒽的人会出现头痛、恶心、食欲不振、胃或肠道发炎或肿胀。另外，人体的反应时间变慢并且感到虚弱。皮肤接触会引起刺激或皮肤过敏，被阳光照射污染的皮肤会大大加剧皮肤过敏。呼吸吸入会刺激鼻、喉咙和支气管。眼睛接触或"烟雾"接触可能会引起刺激和灼伤。长期接触会导致皮肤增厚，色素变化，更严重的可能引起突变，接触时要做好防护。蒽的致癌性一直存在争议，煤焦油挥发物被ACGIH（American Conference of Governmental Industrial Hygienists, 美国政府工业卫生学家会议）和 DFG（Deutche Forschungsgemeinschaft, 德国研究基金会）归类为致癌物。DFG 指出，多环芳烃在煤焦油和有机材料的相关热解产物中的含量特别高，并且在动物研究中具有致癌性。

## 5. 辅助检查

可进行以下检查：CBC（complete blood count, 全血细胞计数）、胸部 X 射线、肺功能、强迫肺活量、强制呼气量（1 秒）检查，光补丁测试、痰细胞学检查、尿液分析（常规），细胞学、血尿检查等。

## 6. 蒽中毒的急救

将中毒者转移到空气新鲜处。如果中毒者没有呼吸，须进行人工呼吸。如果中毒者摄入或吸入蒽，勿使用口对口方法，借助配有单向阀或其他合适的呼吸医疗设备的口罩进行人工呼吸，如果呼吸困难，须立即输氧。脱下并隔离受污染的衣服和鞋子。如果接触到蒽，须立即用流水冲洗皮肤或眼睛至少 20 分钟。对于轻微的皮肤接触，避免在未受影响的皮肤上散落蒽。保持中毒者温暖和安静。蒽接触（吸入、摄入或皮肤接触）的影响可能会延迟。确保医务人员了解所涉及的化学品，并采取预防措施以保护自己。吸入过多的蒽须医学观察 24～48 小时，以免发生延迟性肺水肿。作为肺水肿的急救措施，医护人员可能会考虑使用药物或其他吸入疗法。

### 7. 蒽中毒的预防

接触蒽时，应戴口罩，穿防护服和戴防护手套。工作后，立即沐浴更衣。保持良好的卫生习惯，尽可能减少直接接触。

### 8. 蒽的保存

在使用蒽之前，应对人员进行正确处理和储存的培训。在进入可能存在蒽的密闭空间之前，须检查蒽在空气中的浓度以确保不存在爆炸性浓度。储存蒽必须避免与强氧化剂(例如氯、溴和氟)、铬酸和次氯酸钙接触，以免发生剧烈反应。蒽须存放在阴凉、通风良好的密闭容器中。使用、处理或存储蒽时，禁止使用火源，例如禁止吸烟和使用明火。

### 9. 蒽的泄漏处置

从泄漏或泄漏的危险区域疏散未佩戴防护装备的人员，直至清理完毕。移开所有点火源。建立通风以使蒽的浓度水平保持在爆炸极限以下，以最方便、最安全的方式收集粉末状蒽，并存放在密封的容器中。清理完成后通风。可能有必要将蒽作为危险废物进行处置和处理。如果有蒽或受污染的径流进入水道，须通知下游用户、当地卫生消防官员和污染控制机构。如果要求员工清理溢出物，则必须对他们进行适当的培训和装备。

### 10. 蒽燃烧灭火

蒽热解会产生刺激性有害气体，包括碳的氧化物。蒽是可燃固体，使用干粉、二氧化碳、抗乙醇泡沫灭火器或水喷雾灭火。消防人员须从安全、防爆的位置，使用喷水冷却裸露的容器。如果冷却不起作用(通风声增大，音调变高，储罐变色或出现任何变形迹象)，须立即撤离至安全位置。如果希望员工灭火，则必须对员工进行培训和装备。

## 5.2.9　氯甲醚(Chloromethyl Ether)

氯甲醚是一种有机化合物，为无色透明液体，是有机合成中的烷化试剂，用于生产阴离子交换树脂和合成中向底物引入甲氧基甲基(MOM, $CH_3OCH_2$—)保护基，也用作溶剂。

### 1. 氯甲醚的基本性质和危险性

氯甲醚遇水分解，溶于乙醇、丙酮、氯仿、苯、乙苯。剧毒，致癌。市售氯甲醚中常含 2%～8%副产物双(氯甲基)醚，后者致癌性更强。氯甲醚的基本性质和危险参数如表 5-25 所示。

### 表 5-25　氯甲醚的基本性质和危险参数

| | |
|---|---|
| IUPAC 命名：Chloromethyl ether<br>英文名称：Chlordimethylether<br>别名：氯甲基甲醚<br>CAS 登录号：107-30-2<br>EINECS 号：203-480-1<br>RTECS 号：KN6650000<br>UN 号：1239<br>分子式：C$_2$H$_5$ClO<br>分子量：80.5135 | 性状：无色，有刺激性臭味，易挥发，催泪性透明液体<br>密度：1.015 g/cm$^3$<br>熔点：−103℃<br>沸点：59℃<br>水溶性：在水中易分解<br>溶解性：溶于乙醇、丙酮、乙苯、苯和氯仿<br>蒸气压：21.3 kPa(20℃) |
| 主要危害：剧毒，致突变性，致癌性<br>危险品标志：危险(GSH)<br>GSH 危险标识：🔥 ☠ ❗<br>闪点：15℃<br>爆炸极限：55%～57% | 半数致死剂量(LD$_{50}$)：500 mg/kg(大鼠，4 小时)<br>　　　　　　　　　　　280 mg/kg(兔，经皮)<br>最低致死浓度(LC$_{LO}$)：182 mg/m$^3$(大鼠，7 小时) |
| 不相容性：会与空气形成爆炸性混合物。与氧气接触时可能形成不稳定的爆炸性过氧化物。与(氯酸盐、硝酸盐、过氧化物、高锰酸盐、高氯酸盐、氯、溴、氟等)接触可能导致火灾或爆炸。远离碱性物质、强碱、强酸、含氧酸、环氧化物。与水接触会分解，形成盐酸和甲醛。在水的存在下腐蚀各种金属 | |

#### 2. 氯甲醚的吸收

氯甲醚可通过皮肤吸收。

#### 3. 氯甲醚的毒性及其中毒机理

氯甲醚中毒对人体的攻击点是眼睛、皮肤、呼吸系统。会腐蚀眼睛、皮肤和呼吸道，吸入会引起肺水肿。

#### 4. 氯甲醚中毒的临床表现

接触的症状包括喉咙痛、咳嗽、呼吸急促、发热、发冷、呼吸困难、肺水肿。液体会严重刺激眼睛和皮肤，且 100 ppm 的蒸气接触会严重刺激眼睛和鼻。接触 4 小时会危及生命。由于接触的中毒者中，因呼吸道癌而导致的死亡率增加，氯甲醚是受管制的致癌物。有证据表明，氯甲醚会导致人类肺癌，并引起动物皮肤癌和肺癌。反复或长期接触可能会导致支气管炎，并伴有咳嗽、咯痰和呼吸急促。

#### 5. 辅助检查

岗前检查和定期医学检查应包括皮肤和呼吸道检查，肺功能检查和胸部 X 射线检查。痰液细胞学检查有助于早期发现恶性变化。检查时，应充分考虑中毒者的吸烟史以及氯甲醚对胎儿的影响。如果患者的免疫力下降，怀孕或正在进行类固醇的治疗会增加氯甲醚中毒的风险。

#### 6. 氯甲醚中毒的急救

如果氯甲醚进入眼睛，须立即取下隐形眼镜并用清水冲洗眼睛至少 15 分钟，偶尔提起上下眼睑进行彻底冲洗，立即就医。如果接触皮肤，须脱去污染的衣服并立即用肥皂和水清洗。如果吸入，停止继续接触，如果呼吸停止，开始抢救呼吸(使用通用预防措施，包括呼吸面罩)，如果心跳停止，则开始心肺复苏，立即转移到医疗机构。吞下后，立即就医。大量喝水并催吐。不要对失去知觉的人催吐。吸入过多的氯甲醚须医学观察 24~48 小时，以免发生延迟性肺水肿。作为肺水肿的急救措施，医护人员可能会考虑使用药物或其他吸入疗法。

### 7. 氯甲醚中毒的预防

可能接触氯甲醚蒸气时，佩戴自吸过滤式防毒面具(全面罩)。紧急事态抢救或撤离时，佩戴空气呼吸器。穿防静电工作服，戴乳胶手套。工作现场禁止吸烟、进食和饮水。工作后，淋浴更衣，保持良好的卫生习惯。

### 8. 氯甲醚的保存

存放在易燃液体存放区或认可的试剂柜中，远离火源，腐蚀性和反应性材料。在使用氯甲醚之前，应对所有操作人员进行适当的操作和储存方面的培训。在进入可能存在氯甲醚的密闭空间之前，须检查氯甲醚在空气中的浓度以确保没有爆炸性浓度。按照 OSHA 标准 1910.1045 进行处理、使用或存储在规定的标记区域内。应将其存放在密闭的容器中，放在阴凉、通风良好的地方。涉及氯甲醚转移的金属容器应接地并黏合。在可能的情况下，自动从桶或其他存储容器中泵送液体以处理容器。桶必须装有自动关闭阀、压力真空塞和阻火器。仅限使用无火花的工具和设备，尤其是在打开和关闭容器时。使用、处置或储存氯甲醚时禁止火源，例如禁止吸烟和使用明火，有爆炸危险。

### 9. 氯甲醚的泄漏处置

疏散并限制未穿戴防护装备的人员出入溢出或泄漏的危险区域，直至完成清理。移开所有点火源，对溢出或泄漏的区域进行通风。用石、干沙、泥土、泥炭、炭或类似材料吸收氯甲醚液体，并存放在密封的容器中。在大量泄漏之前筑堤，以便以后处理。泄漏的氯甲醚可用碳酸氢钠或石灰溶液冲洗。可能有必要将氯甲醚作为危险废物进行处置和处理。如果有氯甲醚或受污染的径流进入水道，须通知下游用户、当地卫生消防官员和污染控制机构。如果要求员工清理泄漏物，则必须对他们进行适当的培训和装备。废弃物最好在与其他可燃燃料混合后进行焚化。必须注意确保完全燃烧以防止光气的形成。必须使用酸洗塔除去产生的卤代酸。

### 10. 氯甲醚燃烧灭火

氯甲醚是高度易燃的液体。热分解产物包括氯化氢。勿使用水或水基灭火器。使用干粉、二氧化碳、泡沫灭火器或水喷雾灭火。氯甲醚蒸气比空气重，会聚集在低处。蒸气可能会长距离传播到点火源和回火。暴露于火中密闭空间中的蒸气可能会爆炸。长时间将容器暴露于火或热之下，可能会导致容器爆炸。消防人员须从安全、防爆的位置，使用喷水冷却裸露的容器。如果冷却无效(通风声音的大小和音调增加，水箱变色或出现任何变形迹象)，须立即撤回至安全位置。如果要求员工灭火，则必须对员工进行培训和装备。

### 5.2.10　环己酮(Cyclohexanone)

环己酮是一种有机化合物，为羰基碳原子包括在六元环内的饱和环酮。无色透明液体，带有泥土气息，含有痕量的酚时，则带有薄荷味。不纯物为浅黄色，随着存放时间加长生成杂质而显色，呈水白色到灰黄色，具有强烈的刺鼻臭味。与空气混合爆炸极限与开链饱和酮相同。环己酮致癌证据不足，在工业上主要用作有机合成原料和溶剂，例如它可溶解硝酸纤维素、涂料、油漆等。环己酮是重要化工原料，是制造尼龙、己内酰胺和己二酸的主要中间体。同时，可用于有机磷杀虫剂及许多类似物等农药的优良溶剂，用作染料的溶剂，作为活塞型航空润滑油的黏滞溶剂，脂、蜡及橡胶的溶剂等。

#### 1. 环己酮的基本性质和危险性

环己酮为无色或浅黄色、黄色透明液体，有强烈的刺激性。其基本性质和危险参数如表 5-26 所示。

**表 5-26　环己酮的基本性质和危险参数**

| | |
|---|---|
| IUPAC 命名：Cyclohexanone<br>英文名称：Oxocyclohexane；pimelic ketone<br>别名：安酮<br>CAS 登录号：108-94-1<br>EINECS 号：203-631-1<br>RTECS 号：GW1050000<br>UN 号：1915<br>分子式：$C_6H_{10}O$<br>分子量：98.15 | 性状：无色或浅黄色、黄色透明液体，有强烈的刺激性<br>密度：0.9478 g/mL<br>熔点：−47℃<br>沸点：155.65℃<br>水溶性：8.6 g/100 mL(20℃)<br>溶解性：与所有有机溶剂混溶<br>蒸气压：0.67 kPa(20℃) |
| 主要危害：有毒，易燃<br>危险品标志：危险(GSH)<br>GSH 危险标识：<br>闪点：44℃<br>自燃温度：420℃<br>爆炸极限：1.1%～9.4% | 半数致死剂量(LD$_{50}$)：8000 ppm(大鼠，4 小时)<br>最低致死浓度(LC$_{LO}$)：4706 ppm(小鼠，1.5 小时)<br>美国接触值：允许暴露极限　TWA 50 ppm<br>　　　　　　建议暴露极限　TWA 25 ppm<br>　　　　　　危险暴露极限　700 ppm |
| 不相容性：可能与空气形成爆炸性混合物。与氧化剂或硝酸接触可能会引起剧烈反应。勿使用黄铜、铜、青铜或铅配件。能侵蚀许多涂料和塑料材料 | |

## 2. 环己酮的吸收、分布和代谢

环己酮在体内被还原成环己醇，主要(约 51%～86%)以环己基葡萄糖醛酸经尿排出，尿中有机酸酯呈一时性增加。在体内无蓄积，因此小剂量环己酮的蓄积毒性作用很小。己二酸是其代谢产物之一，推测由环己酮氧化而来。

## 3. 环己酮的毒性及其中毒机理

环己酮为较弱的中枢神经系统抑制剂。其蒸气具有明显的黏膜刺激作用，液体接触皮肤无刺激作用，因其有脱脂作用，故较长时间作用能引起皮肤刺激。液体对眼有刺激作用。

## 4. 环己酮中毒的临床表现

环己酮中毒对人体的攻击点是眼睛、皮肤、呼吸系统、中枢神经系统、肝、肾。环己酮刺激眼睛、皮肤和呼吸道。接触会灼伤眼睛。环己酮可能会影响中枢神经系统。接触高浓度会导致头晕和神志不清。反复或长时间与皮肤接触可能导致皮肤干燥、开裂和皮炎。在接触环己酮后的某些时间，可能会发生慢性(长期)健康影响，并且可能持续数月或数年，环己酮可能会损害发育中的胎儿，长期接触可能引起肝肾损害，导致眼睛混浊(白内障)。

## 5. 辅助检查

对于那些频繁或潜在地高接触(等于或大于一半阈限值，或大量皮肤接触)的人，建议在开始工作之前以及之后定期进行以下测试：肝功能测试、肾功能检查、眼睛检查，以及检查对大脑的影响，包括最近的记忆、情绪、注意力、头痛、不适和睡眠方式改变。考虑进行小脑、自主神经和周围神经系统的评估，对阳性和边缘的中毒者进行神经心理学测试。

## 6. 环己酮中毒的急救

皮肤接触后，立即脱去污染的衣着，用肥皂水和清水彻底冲洗皮肤。眼睛接触后，立即提起眼睑，用大量流动清水或生理盐水彻底冲洗眼睛至少 15 分钟，立即就医。吸入后，立即迅速撤离现场至空气新鲜处。保持呼吸道通畅。如呼吸困难，输氧。如呼吸停止，立即进行人工呼吸，就医。食入后，饮足量温水，催吐，立即就医。

## 7. 环己酮中毒的预防

穿戴合适的个人防护服，防止皮肤直接接触。佩戴合适的眼部防护用品，防止眼睛直接接触。当皮肤受到污染时，应立即清洗污染的皮肤。如果工作服被弄湿或受到了明显的污染，应该立即脱除并妥善处置。对于班后衣服的更换需要没有特殊建议。

### 8. 环己酮的保存

存放在易燃液体存储区或试剂柜中，远离点火源、腐蚀性和反应性材料。在使用环己酮之前，应对所有操作人员进行适当的操作和存储方面的培训。在进入可能存在环己酮的密闭空间之前，须检查环己酮在空气中的浓度以确保不存在爆炸性浓度。由于会发生剧烈反应，因此储存环己酮必须避免与氧化剂(如高氯酸盐、过氧化物、氯酸盐、硝酸盐和高锰酸盐)接触。应将其存放在密闭的容器中，并置于阴凉、通风良好的地方，远离热、火花和火焰。涉及环己酮转移的金属容器应接地并黏合。在可能的情况下，自动从桶或其他存储容器中抽出液体到处理容器中。桶必须装有自动关闭阀、压力真空塞和阻火器。仅限使用无火花的工具和设备，尤其是在打开和关闭容器时。使用、处置或存储环己酮时，禁止使用火源，例如禁止吸烟和使用明火。无论在何处使用、搬运、制造或存储环己酮，均应使用防爆的电气设备和配件。

### 9. 环己酮的泄漏处置

疏散并限制未穿戴防护装备的人员脱离溢出或泄漏的危险区域，直至完成清理。移开所有火源，建立强制通风以将其水平保持在爆炸极限以下。用石、干沙、泥土、泥炭、炭或类似材料吸收液体，并存放在密封的容器中。由于可能发生爆炸，须将环己酮从密闭空间(例如下水道)中取出。可能有必要将环己酮作为危险废物进行处置和处理。如果有环己酮或受污染的径流进入水道，须通知下游用户、当地卫生消防官员和污染控制机构。如果要求员工清理泄漏物，则必须对他们进行适当的培训和装备。将废液与可燃溶剂混合，然后在配备有加力燃烧器和洗涤器的化学焚烧炉中燃烧。

### 10. 环己酮燃烧灭火

环己酮是可燃液体。热分解产物可能包括碳的氧化物。使用干粉、二氧化碳或抗乙醇泡沫灭火器。其蒸气比空气重，会在低处聚集。蒸气可能会长距离传播到点火源和回火。暴露于火中密闭空间中的蒸气可能会爆炸。长时间暴露于火中或高温下，可能会导致容器爆炸。消防人员须在安全、防爆的地方，使用喷水冷却暴露的容器。如果冷却无效(排气声在体积和音调上增加，箱体变色或出现任何变形迹象)，须立即撤至安全位置。如果要求员工灭火，则必须对员工进行培训和装备。

## 5.2.11　乙醛(Acetaldehyde)

乙醛，又名醋醛，无色易流动液体。天然存在于圆柚、梨、苹果、覆盆子、草莓、菠萝、干酪、咖啡、橙汁、朗姆酒中。具有辛辣、醚样气味，稀释后具有果香、咖啡香、酒香、青香。有机合成中，乙醛是二碳试剂、亲电试剂，看作 $CH_3CH_2OH$ 的合成子，具原手性。它与三份甲醛缩合，生成季戊四醇 $C(CH_2OH)_4$。与格氏试剂和有机锂试剂反应生成醇。Strecker 氨基酸合成中，乙醛与氰离子和氨缩合水解后，可合成丙氨酸。乙醛也可构建杂环环系，如三聚乙醛与氨反应生成吡啶衍生物。此外，乙醛可以用来制造乙酸、乙醇、乙酸乙酯。农药 DDT 就是以乙醛作原料合成的。乙醛经氯化得三氯乙醛。三氯乙醛的水合物是一种安眠药。

### 1. 乙醛的基本性质和危险性

乙醛为无色液体，有强烈的刺激臭味，易挥发。其基本性质和危险参数如表 5-27 所示。2017 年 10 月 27 日，世界卫生组织国际癌症研究机构公布的致癌物清单中，与酒精饮料摄入有关的乙醛属于 1 类致癌物，乙醛属于 2 类致癌物。

**表 5-27　乙醛的基本性质和危险参数**

| | |
|---|---|
| IUPAC 命名：Acetaldehyde<br>英文名称：Acetic aldehyde；Ethyl aldehyde<br>别名：醋醛<br>CAS 登录号：75-07-0<br>EINECS 登录号：200-836-8<br>RTECS 号：AB1925000<br>UN 号：1198<br>分子式：$C_2H_4O$<br>分子量：44.05 | 性状：无色液体，有强烈的刺激臭味，易挥发<br>密度：0.784 g/cm³(20℃)<br>　　　0.7904～0.7928 g/cm³(10℃)<br>熔点：−123.37℃<br>沸点：20.2℃<br>水溶性：>500 g/L(20℃)<br>溶解性：与乙醇、乙醚、苯、甲苯、二甲苯、松节油、丙酮混溶、<br>　　　微溶于氯仿<br>蒸气压：98.64 kPa(20℃) |
| 主要危害：潜在的职业致癌物<br>危险品标志：危险(GSH)<br>GHS 危险标识：<br>闪点：−39.00℃<br>自燃温度：175.00℃<br>爆炸极限：4.0%～57% | 半数致死剂量($LD_{50}$)：1930 mg/kg(大鼠，口服)<br>美国接触限值：允许暴露极限　200 ppm<br>　　　　　　　危险暴露极限　2000 ppm |
| 不相容性：与空气反应形成不稳定的过氧化物，该过氧化物会爆炸。与空气接触会导致乙醛化学降解为乙酸。<br>　　与强氧化剂、酸、碱、醇、氨、胺、卤素、酚、酸酐、酮、氰化氢、硫化氢、可溶解橡胶不相容。对低碳钢<br>　　有轻微腐蚀。如果暴露于高温、灰尘、腐蚀性或氧化剂下，可能会爆炸而无预警 | |

### 2. 乙醛的吸收、分布和代谢

乙醛主要经呼吸道和胃肠道进入机体。吸入的乙醛蒸气约 40%～70% 留在呼吸道，进入血液的乙醛在红细胞中的浓度约为血浆的 10 倍。体内乙醛主要经肝脏 NAD(烟酰胺腺嘌呤二核苷酸)依赖性醛脱氢酶氧化代谢成乙酸，进一步生成 $CO_2$ 和水排出体外。乙醛也是体内糖代谢的中间产物。

### 3. 乙醛的毒性及其中毒机理

乙醛是一种强亲电化学物质,可与亲核化合物如蛋白质强烈反应形成席夫碱,从而形成乙醛-蛋白质加合物。乙醛对核苷有明显的破坏作用,这是乙醛致癌的毒性原理。而这个特性,也导致其对于高度暴露于乙醛的部位会有比较明显的破坏,例如口腔和呼吸道;而用于分解乙醇的肝脏和排出乙醛的肾脏也是高危部位。另外,乙醛是乙醇在体内代谢的一种产物。乙醛在体内乙醛脱氢酶的作用下,转化为毒性小的乙酸。乙醛也是香烟雾中的成分之一,具有纤毛毒性,可减少肺巨噬细胞数。

### 4. 乙醛中毒的临床表现

乙醛会引起强烈刺激并产生严重的眼灼伤。吸入会刺激鼻、喉咙和肺,引起咳嗽或呼吸急促。当中毒者脱离接触后,症状可能会消失。较高的接触水平会影响中枢神经系统,引起类似于急性酒精中毒,嗜睡,头晕和意识丧失的症状。高水平接触可能会导致肺水肿。由于乙醛已被证明在动物中致癌,因此也可能是人体中的致癌物。接触乙醛会在大鼠中产生鼻部肿瘤,并在仓鼠中产生喉部肿瘤。接触丙二醛会在大鼠中产生甲状腺和胰岛细胞瘤,因此 NIOSH(National Institute for Occupational Safety and Health, 美国国家职业安全卫生研究所)建议根据OSHA 致癌物标准,将乙醛视为潜在的职业致癌物。乙醛可能引起皮炎和皮肤过敏。极低接触量会引起瘙痒和皮疹,重复接触可能会长期刺激眼睛,从而造成永久性伤害。可能影响中枢神经系统、呼吸道和肾脏,引起慢性酒精中毒。

### 5. 辅助检查

乙醛是可疑的人类致癌物。应进行以下测试:血液(化学/代谢物)、呼出的空气、接触期间尿液(化学/代谢物)。在进行定期检查时,应考虑皮肤、眼睛和呼吸道,建议进行肺功能测试。

### 6. 乙醛中毒的急救

吸入中毒者应迅速脱离现场。必要时吸氧,雾化吸入 2%碳酸氢钠、地塞米松等。给予止咳、解痉药。早期给地塞米松 10 mg 静脉推注。出现肺炎或肺水肿时应及早对症处理。误服后尽快以清水洗胃,洗胃后可给予 3%碳酸铵或 15%乙酸铵 100 mL,并口服牛奶或豆浆,以保护胃黏膜。皮肤和黏膜接触后,先用大量清水冲洗,再用肥皂水或 2%碳酸氢钠液冲洗,更换被污染衣服。过敏者可给予抗过敏药。

### 7. 乙醛中毒的预防

空气中浓度超标时,佩戴过滤式防毒面具(半面罩),戴化学安全防护眼镜,穿防静电工作服，戴橡胶手套。工作现场禁止吸烟、进食和饮水。工作完毕，淋浴更衣，保持良好的卫生习惯。

### 8. 乙醛的保存

勿与其他易燃材料存放在同一区域，氧化剂和氧化性气体的边界应与易燃或反应性材料的边界距离为8～10米。远离火源以及腐蚀性和反应性材料。乙醛要用耐压玻璃瓶或金属桶盛装。容器须存放在有冷气设备，通风良好，不燃材料结构的库房内，要远离火种和热源，防止阳光直射。应与氧化剂、强碱、氨、胺类、卤素、醇、酮、酚等物质，以及遇水燃烧的物质分隔存放。包装必须坚固密封，不宜久存。搬运要轻放轻卸。氮气或其他惰性气体应用作储存容器中液态乙醛上方的"惰性气体保护层"。

### 9. 乙醛的泄漏处置

液体乙醛泄漏时，将没有穿着防护装备的人员从溢出或泄漏的危险区域撤离，直到清理完成。移开所有点火源。建立强制通风以使其在空气中的浓度水平保持在爆炸极限以下。用石、干沙、泥土或类似的不燃性吸收材料吸收液体，并存放在密封的容器中。除非存在设计用于防止爆炸物积聚的下水道，否则有爆炸的可能，须将液体从密闭空间（例如下水道）中取出。可能有必要将乙醛作为危险废物进行处置和处理。如果乙醛或受污染的径流进入水道，须通知下游用户。如果要求员工清理泄漏物，则必须对他们进行适当的培训和装备。气体乙醛泄漏时，将没有穿着防护装备的人员从溢出或泄漏的危险区域撤离，直至清理完成。移开所有点火源。建立强制通风以使其在空气中的浓度水平保持在爆炸极限以下。如果泄漏源是钢瓶而无法将泄漏物阻止在适当的位置，须将泄漏的钢瓶移到露天的安全地方，然后修理钢瓶或让其排空。

### 10. 乙醛燃烧灭火

乙醛是易燃的反应性液体或气体。有毒的分解产物可能包括碳的氧化物。其蒸气比空气重并会聚集在低处。使用干粉、抗乙醇的泡沫、$CO_2$灭火器灭火，水或普通泡沫灭火器可能对火无效。消防人员须从安全、防爆的位置，使用喷水冷却裸露的容器。如果冷却无效（通风声音的音量和音调增加，水箱变色或出现任何变形迹象），须立即撤至安全位置。如果要求员工灭火，则必须对员工进行培训和装备。

### 5.2.12　甲酸(Formic Acid)

甲酸，俗名蚁酸，是最简单的羧酸，是无色而有刺激性气味的液体。甲酸属弱电解质，酸性很强，有腐蚀性，能刺激皮肤起泡。存在于蜂类、某些蚁类和毛虫的分泌物中。甲酸是有机化工原料之一，可用作消毒剂和防腐剂，同时，广泛用于农药、皮革、染料、医药和橡胶等工业。甲酸可直接用于织物加工、鞣革、纺织品印染和青饲料的储存，也可用作金属表面处理剂、橡胶助剂和工业溶剂。在有机合成中用于合成各种甲酸酯、吖啶类染料和甲酰胺系列医药中间体。具体分类如下：医药工业包括咖啡因、安乃近、氨基比林、氨茶碱、可可碱冰片、维生素 $B_1$、甲硝唑、甲苯达唑。农药工业包括粉锈宁、三唑酮、三环唑、三氮唑、三唑磷、多效唑、烯效唑、杀虫醚、三氯杀螨醇等。化学工业包括甲酸钙、甲酸钠、甲酸铵、甲酸钾、甲酸乙酯、甲酸钡、二甲基甲酰胺、甲酰胺、橡胶防老剂、季戊四醇、新戊二醇、环氧大豆油、环氧大豆油酸辛酯、特戊酰氯、脱漆剂、酚醛树脂、酸洗钢板等。皮革工业包括皮革的鞣制剂、脱灰剂和中和剂。橡胶工业包括天然橡胶凝聚剂。还可以制造印染媒染剂，纤维和纸张的染色剂、处理剂、增塑剂，食品保鲜和动物饲料添加剂等。

1. 甲酸的基本性质和危险性

甲酸的基本性质和危险参数如表 5-28 所示。

表 5-28　甲酸的基本性质和危险参数

| | |
|---|---|
| IUPAC 命名：Formic acid<br>英文名称：Carbonous acid；Formylic acid<br>别名：蚁酸<br>CAS 登录号：64-18-6<br>EINECS 登录号：200-579-1<br>RTECS 号：LQ4900000<br>UN 号：1198 3/PG 3<br>分子式：$CH_2O_2$<br>分子量：46.03 | 性状：无色而有刺激性气味的液体<br>密度：1.220 g/mL<br>熔点：8.4℃<br>沸点：100.8℃<br>水溶性：混溶<br>溶解性：与乙醚、丙酮、乙酸乙酯、甘油、甲醇、乙醇混溶；部分溶于苯、甲苯、二甲苯<br>蒸气压：4.66 kPa(20℃) |
| 主要危害：腐蚀性，刺激性，敏化剂<br>危险品标志：危险(GSH)<br>GSH 危险标识：⬡ ⬡ ⬡ ⬡<br>闪点：69℃<br>自燃温度：601℃<br>爆炸极限：14%～34% | 半数致死剂量(LD$_{50}$)：700 mg/kg(小鼠，口服)<br>　　　　　　　　　1100 mg/kg(大鼠，口服)<br>　　　　　　　　　4000 mg/kg(狗，口服)<br>美国接触限值：允许暴露极限　TWA 5 ppm<br>　　　　　　　建议暴露极限　TWA 5 ppm<br>　　　　　　　危险暴露极限　30 ppm |

不相容性：蒸气可能与空气形成爆炸性混合物。中强酸和强还原剂，与氧化剂、糠醇、过氧化氢、硝基甲烷剧烈反应。与强酸、碱、氨、脂肪胺、链烷醇胺、异氰酸酯、环氧烷、表氯醇不相容。加热并与强酸接触时分解，生成一氧化碳。氨基甲酸酯与强酸和强碱不相容，尤其与强还原剂(如氢化物和活性金属)不相容。与活性金属或氧化物接触会形成易燃气体氢气，与强氧化性酸、过氧化物和氢过氧化物不相容。侵蚀金属如铝、铸铁和钢，许多塑料、橡胶和涂料

## 2. 甲酸的吸收、分布和代谢

在人体内部分被氧化，部分以原形随尿排出。

## 3. 甲酸的毒性及其中毒机理

甲酸的毒性低。发病机理主要是对机体的刺激、腐蚀作用而引起各种损伤。

## 4. 甲酸中毒的临床表现

甲酸中毒对人体的攻击点是呼吸系统、肺、皮肤、肾脏、肝脏、眼睛。甲酸对眼睛、皮肤和呼吸道具有极强的腐蚀性。暴露于 15 ppm 甲酸的工人会感到恶心，引起鼻、喉咙和肺部刺激，导致咳嗽、流鼻涕和眼睛流泪。较高的接触量可能引起肺水肿，可能会延迟数小时，并可能导致死亡。体力劳动会加重肺水肿的症状。浓溶液可能会引起严重的刺激、灼伤和水泡。会引起眼睛刺激和流泪，浓溶液可能导致眼睛严重的化学灼伤。具有腐蚀性。会影响能量代谢，导致酸中毒，引起唾液分泌、呕吐、口腔灼热感、吐血、腹泻和疼痛。在严重的情况下，人可能会休克并呼吸困难，甚至可能导致死亡。动物数据表明，摄入约 85 g 可能会对 68 kg 的人致命。长期或反复接触甲酸会引起皮肤刺激、皮疹和瘙痒过敏，影响肾脏，引起活细胞的遗传变化。

## 5. 辅助检查

吸入过多的甲酸须医学观察 24～48 小时，以免发生延迟性肺水肿。可使用皮质类固醇喷雾剂防治肺水肿。吸烟可能会加重肺部伤害，应在接触后至少 72 小时内戒烟。如果出现症状或怀疑过度接触，应考虑胸部 X 射线检查。在任何放置或定期检查中均应考虑对皮肤、眼睛和肺部可能的刺激性作用。须进行肺功能测试、肾脏功能检查以检查血液和尿液。急性过度接触后考虑胸部 X 射线检查。由过敏症专家进行评估。

## 6. 甲酸中毒的急救

吸入时，迅速脱离现场至空气新鲜处。保持呼吸道通畅。如呼吸困难，及时输氧。如呼吸停止，立即进行人工呼吸，就医。误食时，用水漱口，给饮牛奶或蛋清，就医。皮肤接触时，立即脱去被污染衣着，用大量流动清水冲洗，至少 15 分钟，就医。眼睛接触时，立即提起眼睑，用大量流动清水或生理盐水彻底冲洗眼睛至少 15 分钟，就医。

7. 甲酸中毒的预防

工作场所加强通风。提供安全淋浴和洗眼设备。可能接触甲酸蒸气时，必须佩戴自吸过滤式防毒面具（全面罩）或自吸式长管面具。紧急事态抢救或撤离时，建议佩戴空气呼吸器，穿橡胶耐酸碱服，戴橡胶耐酸碱手套。工作现场禁止吸烟、进食和饮水。工作完毕，淋浴更衣，注意个人清洁卫生。

8. 甲酸的保存

分开存放在耐腐蚀、易燃品存储区。在使用甲酸之前，应对人员进行正确处理和储存的培训。在进入可能存在甲酸的密闭空间之前，须检查甲酸在空气中的浓度以确保不存在爆炸性浓度。甲酸须放在通风良好的密闭容器中保存。防止高温、火焰和上述"不相容性"（表 5-28）物质接触。在可能的情况下，自动从桶或其他存储容器中泵送液体以处理容器。

9. 甲酸的泄漏处置

疏散并限制未穿戴防护装备的人员脱离溢出或泄漏的危险区域，直至完成清理。移开所有点火源。建立强制通风以使其在空气中的浓度水平保持在爆炸极限以下。用石、干沙、泥土、泥炭、炭或类似材料吸收液体，并存放在密封容器中。可能有必要将甲酸作为危险废物进行处置和处理。如果有甲酸或受污染的径流进入水道，须通知下游用户、当地卫生消防官员和污染控制机构。如果要求员工清理泄漏物，则必须对他们进行适当的培训和装备。废液与可燃性溶剂混合后焚化。

10. 甲酸燃烧灭火

甲酸是可燃液体。热分解产物包括碳的氧化物，使用二氧化碳灭火器。甲酸蒸气比空气重，会积聚在低处。蒸气可能会长距离传播到点火源和回火。暴露于火中的密闭空间中的蒸气可能会爆炸。长时间将容器暴露于火或热之下，可能会导致容器爆炸。消防人员须从安全、防爆的位置，使用喷水冷却裸露的容器。如果冷却无效（通风声音的音量和音调增加，水箱变色或出现任何变形迹象），须立即撤至安全位置。如果要求员工灭火，则必须对员工进行培训和装备。

## 5.2.13　乙酸（Acetic Acid）

乙酸在自然界分布很广，例如，在水果或者植物油中主要以酯的形式存在，在动物的组织内、排泄物和血液中以游离酸的形式存在。许多微生物都可以通过发酵将不同的有机物转化为乙酸。乙酸是很好的抗微生物剂，这主要归因于其可使 pH 降低至低于微生物最适生长所需的 pH 范围。乙酸是我国应用最早、使用最多的酸味剂，主要用于复合调味料、配制蜡、罐头、干酪、果冻等。乙酸是大宗化工产品，是最重要的有机酸之一，主要用于生产乙酸乙烯酯、乙酐、乙酸酯和乙酸纤维素等。聚乙酸乙烯酯可用来制备薄膜和黏合剂，也是合成纤维维纶的原料。乙酸纤维素可制造人造丝和电影胶片。乙酸酯是优良的溶剂，广泛用于油漆工业。乙酸还可用来合成乙酐、丙二酸二乙酯、乙酰乙酸乙酯、卤代乙酸等，也可制造药物如阿司匹林，还可以用于生产乙酸盐等。在农药、医药和染料、照相药品制造、织物印染和橡胶工业中都有广泛应用。在食品工业中，乙酸用作酸化剂、增香剂和香料，可制作软饮料、冷饮、糖果、焙烤食品、布丁类、调味品等。乙酸具有防腐剂的作用，1.5%就有明显的抑菌作用，在 3%范围以内，可避免霉斑引起的肉色变绿变黑。

## 1. 乙酸的基本性质和危险性

乙酸为无色液体，有刺鼻的醋酸味。其基本性质和危险参数如表 5-29 所示。

表 5-29　乙酸的基本性质和危险参数

| IUPAC 命名：Acetic acid 英文名称：Hydrogen acetate 别名：醋酸 CAS 登录号：64-19-7 EINECS 登录号：200-580-7 RTECS 号：AF1225000 UN 号：1792 分子式：$C_2H_4O_2$ 分子量：60.05 | 性状：无色液体，有刺鼻的醋酸味 密度：1.049 g/cm$^3$ 熔点：16～17℃ 沸点：118～119℃ 水溶性：能溶于水 溶解性：能溶于水、乙醇、乙醚、四氯化碳及甘油等有机溶剂 蒸气压：1.5 kPa(25℃) |
|---|---|
| 危险品标志：危险(GHS) GHS 危险标识：⚠🔥 闪点：39℃ 自燃温度：426℃ 爆炸极限：4%～19.9% | 半数致死剂量(LD$_{50}$)：3.31 g/kg(大鼠，口服) 美国接触限值　允许暴露极限　　TWA 10 ppm 　　　　　　　　建议暴露极限　　TWA 10 ppm 　　　　　　　　危险暴露极限　　50 ppm |

不相容性：蒸气可能与空气形成爆炸性混合物。与氧化剂、有机胺和碱(例如氢氧化物和碳酸盐)剧烈反应。与强酸、脂肪胺、链烷醇胺、异氰酸酯、环氧烷、表氯醇、乙醛、2-氨基乙醇、氨、硝酸铵、氯磺酸、铬酸、乙二胺、乙撑亚胺、卤化物、过氧化物、高氯酸盐、高氯酸、高锰酸盐、异氰酸酯、三氯化磷、叔丁醇钾和二甲苯不相容。腐蚀铸铁、不锈钢以及其他形成易燃/易爆氢气的金属。会侵蚀多种形式的橡胶或塑料

## 2. 乙酸的吸收

乙酸通过吸入及皮肤接触进入人体。

## 3. 乙酸的毒性及其中毒机理

乙酸中毒对人体的攻击点是呼吸系统、皮肤、眼睛、牙齿。

### 4. 乙酸中毒的临床表现

眼睛接触乙酸会引起严重的刺激、烧伤和永久性的眼损伤。皮肤接触会引起严重的刺激和灼伤。吸入会刺激口腔、鼻和喉咙，导致咳嗽和呼吸急促。较高的接触量可能引起支气管肺炎和肺水肿。反复接触或长期暴露于乙酸中会导致咽炎和支气管炎，并伴有咳嗽、咯痰或呼吸急促，也会导致裸露的牙齿腐蚀。反复接触皮肤会导致皮肤，特别是手部皮肤增厚和破裂。摄入虽然在工业上不太可能发生，但可能导致食管渗入、流血、呕吐、腹泻、休克、溶血、血红蛋白尿和无尿。

### 5. 辅助检查

如果出现症状或怀疑过度接触，应考虑胸部 X 射线检查和肺功能检查。急性过度接触后考虑胸部 X 射线检查。放置或定期检查时应检查皮肤、眼睛、牙齿和呼吸道。

### 6. 乙酸中毒的急救

如果乙酸进入眼睛，须立即取下隐形眼镜并用清水冲洗眼睛至少 30 分钟，并偶尔提起上下眼睑进行彻底冲洗，立即就医。如果接触皮肤，须脱下污染的衣服，并立即用肥皂清洗。吞下后，立即就医。如果中毒者有意识，须喝水或牛奶，不要催吐。如果已吸入，则停止继续接触，如果呼吸停止，须开始抢救呼吸(使用通用预防措施，包括复苏面罩)，如果心脏停止跳动，则开始心肺复苏。如果吞下乙酸，不要试图催吐，立即转移到医疗机构。吸入过多的乙酸须医学观察 24～48 小时，以免发生延迟性肺水肿。可使用皮质类固醇喷雾剂防治肺水肿。吸烟可能会加重肺部伤害，应在接触后至少 72 小时内戒烟。

### 7. 乙酸中毒的预防

空气中乙酸浓度超标时，工作人员应佩戴防毒面具，戴化学安全防护眼镜，戴橡皮手套。工作后，淋浴更衣，不要将工作服带入生活区。

### 8. 乙酸的保存

分开存放在耐腐蚀的地方，并存放在易燃液体存放区或试剂柜中，远离点火源以及腐蚀性和反应性材料。在使用乙酸之前，应对人员进行正确处理和储存的培训。在进入可能存在乙酸的密闭空间之前，须检查乙酸在空气中的浓度以确保不存在爆炸性浓度。乙酸应存放在阴凉干燥处，远离热源和上述不相容物质(表 5-29)。使用、处置或存储乙酸时，禁止使用火源，例如禁止吸烟和使用明火。涉及乙酸转移的金属容器应接地并黏合，桶必须装有自动关闭阀、压力真空塞和阻火器。

仅限使用无火花的工具和设备，尤其是在打开和关闭容器时。

### 9. 乙酸的泄漏处置

将没有穿着防护装备的人员从溢出或泄漏的危险区域撤离，直到清理完成。移开所有点火源。建立强制通风以使其在空气中的浓度水平保持在爆炸极限以下。用石、干沙或类似材料吸收液体，并存放在密封容器中，然后运输到室外。小心用石灰或碳酸氢钠中和溢出的液体，并用大量水冲洗剩余物〔额外的个人防护：包括 SCBA（self-contained breathing apparatus, 自给式呼吸器）的化学防护服〕，或者用苏打粉覆盖，然后冲洗至下水道。清理完成后要对区域通风。可能有必要将乙酸作为危险废物进行处置和处理。如果乙酸或受污染的径流进入水道，须通知下游用户。如果要求员工清理泄漏物，则必须对他们进行适当的培训和装备。将废液与可燃溶剂混合，然后在配备有加力燃烧器和洗涤器的化学焚烧炉中燃烧。

### 10. 乙酸燃烧灭火

热分解产物包括碳的氧化物。使用干粉、二氧化碳、泡沫灭火器或水喷雾灭火。着火时戴护目镜和 SCBA。乙酸蒸气比空气重，会在低处聚集。消防人员须在安全、防爆的地方，使用喷水冷却暴露的容器。如果冷却无效（通风声音的音量和音调增加，水箱变色或出现任何变形迹象），须立即撤至安全位置。如果希望员工扑火，则必须进行培训和装备。

## 5.2.14　二硫化碳(Carbon Disulfide)

二硫化碳在常温常压下为无色透明、微带芳香味的脂溶性液体，有杂质时呈黄色，少量天然存在于煤焦油与原油中，通常不纯的工业品有腐败臭鸡蛋味，具有极强的挥发性、可燃性和爆炸性。燃烧时伴有蓝色火焰并分解成二氧化碳与二氧化硫。二硫化碳是一种广泛性的酶抑制剂，具有细胞毒作用，可破坏细胞的正常代谢，干扰脂蛋白代谢而造成血管病变、神经病变及全身主要脏器的损害。二硫化碳的主要作用是用于生产人造黏胶纤维(人造棉、人造毛)和黏胶薄膜，还用以制造四氯化碳(由二硫化碳与氯反应制得)、二硫代氨基甲酸铵(杀菌剂，由二硫化碳与氨反应制得)、黄原酸酯、浮选矿剂、溶剂和橡胶硫化剂。二硫化碳也是硫、磷、硒、溴、碘、樟脑、树脂、蜡、橡胶和油脂等的良好溶剂，是许多有机物进行红外光谱测定和核磁共振氢谱测定用的溶剂。用二硫化碳生产的黄原酸盐作为冶金工业的矿石浮选剂，也可用于生产农用杀虫剂。橡胶工业硫化时，可作为氯化硫的溶剂。另外，它也可以用来制造氨处理系统中设备和管路的防腐蚀剂，是检验伯胺、仲胺及 $\alpha$-氨基酸，测折射率，色谱分析用的溶剂，也用于从亚麻仁、橄榄果实、兽骨、皮革和羊毛中提取油脂，用作航空润滑剂。二硫化碳是杀菌剂稻瘟灵、克菌丹、代森锰锌、代森锌、代森铵、福美双、福美锌、福美甲胂等的合成中间体。

### 1. 二硫化碳的基本性质和危险性

二硫化碳为无色或淡黄色透明液体，纯品有乙醚味，易挥发。其基本性质和危险参数如表 5-30 所示。

**表 5-30　二硫化碳的基本性质和危险参数**

| | |
|---|---|
| IUPAC 命名：Methanedithione<br>英文名称：Carbon disulfide<br>CAS 登录号：75-15-0<br>EINECS 登录号：200-843-6<br>RTECS 号：FF6650000<br>UN 号：1131<br>分子式：$CS_2$<br>分子量：76.13 | 性状：无色或淡黄色透明液体，纯品有乙醚味，易挥发<br>密度：1.2927 g/cm³(0℃)；1.266 g/cm³(25℃)<br>熔点：−111.61℃<br>沸点：46.24℃<br>水溶性：0.258 g/100 mL(0℃)；0.217 g/100 mL(20℃)<br>溶解性：溶于乙醇、乙醚、苯、油、$CHCl_3$、$CCl_4$<br>蒸气压：48.1 kPa(25℃)；82.4 kPa(40℃) |
| 主要危害：抑制酶的活性<br>危险品标志：危险(GHS)<br>GHS 危险标识：<br>闪点：−43℃<br>自燃温度：102℃<br>爆炸极限：1.3%～50% | 半数致死剂量($LD_{50}$)：3188 mg/kg(大鼠，口服)<br>最低致死浓度($LC_{LO}$)：4000 ppm(人，30 分钟)<br>美国接触限值：允许暴露极限　　TWA 20 ppm<br>　　　　　　　建议暴露极限　　TWA 1 ppm<br>　　　　　　　危险暴露极限　　500 ppm |

不相容性：与氧化剂(氯酸盐、硝酸盐、过氧化物、高锰酸盐、高氯酸盐、氯、溴、氟等)不相容，接触可能引起火灾或爆炸。远离碱性物质、强碱、强酸、含氧酸、环氧化物。也与化学活性金属(如钠，钾，锌)、叠氮化物、有机胺、卤素不相容。震动、摩擦或振荡可能爆炸分解。加热可能爆炸。该物质在与空气接触和与热表面接触时会自燃，产生有毒的二氧化硫烟雾。与氧化剂剧烈反应，生成硫和一氧化碳的氧化物，并具有燃烧和爆炸危险。侵蚀某些形式的塑料、橡胶和涂料

### 2. 二硫化碳的吸收、分布和代谢

二硫化碳可通过呼吸道、消化道及皮肤吸收进入体内，但皮肤摄入量较少，常可忽略。摄入的 1/4 经呼吸排出，少量由尿排出，其余经代谢转化。尿中的代谢产物是硫酸盐和对碘叠氮基反应具有阳性的物质，用此作为二硫化碳暴露的生物指标。吸入的二硫化碳有 40%被吸收，2-硫代噻唑烷-4-羧酸是二硫化碳经 P450 活化与还原型谷胱甘肽结合所形成的特异性代谢产物。

### 3. 二硫化碳的毒性及其中毒机理

二硫化碳损害中枢和周围神经系统，并可影响脂质代谢，其中毒作用机制目前还不十分清楚。可能与能量代谢障碍；神经细胞丝蛋白共价交联影响脑啡肽神经调节系统，与金属离子络合影响神经递质功能，导致维生素 $B_6$ 缺乏影响脂质代谢等有关。

### 4. 二硫化碳中毒的临床表现

急性中毒多为生产条件下意外接触高浓度二硫化碳所致。轻者可有头痛、头晕、恶心及眼鼻刺激症状，或出现醉酒样、步态不稳，可出现轻度意识障碍，无其他阳性体征。重度中毒可出现明显的神经精神症状和体征，如兴奋、难以控制的激怒、情绪迅速改变，出现谵妄性躁狂、幻觉妄想、自杀倾向以及记忆力障碍、严重失眠、噩梦等。慢性中毒是对神经系统的损伤，包括中枢和外周神经损伤，毒作用表现多样，可从轻微的易疲劳嗜睡、记忆力减退到严重的神经精神障碍。外周神经病变为感觉运动型病变，常由远及近、由外至内进行性发展，表现为感觉丧失、肌张力减退、肌肉萎缩等。外周与中枢神经病变常同时存在。对心血管系统的损伤，二硫化碳对心血管的影响屡有报道。但目前对低浓度长期接触是否可致心血管系统损害尚有分歧。对视觉系统的损伤，可见眼底形态学改变、灶性出血、渗出性改变、视神经萎缩、微血管瘤和血管硬化等。职业流行病学调查发现，长期接触二硫化碳浓度达 $10 \text{ mg/m}^3$，上述视觉系统异常的检出率增高，即使接触低浓度，眼部病变仍然是早期检测指标。

### 5. 二硫化碳中毒的急救

目前，二硫化碳中毒尚无特效治疗药物。对急性中毒的急救按气体中毒急救原则，确诊慢性中毒者应调离接触二硫化碳的工作，如及时发现和处理，预后良好，若出现多发性神经炎或中枢神经受损征象，则病程迁延，恢复较慢。

### 6. 二硫化碳中毒的预防

严格执行我国车间空气中的二硫化碳职业卫生标准，黏胶纤维生产过程应加强生产设备的密闭，并采用吸风装置，加强作业环境监测，做好就业前体检和定期健康检查。

### 7. 二硫化碳的保存

与其他易燃材料分开存放。氧化剂和氧化性气体的边界应与易燃或反应性材料的边界距离为 8～10 米。在使用二硫化碳之前，应对所有操作人员进行适当的操作和储存方面的培训。在进入可能存在二硫化碳的密闭空间之前，须检查二硫化碳在空气中的浓度以确保不存在爆炸性浓度。二硫化碳须存放在阴凉、通风良好的密闭容器中。涉及二硫化碳转移的金属容器应接地并黏合。在可能的情况下，自动从桶或其他存储容器中抽出液体到处理容器中。桶必须装有自动关闭阀、压力真空塞和阻火器。仅限使用无火花的工具和设备，尤其是在打开和关闭容器时。使用、处置或存储二硫化碳时，禁止使用火源，例如禁止吸烟和使用明火。

8. 二硫化碳的泄漏处置

疏散并限制未穿戴防护装备的人员出入溢出或泄漏的危险区域，直至完成清理。移开所有点火源。建立强制通风以使其在空气中的浓度水平保持在爆炸极限以下。对于小的泄漏，用纸巾吸收，在安全的地方，例如通风橱中，将溢出物蒸发掉。可以在配备有合适的废气净化装置的燃烧室中回收或收集大量的二硫化碳并将其雾化。如果将二硫化碳洒到水中，可用农用石灰、碎石灰石或碳酸氢钠中和。如果溶解，则以溢出量的 10 倍使用活性炭。使用机械挖泥机或举升机去除固定的污染物和沉淀物。如果从桶或较小的容器中溢出或泄漏，或从储罐中泄漏少量二硫化碳，则在所有方向上隔离 15 米。万一发生大量泄漏，须首先在各个方向隔离 30 米，然后在顺风方向疏散 322 米宽和 483 米长的区域。不要触摸溢出的二硫化碳，如果可以的话，须阻止泄漏。使用喷水减少其蒸气。穿戴正压呼吸器和专用防护服。可能有必要将二硫化碳作为危险废物进行处置和处理。如果有二硫化碳或受污染的径流进入水道，须通知下游用户、当地卫生消防官员和污染控制机构。如果要求员工清理泄漏物，则必须对他们进行适当的培训和装备。所有设备或接触表面均应接地，以免因静电着火。用石、沙子或灰烬吸收并用水覆盖。用桶将水转移到开放区域，从远处点燃。如果量大，则可以通过蒸馏回收二硫化碳并重新包装以供使用。

9. 二硫化碳燃烧灭火

二硫化碳是易燃液体。其着火温度非常低，只有 100℃。接触普通灯泡可能会点燃其蒸气。当加热分解时，它会释放出剧毒的硫氧化物烟雾。如果蒸气浓度超过 2%(体积)，则进入污染区域的所有人员均应使用全面罩的自给式呼吸面罩，穿着特殊的防护服。如果油罐车或卡车着火，则在各个方向上隔离 805 米。使用干粉、二氧化碳或其他惰性气体灭火器，泡沫灭火器可能无效，二硫化碳蒸气比空气重，会积聚在低处。其蒸气会长距离传播到点火源和回火。暴露于火中密闭空间中的蒸气可能会爆炸。长时间将容器暴露于火或热之下，可能会导致容器爆炸。消防人员须从安全、防爆的位置，使用喷水冷却裸露的容器。如果冷却无效(通风声音的大小和音调增加，水箱变色或出现任何变形迹象)，须立即撤回至安全位置。如果要求员工灭火，则必须对员工进行培训和装备。

### 5.2.15　碘甲烷(Methyl Iodide)

碘甲烷是一种卤代烃，是甲烷的一碘取代物。碘甲烷可与常见的有机溶剂混溶，纯品无色，暴露于阳光下会分解出碘单质而带紫色，可通过加入金属铜去除。碘甲烷少量存在于稻田中。碘甲烷是有机合成中常用的甲基化试剂。除此之外，也可用作杀菌剂、除草剂、杀虫剂或杀线虫剂、灭火器组分、土壤消毒剂，以及作为溴甲烷(被《蒙特利尔公约》禁止使用)的替代品。由于折射率的缘故，碘甲烷在显微镜方面也有应用。

### 1. 碘甲烷的基本性质和危险性

碘甲烷为无色液体，有特殊臭味。其基本性质和危险参数如表 5-31 所示。2017年 10 月 27 日，世界卫生组织国际癌症研究机构公布的致癌物清单中，碘甲烷属于3 类致癌物。

表 5-31　碘甲烷的基本性质和危险参数

| | |
|---|---|
| IUPAC 命名：Iodomethane<br>英文名称：Methyl iodide；Methyl iodine<br>别名：甲基碘<br>CAS 登录号：74-88-4<br>EINECS 登录号：200-819-5<br>RTECS 号：PA9450000<br>UN 号：2664<br>分子式：CH$_3$I<br>分子量：141.94 | 性状：无色液体，有特殊臭味<br>密度：2.28 g/mL<br>熔点：$-66.5$℃<br>沸点：42.4～42.8℃<br>水溶性：14 g/L(20℃)<br>溶解性：微溶于水，溶于乙醇、乙醚<br>蒸气压：54.4 kPa(20℃) |
| 主要危害：毒性，腐蚀性，致癌<br>危险品标志：危险(GHS)<br>GHS 危险标识：<br>闪点：7.8℃ | 半数致死剂量(LD$_{50}$)：76 mg/kg(大鼠，口服)<br>　　　　　　　　　　800 mg/kg(豚鼠，皮肤)<br>最低致死浓度(LC$_{LO}$)：3800 ppm(大鼠，15 分钟)<br>美国接触限值：允许暴露极限　　TWA 5 ppm<br>　　　　　　　建议暴露极限　　Ca TWA 2 ppm<br>　　　　　　　危险暴露极限　　Ca 100 ppm |

不相容性：非常易燃，在 270℃下分解。可能与空气形成爆炸性混合物；与水缓慢反应，形成有毒的碘化氢；可与某些金属反应形成危险产物；与氧化剂(氯酸盐、硝酸盐、过氧化物、高锰酸盐、高氯酸盐、氯、溴、氟等)，以及许多胺、烷基膦、亚氯酸银、氮化物、偶氮/重氮化合物、碱金属(钠)含氧酸和环氧化物不相容

### 2. 碘甲烷的吸收、分布和代谢

肝脏中，碘甲烷被代谢为 *S*-甲基谷胱甘肽。吸入碘甲烷的烟雾可能对肺、肝、肾和中枢神经系统造成损伤，可能导致恶心、眩晕、咳嗽或呕吐，长期皮肤接触会造成灼伤，吸入大量碘甲烷会造成肺水肿。

### 3. 碘甲烷的毒性及其中毒机理

碘甲烷属于可能致癌物质。IARC(国际癌症研究机构)将其划为第 3 类，即

"尚不清楚其对人体致癌作用"。

### 4. 碘甲烷中毒的临床表现

碘甲烷中毒对人体的攻击点是眼睛、皮肤、呼吸系统、肾脏、中枢神经系统。吸入或通过皮肤吸收，碘甲烷会引起中毒。接触时可能会刺激眼睛并引起严重的皮肤灼伤。它可能导致脑损伤，并产生迷失方向和精神病行为。较高的接触量可能引起肺水肿，延迟数小时，可能导致死亡。体力劳动会加重肺水肿的症状。短期接触可能引起恶心、呕吐、腹泻、头晕、口齿不清、视觉障碍和烦躁不安、肌肉控制力丧失、嗜睡、精神错乱、严重精神障碍、昏迷和死亡。可引起肺部刺激和支气管炎，导致肾脏损害，影响大脑，导致迷失方向和性格改变。接触可引起恶心、呕吐、眩晕(运动的幻觉)、共济失调、口齿不清、嗜睡、皮炎，是潜在的职业致癌物。

### 5. 辅助检查

可检查尿液中的碘，急性过度接触后可考虑胸部 X 射线检查，评估脑部影响。

### 6. 碘甲烷中毒的急救

如果碘甲烷进入眼睛，须立即取下隐形眼镜并用清水冲洗眼睛至少 15 分钟，偶尔提起上下眼睑进行彻底冲洗，立即就医。如果接触皮肤，脱去污染的衣服并立即用肥皂和水清洗，立即就医。如果已吸入，停止继续接触，如果呼吸停止，开始呼吸急救(使用通用预防措施，包括复苏面罩)，如果心跳停止，则开始心肺复苏，立即转移到医疗机构。吞下后，立即就医。大量喝水并催吐。不要对失去知觉的人催吐。吸入过多的碘甲烷须医学观察 24～48 小时，以免发生延迟性肺水肿。作为肺水肿的急救措施，医护人员可能会考虑使用药物或其他吸入疗法。

### 7. 碘甲烷中毒的预防

碘甲烷空气中浓度超标时，应选择佩带自吸过滤式防毒面具(半面罩)，戴化学安全防护眼镜，穿透气型防毒服，戴防化学品手套。工作现场禁止吸烟、进食和饮水。工作后，沐浴更衣。单独存放被毒物污染的衣服，洗后备用，注意个人清洁卫生。

### 8. 碘甲烷的保存

进入储存区域之前，先检查空气中碘甲烷的含量。在使用碘甲烷之前，应对人员进行有关正确处理和储存的培训。碘甲烷须储存在密闭容器中,远离氧化剂,放置在阴凉、通风良好的地方。在可能的情况下,将碘甲烷从桶或其他存储容器中自动泵送到处理容器中。应在处理、使用或存储区域建立符合 OSHA 标准1910.1045 规定的规范和标记。

### 9. 碘甲烷的泄漏处置

疏散并限制未穿戴防护装备的人员出入溢出或泄漏的危险区域,直至完成清理。移开所有点火源,对溢出或泄漏的区域进行通风。用石、干沙、泥土、泥炭、炭或类似材料吸收液体,并存放在密封的容器中。由于爆炸的可能性,勿将碘甲烷放在狭窄的空间(例如下水道)中。可能有必要将碘甲烷作为危险废物进行处置和处理。如果碘甲烷或受污染的径流进入水道,须通知下游用户。如果要求员工清理泄漏物,则必须对他们进行适当的培训和装备。

### 10. 碘甲烷燃烧灭火

碘甲烷本身不会燃烧,热分解产物可能包括碘。其蒸气比空气重,会在低处聚集。蒸气可能会长距离传播到点火源和回火。暴露于火中密闭空间中的蒸气可能会爆炸。长时间将容器暴露于火或热之下,可能会导致容器爆炸。消防人员须在安全、防爆的地方,使用喷水冷却暴露的容器。如果冷却无效(通风声音的音量和音调增加,水箱变色或出现任何变形迹象),立即撤至安全位置。如果要求员工灭火,则必须对员工进行培训和装备。

## 5.2.16 溴(Bromine)

溴是唯一在室温下为液态的非金属元素,溴分子在标准温度和压力下为有挥发性的红棕色液体,活性介于氯与碘之间。溴蒸气具有腐蚀性,并且有毒性。溴与其化合物可被用来作为阻燃剂、净水剂、杀虫剂、染料等。常用消毒药剂的红药水中含有溴和汞。在照相术中,溴和碘与银的化合物被作为感光剂。溴可用于制备有机溴化物、颜料与化学中间体。溴与氯配合使用可用于水的处理与杀菌。药物合成方面经常需要用溴元素,比如巴比妥类成环时需要用溴代烷烃。又如头孢菌素中间体需要先用对硝基溴化苄对原料青霉素 V 钾盐进行酯化。

### 1. 溴的基本性质和危险性

溴的基本性质和危险参数如表 5-32 所示。

### 表 5-32　溴的基本性质和危险参数

| | |
|---|---|
| IUPAC 命名：Bromine<br>英文名称：Bromine<br>别名：溴素<br>CAS 登录号：7726-95-6<br>EINECS 登录号：231-778-1<br>UN 号：1744<br>分子式：$Br_2$<br>分子量：159.81 | 性状：红黑色液体，刺激性气味<br>密度：3.119 g/mL<br>熔点：−7.2℃<br>沸点：58.7℃<br>水溶性：35 g/L(20℃)<br>溶解性：微溶于水，溶于乙醇、乙醚<br>蒸气压：23.28 kPa(20℃) |
| 主要危害：毒性，腐蚀性，致癌<br>危险品标志：危险(GHS)<br>GHS 危险标识：<br>闪点：113℃ | 半数致死剂量($LD_{50}$)：1700 mg/kg(大鼠，口服)<br>最低致死浓度($LC_{LO}$)：2600 mg/kg(大鼠，口服，15 分钟)<br>　　　　　　　　　　　2700 mg/m³(大鼠，吸入，15 分钟)<br>美国接触限值：允许暴露极限　TWA 0.2 ppm<br>　　　　　　　建议暴露极限　TWA 0.1 ppm<br>　　　　　　　危险暴露极限　STV 0.3 ppm |

**2. 溴的吸收和分布**

溴可经呼吸道及皮肤进入体内，经呼吸道排出体外。溴有蓄积的特性，以溴化物形式沉积于组织内，并且取代其他卤素(碘和氯)。

**3. 溴的毒性及其中毒机理**

溴的毒性作用与氯相似，对皮肤及黏膜有强烈的刺激和腐蚀作用，对组织损害较氯明显。可引起皮肤、黏膜的灼伤，重者可致化学性支气管炎、肺炎及中毒性肺水肿。

**4. 溴中毒的临床表现**

溴中毒对人体的攻击点是呼吸系统、眼睛、肺部、中枢神经系统。急性中毒的症状包括头晕、头痛、流泪、鼻出血、咳嗽、压抑感、腹痛、腹泻、眼睛发红、流泪、鼻和喉咙发炎、咳嗽和呼吸困难。摄入液态溴会导致腹痛和出血性胃肠炎，继而引发休克。体征和症状还可能包括黏膜和舌头变为棕色。少量吸入会引起咳嗽、鼻出血、头昏眼花和头痛，然后是腹痛和腹泻，有时还会在躯干和四肢上出现麻疹样爆发。在皮肤裸露区域引起脓疱和结节，如果不及时清除，将引起深层疼痛。食入溴会引起口腔和食管、嘴唇和黏膜成褐色，有灼痛、严重的胃肠炎，表现为腹痛和腹泻、发绀和休克。定期暴露于接近允许接触水平的浓度下会引起烦躁、食欲不振、关节疼痛和消化不良。其他症状包括角膜反射丧失、喉咙发炎、甲状腺功能障碍、心血管疾病、消化道疾病。长期接触会在皮肤上引起痤疮样爆发。反复接触会引起头痛、胸痛、关节疼痛和消化不良，也会导致支气管炎或肺炎，伴随着咳嗽、呼吸急促和咯痰。

### 5. 辅助检查

在安置和定期检查期间，应特别注意皮肤、眼睛和呼吸道。接触其他刺激物或溴，应考虑胸部 X 射线检查以及肺、血液、肝和肾功能检查。

### 6. 溴中毒的急救

大量吸入溴后，应迅速脱离现场至新鲜空气处，保持呼吸道通畅。如呼吸困难，及时输氧。如呼吸停止，立即进行人工呼吸，就医。误服者用水漱口，饮牛奶或蛋清或纯碱水，就医。如果皮肤接触，立即脱去被污染衣物，先用水冲洗，然后用 1 体积(25%)氨水、1 体积松节油和 10 体积(95%)乙醇的混合液涂敷，也可先用苯、甘油等除去溴，然后再用水冲洗，就医。如果眼睛接触溴，立即提起眼睑，用大量流动清水或生理盐水彻底冲洗眼睛至少 15 分钟，就医。一次误服大量溴化物者速饮高渗盐水并探咽导吐，随即以等渗盐水洗胃，其后给予硫酸钠导泻。因溴离子在体内分布与氯离子相同，且可互相替代，二者经由肾脏排泄甚少区别，中毒者用氯化物后，氯离子排出增加，溴离子相应地增加排出，故对中毒者，给服适量氯化铵或氯化钠(食盐)可以促进溴离子排出体外。对原有心脏病或心衰水肿的中毒者，不宜应用大量氯化钠，可用氯化铵代替。小儿每日用量为 75 mg/kg，分 4 次内服(开始可每小时内服 1 次)，直至血内溴化物降至 4.85 mmol/L(50 mg/dL)以下时停用，同时给饮大量液体，重症病人可用生理盐水静脉滴注(约 2500 mL/m$^2$)或加入适量葡萄糖溶液并可酌用甘露醇及利尿剂，加速毒物由尿排泄。因溴化物入量过多，则从组织中游离出来的溴离子来不及由肾排出，致使血清溴的浓度暂时性升高，加重病情，严重中毒者可用透析疗法，其他为对症处理。

### 7. 溴的保存

溴须与易燃、可燃物或其他黄色编码材料隔离的区域分开存放。溴存放在阴凉干燥的房间内，并沿地面通风，装溴的容器须密封或使用玻璃瓶塞，避免阳光直射，储于 27℃/20℃ 以上以防止冻结，但避免加热至室温以上以防止压力升高而使容器破裂。

### 8. 溴的泄漏处置

迅速撤离泄漏污染区至安全区，并立即进行隔离。小泄漏时隔离 150 m，大泄漏时隔离 300 m，严格限制人员出入。建议应急处理人员戴自给正压式呼吸器，穿防酸碱工作服，不要直接接触泄漏物，尽可能切断泄漏源，防止溴进入下水道、排洪沟等限制性空间。小量泄漏时，用苏打或石灰中和吸收，也可以用大量水冲洗，洗水稀释后放入废水系统。大量泄漏时，构筑围堤或挖坑收容，用泡沫覆盖，降低溴蒸气灾害。用喷雾状水冷却和稀释溴蒸气，再用泵转移至槽车或专用收集器内，回收或运至废物处理场所处置。溴废弃物可以添加大量的还原剂(亚硫酸氢盐或亚铁盐)浓缩溶液，再用苏打粉或稀盐酸中和该混合物，并用大量水冲洗至下水道。

### 9. 溴燃烧灭火

消防人员必须佩戴氧气呼吸器、穿全身防护服。喷水保持装溴的容器冷却，直至灭火结束。用雾状水赶走泄漏的溴。用氨水从远处喷射，驱赶溴蒸气，并使之中和。但对泄漏出来的溴液不可用氨水喷射，以免引起强烈反应，放热而产生大量剧毒的溴蒸气。

### 5.2.17　碘(Iodine)

碘是一种非金属化学元素。碘是最重的卤素元素，在标准状况下以有光泽的紫黑色固态非金属存在，在 114℃时融化成深紫黑色液体，在 184℃时挥发成深紫罗兰色气体。碘是人体的必需微量元素之一，健康成人体内的碘总量为 30 mg(20～50 mg)，其中 70%～80%存在于甲状腺。碘在卤族元素中化学活性最弱，但仍可与大多数元素直接反应，并以化合物形式广泛存在于自然界中。碘微溶于水，水解产生稳定的次碘酸，为棕黄色水溶液，呈酸性。碘易溶于乙醇、乙醚、甘油等有机溶剂。碘遇淀粉变蓝色，据此可以作定性、定量检测。海藻中碘含量最丰富，并为提取纯碘的主要原料。工业上碘也来源于海藻，主要用于医药、燃料、感光材料及化学试剂等。

### 1. 碘的基本性质和危险性

碘的基本性质和危险参数如表 5-33 所示。

**表 5-33　碘的基本性质和危险参数**

| | |
|---|---|
| IUPAC 命名：Iodine<br>英文名称：Iodine<br>CAS 登录号：7553-56-2<br>EINECS 登录号：231-442-4<br>RTECS 号：NN1575000<br>UN 号：1759<br>分子式：$I_2$<br>分子量：253.8 | 性状：紫黑色固体，刺激性气味<br>密度：4.93 g/mL<br>熔点：114℃<br>沸点：184℃<br>水溶性：0.3 g/L(20℃)<br>溶解性：微溶于水，易溶于有机溶剂 |
| 主要危害：毒性，腐蚀性<br>危险品标志：危险(GHS)<br>GHS 危险标识：⚠ 🔥 | 半数致死剂量($LD_{50}$)：1700 mg/kg(大鼠，口服)<br>最低致死浓度($LC_{LO}$)：315 mg/kg(大鼠，口服，15 分钟)<br>　　　　　　　　　　　4.588 $mg/m^3$(大鼠，吸入，15 分钟)<br>　　　　　　　　　　　1425 mg/kg(兔，口服，4 小时)<br>美国接触限值：允许暴露极限　　TWA 0.1 ppm<br>　　　　　　　建议暴露极限　　TWA 0.01 ppm<br>　　　　　　　危险暴露极限　　STV 1 ppm |

## 2. 碘的吸收、分布和代谢

人从食物、水和空气中每日摄取的碘总量约为 $100\sim300$ μg,主要以碘化物的形式由消化道吸收,其中有机碘一部分可直接吸收,另一部分则需在消化道转化为无机碘后,才可吸收。肺、皮肤及黏膜也可吸收极微量的碘。人体内的碘约 $80\%\sim90\%$ 来自食物,$10\%\sim20\%$ 来自饮水,$5\%$ 来自空气。膳食和水中的碘主要为无机碘化物,经口进入人体后,在胃及小肠上段被迅速、完全吸收。一般在进入胃肠道后 1 小时内大部分碘被吸收,3 小时内几乎完全被吸收。有机碘经肠降解释放出碘化物后才能被吸收,但甲状腺激素碘约有 $80\%$ 可直接吸收。与氨基酸结合的碘可直接被吸收。而与脂肪酸结合的有机碘可不经肝脏,由乳糜管进入血液。被吸收的碘很快转运至血浆,遍布于全身各组织中。膳食钙、镁以及一些药物如磺胺等,对碘吸收有一定阻碍影响。蛋白质和能量不足时,也妨碍胃肠道内碘的吸收。碘在体内主要被用于合成甲状腺激素,甲状腺从血液中摄取碘的能力很强,甲状腺中碘的浓度比血浆高 25 倍以上。消化道吸收的碘进入静脉。有机碘经肝脏改造为无机碘化物后,一部分进入血液循环,输送至甲状腺、心、肺、肾、肌肉、皮肤及其他组织。另一部分则由肝脏进入胆囊,再进入消化道,其中有的经再吸收重新由门静脉到肝,谓之"肠肝循环",余下部分经肠道排出体外。

## 3. 碘的毒性及其中毒机理

碘具有比氯更强的对皮肤、黏膜的刺激性和腐蚀性。碘中毒对人体的攻击点是眼睛、皮肤、呼吸系统、中枢神经系统、心血管系统。吸入时主要损伤呼吸道,导致支气管炎、肺炎甚至肺水肿。口服对消化道有强烈腐蚀作用。吸收后作用于组织蛋白引起各组织器官损害,尤以肾脏损害为甚。

## 4. 碘中毒的临床表现

碘会刺激眼睛、皮肤和呼吸道,患有甲状腺、肺和肾脏疾病的个体在使用碘之前应咨询医生。吸入 0.1 ppm 的浓度会引起刺激,$0.15\sim0.2$ ppm 浓度下工作困难,0.3 ppm 浓度下则不可能生存。碘蒸气会严重刺激眼睛、鼻和喉咙。碘的作用与氯相似,但对肺的刺激更大。会导致流泪、胸闷。接触后,疼痛性咳嗽和呼吸困难症状会持续数周。高浓度接触后会引起肺水肿,可能会延迟数小时,也可能导致死亡。体力劳动会加重肺水肿的症状。碘固体、蒸气或溶液会弄脏、刺激、损坏并渗透皮肤,可能产生与吸入相似的症状。据报道,浓度为 0.57 ppm 的碘溶液进入眼睛 5 分钟,会引起眼睛刺激,1.63 ppm 的浓度在 2 分钟以内就会使眼睛受到刺激。与饱和蒸气接触 $3\sim4$ 分钟会导致眼睛成褐色,随后损伤角膜外层,然后在 2～3 天内完全愈合。小剂量摄入的碘制剂会导致眼睛过度流泪、眼睑肿胀、唾液腺酸痛肿胀、金属味皮疹、发烧和淋巴结肿大。大剂量引起严重的呕吐、腹泻、腹痛、口渴、休克、发烧、尿液完全抑制、精神错乱、木僵和死亡。摄入 1 mL 的碘或 1 g 碘晶体会导致类似的症状，包括头晕、晕眩、面色苍白、脉搏快速而微弱、兴奋和抽搐、崩溃和昏迷，成人的致命剂量约为 1.89 g。有些人可能比其他人更容易受到感染。长时间接触碘或碘化合物会导致碘和甲状腺激素缺乏。由于碘或碘化合物是敏化剂，因此反复接触可能引起皮疹，声带肿胀，严重的全身性过敏反应和关节疼痛和肿胀。

### 5. 辅助检查

定期进行以下检查：胸部 X 射线检查、肺功能检查、用力肺活量(FVC)、强制呼气量(1 秒)、甲状腺功能检查、肝功能检查。

### 6. 碘中毒的急救

将中毒者转移到新鲜空气处。如果中毒者没有呼吸，需进行人工呼吸。如果中毒者摄入或吸入碘，勿使用口对口方法。借助配备有单向阀或其他适当的呼吸医疗设备的口罩进行人工呼吸。如果呼吸困难，需给氧气。脱下并隔离受污染的衣服和鞋子。如果接触到碘，须立即用流水冲洗皮肤或眼睛至少 20 分钟。对于轻微的皮肤接触，避免将碘散布在未受影响的皮肤上。保持中毒者温暖和安静的环境，可能会延迟接触碘(吸入、摄入或皮肤接触)的影响。吸入过多的碘须医学观察 24～48 小时，以免发生延迟性肺水肿。作为肺水肿的急救措施，医护人员可能会考虑使用药物或其他吸入疗法。

### 7. 碘中毒的预防

穿戴合适的个人防护服，佩戴合适的眼部防护用品。当皮肤受到污染时，应立即清洗污染的皮肤。如果工作服受到了明显的污染，应该立即脱除并妥善处置。在离开工作场所前应当将可能受到污染的工作服更换成无污染的衣服。在劳动者可能接触碘的作业场所，无论是否需要使用眼部防护用品，都应配备眼冲洗设备。在紧靠有可能接触碘的工作场所，应配备快速冲淋身体的设备以备应急使用。

### 8. 碘的保存

储存碘时，应避免将碘与氨水、乙炔、乙醛、铝粉或化学活性金属(例如钾、钠、镁和锌)接触，以免发生剧烈反应。存放碘的容器应密闭，且放在阴凉、通风良好的地方。

### 9. 碘的泄漏处置

固体碘泄漏时，疏散未佩戴保护设备的人员，避免其出入溢出或泄漏的危险区域，直到清理完成。移开所有火源，以最方便、最安全的方式收集碘，并将其存放在密封的容器中。清理完成后通风。可能有必要将碘作为危险废物进行处置。如果有碘或受污染的径流进入水道，须通知下游用户、当地卫生消防官员和污染控制机构。如果要求员工清理泄漏物，则必须对他们进行适当的培训和装备。碘溶液泄漏时，疏散并限制未穿戴防护装备的人员远离溢出或泄漏的危险区域，直到清理完成。移开所有点火源，对溢出或泄漏的区域进行通风。用石、干沙、泥土、泥炭、炭或类似材料吸收液体，并存放在密封的容器中。由于存在爆炸的可能性，勿将碘溶液放在狭窄的空间(例如下水道)中。可能有必要将碘作为危险废物进行处置和处理。碘废弃物可与大量还原剂(次硫酸氢盐或亚硫酸氢盐或亚铁盐)溶液反应，中和并冲洗至下水道。或者可以从各种工艺废物流中回收碘。

### 10. 碘燃烧灭火

碘是不可燃固体。受热释放出碘蒸气，使用适合于明火的灭火剂灭火。消防人员须在安全、防爆的地方，使用喷水冷却暴露的容器。如果冷却无效(通风声音的音量和音调增加，水箱变色或出现任何变形迹象)，须立即撤至安全位置。如果要求员工灭火，则必须对员工进行培训和装备。

## 5.3　强酸和强碱

### 5.3.1　强酸

强酸主要指硫酸、硝酸、盐酸三种无机酸。

### 1. 强酸的毒性及其中毒机理

强酸使蛋白质与角质溶解或凝固，呈界限明显的组织灼伤。口服者，在口腔、食管、胃黏膜出现腐蚀病变，严重者可穿孔。毒物呈气体和酸雾时，产生呼吸道黏膜损害；高浓度强酸可破坏皮肤，深入皮下组织致其坏死。浓硫酸有强烈的吸水性，与皮肤黏膜接触造成腐蚀和灼伤，重者致溃疡和烧焦状。浓硝酸与空气接触，释放二氧化氮，吸入肺内与水接触产生硝酸，易致肺水肿。浓盐酸接触后引起皮肤、口腔、鼻黏膜溃疡、气管及支气管炎、眼睑痉挛和角膜溃疡。

### 2. 强酸中毒的临床表现

口服酸腐蚀剂后，唇、口腔、咽、食管、胃黏膜的病变常引起严重的局部灼烧痛，恶心或呕吐棕色或带血的腐烂黏膜，腹泻、口渴、咽下困难。喉头部有痉挛和水肿，可出现窒息。严重中毒或内脏穿孔常致虚脱与休克。吸入酸类气体，有呛咳、咯泡沫或血性痰。酸类吸收后，可致严重的酸中毒，表现为气急、呼吸困难。中毒者皮肤与强酸接触引起灼伤，皮肤破溃、剧痛，愈后留疤痕。强酸溅入眼内可引起结膜和角膜损伤，中毒者角膜溃疡、穿孔，严重者致全眼炎以至完全失明。吞服酸类未得到及时救治的病人，常因消化道穿孔、肺炎、肝肾病变、循环衰竭而死亡。经积极救治而恢复者，可由于灼烧，导致疤痕收缩，食管、胃的狭窄和粘连性肠梗阻等后遗症。

### 3. 强酸中毒的急救

急性吸入中毒时，应尽快离开中毒现场。吸氧、止痛，哌替啶 50～100 mg 肌内注射。误服者立即口服弱碱性溶液，促使毒物尽快排出。用氢氧化铝凝胶 60 mL 或石灰水 200 mL 口服，继之可服蛋清水、牛奶 200 mL 或花生油 150 mL，以保护食管、胃黏膜，立即静脉补液，每日输液总量 1500～2500 mL，维持水电解质平衡。吞服硝酸易发生肺水肿，应及早用肾上腺皮质激素，氢化可的松 200～300 mg 或地塞米松 20～30 mg，加入 5%葡萄糖 500 mL 中静脉滴注，限制输液量，必要时给予利尿剂呋塞米 20～40 mg 肌内注射。

皮肤损伤时，立即除去污染的衣着，用大量清水冲洗伤处，并用 5%碳酸氢钠溶液冲洗，最后用生理盐水洗涤，可外涂皮质激素软膏。眼部损伤时，立即用大量温水或温生理盐水冲洗眼部，滴入氯霉素眼药水或抗生素眼膏。对症治疗时，酌情使用抗生素，防止引发感染。

### 4. 强酸中毒的预防

制强酸设备应加强维修，防止渗漏。强酸类药物必须严加管理，标记清楚，以防误用。家庭用的去污剂等应妥善存放，以防误服。

## 5.3.2　强碱

强碱主要包括氢氧化钠、氢氧化钾、氧化钠、氧化钾 4 种，其腐蚀作用最强。中毒多由于误服强碱，或接触或被溅洒此类碱性液后致皮肤、眼部等处灼伤和腐蚀。

### 1. 强碱的毒性及其中毒机理

强碱与组织接触后，能迅速吸收组织中水分，溶解蛋白质及胶原组织，与组织蛋白结合而形成冻胶样的碱性蛋白盐，并能皂化脂肪，使组织细胞脱水。皂化时产生的热量可使深层组织坏死，形成较深溃疡，严重者可达类三度烧伤。吸收过量强碱超过机体的调节能时，可发生代谢性碱中毒，也可损害肝、肾等内脏器官。

### 2. 强碱中毒的临床表现

如果口服引起中毒，分为局部症状和全身症状。局部症状有口腔、食管、胃有烧灼痛及坏死性溃疡形成、腹部绞痛、呕吐血性胃内容物、腹泻、血便、声音嘶哑、语言障碍及吞咽困难、消化道穿孔。全身症状有：轻者恶心呕吐及腹痛，中度中毒可有剧烈头痛、头晕、手足搐搦等，重症可发生休克、昏迷。早期死亡就是由于休克、出血以及喉水肿所致。随着病情发展，中毒较深者可并发吸入性肺炎、胸膜炎、心包炎等，数周后可发生迁延感染性肺炎、胃及食管狭窄。强碱洒入眼内，可发生结膜炎、结膜水肿、结膜和角膜溃疡及坏死，严重者可致失明。皮肤接触强碱，可致组织坏死，呈软、易碎状，与正常组织没有明显的分界线。脱落后形成的溃疡易出血，难愈合，愈后留疤痕。

### 3. 强碱中毒的急救

口服中毒时，速给食醋、1%乙酸、大量橘汁、柠檬汁等中和，后口服生蛋清水或其他植物油，严禁导吐和洗胃。有手足搐搦症时，静脉缓注10%葡萄糖酸钙溶液。纠正水电解质平衡紊乱。皮肤灼伤时在现场立即用大量清水冲洗，后用弱酸中和，早期削痂或切痂处理。眼部接触碱后，迅速用大量清水冲洗，不可用酸性液体中和碱剂。适当输液，纠正水电解质紊乱及抗休克，防治肾功能衰竭，及其他对症处理。

### 4. 强碱中毒的预防

制造强碱的设备，应加强检修，严防渗漏。碱类药物须严加管理，标记清晰，以防误用。家庭备用去污剂等，应妥善保管，严防误服。

# 第6章 工业性毒物中毒与急救

## 6.1 有 害 气 体

### 6.1.1 氨气(Ammonia)

氨气是一种比空气轻，容易压缩，在高浓度和高温下容易燃烧的液体。氨气会在水上漂浮和"沸腾"，易溶于水形成氢氧化铵。浓氨水中含有 28%的氨，普通氨水中含有 20%的氨。氨为许多含氮化合物提供氮源，例如，氨气可用于生产硫酸铵、硝酸铵、硝酸、苏打水、合成尿素、合成纤维、染料、塑料、药物和农药等，还可用作制冷剂。医疗上吸入 10%氨水可用作医疗上昏迷、醉酒及麻醉不醒时的苏醒剂及外用治疗昆虫咬伤。

**1. 氨气的基本性质和危险性**

氨气具有强碱性，易溶于水，伴有刺激性气味。在镜子镀银、制胶、皮革鞣制等行业中经常接触到氨。氨气的基本性质和危险参数如表 6-1 所示。

表 6-1 氨气的基本性质和危险参数

| IUPAC 命名：Azane<br>英文名称：Ammonia<br>CAS 登录号：7664-41-7<br>EINECS 号：231-635-3<br>UN 号：1219<br>分子式：$NH_3$<br>分子量：17.03 | 性状：氨是一种无色、强碱性、极易溶解的气体，带有刺鼻、令人窒息的气味<br>密度：0.771 g/cm$^3$<br>熔点：−77.73℃<br>沸点：−33.34℃<br>水溶性：极易溶于水<br>溶解性：可溶于乙醇、乙醚<br>蒸气压：506.62 kPa(4.7℃) |
|---|---|
| 主要危害：剧毒，刺激性，腐蚀性<br>危险品标志：危险(GHS)<br>GHS 危险标识：<br>闪点：11℃<br>自燃温度：651℃ (924 K)<br>爆炸极限：15%~28% | 半数致死剂量(LD$_{50}$)：0.015 mL/kg(大鼠，口服)<br>最低致死浓度(LC$_{LO}$)：5000 ppm(哺乳动物，5 分钟)<br>　　　　　　　　　　　5000 ppm(人，5 分钟)<br>美国接触限值：允许暴露极限　50 ppm<br>　　　　　　　建议暴露极限　TWA 25 ppm，ST 35 ppm<br>　　　　　　　危险暴露极限　300 ppm |

不相容性：与强氧化剂和酸发生剧烈反应。可与金、卤素、汞、氧化汞和氧化银形成敏感化合物。与三甲酰胺、1-氯-2,4-二硝基苯、邻氯硝基苯、铂、三氟化氧、二氟化硒、二氧化硼、卤化硼、汞、氯、碘、溴、次氯酸盐、氯漂白剂、酰胺反应会引起火灾和爆炸。氨会侵蚀某些涂料、塑料、橡胶、铜、黄铜、青铜、铝、钢、锡、锌及其合金

## 2. 氨气的吸收、分布、代谢

氨气能通过皮肤、眼睛、呼吸道和消化道吸收入人体，刺激眼、喉和上呼吸道。皮肤直接接触氨水及高浓度氨气容易被灼伤，氨可被组织吸收，形成碱性蛋白质，如果继续向深层组织扩展，会损害较深组织。吸入低浓度的氨，可通过三叉神经末梢影响神经系统。在人体内，氨主要的代谢器官是肝脏。氨气中毒时会影响人体的三羧酸循环和糖代谢。

## 3. 氨气的毒性及其中毒机理

氨水挥发性大，刺激性强，对人体组织有剧毒。皮肤直接接触氨水及高浓度氨气后，被组织吸收的氨会与组织的脂肪和蛋白质结合形成可溶于水的碱性蛋白质，引起液化性坏死。剩余的氨继续扩展损害深层组织。氨水溅入眼内，可发生刺激，产生灼烧性损伤。吸入不同浓度的氨气，呼吸道黏膜可有充血、肿胀、分泌物增加，甚至发生急性喉水肿、肺水肿、肺出血和坏死性支气管炎等。吸入的低浓度氨可通过三叉神经末梢，引起反射性呼吸中枢及血管中枢兴奋；吸入的高浓度氨可引起反射性呼吸抑制，损伤心肌。氨水经口和消化道进入人体，口腔和消化道黏膜会受到碱性灼伤，引起溃疡、糜烂，甚至穿孔，继而发生继发性腹膜炎。吸入大量氨会引起肝肾器官损害。

## 4. 氨气中毒的临床表现

短期内吸入高浓度氨会出现流泪、咽痛、声音嘶哑、剧烈咳嗽、咯大量粉红色泡沫痰、痰中带血、胸闷、呼吸困难、明显发绀等症状，并伴有头晕、头痛、恶心、呕吐、乏力等，导致咽部充血及水肿、呼吸快、双肺布满啰音。严重中毒者1～30小时会发生肺水肿、呼吸窘迫综合征、支气管黏膜坏死脱落，导致窒息，可出现气胸、纵隔气肿、合并心肌炎(表现为心脏扩大、心音低钝、心律不齐)等症状。高浓度氨中毒有时会导致中毒者反射性声门痉挛或呼吸停顿，引起突然死亡。中毒者还会出现中毒性肝病，引起肝脏肿大、黄疸。喝氨水中毒者，多出现严重消化道刺激症状，如口腔炎、食管灼伤、恶心、呕吐、出血性胃炎，吐出物带鲜血或呈棕色，腹痛、腹泻，食管腐蚀性狭窄等。皮肤接触氨水或高浓度氨气，可引起皮肤灼伤，出现红斑、水疱或因水分吸收、脂肪碱化而坏死。氨水溅入眼内，可使眼结膜充血水肿、剧痛、角膜混浊、虹膜炎、晶状体浑浊，瞳孔散大，前房有血性脓性渗出液，甚至致角膜溃疡、穿孔而失明。吸入低浓度氨时，由于其对黏膜强烈的刺激作用，可导致咽、口腔、上呼吸道充血、水肿、分泌物增加，中毒者咽部有烧灼感、喉部阻塞感、打喷嚏、流涕、咳嗽、痰中有时带血、胸闷、胸骨下疼痛，声音嘶哑、呼吸困难，呼出气有氨味等症状。

5. 辅助检查

急性中毒者进行胸部 X 射线检查是否出现支气管炎和支气管周围炎现象。血气分析检查中毒者常出现的轻度及中度低氧血症。心电图查看是否出现心肌损害及传导阻滞现象。血液检查红细胞和白细胞丙氨酸转氨酶是否增高及肝功能是否损害。如吸入氨气，胃内容物能检查出有强烈刺鼻氨味，使石蕊试纸变成蓝色或将装有浓盐酸的开口瓶放在胃液和呕吐物附近，有大量白色氯化铵烟雾产生。

6. 氨气中毒的急救

氨气急性中毒时，迅速使患者脱离现场，脱去被污染衣物，保暖，肌内注射异丙嗪或给其他镇静药物，使中毒者保持安静，然后吸氧(含 5%～7%二氧化碳的氧气)、人工呼吸。早期、短程、足量应用糖皮质激素防止肺水肿。呼吸道黏膜受损严重者，应防止气胸和窒息发生，合理选用抗生素以防治继发感染，加强血气监护。喉水肿或呼吸道灼伤严重呼吸困难者应将气管切开，立即应用中枢兴奋剂，充分给氧，慎用正压通气。氨水进入消化道时，立即口服生鸡蛋清或牛奶等来保护消化道黏膜，口腔黏膜损伤可用稀食醋水漱口，并涂液状石蜡，如肿痛较重，可涂喷 1%～4%盐酸可卡因及 0.1%肾上腺素。如果皮肤灼伤，立即用大量清水或 2%硼酸或乙酸(也可用食醋代替)冲洗污染的皮肤，保暖，洗后皮肤灼伤处可外涂皮质类固醇激素软膏。如果皮肤有水泡或渗出液，可用 2%硼酸湿敷。皮肤有溃疡可用中药烧伤膏或化学灼伤油。眼部损害可涂抗生素眼膏。如果眼灼伤，立即用大量清水或 2%硼酸冲洗眼睛至少 15 分钟以上，然后滴入氯霉素眼药水(每隔 3 小时滴一次)。如果眼睛肿胀厉害，用 0.5%氢化可的松滴眼液和抗生素交替滴眼。角膜损伤者涂眼药膏。角膜损伤严重时先用阿托品扩瞳，再滴入角膜生长因子眼药水。病情重不能进食的中毒者，可进行适当补液，但要注意控制补液速度、钠盐含量和液体量，以防诱发肺水肿。酌量补钾，如果未进食时间较长，应输新鲜血、血浆、复方氨基酸等。出现休克的中毒者进行抗休克治疗，注意选用对肾脏损害较少的抗生素。有严重感染的中毒者可根据症状和药敏性选用高敏抗生素。组织损害严重时，要防止呼吸道和消化道狭窄。心力衰竭时，应用毛花苷 C 或毒毛花苷 K 等。有较重的喉水肿和肺水肿时，可用氢化可的松 100～300 mg 或地塞米松 10～20 mg 静脉滴注。静脉滴注氨茶碱解除支气管痉挛。

7. 氨气中毒的预防

严格遵守操作规程，杜绝意外事故。在生产和使用氨的过程中，应严格按照刺激性气体有害作业要求操作，经常检修阀门和管道，戴好防毒面具。生产和使用场所空气中氨气的浓度不得超过国家规定的最高容许浓度，保持良好通风。有呼吸道和心血管疾病者严禁从事与氨相关的工作。

### 8. 氨气的保存

氨气有毒、有腐蚀性，不可燃，最好在通风良好的室外或独立的地方存放，并在阴凉处(温度不得超过 50℃)将氨气钢瓶离地面(非木地板上)存放，远离辐射热源和所有可能的火源。有条件的情况下，最好配备氨气自动监视系统。在进入可能存在氨气的密闭空间之前，须检查氨气在空气中的浓度，以确保不存在爆炸性浓度。氨气须与其他化学物质尤其是氧化性气体、氯、溴、碘、酸分开存放。所有使用氨气的人员须进行专业的安全操作培训。

### 9. 氨气的泄漏处置

少量泄漏，撤退区域内所有人员。防止吸入蒸气，防止接触液体或气体。处置人员应使用呼吸器。禁止进入氨气可能汇集的局限空间，并加强通风。只能在保证安全的情况下堵漏。泄漏的容器应转移到安全地带，并且仅在确保安全的情况下才能打开阀门泄压。可用沙土、蛭石等惰性吸收材料收集和吸附泄漏物。收集的泄漏物应放在贴有相应标签的密闭容器中，以便废弃处理。大量泄漏时，疏散场所内所有未防护人员，并向上风向转移。泄漏处置人员应穿上全封闭重型防化服，佩戴空气呼吸器，在做好个人防护措施后，用喷雾水流对泄漏区域进行稀释。通过水枪的稀释，使现场的氨气渐渐散去，利用无火花工具对泄漏点进行封堵。

### 10. 氨气的燃烧灭火

隔离、疏散、转移遇险人员到安全区域，除消防及应急处理人员外，其他人禁止进入危险区域，并迅速撤离无关人员。小火用干粉或二氧化碳灭火器灭火。大火用水喷雾或泡沫灭火器。

## 6.1.2 氮氧化物 (Nitrogen Oxides)

氮氧化物是多种氮的氧化物的总称，用简写 $NO_x$ 表示，如一氧化氮(NO)、二氧化氮($NO_2$)、三氧化二氮($N_2O_3$)、四氧化二氮($N_2O_4$)、五氧化二氮($N_2O_5$)、氧化亚氮($N_2O$)等。在工业中引起急性中毒的主要是二氧化氮气体。

氮氧化物是无色(NO，$N_2O$)到砖红色($NO_2$)气体，很少或没有气味，或有刺激性气味($NO_2$)，其基本性质和危险参数见表 6-2 所示。冷冻时，氮氧化物看起来像是白色至蓝白色的雪。NO 为无色气体，溶于乙醇、二硫化碳，微溶于水和硫酸，其性质不稳定，在空气中易氧化成二氧化氮。一氧化氮结合血红蛋白的能力比一氧化碳还强，更容易造成人体缺氧。$NO_2$ 在 21.1℃时为红棕色刺鼻气体，21.1℃以下时呈暗褐色液体，–11℃以下时为无色固体，加压液体为 $N_2O_4$。$NO_2$ 溶于碱、二硫化碳和氯仿，微溶于水，溶于水时生成硝酸和一氧化氮，性质较稳定。$N_2O_5$ 通常状态下呈无色柱状结晶体，均微溶于水，水溶液呈酸性，具有强氧化性、吸湿性和剧毒性，溶于热水时生成硝酸，熔点为 32.5℃，易升华，易分解，易潮解，在 10℃以上能分解生成二氧化氮及氧气，但在–10℃以下时较稳定。遇高温及易燃物品，会引起燃烧爆炸。

### 1. 氮氧化物的基本性质及危险性

氮氧化物的基本性质和危险参数如表 6-2 所示。

表 6-2　氮氧化物的基本性质和危险参数

| 分子式 | 分子量 | 熔点/℃ | 沸点/℃ | CAS 号 | UN 号 | 备注 | GHS 危险标识 |
| --- | --- | --- | --- | --- | --- | --- | --- |
| NO | 30.01 | –163.6 | –151 | 10102-43-9 | 1660 | 有毒 | |
| $NO_2$ | 46.01 | –11.2 | 21.1 | 10102-44-0 | 1067 | 有毒 | |
| $N_2O_3$ | 76.01 | –100.1 | 3 | 10544-73-7 | 2421 | 剧毒 | |
| $N_2O_4$ | 92 | –11.2 | 21.2 | 10544-72-6 | 1067 | 剧毒 腐蚀性 | |
| $N_2O_5$ | 108 | 32.5 | 32 | 10102-03-1 | — | 剧毒 | |
| $N_2O$ | 44.02 | –90.8 | –88.43 | 10024-97-2 | 1070 | 有毒 | |

### 2. 氮氧化物的吸收、分布、代谢

氮氧化物主要通过人的呼吸道危害人体，进入呼吸道深部，吸入肺内与水反应形成硝酸及亚硝酸，损害内皮细胞，经 6～72 小时潜伏期后出现肺水肿或成人呼吸窘迫综合征。肺水肿消退后 2 周左右可产生迟发性阻塞性毛细支气管炎。被吸收入血后形成硝酸盐和亚硝酸盐。研究指出长期吸入氮氧化物可能会导致肺部构造改变，但仍未确定导致这种后果的氮氧化物含量及吸入气体时间。

### 3. 氮氧化物的中毒机理

氮氧化物不易溶于水，对支气管、皮肤、上呼吸道黏膜没有强的刺激。吸入肺内形成的硝酸及亚硝酸会损害内皮细胞，局部损害严重时，会造成化学性肺炎和肺水肿。吸入低浓度的氮氧化物会引起炎症及支气管收缩，增加气道阻力，降

低毛细血管气体弥散，增加呼吸道对细菌和病毒的易感性。吸入高浓度氮氧化物时，氮氧化物对肺组织产生强烈的刺激、腐蚀作用，增加了肺毛细管壁和肺泡壁通透性，导致肺水肿。亚硝酸盐会使血红蛋白氧化成高铁血红蛋白，引起组织缺氧及血管扩张等。二氧化氮为主时导致肺损害，一氧化氮为主时导致高铁血红蛋白血症及中枢神经系统损害。

### 4. 氮氧化物中毒的临床表现

轻度氮氧化物中毒时，中毒者在吸入氮氧化物初期无明显症状或有眼及上呼吸道刺激症状，如咽部不适等。潜伏期后出现胸闷、咳嗽、咯痰，并伴有轻度头痛、头晕、无力、心悸、恶心、发热等症状。眼结膜及鼻咽部轻度充血及肺部有散在的干啰音。中度中毒时，中毒者出现呼吸困难，胸部紧迫感，咳嗽加剧，咯痰或咯血丝痰，常伴有头晕、头痛、无力、心悸、恶心等症状，并有轻度发绀，两肺有干啰音或散在湿啰音。血白细胞总数增高。胸部 X 射线可见肺野透亮度减低，肺纹理增多、紊乱、模糊呈网状阴影，或有局部或散在的点片状阴影，或相互融合成斑片状阴影，边缘模糊。重度中毒时，出现肺水肿，并伴有气胸、纵隔气肿等并发症，出现昏迷、窒息和成人呼吸窘迫综合征。肺水肿消退后 2 周左右可产生迟发性阻塞性毛细支气管炎而出现咳嗽、进行性胸闷、发绀和肺部啰音。长期接触低浓度的氮氧化物会引起支气管炎和肺水肿。

### 5. 辅助检查

X 射线检查显示肺部纹理增多增粗，中下肺野有云雾状阴影或双肺布满粟粒状阴影。血常规检查显示有白细胞、中性粒细胞、红细胞和血小板增多。

### 6. 氮氧化物中毒的急救

氮氧化物中毒时，立即使中毒者脱离现场，静卧、保暖，至少需观察 72 小时，随病情变化进行相应的处理。氮氧化物中毒最重要的是积极防治肺水肿。可以用通过 50%乙醇或 10%硅油水溶液的氧气进行给氧。早期给予足量的糖皮质激素（氢化可的松或地塞米松静脉滴注）及利尿剂，以减低肺泡毛细血管通透性，减轻支气管痉挛。保持呼吸道通畅，若肺部出现较多湿啰音或咯血性泡沫痰，进行气管切开。用维生素 C 或 1%亚甲蓝及 50%葡萄糖溶液治疗高铁血红蛋白血症。用适当的抗生素控制和预防细菌感染，保持水电解质及酸碱平衡。用大量肾上腺糖皮质激素治疗迟发性阻塞性毛细支气管炎。

### 7. 氮氧化物中毒的预防

采用密闭式生产，生产使用氮氧化物的场所配备通风排毒设备和紧急淋浴器和洗眼器，如硝酸的反应器和管道应密闭，防止氮氧化物逸散。严格遵守安全操作规程，定期维护生产设备。加强个人安全防护，作业人员需穿戴防护眼罩和面罩(如防毒化学护目镜和面罩或者全面罩呼吸防护装置)、手套和衣服，以防止皮肤或眼睛接触氮氧化物。

### 8. 氮氧化物的保存

氮氧化物应保存在室外有顶棚的阴凉、通风良好的地方，并设有警告标志。氮氧化物气瓶应存放在远离地面，并与其他危险类别及辐射热源分开。如果存放在室内，应放在通风良好、温度低于 50℃ 的地方。氮氧化物应与易燃物和可燃物分开存放，与酸、金属、有机物和硝酸铵隔离，不要放在木地板上。氮氧化物的使用人员应进行相应的安全操作培训。

### 9. 氮氧化物的泄漏处置

当氮氧化物发生泄漏时，迅速撤离无防护装备人员至安全区域。切断气流，移开所有点火源、易氧化材料和还原剂，保持通风。如果有被氮氧化物污染的材料或径流进入水道，须通知下游用户。须对处理氮氧化物泄漏的人员进行培训，并做好个人防护。

### 10. 氮氧化物的燃烧灭火

氮氧化物属于强氧化剂，可促进易氧化剂材料、还原剂的燃烧，增强现有火势。加热时装有氮氧化物的容器可能会破裂，并发生爆炸。氮氧化物蒸气比空气重，会在低处聚集，其蒸气可能会长距离传播到点火源和回火。氮氧化物发生燃烧时，需切断气流，消防人员须从安全、防爆的位置使用喷水冷却裸露的容器。如果冷却无效，立即撤至安全位置。如果气缸暴露于明火中，须立即移至安全位置。须培训对氮氧化物燃烧进行灭火处理的人员，并做好个人防护。

## 6.1.3　硫化氢 (Hydrogen Sulfide)

硫化氢是一种无色、易燃、剧毒气体，具有典型的臭鸡蛋味。硫化氢是许多工业过程中的副产物，含硫有机物分解过程中也会产生硫化氢。硫化氢可用作分析试剂和农业消毒剂，常用来合成无机和有机硫化物及硫酸。在石油化工、采矿、汽油提炼以及处理污物、清除粪池等过程中意外接触硫化氢，容易发生中毒。

### 1. 硫化氢的基本性质及危险性

硫化氢的基本性质和危险参数见表 6-3 所示。

### 表 6-3　硫化氢的基本性质和危险参数

| | |
|---|---|
| IUPAC 命名：Hydrogen sulfide<br>英文名称：Hydrogen sulfide<br>别名：氢硫酸，硫化二氢<br>CAS 登录号：7783-06-4<br>EINECS 登记号：231-977-3<br>RTECS 号：MX1225000<br>UN 号：1053<br>分子式：$H_2S$<br>分子量：34.08 | 性状：具有臭鸡蛋气味的无色气体<br>密度：$1.363 \text{ g/cm}^3 (20℃)$<br>熔点：$-82℃$<br>沸点：$-60℃$<br>水溶性：$4 \text{ g/L} (20℃)$<br>溶解性：可溶于乙醇、二硫化碳、甘油、汽油、煤油等<br>蒸气压：$1740 \text{ kPa} (21℃)$ |
| 主要危害：剧毒，腐蚀性，易燃易爆<br>危险品标志：危险 (GHS)<br>GHS 危险标识：<br>闪点：$-82.4℃ (190.8 \text{ K})$<br>自燃温度：$232℃ (505 \text{ K})$<br>爆炸极限：$4.3\% \sim 46\%$ | 半数致死剂量($LD_{50}$)：713 ppm(大鼠，1 小时)<br>　　　　　　　　　　673 ppm(小鼠，1 小时)<br>　　　　　　　　　　643 ppm(小鼠，1 小时)<br>　　　　　　　　　　444 ppm(大鼠，4 小时)<br>最低致死浓度($LC_{LO}$)：600 ppm(人，30 分钟)<br>　　　　　　　　　　800 ppm(人，5 分钟)<br>美国接触限值：允许暴露极限　C20 ppm；50 ppm (10 min)<br>　　　　　　　建议暴露极限　$C10 \text{ ppm} (15 \text{ mg/m}^3) (10 \text{ min})$<br>　　　　　　　危险暴露极限　100 ppm |

不相容性：为高度易燃、易反应气体，加热可能导致剧烈燃烧或爆炸，可能与空气形成爆炸性混合物。与很多
化合物都不相容，如：与乙醛、五氟化钡、一氧化氯、三氟化氯、铬酸酐、铜、二氧化铅、硝酸、碘化氮、
三氯化氮、三氟化氮、二氟化氧、氧化剂、苯基重氮氯化物、钠、过氧化钠等，也和碱金属反应

#### 2. 硫化氢的吸收、分布、代谢

　　硫化氢通过口腔、呼吸道、皮肤(吸收慢)、眼睛进入人体，溶解在上呼吸道湿润的黏膜上，与钠离子形成硫化钠。通过呼吸道黏膜吸收入血，进入血液的硫化氢主要分布在脑、肝、肾、胰和小肠中。体内的硫化氢最终被氧化为无毒的硫酸盐、硫代硫酸盐和小部分硫化物，从尿中排出。

#### 3. 硫化氢的毒性及其中毒机理

　　硫化氢中毒多由呼吸道吸入引起硫化氢进入体内，未被氧化的硫化氢与细胞色素氧化酶中的三价铁结合，使其丧失传递电子的能力，导致细胞内窒息，影响细胞氧化过程，致组织缺氧，引起神经系统中毒。高浓度的硫化氢可作用于颈动脉窦和主动脉化学感受器，导致反射性呼吸抑制。硫化氢还会作用于延髓呼吸中枢及血管运动中枢，使呼吸麻痹，造成"电击样"死亡。硫化氢溶解于黏膜上的水中形成硫化钠，对眼、口腔、呼吸道黏膜会产生强烈的刺激作用。

#### 4. 硫化氢中毒的临床表现

　　接触低浓度硫化氢后，中毒者会出现畏光、流泪、眼刺痛、眼角膜水肿时所视光源周围有彩色光环，咽喉灼热，有痒感、刺激性咳嗽和胸前区闷痛。当吸入

高浓度硫化氢后，中毒者在几分钟内发生头晕、心悸、呕吐、共济失调、惊厥、昏迷、体温和血压下降、细支气管炎、肺水肿，最后因呼吸麻痹导致死亡。如暴露在超过 1000 mg/m³ 浓度的硫化氢气体中，短时间吸入大量的硫化氢会产生"电击样"中毒，即立即倒地，猝死。严重中毒或多次反复中毒者，可出现神经衰弱及前庭器官功能障碍，如头晕、步态蹒跚、身体偏倚及闭目难立征。经常暴露在含有硫化氢的环境下，可出现眼部刺激症状，如结膜炎、角膜浑浊等；呼吸道刺激症状，可引起鼻炎、气管炎等；出现神经衰弱症状或自主神经功能紊乱，如多汗、持久的皮肤划痕症、四肢远端发绀和厥冷等。

### 5. 实验室检查

美国国家职业安全卫生研究所（National Institute for Occupational Safety and Health，NIOSH）列出了以下测试：全血（化学/代谢物）、羧基血红蛋白、血浆、胸部 X 射线、肺功能[包括强制肺活量、强制肺活量（1 秒）]检查。对于那些频繁或潜在暴露（等于或大于阈限值）于硫化氢环境中的人，建议在开始工作之前和之后定期进行肺功能测试，检查血液中的硫化物浓度（正常值低于 0.05 mg/L）。

### 6. 硫化氢中毒的急救

迅速将病人移至新鲜空气流通的地方，有窒息者应立即行人工呼吸、给氧，维持病人有效循环，即使呼吸停止，也不可轻易放弃抢救。抢救人员须戴防毒面具，穿隔离衣，注意自身安全。强化体内解毒功能：使用 3%亚硝酸钠 10～20 mL，每分钟 2～3 mL 缓慢静脉注射。使用细胞色素 C 10～30 mg 加入 5%葡萄糖 500 mL 中静脉滴注，50%葡萄糖 100～200 mL 加入维生素 C 2.5～5.0 g 静脉滴注，改善组织缺氧。积极治疗肺水肿，呋塞米 20～40 mg 肌内或静脉注射，氢化可的松 200～300 mg 或地塞米松 20～30 mg 加入 5%葡萄糖 500 mL 静脉滴注。有心力衰竭者，可用毛花苷 C 0.4～0.8 mg 或毒毛花苷 K 0.25 mg 加入 25%葡萄糖 20～40 mL 中缓慢静脉注射。积极治疗脑水肿，吸氧或送入高压氧舱、头部戴冰帽、使用脱水剂，如 20%甘露醇 250 mL 静脉注射或快速静脉滴注。眼部刺激症状时，用 2%碳酸氢钠液洗眼，继用 2%硼酸液洗眼，再滴可的松眼液，每日 2～4 次。有上呼吸道刺激症状者，用 5%碳酸氢钠喷雾吸入。

### 7. 硫化氢中毒的预防

在产生硫化氢的生产过程中，应加强管道密闭和厂房通风排气。含硫的酸性工业废水，应先用石灰处理后，再排入下水道。从事下水道、粪坑、矿井等作业时，要先通风，进入时戴供氧式防毒面具，同时有人在外监护，做好急救准备。患有神经、精神疾患、内分泌系统和呼吸道疾患、眼结膜和角膜病、慢性鼻炎和咽炎及耳鼓膜穿孔者均不能从事接触硫化氢的工作。

8. 硫化氢的保存

进入储存区域之前检查空气中硫化氢的含量。硫化氢是剧毒的，即使轻微暴露在硫化氢气体下也可能导致死亡。须将其存放在室外有安全警告标志的受限区域内。该区域必须设置在有屋顶和阴凉的地方，气瓶应远离地面存放，并与其他危险类别的产品和非木质地板上的辐射热源分开。如果是在室内，须存放在通风良好的地方，温度不得超过50℃。硫化氢具有易燃性危险。硫化氢须存放在易燃（液体或固体材料）存储区或气柜中。在使用硫化氢之前，应对所有操作人员进行正确的操作和存储方面的培训。进入可能存在硫化氢密闭空间之前，检查以确保不存在爆炸性浓度。硫化氢必须避免与强氧化剂（例如氯、溴和氟）和硝酸接触，以免发生剧烈反应，最好是户外或独立存储。使用或储存硫化氢的地方禁止明火，例如禁止吸烟。

9. 硫化氢的泄漏处置

泄漏隔离的范围和安全距离很可能会在硫化氢泄漏后的前 30 分钟内受到影响，并且会随着时间而增加。如果事故中涉及多个油罐车、货油舱、便携式油罐或大型气瓶泄漏，则安全距离可能需要增加。

10. 硫化氢的燃烧灭火

硫化氢是高度易燃气体，热分解产物包括二氧化硫。除非可以停止气流并且任何剩余的气体不在管道内，否则勿灭火。受过专门训练的人员可能会使用雾线来冷却暴露的物体，并让火自行燃烧。硫化氢蒸气比空气重，会在低处聚集。蒸气可能会长距离传播到点火源和回火。暴露于火中密闭空间中的蒸气可能会爆炸。长时间将容器暴露于火或热之下，可能会导致容器爆炸。如果硫化氢或受污染的径流进入水道，通知下游用户、当地的卫生和消防官员以及污染控制机构。消防人员须从安全、防爆的位置，使用喷水冷却裸露的容器。如果冷却无效，立即撤至安全位置。如果钢瓶暴露于明火或火焰，立即撤离。如果要求员工灭火，则必须对其进行安全培训。须使用具有全面罩正压模式运行的自给式呼吸器（SCBA）。

## 6.1.4　二氧化硫（Sulfur Dioxide）

二氧化硫又称亚硫酸酐，是最常见的硫氧化物，是合成硫酸的主要成分。二氧化硫是无色气体，有强烈刺激性气味，是大气主要污染物之一。火山爆发时会喷出该气体，在许多工业过程中也会产生二氧化硫。由于煤和石油通常都含有硫化合物，因此燃烧时会生成二氧化硫。当二氧化硫溶于水时，会形成亚硫酸(酸雨的主要成分)。若在催化剂(如二氧化氮)存在下，$SO_2$ 进一步氧化，生成硫酸($H_2SO_4$)，会腐蚀皮肤，使用时要小心。

### 1. 二氧化硫的基本性质及危险性

二氧化硫的基本性质和危险参数见表 6-4 所示。

**表 6-4　二氧化硫的基本性质和危险参数**

| | |
|---|---|
| IUPAC 命名：Sulfur dioxide<br>英文名称：Sulfur dioxide<br>别名：亚硫酸酐<br>CAS 登录号：7446-09-5<br>EINECS 登录号：231-195-2<br>RTECS 号：WS4550000<br>UN 号：2037<br>分子式：$SO_2$<br>分子量：64.066 | 性状：有强烈刺激性气味的无色气体<br>密度：2.6288 g/cm³<br>熔点：−72℃(201 K)<br>沸点：−10℃(263 K)<br>水溶性：94 g/L<br>溶解性：溶于水、乙醇和乙醚<br>蒸气压：237.2 kPa |
| 主要危害：有毒，污染环境<br>危险品标志：危险(GSH)<br>GHS 危险标识： | 半数致死剂量($LD_{50}$)：3000 ppm(小鼠，30 分钟)<br>　　　　　　　　　　 2520 ppm(大鼠，1 小时)<br>最低致死浓度($LC_{LO}$)：993 ppm(大鼠，20 分钟)<br>　　　　　　　　　　 611 ppm(大鼠，5 小时)<br>　　　　　　　　　　 764 ppm(小鼠，20 分钟)<br>　　　　　　　　　　 1000 ppm(人，10 分钟)<br>　　　　　　　　　　 3000 ppm(人，5 分钟)<br>美国接触限值：允许暴露极限　 TWA 5 ppm(13 mg/m³)<br>　　　　　　 建议暴露极限　 TWA 2 ppm(5 mg/m³)，<br>　　　　　　　　　　　　　 ST 5 ppm(13 mg/m³)<br>　　　　　　 危险暴露极限　 100 ppm |

不相容性：与水反应形成亚硫酸(一种中等强度的酸)；与氨、丙烯醛、乙炔剧烈反应；与碱金属，例如钠、钾、镁和锌，与氯、环氧乙烷、丁二烯等反应；侵蚀许多金属，包括铝、铁、钢、黄铜、铜、镍，特别是在水或蒸汽存在的情况下；与卤素不相容；侵蚀塑料、橡胶和涂料

### 2. 二氧化硫的吸收、分布和代谢

通过吸入气体直接接触皮肤和黏膜而对人体造成危害。吸收后进入血液，随血流分布至全身各器官，以气管、肺门淋巴结和食管中含量最高。吸入的二氧化硫部分以原形从呼吸道排出，进入体内的二氧化硫部分生成亚硫酸盐，被肝、心、肾等组织中的亚硫酸氧化酶氧化成硫酸盐，随尿排出。

### 3. 二氧化硫的毒性及其中毒机理

二氧化硫属中等毒性，对眼和呼吸道有强烈刺激作用，主要攻击人的呼吸系

统、眼睛、皮肤。主要经上呼吸道吸收，也可由眼结膜吸收。吸入高浓度二氧化硫可引起喉水肿、肺水肿、声带水肿及痉挛，甚至窒息。

### 4. 二氧化硫中毒的临床表现

吸入二氧化硫后很快出现流泪、畏光、视物不清、鼻、咽、喉部烧灼感及疼痛、咳嗽等眼结膜和上呼吸道刺激症状。中毒轻者可有声音嘶哑、胸闷、胸骨疼痛、剧烈咳嗽、心悸、气短、头痛、头晕、乏力、恶心、呕吐及上腹部疼痛等症状。严重者发生支气管炎、肺炎、肺水肿，甚至呼吸中枢麻痹。长期接触低浓度的二氧化硫，引起嗅觉、味觉减退，甚至消失，也可能导致头痛乏力，牙齿酸蚀，慢性鼻炎，咽炎，气管、支气管炎，肺气肿，弥漫性肺间质纤维化及免疫功能减退等。

### 5. 实验室检查

NIOSH 列出了以下测试：胸部 X 射线检查、心电图、肺功能检查、强制性生命容量、强制呼气量(1 秒)、痰细胞学检查、白细胞计数/差异；定期体检，应特别关注皮肤、眼睛和呼吸道、肺功能测试；检查眼睛、鼻和喉咙；急性过度暴露后考虑胸部 X 射线检查，应评估肺功能、吸烟习惯以及暴露于其他肺刺激物。

### 6. 二氧化硫中毒的急救

如果二氧化硫进入眼睛，须立即取下隐形眼镜并用清水冲洗眼睛至少 15 分钟，偶尔提起上下眼睑进行彻底冲洗，立即就医。如果接触皮肤，脱去污染的衣服并立即用肥皂和水清洗，立即就医。如果已吸入，停止接触，如果呼吸停止，须抢救呼吸(使用通用的预防措施，包括呼吸面罩)。如果心脏停止跳动，则进行心肺复苏，转移到医疗机构。如果吞下，立即就医。吸入过多的二氧化硫须医学观察 24~48 小时，以免发生延迟性肺水肿。作为肺水肿的急救措施，医护人员可能会考虑使用药物或其他吸入疗法。如果发生冻伤，立即就医，勿摩擦患处或用水冲洗，为防止进一步的组织损伤，勿尝试从冻伤的部位脱下冷冻的衣服。如果未发生冻伤，须立即用肥皂和水彻底清洗受污染的皮肤。

### 7. 二氧化硫中毒的预防

穿着适当的个人防护服，以防止皮肤因与蒸发液体接触或与装有液体的容器接触而冻结。所有防护服(西装、手套、鞋类、头带)应保持清洁，并在工作前穿上。使用二氧化硫时，不应配戴隐形眼镜。除非佩戴全面罩呼吸防护装置，否则戴防毒化学眼镜和面罩。员工皮肤污染时应立即用肥皂擦洗，应提供紧急情况淋浴和洗眼器。

### 8. 二氧化硫的保存

进入存储区域之前，检查二氧化硫含量。二氧化硫有剧毒，即使轻微暴露于二氧化硫中也会导致死亡。户外存放在有警告标志的安全、受限区域中。该区域必须有顶棚并保持阴凉，其气瓶应远离地面存放，并与其他危险类别的产品和非木地板上的辐射热源分开。如果是在室内，须存放在通风良好的地方，温度不得超过 50℃。二氧化硫具有腐蚀性或接触危险，须存放在耐腐蚀的地方。在使用二氧化硫之前，应对人员进行正确处理和储存的培训。

### 9. 二氧化硫的泄漏处置

隔离和安全距离很可能会在二氧化硫泄漏后的前 30 分钟内受到影响，并且会随着时间而增加。如果事故中涉及多个油罐车、货油舱、便携式油罐或大型气瓶泄漏，则安全距离可能需要增加。

### 10. 二氧化硫的燃烧灭火

二氧化硫不易燃，可用干粉、二氧化碳、泡沫灭火器和水喷雾灭火。穿着 SCBA 和全套防护服，将容器移离火区，从侧面冷却暴露于火焰的容器，直到火熄灭为止。容器可能在火中爆炸，或者破裂并释放出刺激性有毒的二氧化硫。二氧化硫与氢化钠接触具有爆炸性，它将与水或蒸汽反应生成有毒和腐蚀性的烟雾。暴露于火中密闭空间中的蒸气可能会爆炸。人须远离着火区域。

## 6.1.5　氯气（Chlorine）

氯是一种黄绿色气体，具有辛辣刺激性气味，作为液化压缩气体运输。它在最常见的四种卤素中化学活性最高，本身不易燃，为强氧化剂，与其他物质接触可引起火灾。

氯是具有腐蚀性的有毒气体。气态氯在造纸和纺织工业中被广泛用作漂白剂，用于漂白人造纤维的纤维素，制造氯化石灰，生产无机和有机化合物，例如金属氯化物、氯代烃、制冷剂、农药和聚合物，如合成橡胶和塑料。也可用作消毒剂，以及对铁进行脱锌。

### 1. 氯气的基本性质及危险性

氯气的基本性质和危险参数见表 6-5 所示。

### 表 6-5　氯气的基本性质和危险参数

| | |
|---|---|
| IUPAC 命名：Chlorine<br>英文名称：Chlorine<br>CAS 登录号：7782-50-5<br>EINECS 登录号：231-959-5<br>RTECS 号：FO2100000<br>UN 号：1017<br>分子式：$Cl_2$<br>分子量：70.91 | 性状：具有辛辣刺激性气味的黄绿色气体<br>密度：0.8765 $g/cm^3$(20℃)<br>熔点：–101℃<br>沸点：–34.6℃<br>水溶性：1.41 g/L(20℃)<br>溶解性：可溶于冷水，溶于碱、氯化物和醇类<br>蒸气压：673 kPa(20℃) |
| 主要危害：助燃，腐蚀性<br>危险品标志：危险(GSH)<br>GHS 危险标识： | 最低致死浓度($LC_{LO}$)：850 $mg/m^3$(大鼠，吸入，1 小时)<br>　　　　　　　　　　　2530 $mg/m^3$(人，吸入，30 分钟)<br>　　　　　　　　　　　500 ppm(人，吸入，5 分钟) |

不相容性：氯气是一种强大的氧化剂。它与许多有机化合物和常见物质(例如乙炔、乙醚、松节油、氨、燃料气体、氢气和细分散金属)能发生爆炸性反应或形成爆炸性化合物，须远离可燃物质和还原剂。能够腐蚀某些塑料、橡胶和涂料材料等。与水反应形成次氯酸，在水的存在下也能腐蚀许多金属

2. 氯气的吸收、分布、代谢

氯气主要通过呼吸道侵入人体并溶解在黏膜所含的水分里，生成次氯酸和盐酸。氯离子参与胃液中胃酸形成，胃酸促进维生素 $B_{12}$ 和铁的吸收，激活唾液淀粉酶分解淀粉，促进食物消化，刺激肝脏功能，促使肝中代谢废物排出。

3. 氯气的毒性及其中毒机理

氯气主要通过呼吸道侵入人体。氯气吸入后与黏膜和呼吸道的水作用形成氯化氢和新生态氧。氯化氢可使上呼吸道黏膜炎性水肿、充血和坏死，新生态氧对组织具有强烈的氧化作用，并可形成具有细胞原浆毒作用的臭氧。氯浓度过高或接触时间较久，常可致深部呼吸道病变，使细支气管及肺泡受损，发生细支气管炎、肺炎及中毒性肺水肿。由于刺激作用使局部平滑肌痉挛而加剧通气障碍，加重缺氧状态。高浓度氯吸入后，还可刺激迷走神经引起反射性的心跳停止。氯气中毒不可以进行人工呼吸。

4. 氯气中毒的临床表现

接触低浓度氯时，立即产生眼辛辣感、流泪、流涕、咽痛和干咳等上呼吸道刺激症状。检查可见眼结膜、鼻黏膜和咽部等处充血。低浓度长期接触，可引起上呼吸道、结膜及皮肤等方面的刺激症状。慢性支气管炎多见，个别导致哮喘。反复接触引起呼吸道感染，可逐渐导致肺水肿，肺纤维化。患者可产生疲乏、头晕、神经衰弱及类似胃炎的症状。皮肤接触使皮肤有烧灼感、痒感及痤疮样皮疹或疱疹。中度中毒会出现刺激性咳嗽，可有少量咯血。同时有胸骨后胸痛、呼吸

困难。中毒者可有头痛、头昏和烦躁不安、恶心、呕吐和上腹痛等。肺部听诊呼吸音粗糙，并有散在干啰音，中上腹部可有压痛，如发生氯化学性肺炎，常在数小时后肺部出现湿啰音，以右下叶多见，发热38℃以上。在急性上呼吸道症状稍好转后，患者即感头昏、周身无力等。对大多数病人，咳嗽、胸闷、头昏及恶心等症状可持续2～3周。吸入高浓度的氯气，可以使喉和支气管发生痉挛和水肿，造成窒息，还可刺激三叉神经末梢，引起反射性呼吸中枢抑制及心搏骤停。皮肤暴露部位有灼伤性急性皮炎。

### 5. 氯气中毒的急救

立即将患者移离中毒现场，到空气新鲜、流动的地方，及时吸氧。肾上腺皮质激素宜及早、大量和短程应用，每次地塞米松或氢化可的松稀释后静脉注射，再以同样剂量加入10%葡萄糖静脉滴注，维持3～5日。解除呼吸道痉挛：氨茶碱每次3 mg/kg加50%葡萄糖20 mL静脉缓慢注射，或地塞米松5 mg，异丙肾上腺素1 mg，庆大霉素8万U超声雾化吸入。使用血管活性药物：酚妥拉明每次0.1～0.5 mg/kg加10%葡萄糖10 mL，于10～15分钟内静脉缓慢注射，必要时6小时后可重复应用。同时应用消旋山莨菪碱(654-2)协同缓解肺水肿，减少呼吸道分泌。心力衰竭时，可用毛花苷C 0.4 mg加入50%葡萄糖20 mL中缓慢静脉注射，慎用利尿剂。纠正水电解质紊乱，控制水钠摄入。烦躁不安者给予氯丙嗪、异丙嗪或10%水合氯醛。剧咳时用异丙嗪糖浆或氯哌斯汀口服。呼吸道感染时加用广谱抗生素。眼皮肤损害用生理盐水或2%碳酸氢钠冲洗，外用可的松眼药水，皮肤上涂糖皮质激素软膏。

### 6. 氯气中毒的预防

生产氯和含氯产品的工厂，必须做到设备密闭，经常检修，氯化反应器应严密封闭，严防跑、冒、漏、滴。工业生产含氯废气、废水必须经回收和净化程序后方可排出。储放液氯的钢瓶必须密封，注意安全运输。加强个人防护。进入氯气场所，一定要佩戴防毒面具。

### 7. 氯气的保存

进入存储区域之前，检查空气中的氯气含量。将其存放在与有机材料、易燃品、可燃物和其他不相容的材料分开的地方，储存于阴凉、通风的有毒气体专用库房。实行"双人收发，双人保管"制度。远离火种、热源，库温不宜超过30℃。储区应备有泄漏应急处理设备。在使用氯气之前，所有操作人员均应接受有关其正确处理和储存的培训。保护容器免受物理损坏。将钢瓶和容器存放在阴凉、干燥、相对隔离的区域。

### 8. 氯气的泄漏处置

立即进行隔离，严格限制人员出入，向上风方向撤离无关人员，启动液氯吸收装置，抢救中毒者。初始隔离距离，小量泄漏时为 60 米，大量泄漏时为 600 米。如果事故中涉及多个油罐车、货油舱、便携式油罐或大型气瓶泄漏，则可能需要增加隔离距离。

### 9. 氯气的燃烧灭火

氯气是不可燃气体，但在接触到可燃物质燃烧时会增加火灾的强度。消防装备(包括 SCBA)无法提供足够的保护，一旦在火灾中接触氯气，消防人员须脱去防护服进行彻底清洗。其蒸气比空气重，会在低处聚集。几乎所有形式的能量(热、阳光、火花等)都会使氢和氯的混合物(5%～95%)爆炸，能与水或蒸汽结合产生盐酸的有毒和腐蚀性烟雾。使用适合扑灭周围火灾的任何灭火剂，如果有氯气或受污染的径流进入水道，须通知下游用户、当地的卫生和消防官员以及污染控制机构。容器可能在火中爆炸。消防人员须从安全、防爆的位置，使用喷水冷却裸露的容器。如果冷却无效，立即撤离至安全位置。如果期望员工扑灭大火，必须对其进行训练。须使用具有全面罩正压力模式的 SCBA。

## 6.1.6　一氧化碳(Carbon Monoxide)

一氧化碳是易燃、无色、无味的气体，难溶于水，易溶于氨水，不易液化和固化。含碳物质不完全燃烧可产生一氧化碳(CO)。炼钢、炼焦等过程中，炉门和窑门关闭不严，煤气道漏气，矿井打眼放炮，如防护不周，可吸入大量 CO，发生 CO 急性中毒。日常生活中，家用煤气、煤炉均可产生 CO，如门窗紧闭，无通风设备，可导致急性 CO 中毒。

### 1. 一氧化碳的基本性质及危险性

一氧化碳的基本性质和危险参数如表 6-6 所示。

### 2. 一氧化碳的吸收、分布、代谢

一氧化碳随空气吸入人体后，通过肺泡进入血液循环，与血液中的血红蛋白和血液外的其他某些含铁蛋白质(如肌红蛋白、二价铁的细胞色素等)形成可逆性的结合体。其中 90%以上一氧化碳与血红蛋白结合成碳氧血红蛋白，约 7%的一氧化碳与肌红蛋白结合成碳氧肌红蛋白，仅少量与细胞色素结合。实验表明，一氧化碳在体内不蓄积，动物吸入 200 ppm 一氧化碳持续 1 个月，停毒后 24 小时一氧化碳已完全排出，其中 98.5%是以原形经肺排出，仅 1%在体内氧化成二氧化碳。

一氧化碳吸收与排出，取决于空气中一氧化碳的分压和血液中碳氧血红蛋白的饱和度(即血红蛋白总量中被一氧化碳结合的分数)，次要的因素为接触时间和肺通气量。其中，后者与劳动强度直接有关。

**表 6-6　一氧化碳的基本性质和危险参数**

| | |
|---|---|
| IUPAC 命名 Carbon monoxide<br>英文名称：Carbon monoxide<br>别名：氧化碳<br>CAS 登录号：630-08-0<br>EINECS 登录号：211-182-3<br>RTECS 号：FG3500000<br>UN 号：21005<br>分子式：CO<br>分子量：28.01 | 性状：无色无味气体<br>气态密度：1.250 $g/cm^3$(0℃)<br>液态密度：789 $g/cm^3$(−191.5℃)<br>熔点：−205.02℃<br>沸点：−191.5℃<br>水溶性：难溶于水<br>溶解性：可溶于氯仿、乙酸、乙酸乙酯、乙醇、氨水、苯等<br>蒸气压：305 kPa(−180℃) |
| 主要危害：神经性损伤<br>危险品标志：危险(GSH)<br>GHS 危险标识：<br><br>闪点：−191℃(82.1 K)<br>自燃温度：609℃(882 K)<br>爆炸极限：12.5%～74.2% | 半数致死剂量($LD_{50}$)：8363 ppm(大鼠，15 分钟)<br>　　　　　　　　5207 ppm(大鼠，30 分钟)<br>　　　　　　　　1784 ppm(大鼠，4 小时)<br>　　　　　　　　2414 ppm(小鼠，4 小时)<br>最低致死浓度($LC_{LO}$)：4000 ppm(人，30 分钟)<br>　　　　　　　　5000 ppm(人，5 分钟)<br>美国接触限值：允许暴露极限　TWA 50 ppm(50 $mg/m^3$)<br>　　　　　　　建议暴露极限　TWA 35 ppm(40 $mg/m^3$)，<br>　　　　　　　　　　　　　　C 200 ppm(229 $mg/m^3$)<br>　　　　　　　危险暴露极限　1200 ppm |

不相容性：与空气形成极易爆炸的混合物；与氧化剂(氯酸盐、硝酸盐、过氧化物、高锰酸盐、高氯酸盐、氯、溴、氟等)不相容，接触可能引起火灾或爆炸。远离碱性物质、强碱、强酸、含氧酸、环氧化物等。细分散的金属粉末与一氧化碳形成有毒和易燃的羰基化合物。会与氧气、乙炔、氯、氟、一氧化二氮剧烈反应

### 3. 一氧化碳的毒性及其中毒机理

一氧化碳是无色、无臭、无味气体，但吸入对人体有极大的伤害。CO 经呼吸道进入人体后，立即与血红蛋白结合，形成碳氧血红蛋白，CO 与血红蛋白的亲和力比氧与血红蛋白的亲和力大 200～300 倍。碳氧血红蛋白不能携带氧，不易解离，使氧解离曲线左移，严重阻碍氧的释放和传递，导致低氧血症，引起组织缺氧而致全身器官和组织损伤。CO 可与肌球蛋白结合，影响细胞内氧的弥散，损害线粒体功能。急性中毒，由于低氧血症，高碳氧血红蛋白血症和 CO 毒性作用等共同导致多脏器损害。

### 4. 一氧化碳中毒的临床表现

一氧化碳中毒是我国发病和死亡人数最多的急性职业中毒。CO 也是许多国家引起意外生活性中毒致死人数最多的毒物。CO 中毒主要表现为嗜睡、淡漠、

眼球转动不灵活、头痛、头晕、头胀痛、恶心、呕吐、心悸、无力或昏厥。如果是轻度中毒(血液中碳氧血红蛋白达 10%～20%)，离开中毒环境，呼吸新鲜空气后，症状很快消失。若是中度中毒(血液中碳氧血红蛋白约为 30%～50%)，除上述症状加重外，口唇皮肤黏膜呈樱桃红色，多个器官功能损害，经迅速抢救可很快苏醒而恢复。重度中毒者(血液中碳氧血红蛋白在 50%以上)，可有突发昏迷和惊厥，昏迷可持续数小时至数天或更长，常并发肺水肿、脑水肿或脑疝而致呼吸衰竭，并会导致多脏器损害，迟发性脑病表现为急性痴呆、精神错乱、震颤麻痹，心脏损害表现为心律失常和心衰，肝脏功能受损或发生中毒性肝炎，肾脏受损产生血尿、蛋白尿及水肿，严重者致急性肾功能衰竭。

### 5. 一氧化碳中毒的急救

迅速将病人移离中毒现场至空气新鲜处，解开衣扣、裤带等，注意保温。轻度中毒者吸纯氧。中度中毒者给含 5%二氧化碳的氧吸入，兴奋呼吸中枢、增加呼吸量，促使碳氧血红蛋白解离。重度中毒者用高压氧治疗，可加速碳氧血红蛋白的解离和 CO 的清除，使血氧张力增高，氧弥散和组织储氧量增加以及增加血中氧的物理溶解量等。重度 CO 中毒伴呼吸衰竭、呼吸肌和呼吸中枢麻痹时，应尽早插管，应用呼吸机机械通气和加压给氧。必要时输血、换血。脑水肿的防治：使用细胞活化剂和能量合剂，保护组织细胞，使脑细胞少受缺氧损伤，以及促进损伤后的修复。脑活素 10～20 mL 加入生理盐水或 10%葡萄糖液中静脉滴注，每日 1 次，连用 10 日。胞二磷胆碱，每日 0.25～0.5 g，用 5%葡萄糖液稀释后静脉滴注。肌苷、辅酶 A、ATP、大剂量维生素 C 及细胞色素 C 等静脉滴注。扩张血管、改善微循环，尽早选用复方丹参、曲克芦丁、右旋糖酐、东莨菪碱等。已发生脑水肿者，可用 20%甘露醇 100～250 mL 静脉注射或加压快速静脉滴注，每 4～8 小时 1 次；或氢化可的松 200～300 mg，分次静脉注射。高热惊厥和烦躁不安者，可肌内注射复方氯丙嗪 25～50 mg，同时物理降温，必要时行冬眠疗法。

### 6. 一氧化碳中毒的预防

宣传教育群众，普及预防知识。对工厂中易产生 CO 的有关生产设备、必须做到密闭化、厂房应加强通风排气。进入有 CO 场所中工作，必须戴防毒面具。家庭中使用的煤气灶、火炉等，应勤查管道，阀门有无漏气，及时维修。

### 7. 一氧化碳的保存

户外存放在有警告标志的安全、受限区域中。该区域必须设置在有屋顶和阴凉的地方，气瓶应远离地面存放，并与其他危险类别的产品和非木质地板上的辐射热源分开。如果是在室内，须存放在通风良好的地方，温度不得超过 30℃。在使用一氧化碳之前，应对所有操作人员进行正确的操作和存储方面的培训。在进入可能存在一氧化碳的密闭空间之前，检查一氧化碳在空气中的浓度，以确保不存在爆炸性浓度。一氧化碳须避免与强氧化剂如氯或二氧化氯接触，以免发生剧烈反应。将容器放在阴凉、通风良好的地方，远离热源、火焰和阳光。装气桶必须装有自动关闭阀、压力真空塞和阻火器。仅使用无火花的工具和设备，尤其是在打开和关闭一氧化碳容器时。在使用、处理或储存一氧化碳的地方，禁止使用火源，例如禁止吸烟和使用明火。压缩气瓶应固定在墙上。

### 8. 一氧化碳的泄漏处置

迅速撤离泄漏污染区至上风区域，严格限制人员出入，切断火源，尽可能切断泄漏源，应急处置人员戴自给式正压呼吸器，空静电工作服。初始隔离距离为150 米。如果事故中涉及多个油罐车、货油罐、便携式油罐或大型气瓶泄漏，则隔离距离可能需要增加。将可再填充的压缩气瓶退还给供应商，将一氧化碳与可燃溶剂混合，然后在配备有加力燃烧器和洗涤器的化学焚烧炉中燃烧，也可以从混合气体中回收一氧化碳，以替代处置方式。

### 9. 一氧化碳的燃烧灭火

一氧化碳是可引起爆炸的易燃气体，使用干粉灭火器灭火。其蒸气比空气重，会在低处聚集，蒸气可能传播很长一段距离才能到达着火源，并闪回。暴露于火中密闭空间中的蒸气可能会爆炸。长时间将容器暴露于火或热下，可能会导致容器爆炸。如果一氧化碳或受污染的径流进入水道，须通知下游潜在污染水域的使用者，当地的卫生和消防官员以及污染控制机构。消防人员须从安全、防爆的位置，使用喷水冷却裸露的容器。如果冷却无效，立即退至安全位置。如果要求员工灭火，则必须按照 OSHA 1910.156 对员工进行培训和装备。推荐使用具有全面罩正压模式运行的 SCBA。

## 6.1.7　磷化氢（Phosphine）

磷化氢是一种无色、剧毒、易燃的储存于钢瓶内的液化压缩气体。该气体比空气重并有类似臭鱼的味道。磷化氢在空气中会发生自燃。磷化氢可作为熏蒸剂。在半导体工业中，可作为电子元件的掺杂剂将磷引入硅晶体中。在化学合成中用作聚合引发剂，也可作为某些阻燃剂的中间体。

### 1. 磷化氢的基本性质及危险性

磷化氢的基本性质和危险参数如表 6-7 所示。

**表 6-7　磷化氢的基本性质和危险参数**

| | |
|---|---|
| IPUAC 命名：Phosphane<br>英文名称：Phosphine<br>别名：磷烷<br>CAS 登录号：7803-51-2<br>EINECS 登录号：232-260-8<br>RTECS 号：SY7525000<br>UN 号：2199<br>分子式：$PH_3$ 或 $H_3P$<br>分子量：33.998 | 性状：具有鱼腥臭气味的无色气体<br>密度：0.8765 g/cm³<br>熔点：−123.8℃(140.3 K)<br>沸点：−87.7℃(185.5 K)<br>水溶性：31.2 mg/100 mL(17℃)<br>溶解性：溶于乙醇、乙醚、$CS_2$，微溶于苯、氯仿、水<br>蒸气压：1.99 kPa(20℃) |
| 主要危害：腐蚀，易燃<br>危险品标志：危险(GSH)<br>GHS 危险标识：　　　　<br>自燃温度：38℃(311 K)<br>爆炸极限：1.79%～98% | 半数致死剂量($LD_{50}$)：3.03 mg/kg(大鼠，口服)<br>　　　　　　　　　　　11 ppm(大鼠，4 小时)<br>最低致死浓度($LC_{LO}$)：1000 ppm(哺乳动物，5 分钟)<br>　　　　　　　　　　　270 ppm(小鼠，2 小时)<br>　　　　　　　　　　　50 ppm(兔，2 小时)<br>　　　　　　　　　　　1000 ppm(人，5 分钟)<br>美国接触限值：允许暴露极限　TWA 0.3 ppm(0.4 mg/m³)<br>　　　　　　　建议暴露极限　TWA 0.3 ppm (0.4 mg/m³)，<br>　　　　　　　　　　　　　　ST 1 ppm(1 mg/m³)<br>　　　　　　　危险暴露极限　50 ppm |

不相容性：磷化氢与酸、空气、铜、湿气、氧化剂、氧气、氯气、氮氧化物、金属硝酸盐、水和四氯化碳均能反应。接触卤素、卤代烃、铜和许多其他物质有引起火灾和爆炸的危险。极易爆炸，在(或大约)100℃与空气接触时可能会自燃。侵蚀许多金属；与氧化剂(氯酸盐、硝酸盐、过氧化物、高锰酸盐、高氯酸盐、氯、溴、氟等)不相容；接触可能引起火灾或爆炸。应远离碱性物质、强酸、胺、氨、环氧乙烷，金属硝酸盐、亚硝酸、光气、强碱等

### 2. 磷化氢的吸收、分布、代谢

　　磷化氢主要经呼吸道吸入，随血液循环到各组织、器官。磷化锌、磷化铝经口进入，在胃肠道遇酸、遇水释放磷化氢，再吸收入血液中。磷化氢在体内存留时间不长，部分磷化氢以原形气体经呼吸道排出，其他部分则在体内结合为无机磷酸类化合物经尿排出。经呼吸道接触磷化氢的动物脱离接触 12 小时后，体内器官中已测不出磷化氢。金属磷化物经口进入体内，测出磷化氢的时间与固体物质在消化道存留时间有关。磷化氢吸收后，除对呼吸道及胃肠道有局部刺激及腐蚀作用外，很快经过血液分布到肝、肾、脾等处，1 小时后可遍及全身，并由尿排出，少量经肺呼出。

### 3. 磷化氢的毒性及其中毒机制

　　磷化氢为人体吸收相当快的剧毒气体，主要由呼吸道吸入中毒。空气中浓度若达到 1390 mg/m³，可使人迅速死亡。误服磷化钙、磷化铝、磷化锌后，可水解生成磷化氢，由肠道吸收中毒。

4. 磷化氢中毒的临床表现

潜伏期一般为 24 小时，多数患者在 1～3 小时发病。吸入中毒的早期症状主要是神经系统与呼吸系统症状，口服中毒者胃肠道症状发生早而且重。不论是吸入或是口服中毒，中枢神经系统障碍为主要表现，有头痛、头晕、乏力、失眠、精神不振、烦躁、复视、共济失调，严重者意识障碍、昏迷、抽搐等。中毒者常有鼻咽部发干、咽部充血、咳嗽、气短、胸闷、发绀，严重者出现肺水肿。特别是口服中毒患者常见恶心、频繁呕吐，呕吐物有特殊电石气臭味，食欲不振，腹胀。少数病例有腹泻、胃肠道出血。肝脏病变表现肝大、肝区有压痛、黄疸及肝功能异常。早期出现血压降低，甚至休克。心肌受损较为多见，心电图显示 ST 段降低或抬高、T 波低平或倒置。此外可见心律不齐与传导阻滞。心肌损害时可见血清肌酸磷酸激酶(CPK)与乳酸脱氢酶(LDH)升高。肾脏损害一般较轻，少数病人尿中检出红细胞、白细胞、管型与蛋白，个别严重者出现少尿、急性肾功能衰竭。

5. 磷化氢中毒的急救

立即脱离中毒现场，保持安静与休息。吸入高浓度者至少需观察 24～48 小时，以利于早期发现病情变化，尤其是迟发性肺水肿。口服磷化锌、磷化铝中毒者，立即给予催吐、洗胃，并给予活性炭吸附，后用硫酸钠或硫酸镁导泻，禁用油脂类物质。磷化氢中毒无特效解毒药，立即给予吸氧，及早应用糖皮质激素和纠正水电解质紊乱，早期要积极处理脑水肿、肺水肿，保护心、肝等。对严重中毒患者，可应用血液透析或血液灌流。

6. 磷化氢中毒的预防

应用磷化铝、磷化锌熏仓灭虫时，严格执行安全操作规程；硅铁的冶炼、储存及运输时防止受潮，并加强通风。磷化锌、磷化铝储藏时，应防潮、防火和严格管理。对从事磷化氢作业工人需进行就业体检，有器质性神经系统疾病及明显的呼吸系统慢性疾病者不宜从事该项作业。

7. 磷化氢的保存

磷化氢是剧毒气体，即使轻微暴露在磷化氢下也可能导致死亡。将其存放在室外有安全警告标志的受限区域内。该区域必须有屋顶，保持阴凉，其气瓶应远离地面存放，并与其他危险类别的产品和非木地板上的辐射热源分开。如果是在室内，存放在通风良好的地方，温度不得超过 50℃。在使用磷化氢之前，应对人员进行正确处理和储存的培训。储存磷化氢必须避免与氧化剂(例如高氯酸盐、过氧化物、高锰酸盐、氯酸盐和硝酸盐)、强酸(例如盐酸、硫酸和硝酸)、氧和卤代烃等接触，以免发生剧烈反应。在进入可能存在磷化氢的密闭空间之前，须检查磷化氢在空气中的浓度以确保不构成爆炸危险。磷化氢须存放在密闭的容器中，仅使用无火花的工具和设备，尤其是在打开和关闭磷化氢容器时。气瓶应固定在墙上。

### 8. 磷化氢的泄漏处置

所有人员立即撤离受影响区域。移走所有可能燃烧的物品并进行最大限度的防爆通风，监测磷化氢的浓度，尽可能切断气源，隔离泄漏的钢瓶。若从容器内及泄压阀或其他阀门泄漏，则需与供货商联系。若泄漏来自用户系统，关掉钢瓶阀门，在修复前一定要泄压并用惰性气体吹扫。

### 9. 磷化氢的燃烧灭火

磷化氢是易燃气体，热分解产物可能包括磷酸、磷的氧化物和易燃的氢气。受过专门训练的人员可能会使用雾线来冷却暴露的物体，并让火自行燃烧。如果磷化氢着火，除非能够阻止流动，否则不要灭火。用大量水冷却所有受影响的容器，尽可能远地浇水。使用抗乙醇泡沫、二氧化碳或干粉灭火。消防人员须穿着全套防护服，包括 SCBA(正压式空气呼吸器)、橡胶手套、靴子，以及在腿、手臂和腰部系上绑带，不应暴露皮肤表面。对于货物区域的大火，使用自动的软管固定器或监控器喷嘴，并将容器移离火场。磷化氢气体比空气重，会在低处聚集，并且可能沿着地面传播到点火源，容器可能在火中爆炸，须隔离无关人员。如果要求员工灭火，则必须按照规定对员工进行培训和装备。

## 6.1.8 砷化氢(Arsine)

砷化氢($AsH_3$)又称砷化三氢、砷烷、胂，是最简单的砷化合物，为无色、剧毒的可燃气体。标准状态下，$AsH_3$ 是一种密度高于空气，可溶于水(200 mL/L)及多种有机溶剂的气体。

### 1. 砷化氢的基本性质及危险性

砷化氢的基本性质和危险参数如表 6-8 所示。

### 2. 砷化氢的吸收

通过吸入、食入、皮肤接触进入人体，并对人体健康造成危害。

### 3. 砷化氢的毒性及其中毒机理

砷化氢是剧毒气体，如果吸入足够量可能致命。主要攻击人的血液、肾脏、

**表 6-8　砷化氢的基本性质和危险参数**

| | |
|---|---|
| IPUAC 命名：Arsane<br>英文名称：Arsine<br>别名：砷烷<br>CAS 登录号：7784-42-1<br>EINECS 登录号：232-066-3<br>UN 号：2188<br>分子式：$AsH_3$<br>分子量：77.9454 | 性状：无色气体<br>密度：4.93 $g/cm^3$<br>熔点：–116℃<br>沸点：–62.5℃<br>水溶性：0.7 g/L(25℃)<br>溶解性：微溶于水，溶于氯仿、苯<br>蒸气压：1509.7 kPa |
| 主要危害：易燃，高毒<br>危险品标志：危险(GSH)<br>GHS 危险标识：<br>闪点：–110℃(211 K)<br>爆炸极限：5.1%～78% | 半数致死剂量($LD_{50}$)：2.5 mg/kg(静脉注射)<br>　　　　　　　　　120 ppm(大鼠，10 分钟)<br>　　　　　　　　　77 ppm(小鼠，10 分钟)<br>最低致死浓度($LC_{LO}$)：250 ppm(人，30 分钟)<br>　　　　　　　　　300 ppm(人，5 分钟)<br>　　　　　　　　　25 ppm(人，30 分钟)<br>美国接触限值：允许暴露极限　TWA 0.05 ppm(0.2 $mg/m^3$)<br>　　　　　　　建议暴露极限　C 0.002 $mg/m^3$(15 min)<br>　　　　　　　危险暴露极限　3 ppm |

不相容性：与空气形成爆炸性混合物，与强氧化剂、硝酸反应，引起爆炸危险。热不稳定：对震动、摩擦和振荡敏感。会爆炸分解，与温暖干燥的空气接触会爆炸。与酸、卤素、钾和氨的混合物发生剧烈反应。暴露于光、湿气或因热或点火而分解为金属砷(烟雾)。

肝脏、肺。砷化氢急性中毒是以血管内大量循环红细胞发生均质溶解导致的中毒效应为特征。早期效果可能在 1～2 小时之内发生，通常表现为全身不适、忧虑、头晕、头痛、发抖、口渴、腹部疼痛伴呕吐。在严重的急性情况下，呕吐物可能会被染色，并伴有无机砷中毒，引起腹泻，可能发生肺水肿。

### 4. 砷化氢中毒的临床表现

急性中毒时，吸入 $AsH_3$ 会刺激肺部，导致呼吸急促和咳嗽。较高的暴露量可能引起肺水肿，可能会延迟数小时，可能导致死亡，体力劳动会加重肺水肿的症状。高暴露量会引起溶血(红细胞破坏)，贫血，并伴有头痛、虚弱、恶心、呕吐和腹痛。可引起继发急性肾功能衰竭，导致死亡。高浓度的 $AsH_3$ 会造成眼睛损害。皮肤或眼睛接触压缩的砷化氢气体会引起冻伤。慢性中毒时，砷化氢会导致皮肤损伤或循环系统问题，并可能增加患癌的风险。砷化氢对人类具有致癌性和致畸性，反复接触可能会损害神经，导致"针刺"感觉、四肢无力、失去协调能力，可能导致肾脏、肝脏和心脏的损害。

### 5. 砷化氢中毒的实验室检查

NIOSH 列出了以下测试：肝功能检查、肺功能检查、网织红细胞计数、尿液

（化学/代谢物）、血红蛋白、尿液分析（常规）、白细胞计数/差异。在从业前的身体检查中，应特别注意过去或现在的肾脏疾病、肝脏疾病和贫血史。定期身体检查应包括确定血液和尿液中砷水平的测试，网织红细胞计数，肾脏和肝功能检查；尿血红蛋白、神经系统检查，胸部 X 射线检查（急性暴露后）。由于砷化氢是某些生产过程的副产品，因此应培训工人认识暴露和使用砷化氢中毒的症状，并准备好合适的个人防护装备。

### 6. 砷化氢中毒的急救

立即脱离接触，安静给氧，保护肝、肾和对症治疗。为减轻溶血反应及其对机体的危害，应早期使用大剂量肾上腺糖皮质激素，并用碱性药物使尿液碱化，以减少血红蛋白在肾小管的沉积，也可早期使用甘露醇以防止肾功能衰竭。重度中毒肾功能损害明显者需及早使用透析疗法。根据溶血程度和速度，必要时可采用换血疗法。巯基类解毒药物并不能抑制溶血，反而会加重肾脏负担，所以，驱砷药物应在中毒后数日溶血反应基本停止后才可使用。

### 7. 砷化氢中毒的预防

在进入可能含有砷化氢气体的区域之前，需要做好个人防护，比如穿佩好防护装备，保护好眼、面、手、腿等，佩戴好全罩式 SCBA。

### 8. 砷化氢的保存

进入储存区域之前检查空气中砷化氢的含量。在外部，首选独立存储。砷暴露在光和湿气中会分解并沉积砷。砷化氢是剧毒气体，即使轻微暴露在砷化氢下也可能导致死亡。将其存放在室外有安全警告标志的受限区域内，该区域必须有屋顶，并保持阴凉，其气瓶应远离地面存放，并与其他危险类别的产品和非木地板上的辐射热源分开。如果是在室内，存放在通风良好的地方，温度不得超过50℃。在使用砷化氢之前，应对人员进行正确处理和储存的培训。在处理、使用或储存砷化氢的地方，禁止使用火源，例如禁止吸烟和使用明火。

### 9. 砷化氢的泄漏处置

迅速撤离泄漏污染区人员至上风处，并立即隔离450米，严格限制人员出入，切断火源。应急处理人员须戴自给正压式呼吸器，穿防毒服，尽可能切断泄漏源。合理通风，加速扩散。喷雾状水稀释、溶解泄漏物。构筑围堤或挖坑收容产生的大量废水。如有可能，将漏出气用排风机送至空旷的地方或装设适当喷头烧掉。漏气容器要妥善处理，修复、检验后再用。

10. 砷化氢的燃烧灭火

该气体处于压力下，加热时，容器会爆炸。万一着火，不要灭火，砷化氢在燃烧时比未燃烧的砷化氢更安全。如果可以切断气流，则可以从源头上将火熄灭。热分解产物可能包括砷和氮氧化物。如果在靠近火的地方有一个砷化氢罐，须用大量水冷却该罐，但首先要将其撤离该区域。

## 6.1.9　甲烷（Methane）

甲烷是最简单的烃，由一个碳原子和四个氢原子通过 $sp^3$ 杂化的方式组成，结构呈正四面体，四个键的键长相同、键角相等。甲烷极难溶于水，在标准状态下甲烷为无色、无味气体。甲烷是油田气、天然气和沼气的主要成分，也存在于煤矿废气内。作为原料主要用于制造乙炔、氢气、合成氨、炭黑、硝基甲烷、二硫化碳、一氯甲烷、二氯甲烷、三氯甲烷、四氯化碳和氢氰酸等，并可直接用作燃料，人在生产和使用过程中均有机会接触甲烷。

1. 甲烷的基本性质及危险性

甲烷的基本性质和危险参数如表 6-9 所示。

**表 6-9　甲烷的基本性质和危险参数**

| | |
|---|---|
| IPUAC 命名：Methane<br>英文名称：Methane<br>别名：沼气<br>CAS 登录号：74-82-8<br>EINECS 登录号：200-812-7<br>RTECS 号：PA1490000<br>UN 号：1971<br>分子式：CH₄<br>分子量：16.04 | 性状：甲烷是一种无色、无味的气体<br>密度：0.656 g/cm³ (25℃)<br>熔点：−182.5℃ (90.7 K)<br>沸点：−161.49℃ (111.66 K)<br>水溶性：22.7 mg/L<br>溶解性：可溶于乙醇、乙醚、苯、甲苯、甲醇、丙酮<br>蒸气压：53.32 kPa (−168.8℃) |
| 主要危害：剧毒<br>危险品标志：危险 (GSH)<br>GHS 危险标识：<br>闪点：−188℃<br>自燃温度：537℃<br>爆炸极限：5.0%～15.4% | 美国接触限值：允许暴露极限　TWA 1000 ppm (0.1 mg/m³) |

不相容性：可能与空气形成爆炸性混合物。甲烷是一种强还原剂，与氧化剂(氯酸盐、硝酸盐、过氧化物、高锰酸盐、高氯酸盐、氯、溴、氟等)不相容，接触可能引起火灾或爆炸。远离碱性物质、强碱、强酸、含氧酸、环氧化物等。与五氟化溴、二氧化氯、三氟化氮、二氟化氧和液态氧剧烈反应。通常，应避免甲烷与所有氧化剂接触

### 2. 甲烷的吸收、分布、代谢

甲烷主要通过呼吸道吸入，大部分以原形呼出。小量在体内可氧化为二氧化碳和水。

### 3. 甲烷的毒性及其中毒机理

甲烷对人基本无毒，只有在极高浓度时成为单纯性窒息剂，麻醉作用极弱。甲烷浓度增加会使空气中氧浓度降低，当空气中甲烷浓度达到一定程度时，会引起机体缺氧。

### 4. 甲烷中毒的临床表现

当空气中甲烷达 25%～30%时，可出现窒息前症状，表现为头晕、乏力、呼吸增快、脉速等。如继续吸入，则病情进一步加重，出现头痛、烦躁、意识障碍、共济失调，甚至昏迷、呼吸心跳停止等。需与脑血管意外、安眠药中毒、糖尿病昏迷及其他中毒性疾病相区别。

### 5. 甲烷中毒的急救

甲烷中毒者应立即脱离现场，呼吸新鲜空气或吸氧。解开上衣及腰带，注意保温。严重者必要时用高压氧治疗。防治脑水肿、控制抽搐。心跳、呼吸停止时应立即进行心肺复苏，禁止使用抑制呼吸的药物如吗啡、巴比妥类等。

### 6. 甲烷中毒的预防

穿戴防护眼罩、手套和衣服，以防止皮肤或眼睛接触。作业时要穿戴防护手套/衣服。聚乙烯是保护材料之一。所有防护服(西装、手套、鞋类、头带)应保持清洁，并在工作前穿上。使用甲烷时，不应戴隐形眼镜。除非佩戴全面罩呼吸防护装置，否则须佩戴防毒化学眼镜和面罩。当皮肤被污染时，员工应立即用肥皂清洗。作业场所须提供紧急淋浴和洗眼器。

### 7. 甲烷的保存

在使用甲烷之前，应对人员进行正确处理和储存甲烷的培训。在进入可能存在甲烷的密闭空间之前，须检查甲烷在空气中的浓度，以确保不存在爆炸性浓度。必须避免甲烷与氧化剂(例如氧气、氯气、溴气、高氯酸盐、过氧化物、硝酸盐和高锰酸盐)接触，以免发生剧烈反应。在处理、使用或储存甲烷的地方，禁止使用火源，例如禁止吸烟和使用明火。仅使用无火花的工具和设备，尤其是在打开和关闭甲烷容器时。使用、处理、制造或存储甲烷时，都应使用防爆的电气设备和配件，压缩气瓶应固定在墙上。

### 8. 甲烷的泄漏处置

疏散并限制未穿戴防护装备的人员脱离溢出或泄漏的危险区域，直至完成清理。移开所有点火源，建立强制通风以使其在空气中的浓度水平保持在爆炸极限以下。如果是甲烷钢瓶发生泄漏，不能将钢瓶停在原处，而应将其移到露天的安全地方，并修理钢瓶或让其倒空。甲烷必须远离密闭空间(如下水道)，以免发生爆炸，除非下水道被设计成可防止甲烷气体蓄积达到其爆炸浓度。可能有必要将甲烷作为危险废物进行处置和处理。如果要求员工清理泄漏物，则必须对他们进行适当的培训和装备。

### 9. 甲烷的燃烧灭火

甲烷是易燃气体，火焰可能不可见，热分解产物包括碳的氧化物。除非可以停止气流，否则不要灭火。天然气燃烧可能产生一氧化碳。使用喷水分散蒸气。小火时，使用干粉或二氧化碳灭火器灭火。大火时，使用水喷雾或泡沫灭火器灭火。受过专门训练的人员可能会使用雾线来冷却暴露的物体，并让火自行燃烧。其蒸气比空气重，会在低处聚集，蒸气可能会长距离传播到点火源，并回火，暴露于火中密闭空间中的甲烷蒸气可能会爆炸。长时间将容器暴露于火或热下，可能会导致容器爆炸。如果有甲烷或受污染的径流进入水道，须通知下游用户、当地的卫生和消防员以及污染控制机构。消防人员须从安全、防爆的位置，使用喷水冷却裸露的容器。如果冷却无效，若钢瓶暴露于明火或火焰，须立即撤离至安全位置。如果要求员工灭火，则必须按照 OSHA 1910.156 对员工进行培训和装备。须使用带有全面罩正压模式运行的 SCBA。

## 6.1.10　光气(Phosgene)

光气，分子式 $COCl_2$，又称碳酰氯，剧毒，微溶于水，较易溶于苯、甲苯等。由一氧化碳和氯气的混合物通过活性炭制得。光气常温下为无色气体，有腐草味，化学性质不稳定，遇水迅速水解，生成氯化氢。是氯塑料高温热解产物之一。用作有机合成、农药、药物、染料及其他化工制品的中间体。脂肪族氯烃类(如氯仿、三氯乙烯等)燃烧时可产生光气。环境中的光气主要来自染料、农药、制药等生产过程。

### 1. 光气的基本性质及危险性

光气的基本性质和危险参数如表 6-10 所示。

### 表 6-10　光气的基本性质和危险参数

| | |
|---|---|
| IPUAC 命名：Carbonyl dichloride<br>英文名称：Phosgene<br>别名：碳酰氯<br>CAS 登录号：75-44-5<br>EINECS 登录号：200-870-3<br>RTECS 号：SY5600000<br>UN 号：1076<br>分子式：COCl$_2$<br>分子量：98.92 | 性状：具有令人窒息的腐草气味<br>密度：4.284 g/cm$^3$（15℃）<br>熔点：−118℃（155 K）<br>沸点：8.3℃（281.4 K）<br>水溶性：微溶<br>溶解性：可溶于苯、甲苯、乙酸，在醇和酸中分解<br>蒸气压：162.12 kPa（20℃） |
| 主要危害：剧毒<br>危险品标志：危险（GSH）<br>GHS 危险标识：<br>闪点：4℃ | 半数致死剂量（LD$_{50}$）：500 ppm（人，1 分钟）<br>　　　　　　　　　　340 ppm（大鼠，30 分钟）<br>　　　　　　　　　　234 ppm（兔，30 分钟）<br>最低致死浓度（LC$_{LO}$）：2.7 ppm（哺乳动物，30 分钟）<br>　　　　　　　　　　3 ppm（人，2.83 小时）<br>　　　　　　　　　　30 ppm（人，17 分钟）<br>　　　　　　　　　　50 ppm（哺乳动物，5 分钟）<br>美国接触限值：允许暴露极限　TWA 0.1ppm（0.4 mg/m$^3$）<br>　　　　　　　建议暴露极限　TWA 0.1ppm（0.4 mg/m$^3$），<br>　　　　　　　　　　　　　　C 0.2ppm（0.8 mg/m$^3$）（15 min）<br>　　　　　　　危险暴露极限　2 ppm |

不相容性：在水中缓慢反应，形成腐蚀性的氯化氢和二氧化碳，会腐蚀许多金属。与强氧化剂（氯酸盐、硝酸盐、过氧化物、高锰酸盐、高氯酸盐、氯、溴、氟等）反应，可能会引起火灾或爆炸。应远离乙醇、碱性物质、强酸、强碱、氨、胺、铝、碱金属等。在潮湿的情况下，光气会侵蚀塑料、橡胶、涂料和许多金属

### 2. 光气的吸收

通过吸入、食入、皮肤、眼睛接触光气进入人体，对人体健康造成危害。

### 3. 光气的毒性及其中毒机理

光气是剧烈窒息性毒气，高浓度吸入可致肺水肿。毒性比氯气大约 10 倍，但在体内无蓄积作用。主要攻击人的呼吸系统、肺、皮肤、眼睛。光气吸入中毒后的主要病变是中毒性肺水肿，肺水肿是肺毛细血管渗透性增强的结果。对于肺水肿产生的原因，说法颇多，诸如酰化作用、直接作用、盐酸作用、神经反射作用、肺血流动力学改变等等，各有实验依据。但任何一种说法都不能完满地解释肺水肿发生与发展过程。一般认为肺毛细血管壁通透性增强与光气的酰化作用有密切关系。光气为酰卤类化合物，活性基团是羰基，化学性质非常活泼，它与肺组织蛋白中的氨基、巯基、羟基等重要功能基团发生酰化反应，引起肺酶系统的广泛抑制，从而影响细胞正常代谢和功能，使肺气血屏障受损，导致肺毛细血管通透性增高，引起肺水肿。此外，光气中毒时，肺泡表面活性物质受损也是重要因素之一。正常时，在肺泡表面覆盖一层由肺泡 II 型上皮细胞分泌的表面活性物质，

该物质有降低肺泡内液体表面张力的作用，使肺泡在呼气时不致萎陷，并保持肺泡内的干燥。二棕榈酰磷脂酰胆碱(dipalmitoyl phosphatidyl choline，DPPC)是肺表面活性物质的主要成分之一。在其生物合成中需要脂酰辅酶 A 酯酰转移酶的参与。光气中毒后，该酶活性下降，因而 DPPC 在肺泡壁的含量减少，使肺泡表面活性物质功能下降，从而肺泡内液体表面张力增大而致肺泡萎陷，肺泡压明显降低，与其相抗衡的肺毛细血管流体静力压就增高，液体由血管内大量外渗，导致产生肺水肿。

### 4. 光气中毒的临床表现和实验室检查

初期可出现眼及上呼吸道的刺激症状，表现为流泪、咽痒、呛咳、胸闷、气急等，还可有头晕、头痛、恶心等，但常无阳性体征，X 射线胸片也常无异常改变。吸入量不多时，经脱离接触，数日内即可痊愈。液体光气溅入眼内可引起角膜损伤，最终导致穿孔和睑球粘连。吸入光气后可有一定时期的症状缓解期，此时刺激症状可减轻或消失，但肺部病变仍在进展。潜伏期的长短与病情密切相关，即吸入量越多，潜伏期越短，病情越重，预后越差。此期虽无明显阳性体征，但应及早给予必要的治疗，静卧休息，密切观察，积极防治肺水肿的发生。此期可出现发热、烦躁不安、胸闷、气急、呼吸困难、声音嘶哑、发绀、咳嗽、咯白色或粉红色血性泡沫痰，肺部满布干、湿性啰音等症状。严重者可发生急性呼吸窘迫综合征、休克、昏迷和多脏器功能衰竭等，甚至 24 小时内死亡。X 射线胸片示两肺纹理增多、增粗、边缘模糊或紊乱，有不同程度的网织状或点片状、云絮状或蝶翼状阴影及肺门改变。血气分析显示呼吸性碱中毒或混合性酸中毒及动脉血氧分压降低。肺功能可有阻塞性通气功能及 $CO_2$ 弥散功能障碍。心电图可见心动过速、ST 段下降、T 波低平等心肌损害改变。经积极治疗后，多数患者肺水肿开始吸收，3～7 日可基本消退、少数重度中毒患者可在治愈后持续几月，甚至几年还有咳嗽、胸闷、气促等主诉症状以及肺部有干啰音体征。

### 5. 光气中毒的急救

凡吸入光气者应迅速脱离现场，立即脱去污染的衣物，用清水冲洗体表，保持安静，绝对卧床休息，禁止洗浴和起床活动，注意保暖，密切观察 24～72 小时，注意脉搏、呼吸和肺部听诊等病情变化，以防出现迟发性肺水肿。早期合理给氧，保持呼吸道通畅，吸入氧浓度不宜超过 60%，必要时给予消泡剂雾化吸入或行气管切开。早期、足量、短程应用糖皮质激素。重症患者可给予甲泼尼龙 500 mg加入液体中静脉滴注，每天一次，连用 3 天，然后改为 200 mg，静脉滴注，每天一次，病情稳定后减量。控制液体输入，慎用利尿剂，禁用脱水剂。对已出现肺水肿或急性呼吸窘迫综合征者，必须严密监测动脉血气和肺功能。积极进行控制感染等对症治疗。

### 6. 光气中毒的预防

光气的制造和生产过程必须密闭,含有光气的废气、废水需适当处理。避免四氯化碳与火焰、热金属接触,慎用四氯化碳进行灭火,以免产生光气。光气作业区应安装监测和报警设备,高浓度光气作业点应采用氧气呼吸器或供氧式防毒面具,使用前要注意检查呼吸器或面具有无失灵。

### 7. 光气的保存

光气有剧毒,即使轻微暴露于光气中也可能导致死亡。户外存放在有警告标志的安全受限区域中。该区域必须有屋顶,并保持阴凉,其气瓶应远离地面存放,并与其他危险类别的产品和非木地板上的辐射热源分开。如果在室内,须存放在通风良好的地方,温度不得超过50℃。储存光气时,必须避免与水、湿气接触,以免发生剧烈反应。光气存放在密闭的钢制容器中,该容器应远离工作区域,并远离其他所有材料以及阳光。尽管无水设备中的光气对普通金属没有腐蚀性,但在有水分的情况下,可使用蒙乃尔合金、钽或衬玻璃的存储容器储存光气。光气应远离加热和冷却管道存放,应经常检查容器是否泄漏。气瓶的处理、使用和存储程序应符合相应的规定。

### 8. 光气的燃烧灭火

光气热分解产物包括氯化氢和碳的氧化物。光气可能会燃烧,但不容易点燃。光气处于压力下,容器在破裂时可能爆炸。对于小火,须使用干粉或二氧化碳灭火器灭火。大火时使用水喷雾或泡沫灭火器。如果可以的话,须从危险区域移走容器,但不要冒险。用水冷却裸露的容器,直到大火完全消失。隔离该区域,直到气体消散为止。如果有光气或受污染的径流进入水道,须通知下游用户、当地的卫生和消防官员以及污染控制机构。消防人员须在安全、防爆的地方,使用喷水冷却裸露的容器,不要将水倒入容器中。如果冷却无效,须立即撤至安全位置。如果要求员工灭火,则必须严格按照规定对员工进行培训和装备。须使用具有全面罩正压模式运行的SCBA。

### 6.1.11 氟化氢(Hydrogen Fluoride)

氟化氢是由氟元素与氢元素组成的二元化合物,它是一种无色有刺激性气味的有毒气体。氟化氢具有较强的吸湿性,接触空气即产生白色烟雾,易溶于水,可与水无限混溶形成氢氟酸。氟化氢的化学反应性很强,能够与许多化合物发生反应，氟化氢作为溶质是一种弱酸，而纯氟化氢是一种强酸。

### 1. 氟化氢的基本性质及危险性

氟化氢的基本性质和危险参数如表 6-11 所示。

**表 6-11　氟化氢的基本性质和危险参数**

| | |
|---|---|
| IPUAC 命名：Hydrogen fluoride<br>英文名称：Hydrogen fluoride<br>别名：氢氟酸<br>CAS 登录号：7664-39-3<br>EINECS 登录号：231-634-8<br>RTECS 号：MW7875000<br>UN 号：1052<br>分子式：HF<br>分子量：20.01 | 性状：无色，有刺激性气味的气体<br>密度：1.15 g/cm³(25℃)<br>熔点：−83.6℃(189.6 K)<br>沸点：19.5℃(292.6 K)<br>水溶性：能溶于水<br>溶解性：可溶于乙醇、乙醚<br>蒸气压：104.4 kPa(20℃) |
| 主要危害：剧毒<br>危险品标志：危险(GSH)<br>GHS 危险标识：<br>闪点：112℃ | 半数致死剂量($LD_{50}$)：1276 ppm(小鼠，1 小时)<br>　　　　　　　　　1774 ppm(猴，1 小时)<br>　　　　　　　　　4327 ppm(豚鼠，15 分钟)<br>最低致死浓度($LC_{LO}$)：313 ppm(兔，7 小时)<br>美国接触限值：允许暴露极限　TWA 3 ppm<br>　　　　　　　建议暴露极限　TWA 3 ppm,<br>　　　　　　　　　　　　　　C 6 ppm(5 mg/m³)(15 min)<br>　　　　　　　危险暴露极限　30 ppm |

不相容性：超强酸，其水溶液的酸性较低。与碱剧烈反应，与许多化合物也能发生强烈反应，包括乙酸酐、脂肪胺、醇、链烷醇胺、环氧烷烃、芳香胺、酰胺、2-氨基乙醇、氨、氢氧化铵、三氧化二砷、铋酸、氧化钙、乙二胺、乙撑亚胺、异氰酸酯、金属乙炔化物、三氟化氮、发烟硫酸、有机酸酐、二氟化氧、五氧化二磷、硫酸、强氧化剂、醋酸乙烯酯、偏二氟乙烯等。侵蚀玻璃、混凝土、陶瓷和其他含硅化合物；侵蚀金属、某些塑料、橡胶和涂料

### 2. 氟化氢的吸收

通过皮肤吸收、食入、眼睛接触氟化氢气体对人体健康造成危害。

### 3. 氟化氢的毒性及其中毒机理

氟化氢属高毒类，氢氟酸有强烈腐蚀性，渗透作用强，对组织蛋白有脱水及溶解作用，引起组织液化、坏死，形成溃疡。经皮肤黏膜吸收后可对全身产生中毒作用，主要影响酶系统，如能抑制琥珀酸脱氢酶而影响细胞呼吸。氟化氢进入身体后形成氟化钙可使钙磷代谢紊乱，对骨骼和牙釉质造成损害。皮肤与氢氟酸接触后，非离子状态的氢氟酸不断解离而渗透到深层组织，溶解细胞膜，造成表皮、真皮、皮下组织乃至肌层液化坏死。经呼吸道吸入，可引起严重呼吸道损伤。吸入高浓度的氢氟酸酸雾，引起支气管炎和出血性肺水肿。

#### 4. 氟化氢中毒的临床表现

氟化氢对皮肤黏膜有强烈的腐蚀性，接触高浓度氟化氢气体可引起眼、上呼吸道黏膜的刺激症状、急性支气管炎、化学性肺炎，甚至肺水肿。长期低浓度接触引起牙齿酸蚀症、嗅觉减退、上呼吸道炎症。皮肤、眼接触可引起灼伤。皮肤灼伤常见于手腕、前臂等暴露部位。初表现为局部红斑，迅即转为绕以红晕的白色水肿，继之演变为淡青灰色液化性坏死，尔后覆以棕褐色，脱痂后形成溃疡。严重者浸及局部骨骼，引起脱钙、无菌性骨质坏死，类似骨髓炎样改变。高浓度氢氟酸灼伤，常呈进行性组织蛋白溶解、坏死，溃疡愈合缓慢。眼的氢氟酸灼伤表现为球结膜水肿、出血，角膜混浊，角膜基质水肿，前角膜基质白色钙化斑形成，进行性角膜基质血管形成和疤痕，以及复发性角膜上皮糜烂、脱落。组织损伤的范围和深度随进入眼内的氢氟酸量和浓度而不同。长期接触超过容许浓度的氟化氢可引起牙齿酸蚀症，表现为牙齿粗糙无光泽，边缘呈锯齿状。同时患者常伴有鼻炎、慢性咽炎、嗅觉减退等。

#### 5. 实验室检查

NIOSH 列出了以下测试：血气分析、胸部 X 射线检查、心电图检查、肺功能检查、强制肺活量、强制呼气量(1 秒)、骨盆 X 射线、痰细胞学检查、尿液(化学/代谢物)、尿液分析(常规)、全血细胞计数(CBC)差异。

#### 6. 氟化氢中毒的急救

按急性酸性刺激性气体中毒处理。立即将中毒者移离空气污染现场，吸氧、休息和保暖，积极防治喉水肿和肺水肿的发生。早期、足量、短程使用肾上腺糖皮质激素，保持呼吸道通畅，预防继发感染。皮肤灼伤后立即用大量流动水或生理盐水冲洗，一般不少于 30 分钟。局部治疗一般采用 10%葡萄糖酸钙或氯化钙溶液反复浸泡局部灼伤皮肤，有水疱和坏死组织应剪开水疱，清除渗液及坏死组织；指(趾)甲的表面及周围灼伤，应在局麻下拔除指(趾)甲。对创面破溃、液化性坏死的灼伤可全身应用抗生素防治继发感染。眼部灼伤应及时用生理盐水或氯化镁溶液或流水冲洗眼睛 15 分钟以上，使用 0.5%～1%可卡因滴眼以减轻疼痛，然后用抗生素眼药水和地塞米松眼药水交替滴眼，避免局部使用葡萄糖酸钙及氯化钙。其他处理与皮肤灼伤相同。

#### 7. 氟化氢中毒的预防

生产设备尽可能密闭，保持生产场所良好自然通风。对泄漏物处理必须戴好防毒面罩，车间内安装冲洗设备，以便皮肤、眼污染后能及时冲洗。加强健康监护，定期进行体检、尿氟测定和骨骼 X 射线摄片检查。凡有明显的呼吸系统疾病、心、肝、肾疾病，骨关节疾病和地方性氟病患者不宜从事接触氟和氟化物作业。

### 8. 氟化氢的保存

存放在耐腐蚀和安全的地方。尽量储存在没有屋顶的区域，最好使用外部存储或独立存储，将气瓶存放在非木地板上，并远离辐射热源和所有可能的点火源。如果是在室内，存放在通风良好的不燃场所，温度不得超过 50℃。配备自动监视系统。储存氟化氢必须避免与金属、混凝土、玻璃和陶瓷接触，以免严重腐蚀。

### 9. 氟化氢的泄漏处置

疏散并限制未穿戴防护装备的人员脱离溢出或泄漏的危险区域，直至完成清理，移开所有点火源，对溢出或泄漏的区域进行通风，限制人员进出。如果泄漏源是钢瓶，并且泄漏无法停止，须将泄漏的钢瓶移到露天的安全地方，然后修理泄漏点或让钢瓶倒空。如果为液体形式，则使其蒸发并分散气体，或用碳酸钠或苏打粉和熟石灰的等量混合物覆盖。混合后，如有必要，加水形成浆液。由于可能发生爆炸，须将氟化氢远离下水道等狭窄空间。可能有必要将氟化氢作为危险废物进行处置和处理。如果有氟化氢或受污染的径流进入水道，须通知下游用户、当地卫生消防官员和污染控制机构。如果要求员工清理泄漏物，则必须对他们进行适当的培训和装备。

### 10. 氟化氢的燃烧灭火

氟化氢是不可燃的液体或气体。与金属接触会释放出易燃的氢气，从而引起爆炸。使用干粉、泡沫、二氧化碳灭火器灭火。热分解产物可能包括氟。其蒸气比空气轻，消防装备（包括 SCBA）不能提供足够的保护。如果发生暴露，须立即脱去并隔离消防装备，彻底清洗被污染人员。除非可以停止气流并且管道内没有剩余气体，否则不要灭火。受过专门训练的人员可能会使用雾线来冷却暴露的物体，并让火自行燃烧。暴露于火中密闭空间中的氟化氢蒸气可能会爆炸。长时间将容器暴露于火或热下，可能会导致容器爆炸。消防人员须从安全、防爆的位置，使用喷水冷却裸露的容器。如果冷却无效，须立即撤离并固定位置。如果要求员工灭火，则必须按照严格规定对员工进行培训和装备。须使用具有全面罩正压模式运行的 SCBA。

## 6.1.12　硒化氢（Hydrogen Selenide）

硒化氢为一种无色有恶臭味的有毒气体，它的 Se 原子以 $sp^3$ 杂化轨道成键、分子为 V 形的极性分子。其水溶液氢硒酸（$pk_1$=3.77，$pk_2$=10），是比乙酸强的弱酸。

### 1. 硒化氢的基本性质及危险性

硒化氢的基本性质和危险参数如表 6-12 所示。

**表 6-12　硒化氢的基本性质和危险参数**

| | |
|---|---|
| IUPAC 命名：Hydrogen selenide<br>英文名称：Hydrogen selenide<br>CAS 登录号：7783-07-5<br>EINECS 号：231-978-9<br>RTECS 号：X1050000<br>UN 号：2202<br>分子式：$H_2Se$<br>分子量：80.98 | 性状：一种无色、具有腐烂辣根气味的气体<br>密度：0.9478 g/mL<br>熔点：−65.73℃<br>沸点：−41.25℃<br>水溶性：0.7 g/100 mL<br>溶解性：溶于 $CS_2$、水<br>蒸气压：53.32 kPa（−53.6℃） |
| 主要危害：易燃易爆，腐蚀性<br>危险品标志：危险（GSH）<br>GSH 危险标识：<br>闪点：−50℃ | 最低致死浓度（$LC_{LO}$）：0.3 ppm（豚鼠，8 小时）<br>　　　　　　　　　　5.9 ppm（大鼠，1 小时）<br>美国接触限值：允许暴露极限　TWA 0.05 ppm（0.2 mg/m³）<br>　　　　　　　建议暴露极限　TWA 0.05 ppm（0.2 mg/m³）<br>　　　　　　　危险暴露极限　1 ppm |

不相容性：与空气形成爆炸性混合物，释放出二氧化硒（一种强还原剂）的有毒和腐蚀性烟雾。与氧化剂剧烈反应，引起燃烧和爆炸危险。与强酸、水、卤代烃不相容。在 100℃以上分解，形成有毒易燃的产物，包括硒和氢

### 2. 硒化氢的吸收

通过吸入、食入、皮肤、眼睛接触硒化氢气体对人体健康造成危害。

### 3. 硒化氢的毒性及其中毒机理

硒化氢属于中等毒性，主要攻击人的眼睛、呼吸系统、肝、血液。

### 4. 硒化氢中毒的临床表现

短期接触可刺激眼睛、皮肤和呼吸道，可能导致头晕、疲劳、恶心、呕吐和腹泻。低浓度吸入可引起咳嗽、打喷嚏和呼吸困难；0.2 ppm 的浓度可能会引起恶心、呕吐、口中有金属味和大蒜呼吸；1.5 ppm 的浓度可能会导致无法忍受的口鼻不适；长期接触可能会产生大蒜的呼吸异味、头晕、恶心、呕吐、呼吸困难、皮肤发蓝、肺水肿、口中有金属味、咳嗽、鼻腔分泌物、胸部疼痛、刺激眼睛等。呼吸道刺激，导致支气管炎和结膜炎。它也可能引起贫血。动物研究表明，有可能导致肝损伤和肺损伤。

5. 实验室检查

在更换和定期体检中考虑攻击要点。进行肝功能检查、血常规(CBC)检查、硒的尿液检查(正常情况是每升尿液少于 100 μg)。

6. 硒化氢中毒的急救

如果硒化氢进入眼睛，须立即取下隐形眼镜并用清水冲洗眼睛至少 15 分钟，偶尔提起上下眼睑进行彻底冲洗，立即就医。如果接触皮肤，脱去污染的衣服并立即用肥皂和水清洗，立即就医。如果已吸入，须停止暴露，如果呼吸停止，开始抢救呼吸(使用通用预防措施，包括复苏面罩)，如果心跳停止，则开始心肺复苏，立即转移到医疗机构。吞下后，立即就医，大量喝水并催吐。吸入过多的硒化氢须医学观察 24～48 小时，以免发生延迟性肺水肿。作为肺水肿的急救措施，医护人员可能会考虑使用药物或其他吸入疗法。失去知觉的人禁止催吐。如果发生冻伤，立即就医，不要摩擦患处或用水冲洗，为防止进一步的组织损伤，勿尝试从冻伤的部位脱下冷冻的衣服。如果未发生冻伤，须立即用肥皂和水彻底清洗受污染的皮肤。

7. 硒化氢中毒的预防

穿戴防护眼罩、手套和衣服，以防止皮肤或眼睛接触硒化氢。所有防护服(西装、手套、鞋类、头带)应保持清洁，并在工作前穿上。使用硒化氢时，不应配戴隐形眼镜。使用含有硒化氢的液体时，须佩戴防溅化学眼镜和面罩或全面罩呼吸防护装置。当皮肤被污染时，应立即用肥皂清洗。作业场所须提供紧急淋浴和洗眼器。

8. 硒化氢的保存

户外存放在有警告标志的安全受限区域中，该区域必须有顶棚，并保持阴凉，其气瓶应远离地面存放，并与其他危险类别的产品和非木地板上的辐射热源分开。如果是在室内，须存放在通风良好的地方，在室温下存放，避免与氧化剂、酸、水和卤代烃接触。在使用硒化氢之前，应对所有操作人员进行正确的处理和储存方面的培训。在进入可能存在硒化氢的密闭空间之前，检查硒化氢在空气中的浓度，以确保不存在爆炸性浓度。涉及硒化氢转移的金属容器应接地并黏合。仅使用无火花的工具和设备，尤其是在打开和关闭容器时。使用、处置或存储硒化氢时，禁止使用火源，例如禁止吸烟和使用明火。无论在何处使用、搬运、制造或存储硒化氢，均应使用防爆电气设备和配件。压缩气瓶应固定在墙上，气瓶的处理、使用和存储程序应符合相应要求，并符合压缩气体协会的建议。

9. 硒化氢的泄漏处置

从泄漏或泄漏的危险区域撤离并限制未穿着防护设备的人员出入危险区域，直到清理完成。移开所有点火源，对溢出或泄漏的区域进行通风，如果无法阻止泄漏，须将泄漏的气瓶移到门外的安全地方。如果有硒化氢或受污染的径流进入水道，须通知下游用户、当地卫生消防官员和污染控制机构。与当地政府和环卫局联系以获得具体建议。如果员工需要清理溢出物，必须对他们进行适当的培训并装备。

10. 硒化氢的燃烧灭火

硒化氢是易燃气体，在 100℃以上分解，热分解产物包括金属氧化物与易燃硒和氢的产物。装有硒化氢的容器长时间暴露于火中或高温下，可能导致容器爆炸。除非能够阻止气体流动，否则不要灭火。小火时，可用干粉或二氧化碳灭火器。保持在上风和上坡的地方，远离低处。穿戴自给式呼吸器(SCBA)和全套防护服。用水冷却暴露于火焰的容器，直到大火完全消失。硒化氢比空气重，会在低处聚集。其蒸气可能会长距离传播到点火源和回火。暴露于火中密闭空间中的蒸气可能会爆炸。消防人员须从安全、防爆的位置，使用喷水冷却裸露的容器。如果冷却无效，立即撤至安全位置。如果希望员工灭火，则必须对员工进行培训和装备。须使用具有全面罩正压模式运行的 SCBA。

# 6.2　金属、类金属及其化合物

## 6.2.1　铅(Lead)

铅是一种高密度、柔软和延展性强的弱金属，有毒，也是重金属。铅原本的颜色为青白色，在空气中铅的表面很快被一层暗灰色的氧化物覆盖。可用于建筑、铅酸充电池、弹头、炮弹、焊接物料、钓鱼用具、渔业用具、防辐射物料、奖杯和部分合金，例如电子焊接用的铅锡合金。铅可用作耐硫酸腐蚀、防电离辐射、蓄电池等的材料。铅合金可作铅字、轴承、电缆包皮等，还可做体育运动器材铅球。

1. 铅的基本性质和危险性

铅的基本性质和危险参数如表 6-13 所示。

2. 铅的吸收、分布和代谢

铅及其化合物经口和呼吸道(部分化合物如四乙基铅可经皮肤吸收)进入人

**表 6-13　铅的基本性质和危险参数**

| | |
|---|---|
| IUPAC 命名：Plumbum<br>英文名称：Lead<br>别名：水中金<br>CAS 登录号：7439-92-1<br>RTECS 号：OF7525000<br>元素符号：Pb<br>分子量：207.2 | 性状：带蓝灰色、有金属光泽的软金属<br>密度：11.3437 g/cm³(10℃)<br>熔点：327.502℃<br>沸点：1749℃<br>溶解性：不溶于水、溶于硫酸、热浓硫酸、碱液，不溶于稀盐酸<br>放射性：无 |
| 主要危害：易燃，爆炸<br>GHS 危险标识： | 半数致死剂量(LD₅₀)：5.5 mL/L(大鼠)<br>美国接触限值：TWA 0.05 mg/m³ |
| 不相容性：铅粉尘在空气中易燃，暴露于热或火焰中可能爆炸；与硫酸、热浓硝酸、沸腾浓盐酸反应；铅粉会与强氧化剂硝酸铵发生反应(可能剧烈反应)。与三氟化氯、化学活性金属、乙炔酸钠、叠氮化钠、乙炔二钠、过氧化氢，活性金属钠、钾、锆等均不相容。在氧气存在下，铅会被纯净水和弱有机酸侵蚀，在室温下会受到氯和氟的侵蚀 | |

体。铅毒主要抑制细胞内含巯基的酶类，引起消化、神经、呼吸和免疫系统急性或慢性毒性损害。铅吸收后，进入血液循环，以磷酸氢铅、甘油磷酸化合物、蛋白复合物或铅离子状态分布于全身各个组织。最后大部分以不溶性磷酸铅稳定地沉积于骨骼系统，少量存留于肝、脾、肾、脑、血液和肌肉等软组织中。在发热、饮酒、空腹、血液酸度增高、低钙及口服大量氯化铵、碘化钾等药物时，骨内不溶解的磷酸铅转变为可溶性磷酸氢铅，短时间大量铅排至血液中，发生急性中毒症状或使症状加剧。

### 3. 铅的毒性及其中毒机理

铅进入细胞内，抑制细胞内各种含巯基酶的活性，使细胞代谢障碍和结构受损。铅损害全身各个系统，以造血、神经、消化和心血管系统损害为著。病理改变可有肝细胞变性、坏死，脑组织呈灶性坏死、水肿及血管损害等。

### 4. 铅中毒的临床表现

铅影响中枢和外周神经系统、心血管系统、生殖系统、免疫系统的功能，引起胃肠道、肝、肾和脑的疾病。通常急性中毒者口内有金属味，流涎，恶心，呕吐，阵发性腹绞痛，头痛，血压升高。个别患者可发生麻痹性肠梗阻或消化道出血。严重者有瘫痪、昏迷、循环衰竭、不同程度的贫血、中毒性肾病及中毒性肝炎和中毒性脑病。慢性中毒时病人面呈土黄色或灰白色，称为"铅性面容"。口中金属味、齿龈铅线、腹胀、腹部绞痛、便秘等。铅线常存于沿尖牙及第一白齿的齿龈边缘，也可见于颊黏膜上，为 1 mm 宽的带或形成不规则斑块，由灰蓝色微点组成。病人可出现神经衰弱症状、轻中度贫血。慢性中毒病情较重者，可发生多发性神经炎及末梢神经不全麻痹现象。

## 5. 辅助检查

实验室进行血、尿、粪常规检查，红细胞游离原卟啉和红细胞锌原卟啉检查，周围血液内点彩红细胞、网织红细胞、碱性粒细胞检查，脑脊液常规以及 X 射线检查。

## 6. 铅中毒的急救

如果口服铅，立即用硫酸钠或硫酸镁进行洗胃，洗胃后灌入硫酸镁(加水)导泻。洗胃后饮入牛奶、生蛋清以保护胃黏膜。若心跳停止，进行心肺复苏(CPR)，立即转移到医疗机构。应用钙剂以减轻急性症状，使用葡萄糖酸钙加入葡萄糖注射液缓慢静脉注射，每日 2~4 次。待急性中毒病人急性症状缓解后使用依地酸钙钠、喷替酸(二乙烯三胺五乙酸)钙钠和二巯丁二钠等驱除慢性铅毒。

## 7. 铅的保存

不要将铅及其化合物与易燃品存放在同一区域，不要存放在地下室。在使用铅之前，应对人员进行正确处理和储存的培训。铅须避免与氧化剂(例如高氯酸盐、过氧化物、高锰酸盐、氯酸盐和硝酸盐)和化学活性金属(例如钾、钠、镁和锌)接触，以免发生剧烈反应。铅受 OSHA 标准 1910.1025 的管制，必须遵守该标准的所有要求。

## 8. 铅的泄漏处置

铅发生泄漏时，须将没有穿着防护装备的人员从溢出或泄漏的危险区域撤离，直到清理完成。移开所有点火源，泄漏处置人员须穿戴必要的防护设备，包括呼吸器。用吸收剂盖好溢出的铅并铲入合适的容器中。如果溢出物为粉末状，尽可能使用真空吸尘器(HEPA)，以免通过吹扫或吹尘而扬起灰尘，收集溢出的铅粉并放入合适的容器中，清理完成后通风。可能有必要将铅作为危险废物进行处置和处理。如果有铅或受污染的径流进入水道，须通知下游用户、当地卫生官员和污染控制机构。与当地政府或环境保护机构联系以获取具体建议。如果要求员工清理泄漏物，则必须对他们进行适当的培训和装备。

## 9. 铅的燃烧灭火

铅粉暴露于热或火焰中时易燃，热分解产物包括金属氧化物。不要用水进行灭火，使用适合扑灭金属火的干粉灭火器灭火。通常，问题是基于周围的可燃材料来灭火，因为金属铅不可燃。消防人员须从安全、防爆的位置，使用喷水冷却裸露的容器。如果冷却无效，请立即撤至安全位置。如果希望员工灭火，则必须对他们进行培训并装备。须使用具有全面罩正压模式运行的 SCBA。

### 6.2.2　汞（Mercury）

汞是一种银色的无味液体，是唯一的液态金属。在室温下即能蒸发，汞蒸气可随气流移动，附着力强，不易清除，为污染环境的主要毒源。汞及其无机化合物广泛应用于工业、木材防腐及医药等方面，处理不慎可发生急、慢性中毒。在牙科中汞可被用作催化剂。汞可用于制药以及电解法制取烧碱和提纯金属的阴极。汞也用于电气设备（灯、整流器和电池）和控制仪器（开关、温度计和气压计）中。

#### 1. 汞的基本性质和危险性

汞的基本性质和危险参数如表 6-14 所示。

**表 6-14　汞的基本性质和危险参数**

| IUPAC 命名：Hydrargyrum<br>英文名称：Mercury<br>别名：水银<br>CAS 登录号：7439-97-6<br>RTECS 号：OV4550000<br>元素符号：Hg<br>分子量：200.59 | 性状：银白色有光泽的液体金属<br>密度：13.393 g/mL（20℃）<br>熔点：–38.87℃<br>沸点：356.57℃（常压）<br>溶解性：不溶于水、盐酸、稀硫酸、醇和醚，溶于浓硝酸，易溶于浓硫酸和王水<br>危险性：慢性剧毒，挥发性，其蒸气剧毒 |
| --- | --- |
| 主要危害：吸入致命，有毒<br>GHS 危险标识： | 最低致死浓度（$LC_{LO}$）：43 mg/kg（人，口服）<br>美国接触限值：TWA 0.1mg/m³ |

不相容性：加热汞会形成有毒的氧化汞烟雾。与许多物质可发生剧烈反应，如乙炔、叠氮化物、氨气、氯、二氧化氯、许多酸、大多数金属、磨碎的碳酸钠和环氧乙烷的混合物。与重氮甲烷接触会形成对冲击和火花敏感的爆炸物。侵蚀铜和许多其他金属，形成汞合金

#### 2. 汞的吸收、分布和代谢

汞主要通过呼吸道、皮肤、眼睛吸收进入人体。汞蒸气经呼吸道，汞化合物以粉尘或气溶胶状态经呼吸道和消化道、皮肤等途径进入人体。吸入汞蒸气，有75%～80%通过肺泡入血液，以脑和肺组织内储存量最多。汞盐被吸收后，主要分布在肾脏，其次为肝脏。汞主要通过肾脏和胃肠道排出体外。

#### 3. 汞的毒性及其中毒机理

进入体内的汞离子与酶蛋白的巯基结合后会抑制酶的功能，阻碍细胞内呼吸和正常代谢。高浓度时，通过血脑屏障损害中枢神经，出现汞毒性震颤。

### 4. 汞中毒的临床表现

汞主要攻击眼睛、皮肤、呼吸系统、中枢神经系统、肾脏。急性中毒时，1 小时内即可出现恶心、呕吐、吐出物掺有血性黏液，口内金属味，上腹部灼痛，腹泻，严重者脓血便及里急后重，甚至胃肠道穿孔，发生腹膜炎。口腔黏膜充血、水肿、坏死、溢血和溃烂。严重者可在 1～2 日内发生肾坏死，出现尿少、尿闭、急性肾功不全、尿毒症，甚至死亡。轻者可在 4～10 日出现肾脏损害。可有创伤性休克、中毒性心肌炎，导致发生循环衰竭。致呼吸道腐蚀性损伤，发生细支气管炎和间质性肺炎。慢性中毒初起时表现为神经衰弱，以后病人容易激动、兴奋、不安、失眠和记忆力减退等。牙龈微量出血、酸痛、红肿、压痛、易流血。发炎的牙龈上可有硫化汞暗蓝线，称为汞线。会有体重减轻，妇女月经失调等症状。

### 5. 辅助检查

实验室进行尿汞测定、血汞测定、红细胞、白细胞、淋巴细胞等检测。

### 6. 汞中毒的急救

如果口服汞，立即用碳酸氢钠溶液反复、彻底洗胃，忌用生理盐水。洗胃后口服或灌入生蛋清或牛奶，使蛋白质与汞结合，延缓汞的吸收。可以服用解毒剂解毒，如服用磷酸钠及乙酸钠混合剂、二巯丁二钠、二巯丙磺酸钠、二巯丙醇以及青霉胺等药物，之后进行驱汞治疗。可合并应用透析疗法，加速已结合汞的排出。慢性汞中毒时，肌内注射二巯丙磺酸钠，静脉注射葡萄糖酸钙或氯化钙，应用维生素 A、维生素 $B_1$ 及维生素 $B_2$、维生素 C、盐酸羟嗪、氯丙嗪、氯普噻吨、奋乃静药物以及其他对症治疗。

### 7. 汞的保存

汞具有腐蚀性，须存放在耐腐蚀的地方。在使用汞之前，应对人员进行正确处理和储存的培训。必须避免汞与二氧化氯、硝酸、硝酸盐、环氧乙烷、氯和重氮甲烷接触以免发生剧烈反应。汞应储存在密闭的容器中，放在阴凉、通风良好的地方，远离乙炔、氨和镍。

### 8. 汞的泄漏处置

汞发生泄漏时，须将没有穿着防护装备的人员从溢出或泄漏的危险区域撤离，直到清理完成。用带有木炭过滤器的工业真空吸尘器清理溢出物，以吸收汞蒸气。洒在缝隙中的汞，须用锌粉覆盖形成锌汞齐，或用含有过量硫的多硫化钙覆盖。

不要吹扫或使用压缩空气吹汞滴，以免增加汞在空气中的浓度。将被污染的汞或废汞存储在密闭的、防挥发的容器中以待处置。须将汞作为危险废物进行处置。如果有汞或受污染的径流进入水道，须通知下游用户、当地卫生消防官员和污染控制机构。与当地政府或环境保护机构联系以获取具体建议。如果要求员工清理泄漏物，则必须对他们进行适当的培训和装备。

### 9. 汞的燃烧灭火

汞不可燃，使用适合周围火灾的试剂进行灭火。热分解产物包括金属氧化物。消防人员须从安全、防爆的位置，使用喷水冷却裸露的容器。如果冷却无效，须立即撤至安全位置。如果要求员工灭火，则必须按照规定进行培训和装备。须使用具有全面罩正压模式运行的 SCBA。

## 6.2.3　铊(Thallium)

铊是一种银白色金属，在自然环境中含量很低，是一种伴生元素。铊在盐酸和稀硫酸中溶解缓慢，在硝酸中快速溶解。其主要化合物有氧化物、硫化物、卤化物、硫酸盐等。铊盐一般为无色、无味的结晶，溶于水后形成亚铊化物，保存在水中或石蜡中较空气中稳定。铊的用途很广泛。铊及其化合物可用作杀鼠剂和杀真菌剂；用在制造高密度液体的平板和棱镜中；可作为杀虫剂、催化剂；在光电电池、矿物学分析、低温温度计、低温开关、高密度液体、染料和颜料、烟花和仿制的贵重珠宝中都涉及铊的使用。铊与银形成不锈钢合金，与铅形成耐腐蚀合金。

### 1. 铊的基本性质和危险性

铊的基本性质和危险参数如表 6-15 所示。

**表 6-15　铊的基本性质和危险参数**

| | |
|---|---|
| 中文名称：铊<br>英文名称：Thallium<br>晶体结构：六方晶胞<br>CAS 登录号：7440-28-0<br>RTECS 号：XG3425000<br>元素符号：Tl<br>分子量：204.3833 | 性状：带蓝光的银白色金属，质软<br>密度：11.85 g/mL(20℃)<br>熔点：303.5℃<br>沸点：1457℃(常压)<br>溶解性：不溶于水，微溶于碱，溶于硫酸、硝酸<br>危险性：高毒 |
| 主要危害：吞咽致命，吸入致命<br>GHS 危险标识： | 半数致死剂量(LD$_{50}$)：21.0 mg/L(蛇，96 小时)<br>美国接触限值：TWA 0.1 mg/m$^3$ |
| 不相容性：铊与强酸(例如盐酸、硫酸和硝酸)和强氧化剂(例如氯、溴和氟)剧烈反应。冷铊与氟接触会被点燃，<br>　　在室温下与其他卤素反应 | |

## 2. 铊的吸收、分布和代谢

铊及其化合物主要通过吸入粉尘或烟雾、皮肤或眼睛接触进入人体。进入肺或消化道内，经血液吸收，很快分布于全身，以肾、肝、骨骼及脑等组织为多，蓄积作用较强。铊的成人最小致死量约为 0.8 g，主要经尿和粪排出。

## 3. 铊的毒性及其中毒机理

铊属于高毒类，具有很强的神经毒性与蓄积性，对胃肠道和肾脏也有一定损害。目前的中毒机制尚不十分清楚，可能的机制是干扰某些酶系统，对糖的有氧分解具有明显抑制作用，对中枢神经系统和内分泌系统影响较显著。

## 4. 铊中毒的临床表现

铊中毒多表现为消化系统及神经系统症状和内分泌紊乱。急性中毒时，常在数小时到 24 小时内出现严重的中毒症状。可有恶心、呕吐、出血性胃炎、口腔炎、齿龈溃疡及肝脏损害等。神经系统症状表现为感觉异常，蚁走感，四肢麻木、疼痛，肌无力或肌麻痹等。还可出现面神经麻痹、急性铊中毒性脑炎、心悸、心律失常、心肌损害、高血压或休克。慢性中毒时，可有胃酸缺乏、食欲消失、衰弱，皮肤出现各种皮疹、瘀斑，齿龈可出现金属线，头部毛发片状脱落。多数病人有神经炎、肌肉无力、球后视神经炎，肝及肾损伤，发育迟钝等。

## 5. 辅助检查

实验室进行血、尿、粪常规检查。尿内蛋白、尿糖、管型、尿铊、尿中 $\beta_2$ 微球蛋白、尿胆原及肝功能检查。

## 6. 铊中毒的急救

如果铊由呼吸道吸入中毒，立即脱离污染环境，脱去污染衣物并用温水彻底清洗接触部位。口服致急性铊中毒，应立即催吐，并用 1%碘化钠或碘化钾洗胃，随即用清水、2%碳酸氢钠或 3%硫代硫酸钠液洗胃，口服牛奶、蛋清等。腹痛重者可皮下注射阿托品，周围神经炎可用维生素 B、能量合剂等，震颤麻痹综合征可服苯海索及左旋多巴等。静脉滴注 10%葡萄糖液 (内加适量氯化钾) 以促毒物排泄。肌内注射 5%二巯丙磺酸钠，静脉注射二巯丁二钠。经口中毒者在洗胃后用普鲁士蓝，严重病人可用碘化钠，每日 0.3～1.0 g，继而用硫代硫酸钠 0.6 g，溶于葡萄糖溶液 20～40 mL 内静脉注射，可使已吸收的铊发生解毒，并促其排泄。

7. 铊的保存

铊须存放在安全的地方。在使用铊之前，应对人员进行正确处理和储存的培训。须避免铊与强酸(例如盐酸、硫酸和硝酸)和强氧化剂(例如氯、溴和氟)接触，以免发生剧烈反应。含铊的灭鼠杀虫药，须有特殊标志并妥善保管，以防误服。做好生产设备的密闭和工作场所通风，作业人员工作时穿戴防护用品，避免吸入或皮肤接触。

8. 铊的泄漏处置

将没有穿着防护装备的人员从溢出或泄漏的危险区域撤离，直到清理完成。移开所有点火源。以最方便、最安全的方式收集泄漏的铊，并存放在密封的容器中，清理完成后通风。可能有必要将铊作为危险废物进行处置和处理。如果有铊或受污染的径流进入水道，须通知下游用户、当地卫生消防官员和污染控制机构。联系当地环境保护机构咨询具体建议。如果要求员工清理泄漏物，则必须对他们进行适当的培训和装备。

9. 铊的燃烧灭火

铊金属可以燃烧，热分解释放出铊的氧化物。此外，火灾中产生的有毒气体包括硫化铊和硫的氧化物、硝酸铊、氮和铊的氧化物等。可使用适合于周围火灾类型的灭火剂灭火。硝酸铊只能使用水灭火，不能使用干粉、泡沫或二氧化碳灭火器进行灭火。消防人员须从安全、防爆的位置，使用喷水冷却裸露的容器。如果冷却无效，须立即撤至安全位置。如果要求员工灭火，则必须按照规定进行培训和装备。须使用具有全面罩正压模式运行的 SCBA。

## 6.2.4　铬(Chromium)

铬是银白色有光泽的金属，纯铬具有延展性，含杂质的铬硬而脆。铬可溶于强碱溶液，具有很强的耐腐蚀性，在空气中即便是在赤热的状态下，氧化也很慢。铬不溶于水，镀在金属上可起保护作用，铬金属用于不锈钢和其他合金钢中使其具有抗腐蚀、抗氧化性，并大大提高金属的耐久性。铬还用于其他金属的镀铬。

1. 铬的基本性质和危险性

铬的基本性质和危险参数如表 6-16 所示。

2. 铬中毒的吸收、分布和代谢

铬主要通过吸入、食入、眼睛和皮肤接触进入人体。进入人体的铬被积存在人体组织中，代谢和被清除的速度缓慢。

**表 6-16　铬的基本性质和危险参数**

| | |
|---|---|
| 中文名称：铬<br>英文名称：Chromium<br>晶体结构：体心立方晶体<br>CAS 登录号：7440-47-3<br>RTECS 号：GB4200000<br>元素符号：Cr<br>分子量：51.996 | 性状：银灰色硬而脆的金属<br>固态密度(室温)：7.19 g/cm³<br>液态密度(熔点温度)：6.9 g/cm³<br>熔点：1857℃±20℃<br>沸点：2672℃(常压)<br>溶解性：不溶于水，微溶于硝酸、稀盐酸、硫酸<br>放射性：无 |
| 主要危害：有毒<br>GHS 危险标识：<br>闪点：50℉ | 半数致死剂量($LD_{50}$)：5000 mg/kg(大鼠)<br>美国接触限值：TWA 0.5mg/m³ |

不相容性：铬尘在空气中可能着火，铬金属(尤其是极细状态或粉末形式)和不溶性盐类与强氧化剂(例如过氧化氢)剧烈反应，有引起燃烧和爆炸的危险。与稀盐酸和硫酸反应，与碱和碱金属碳酸盐不相容

### 3. 铬的毒性及其中毒机理

环境中的 3 价铬不易进入细胞，因而被认为基本无毒。铬的主要毒性是由 6 价铬所致。铬对肝、肾以及皮肤都会有损伤，进入血液后，主要与球蛋白、白蛋白、r 球蛋白以及肝脏组织中的低分子蛋白质结合，可使蛋白质变性，沉淀核酸、核蛋白，干扰酶系统。

### 4. 铬中毒的临床表现

铬中毒会刺激眼睛。铬烟会引起"金属烟热"，类似流感，持续约 24～36 小时，伴有发冷、疼痛、咳嗽和发烧。反复或长时间接触可能引起皮肤过敏。据报道，铬金属矿石会引起肺部过敏。

### 5. 辅助检查

实验室进行尿常规检查，评估血液、肝、肺、肾功能以及皮肤、呼吸系统，进行胸部 X 射线和其他常规检查。

### 6. 铬中毒的急救

如果有铬中毒，将中毒者转移到新鲜空气处，致电 120 或紧急医疗服务。如果中毒者没有呼吸，须进行人工呼吸。如果中毒者摄入或吸入铬，勿使用口对口方法，可借助配备有单向阀或其他适当的呼吸医疗设备的口罩进行人工呼吸。如果呼吸困难，须给氧气。如果接触到铬，须立即用流水冲洗皮肤或眼睛至少 20 分钟。对于轻微的皮肤接触，避免将铬散布在未受影响的皮肤上，脱下铬受污染

的衣服和鞋子，隔离保存。接触铬(吸入、摄入或皮肤接触)的影响可能会延迟。吸入过多的铬须医学观察 24～48 小时，以免发生延迟性肺水肿。作为肺水肿的急救措施，医护人员可能会考虑使用药物或其他吸入疗法。如果吸入烟气，可能引起肺水肿。口服泼尼松或其他皮质类固醇，以减少组织对烟雾的反应。还可能需要正压通风，卧床休息。镇痛药和退烧药可治疗金属烟雾。金属烟雾发烧的症状可能会延迟 4～12 小时，可持续不到 36 小时。

### 7. 铬的保存

铬应该单独存放在耐腐蚀的地方及阴凉、通风良好的密闭容器中。在使用铬之前，应对所有操作人员进行正确的处理和储存方面的培训。应对铬所在的地方建立一个规范的标记区域，按照 OSHA 标准进行处理、使用或存储铬。铬须避免与强氧化剂(如氯、溴和氟)接触，以免发生剧烈反应。禁止以可能引起火灾或爆炸危险的方式使用、处理或储存铬，禁止使用火源，例如禁止吸烟和使用明火。

### 8. 铬的泄漏处置

将没有穿着防护装备的人员从溢出或泄漏的危险区域撤离，直到清理完成。移开所有点火源。以最方便、最安全的方式收集泄漏的铬，并将其存放在密封的容器中，清理完成后通风。可能有必要将铬作为危险废物进行处置和处理。如果铬或受污染的径流进入水道，须通知下游用户、当地卫生消防官员和污染控制机构。须与当地环境保护机构联系以获取具体建议。如果要求员工清理泄漏物，则必须对他们进行适当的培训和装备。

### 9. 铬的燃烧灭火

铬金属作为粉尘或粉末是可燃的，并且可能在空气中爆炸。热分解产物包括金属氧化物。须使用适合于扑灭金属火的干化学品的特殊混合物，不要用水。消防人员须从安全、防爆的位置，使用喷水冷却裸露的容器。如果冷却无效，须立即撤至安全位置。如果希望员工灭火，则必须对他们进行培训。须使用具有全面罩正压模式运行的 SCBA。

## 6.2.5　锌(Zinc)

锌是一种浅灰色过渡金属，在空气中很难燃烧，在氧化时发出强烈白光。锌易溶于酸，易于从溶液中置换出金、银、铜等金属。锌的氧化膜熔点高，但金属锌熔点却很低。正是因为氧化膜的作用，锌主要用于钢铁、冶金、机械、电工、化工、轻工、军事和医药等领域。锌最常用作其他金属的保护涂层。此外，它还用于青铜和黄铜等合金、许多普通商品中的电气设备以及有机化学提取和还原反应中。氯化锌是军用烟幕弹中的主要成分。锌盐在许多药物(包括胰岛素)中用作增溶剂。

### 1. 锌的基本性质和危险性

锌的基本性质和危险参数如表 6-17 所示。

**表 6-17　锌的基本性质和危险参数**

| | |
|---|---|
| 中文名称：锌<br>英文名称：Zinc<br>晶体结构：六方密排晶格<br>CAS 登录号：7440-66-6<br>RTECS 号：ZG8600000<br>元素符号：Zn<br>分子量：65.409 | 性状：浅灰色的细小粉末<br>密度：7.19 g/cm³<br>熔点：419.6℃<br>沸点：907℃(常压)<br>溶解性：不溶于水，溶于酸、碱<br>放射性：无 |
| 主要危害：危害健康，自燃<br>GHS 危险标识： | 半数致死剂量(LD₅₀)：2000 mg/kg(大鼠，经口)<br>　　　　　　　　　　5.42 mg/L(大鼠，吸入，4 小时)<br>美国接触限值：TWA 2.0 mg/m³ |

不相容性：金属锌尘容易起火，可能在空气中自燃。锌是一种强还原剂，与氧化剂、铬酸酐发生剧烈反应；与水反应、与酸、碱金属氢氧化物剧烈反应，与碱反应形成高度易燃的氢气。与硫、卤代烃和许多其他物质剧烈反应，具有燃烧和爆炸危险

### 2. 锌的吸收、分布和代谢

锌主要通过食入、吸入、皮肤、眼睛接触进入人体。小肠是锌吸收的主要脏器。从肠腔中摄取锌进入黏膜细胞后，与黏膜内一种低分子量的蛋白质——金属硫蛋白(MT)结合，随即或经门脉系统入血，或者再送回肠道。因而，小肠黏膜内的 MT 既是一种锌的临时储存蛋白，也是锌吸收的调节者，对维持锌在体内的"内稳态"中起重要作用。血液中，白蛋白作为载体将锌传输到体内各个部位。小肠所吸收的锌有来自食物的外源性锌，也有来自唾液、胆汁、肠液、胰液分泌入肠的内源性锌。小肠可被称为"锌库"，通过内源性锌的排泄对维持体内锌的稳态起调节作用，当食物中锌增加而吸收增加时，自小肠排出的内源性锌随之增加，使锌的吸收效率有所降低，限制体内不要积累过多的锌，以保持体内锌的恒定。锌主要由粪便、尿、汗及毛发等排出。

### 3. 锌的毒性及其中毒机理

金属锌加热刚超过沸点时，释放高能量的粒子，如氧化锌进入呼吸道深部，大量接触可引起金属烟热。金属离子可被体内中性粒细胞吞噬，与蛋白质结合，直接损伤肺泡，释放变形蛋白，引起临床症状。

#### 4. 锌中毒的临床表现

锌中毒会影响身体健康,虽然暴露于固体锌中不会引起急性或慢性中毒症状,但是加热的锌可能会释放氧化锌烟雾,对健康造成影响。精炼锌后,镉就会释放出来,镉是致癌剂。锌粉颗粒会刺激眼睛,金属碎片会划伤眼睛。吸入粉尘或烟雾可能会导致金属烟雾发烧。反复接触粉尘或烟雾可能会引起皮炎,摄入高含量的锌会导致贫血、胰腺损伤以及高密度脂蛋白胆固醇(HDL,胆固醇的良好形式)的含量降低。锌是我们饮食中必不可少的元素,锌不足会引起食欲不振、味觉和嗅觉下降、伤口愈合缓慢、皮肤生疮或免疫系统受损。

#### 5. 辅助检查

实验室进行血、尿、粪常规检查。

#### 6. 锌中毒的急救

如果锌进入眼睛,须立即取下隐形眼镜并用清水冲洗眼睛至少 15 分钟,偶尔提起上下眼睑彻底冲洗,立即就医。如果锌接触皮肤,须脱去污染的衣服并立即用肥皂和水清洗,立即就医。如果已吸入锌,停止继续接触。如果呼吸停止,开始抢救呼吸(使用通用预防措施,包括复苏面罩)。如果心跳停止,开始心肺复苏术,立即转移到医疗机构。吞下锌后,立即就医。大量喝水并催吐,禁止对失去知觉的人催吐。

#### 7. 锌的保存

锌须存放在惰性气体保护下的密闭容器中,容器放在阴凉、通风良好的地方,远离湿气源、酸和碱、氢氧化物,以免产生易燃气体。锌有反应活性,应分开存放在与易燃、可燃物或其他黄色编码材料隔离的区域。在使用锌之前,应对人员进行正确处理和储存的培训。须避免锌与铬酸酐、氯化锰、氯酸盐接触以免发生剧烈反应。禁止以可能引起火灾或爆炸危险的方式使用、处理或存储锌,禁止使用明火。

#### 8. 锌的泄漏处置

将没有穿着防护装备的人员从溢出或泄漏的危险区域撤离,直到清理完成。移开所有点火源。以最方便、最安全的方式收集锌粉,并将其存放在密封的容器中。清理完成后通风,可能有必要将锌作为危险废物进行处置和处理。如果锌或受污染的径流进入水道,须通知下游用户、当地卫生消防官员和污染控制机构。与当地环境保护机构联系以获取具体建议。如果要求员工清理泄漏物,则必须对他们进行适当的培训和装备。

### 9. 锌的燃烧灭火

锌是可燃固体，热分解产物包括氧化锌。锌燃烧时，使用干粉灭火器、沙子或泡沫灭火器灭火，不要用水。消防人员须从安全、防爆的位置，使用喷水冷却裸露的容器。如果冷却无效，须立即撤至安全位置。如果要求员工灭火，则必须按照 OSHA 1910.156 进行培训和装备。须使用具有完整面罩正压模式运行的自给式呼吸器。

## 6.2.6 锡（Stannum）

锡是银白色的软金属，熔点较低，可塑性强。在空气中锡的表面氧化生成二氧化锡保护膜而稳定，加热下氧化反应更快。锡富有光泽、无毒、不易氧化变色，具有很好的杀菌、净化、保鲜效用。生活中常用作食品保鲜、罐头内层的防腐膜等。锡的最重要用途是作为其他金属的保护性涂层，例如，锡常用在食品和饮料罐头工业中，在屋面瓦、银器、涂层线、家用器具、电子元器件和活塞中。常见的锡合金是磷青铜、铅黄铜、炮铜、高强度黄铜、锰青铜、压铸合金、轴承金属等。也用作软焊料，汽车车身中的填充剂，以及作为液压制动部件的涂料、飞机起落架和发动机零件。金属锡可用于制造可折叠管和包装用箔。在采矿、冶炼和精炼中可能会接触到锡。无机锡化合物在陶瓷瓷器、搪瓷、玻璃和墨水的生产工业中很重要，可作为生产杀菌剂、驱虫药、杀虫剂的稳定剂，用于聚乙烯塑料、氯化橡胶涂料和电镀液中。

### 1. 锡的基本性质和危险性

锡的基本性质和危险参数如表 6-18 所示。

**表 6-18 锡的基本性质和危险参数**

| 中文名称：锡 | 性状：白色有光泽质软金属 |
| --- | --- |
| 英文名称：Stannum | 密度：7.28 g/mL（20℃） |
| CAS 登录号：7440-31-5 | 熔点：231.88℃ |
| RTECS 号：XP7320000 | 沸点：2507℃（常压） |
| 元素符号：Sn | 危险性：致癌性、刺激性 |
| 分子量：118.71 | 放射性：无 |
| 主要危害：无<br>GHS 危险标识： ⚠<br>闪点：2270℃ | 半数致死剂量（$LD_{50}$）：2000 mg/kg（大鼠，经口）<br>　　　　　　　4.75 mg/L（大鼠，吸入，4 小时）<br>　　　　　　　2000 mg/kg（大鼠，经皮）<br>美国接触限值：TWA 2.0 mg/m³ |

不相容性：在空气中稳定，但其粉末会在空气中腐蚀（氧化），特别是在有水分的情况下容易腐蚀，应远离强氧化剂（氯酸盐、硝酸盐、过氧化物、高锰酸盐、高氯酸盐、氯、溴、氟等），以免引起火灾或爆炸。与酸、碱、氯、松节油不相容，与乙醛、硝酸铵、高氯酸铵、六氯乙烷剧烈反应。作为强还原剂还会与卤素、硝酸铜、二氯化二硫、亚硝酰氟、过氧化钾、过氧化钠、硫和其他化学物质剧烈反应，与六氯乙烷、五氯乙烷、苦味酸、碘酸钾、2,4,6-三硝基苯-1,3,5-三醇等形成爆炸性化合物

### 2. 锡的吸收、分布和代谢

锡主要通过吸入粉尘、眼睛和皮肤接触进入人体。主要攻击人的眼睛、皮肤、呼吸系统。锡促进蛋白质和核酸的合成，并且组成多种酶以及参与黄素酶的生物反应，能够增强体内环境的稳定性。有机锡化合物可通过呼吸道、消化道和皮肤黏膜进入体内。不同的锡化合物经皮肤吸收的程度也不同。进入体内不同的有机锡化合物在体内的分布和代谢不同，如 50%的三乙基锡能与大鼠血红蛋白结合，在血液和肝中的浓度最高，肾、脾、心、脑和肌肉中较少。有机锡化合物主要从肾脏和胃肠道排出，有的可从呼吸道排出，唾液、乳汁中可排出少量。

### 3. 锡的毒性及其中毒机理

锡具有高毒性或中等毒性，有机锡化合物进入人体内后主要会造成机体肝胆系统和神经系统的一系列损害。有些有机锡化合物还可引起细胞免疫、体液免疫及非特异性宿主防御反应缺陷。但是锡的中毒机制尚不完全清楚。

### 4. 锡中毒的临床表现

锡粉尘会刺激眼睛、皮肤和呼吸道。如果接触灰尘或烟气中有毒的铅或砷这些化学物质，则可能被污染。无机锡盐对皮肤和黏膜有刺激性，它们可以是强酸或强碱，具体要取决于存在的阳离子或阴离子。在动物体中，无机锡会导致呕吐、腹泻、肌肉抽搐而麻痹。暴露于无机锡的粉尘或烟雾中会导致良性尘肺病（锡土病），在胸部 X 射线片上出现明显的"斑点"显示肺功能下降。如果持续暴露于锡尘环境中，尘肺病出现独特的肺部 X 射线变化，但没有明显的纤维化，也没有残疾的证据。由于锡不透射线，因此可以早期诊断。锡烟雾还会引起慢性咳嗽，并可能导致肺功能下降。锡可能会干扰人体从食物或维生素药丸中吸收铁的能力，从而导致缺铁性贫血。

### 5. 辅助检查

实验室进行全血（化学/代谢物）、胸部 X 射线、尿液（化学/代谢物）、尿液中的金属检查。

### 6. 锡中毒的急救

如果锡进入眼睛，须立即取下隐形眼镜并用清水冲洗眼睛至少 15 分钟，偶尔提起上下眼彻底冲洗，立即就医。如果锡接触皮肤，须脱去污染的衣服并立即用肥皂和水清洗，立即就医。如果已吸入，停止继续接触。如果呼吸停止，须抢救呼吸（使用通用预防措施，包括复苏面罩）。如果心跳停止，须进行心肺复苏术，立即转移到医疗机构。吞下锡后，须就医。大量喝水并催吐，禁止对失去知觉的人催吐。

#### 7. 锡的保存

锡粉易燃，有爆炸的危险。在使用锡之前，应对人员进行正确处理和储存的培训。须避免锡与卤素、硝酸铜、松节油和过氧化钾接触以免发生剧烈反应。禁止用可能会引起火灾或爆炸危险的方式使用、处理或存储锡，禁止使用火源，例如禁止吸烟和使用明火。

#### 8. 锡的泄漏处置

将没有穿着防护装备的人员从溢出或泄漏的危险区域撤离，直到清理完成。移开所有点火源。以最方便、最安全的方式收集锡粉，并存放在密封的容器中，清理完成后通风。可能有必要将锡作为危险废物进行处置和处理。如果锡或受污染的径流进入水道，须通知下游用户、当地卫生消防官员和污染控制机构。联系当地环境保护机构咨询具体建议。如果要求员工清理泄漏物，则必须对他们进行适当的培训和装备。

#### 9. 锡的燃烧灭火

锡粉尘可能会引起火灾，热分解产物包括金属氧化物。在小火下，不要使用水、卤素或二氧化碳灭火器灭火。应该用含干化学剂的窒息剂、特殊粉末、干沙、干黏土、碎石灰石、氯化钠、干石墨、干白云石等材料进行灭火。消防人员须从安全、防爆的位置，使用喷水冷却裸露的容器。如果冷却无效，须立即撤至安全位置。如果员工要扑灭大火，必须按照规定进行培训和装备。须使用具有全面罩正压模式下运行的 SCBA。

### 6.2.7　镍（Nickel）

镍是一种硬而有延展性并具有铁磁性的金属。镍在钢铁生产中用作合金添加剂生产硬币和其他器皿。镍与铜、锰、锌、铬、铁、钼等形成合金。不锈钢是使用最广泛的镍合金。蒙乃尔金属是一种重要的镍铜合金，包含66%的镍和32%的铜，耐腐蚀性好。永磁体主要是镍、钴、铝和铁的合金。用电镀法对机械零件的铝铸件进行镀镍处理，应用在制造耐酸和磁性合金、磁带、外科和牙科仪器、镍镉电池、曲轴箱油中的镍皂、底漆搪瓷、彩色陶瓷和玻璃中。在塑料丙烯酸酯的氢化合成中用作催化剂。

#### 1. 镍的基本性质和危险性

镍的基本性质和危险参数如表 6-19 所示。

### 表 6-19　镍的基本性质和危险参数

| | |
|---|---|
| 中文名称：镍<br>英文名称：Nickel<br>元素符号：Ni<br>CAS 登录号：7440-02-0<br>RTECS 号：VW7425000<br>分子量：58.71 | 性状：银白色块状坚硬金属或粉末<br>密度：8.9 g/mL<br>熔点：1455℃<br>沸点：2732℃（常压）<br>溶解性：不溶于水、氨、浓硝酸，溶于稀硝酸，微溶于盐酸和硫酸<br>放射性：无 |
| 主要危害：致癌，皮肤致敏<br>GHS 危险标识：<br>闪点：27℃ | 半数致死剂量（LD$_{50}$）：9000 mg/kg（大鼠）<br>美国接触限值：TWA 1.5 mg/m$^3$ |

不相容性：镍粉是自燃性固体，有引起火灾的危险。镍也可以在氯气和氟中燃烧。对氧化性溶液包括硝酸在内，均不发生反应。镍是中等强度的还原剂。盐酸、硫酸、有机酸和碱性溶液对镍的侵蚀极慢。镍在稀硝酸中缓慢溶解。发烟硝酸能使镍表面钝化而具有抗腐蚀性。镍与铂、钯一样，钝化时能吸大量的氢，粒度越小，吸收量越大

#### 2. 镍的吸收、分布和代谢

镍主要通过食入、吸入、皮肤、眼睛接触进入人体，主要攻击人的鼻腔、肺、皮肤、肝脏、肾脏。镍从呼吸道吸收很慢。镍吸收后，分布于各组织器官，以肺的含量最高。主要由粪便排出，少量由尿排出。

#### 3. 镍的毒性及其中毒机理

镍的毒性取决于镍化合物的溶解度、剂量大小以及侵入途径。镍可激活及抑制一系列酶，损害机体，对胰岛素有拮抗作用。镍化合物有诱癌作用，引起肺、腹部及纵隔肿瘤。镍可致接触性皮炎。羰基镍主要经呼吸道吸入中毒。羰基镍吸入后，损伤毛细血管内皮细胞，使毛细血管通透性增加，间质水肿，最后至肺水肿。

#### 4. 镍中毒的临床表现

镍中毒可致接触性皮炎，皮损从接触部位开始，可蔓延全身。患者先剧痒，随之出现丘疹、疱疹和红斑，重者可化脓、溃烂。呼吸道症状表现为干咳、咯黏痰、低热、乏力、胸部不适。吸入高浓度羰基镍后，出现早发症状，如头痛、头晕、步态不稳及恶心呕吐等。经 6~36 小时潜伏期后，逐渐或突然发生严重的迟发症状，主要表现为频繁咳嗽、气急、胸闷、烦躁不安、口唇发绀、咯粉红色泡沫痰、心率增快。患者两肺满布湿啰音、心脏扩大，心尖搏动弥散，出现奔马律。

#### 5. 辅助检查

实验室进行血气分析、全血、血浆、血清生物组织/活检、胸部 X 射线、心电图、肺功能检查、移位前后、痰细胞、尿液、白细胞计数/差异等检查。

### 6. 镍中毒的急救

如果发生镍中毒，立即撤离中毒现场，脱去污染衣服，清洗污染的皮肤和毛发，静卧，保暖，吸氧，早期给予足量肾上腺皮质激素，防治肺水肿，使用地塞米松、二乙基二硫代氨基甲酸钠等。有心衰时，可用毛花苷 C 或毒毛旋花子苷缓慢静脉注射。

### 7. 镍的保存

干燥的镍粉、雷尼镍(Raney Ni)和镍催化剂有火灾隐患。在使用镍之前，应对所有处理人员进行有关正确处理和储存的培训。避免镍与强酸(如盐酸、硫酸和硝酸)接触以免发生剧烈反应。镍须存放在密闭容器中，放在阴凉、通风良好的地方，远离酸、氟、氨、磷、硫、硒、肼和甲酸。在处理、使用或储存粉状镍的地方建立管制标记的区域，禁止使用火源，例如禁止吸烟和使用明火，并使用防爆的电气设备和配件。

### 8. 镍的泄漏处置

将没有穿着防护装备的人员从溢出或泄漏的危险区域撤离，直到清理完成。移开所有点火源。使用干粉、沙子、喷水或泡沫处理泄漏的镍，不要干扫。以最方便、最安全的方式收集镍粉，并将其存放在密封的容器中，清理完成后通风。镍催化剂的溢出物应远离下水道等狭窄空间，以免发生爆炸和火灾。可能有必要将镍作为危险废物进行处置和处理。如果镍或受污染的径流进入下水道，须通知下游用户、当地卫生消防官员和污染控制机构。与当地环境保护机构联系以获取具体建议。如果要求员工清理溢出物，则必须对他们进行适当的培训和装备。

### 9. 镍的燃烧灭火

镍粉易燃，要使用干粉、纯碱或石灰灭火器灭火。热分解产物包括金属氧化物。干燥的镍催化剂可能自燃引发火灾。消防人员须从安全、防爆的位置，使用喷水冷却裸露的容器。如果冷却无效，须立即撤至安全位置。如果要求员工灭火，则必须按照规定进行培训和装备。须使用具有全面罩正压模式运行的 SCBA。

## 6.2.8　铝(Aluminum)

铝是一种易燃的，质地轻软的银白色的两性金属，且具有延展性。主要来源是矿石冰晶石、菱镁矿和铝土矿。大多数铝中毒都发生在冶炼和精炼铝的过程中。铝主要是通过电解溶解在冰晶石中的 $Al_2O_3(Na_3AlF_6)$ 制备。铝与铜、锌、硅、镁、锰和镍可形成合金，其添加剂包括铬、铅、铋、钛、锆和钒。铝及其合金可用于造船、电气、建筑、飞机、汽车、轻工和珠宝行业等，铝箔广泛用于包装，铝粉用于油漆和烟火工业，氧化铝、金刚砂和刚玉可用作磨料、耐火材料和催化剂。

**1. 铝的基本性质和危险性**

铝的基本性质和危险参数如表 6-20 所示。

**表 6-20　铝的基本性质和危险参数**

| | |
|---|---|
| 中文名称：铝<br>英文名称：Aluminum<br>CAS 登录号：7429-90-5<br>RTECS 号：BD0330000<br>元素符号：Al<br>分子量：26.98 | 性状：银白色粉末<br>密度：2.7 g/mL<br>熔点：660℃<br>沸点：2327~2494℃（常压）<br>溶解性：不溶于水，溶于碱、盐酸、硫酸<br>放射性：无 |
| 主要危害：自燃，易燃<br>GHS 危险标识：🔥<br>闪点：645℃ | 半数致死剂量（$LD_{50}$）：0.888 mg/L（大鼠，吸入）<br>美国接触限值：TWA 3 mg/m³ |
| 不相容性：铝粉与空气形成爆炸性混合物，须远离可燃材料。铝是强还原剂，可与氧化剂、强碱、强酸、一些卤代烃、硝酸盐、硫酸盐、金属氧化物和许多其他物质发生剧烈反应 | |

**2. 铝的吸收、分布和代谢**

铝主要通过吸入、眼睛接触进入人体。进食含铝食品或药物，铝进入消化道后，绝大部分经粪便排出，其余可被吸收。

**3. 铝的毒性及其中毒机理**

铝主要攻击人的眼睛、呼吸系统。铝吸收后主要与血浆蛋白结合，未结合的铝可沉淀于骨骼及肾、肝、脾等器官中。铝沉积于骨基质中，使成骨细胞功能降低，抑制新形成的类骨质钙化，导致骨软化。铝进入脑，引起神经的纤维变性及神经原纤维的改变，引起铝性脑病。

**4. 铝中毒的临床表现**

铝中毒可引起口腔糜烂、胃炎、胃出血和胃黏膜坏死。吸入高浓度铝盐可刺激呼吸道产生支气管炎、急性肺水肿、金属烟雾热。皮肤接触可致灼伤、发生充血、水肿、水疱疹，疼痛剧烈。慢性长期吸入铝粉可发生铝尘肺，出现咳嗽、气短、食欲减退、体重下降等症状。全身性、广泛性骨痛、肌痛、肌无力、自发性骨折。精神、神经系统病变。如口吃、定性障碍、运动失调、记忆力减退、人格变化、步态共济失调、运动障碍、抽搐等。重症病人可在症状出现后 6~9 个月死亡。非缺铁性、小细胞低色素性贫血，伴网织红细胞降低。卵巢萎缩、生育能力低下、受胎率低、病死率高。生精上皮细胞生精低下，严重时无精子。铝尘沉积于皮下结缔组织，损害肌纤维，铝尘颗粒之间形成肉芽肿样改变，最后纤维化及形成包囊。

### 5. 辅助检查

实验室进行血钙、血磷及甲状旁腺激素、血常规、网织红细胞、胸部 X 射线以及肺功能检查。

### 6. 铝中毒的急救

皮肤接触铝而发生刺激现象时，应用汽油擦拭，再用植物油外敷，不用水洗。食入中毒致胃肠道反应，可口服或灌入牛乳、蛋清以保护胃黏膜，继而用 2%碳酸氢钠洗胃。呼吸道吸入中毒者，应给氧，必要时用二甲基硅油加入地塞米松及碳酸氢钠雾化吸入。大剂量静脉滴注氢化可的松或地塞米松，防止发生肺水肿及肺间质纤维化，用维生素 D 衍生物治疗及其他对症疗法。

### 7. 铝的保存

在使用铝之前，应对人员进行正确处理和储存的培训。铝属易燃性危险品，勿与其他易燃材料存放在同一区域，至少间隔 8～10 米。不要将铝存放在地下室。在进入可能存在铝的密闭空间之前，检查铝在空气中的含量以确保不存在爆炸性浓度。铝须储存在密闭容器中，容器置于阴凉、通风良好的地方，铝应与强氧化剂、强碱、强酸分开存放。涉及转移铝的金属容器应接地并黏合，仅使用无火花的工具和设备打开和关闭容器。禁止以可能造成火灾或爆炸危险的方式使用、处置或存储铝，禁止使用火源，例如禁止吸烟和使用明火。

### 8. 铝的泄漏处置

对于铝金属溢出物，必须特别注意反应性很强的铝粉。将没有穿着防护装备的人员从溢出或泄漏的危险区域撤离，直到清理完成。移开所有点火源。不要用水清洗溢出的铝粉，注意避免扬尘。以最方便、最安全的方式收集铝粉，并将其存放在密封的容器中，清理完成后通风。可能有必要将铝作为危险废物进行处置和处理。如果铝或受污染的径流进入水道，须通知下游用户、当地卫生消防官员和污染控制机构。与当地环境保护机构联系以获取具体建议。如果要求员工清理溢出物，则必须对他们进行适当的培训和装备。

### 9. 铝的燃烧灭火

对于铝金属，不要使用水或卤化剂灭火。铝粉是可燃固体，氧化铝不易燃。使用干粉、二氧化碳、泡沫灭火器灭火。如果希望员工灭火，则必须对他们进行培训并装备。须使用具有全面罩正压模式运行的 SCBA。向环境管理机构咨询有关废铝的处置方法，废铝的处置必须遵守美国环境保护署(EPA)法规，该法规规定了卫生垃圾填埋场中氧化铝的存储、运输、处理和废物处置。铝粉可被回收并作为废料出售，回收再利用是处置金属铝和氟化铝的可行措施。

### 6.2.9　钡(Barium)

钡是一种碱土金属元素，金属钡可用于去除真空管和含镍、铅、钙、镁、钠和锂的合金中的残留气体。钡化合物用于制造立德粉(油漆中的白色颜料)、氯、氢氧化钠、阀门和绿色火焰；用于合成橡胶的硫化、X 射线诊断、玻璃制造、造纸、甜菜糖净化、动植物油精制；还用于砖瓦、烟火和电子行业；钡存在于润滑剂、农药、釉料、纺织品染料中；用作杀鼠剂、镁合金助熔剂、橡胶和塑料工业中的稳定剂和模具润滑剂、油漆中的增量剂；用于纸张、肥皂、橡胶和油毡的装载机；用作铀或钚火的灭火器。

#### 1. 钡的基本性质和危险性

钡的基本性质和危险参数如表 6-21 所示。

**表 6-21　钡的基本性质**

| | |
|---|---|
| 中文名称：钡<br>英文名称：Barium<br>CAS 登录号：7440-39-3<br>RTECS 号：CQ8370000<br>元素符号：Ba<br>分子量：137.327 | 性状：有光泽的银白色金属<br>密度：3.55 g/mL<br>熔点：725℃<br>沸点：1600℃(常压)<br>溶解性：溶于乙醇，不溶于苯、无机酸<br>放射性：无 |
| 主要危害：易燃(F)；刺激性(XI)<br>GHS 危险标识：🔥 | 最低致死浓度($LC_{LO}$)：1 mg/kg(狗)<br>美国接触限值：TWA 0.5 mg/m³ |

不相容性：钡粉与空气接触会自燃。钡是强还原剂，可与氧化剂和酸剧烈反应。与水反应，形成可燃气体和氢氧化钡。与卤代烃溶剂剧烈反应，有着火和爆炸危险

#### 2. 钡的吸收、分布和代谢

主要通过摄入或吸入粉尘或烟雾、皮肤或眼睛接触进入人体。钡及其化合物经呼吸道和消化道进入体内后，最初以肌肉中含钡多，后则大部分转移至骨、肝、脾、肾、心中分布少，主要从尿、粪中排泄。

#### 3. 钡的毒性及其中毒机理

钡主要攻击人的心脏、肺、中枢神经系统、皮肤、呼吸系统、眼睛。钡离子

对横纹肌、平滑肌和心肌均能产生过度的刺激和兴奋作用，最后导致麻痹。钡会改变细胞膜的通透性，导致低钾血症。

### 4. 钡中毒的临床表现

钡急性中毒，在 0.5～2 小时出现口腔及食管烧灼感、恶心、呕吐、腹痛、腹泻及血性大便。严重者致水、电解质紊乱、休克等。眩晕、耳鸣、感觉异常。重者可有进行性麻痹，肢体发麻，自四肢远端向近端发展，甚至周身发麻，无力，四肢瘫痪，呼吸困难。可出现血压升高，以后降低，心率缓慢、心律不齐、心肌损害、心脏停搏。慢性中毒时，病人极度软弱，有胃肠道刺激症状，心律不齐、心率快、血压升高、呼吸困难、排尿障碍等。长期接触钡粉尘者，可有钡尘肺。

### 5. 辅助检查

实验室进行血、尿、粪常规检查以及皮肤、眼睛、心脏和肺部检查。

### 6. 钡中毒的急救

接触高浓度钡尘者应该及时撤离现场并漱口，后口服硫酸钠。口服中毒者，先用温水或 5%硫酸钠溶液洗胃，然后再服硫酸钠 20～30 g，导泻。严重者用 10%硫酸钠静脉注射，病情改善后，改用 5%硫酸钠口服。呼吸麻痹时，应行人工呼吸，给予呼吸兴奋剂，必要时气管切开。如果慢性中毒，应该立即脱离接触，并用硫酸钠静脉注射及其他对症治疗。

### 7. 钡的保存

钡须存放在与易燃、可燃物或强还原剂、卤化溶剂、强氧化剂、酸分开的干燥区域内，并置于惰性气体保护层、石油或无氧液体下的密闭容器中。钡还须存放在安全、封闭、阴凉、通风的区域。钡与水接触会释放易燃气体，产生危险。因而不要将钡存储在洒水系统保护的房间内，不要存放在地下室。在钡存储区工作时，应穿戴橡胶手套、橡胶防护服和围裙、护目镜及防毒面具。

### 8. 钡的泄漏处置

疏散并限制未穿戴防护装备的人员脱离溢出或泄漏的危险区域，直至完成清理。移开所有点火源。少量的钡金属可用大量的水溶解，添加纯碱，然后将溶液用 HCl 中和。以最方便、最安全的方式收集钡粉，并将其存放在密封的容器中。清理完成后，对溢出或泄漏的区域进行通风。可能有必要将钡作为危险废物进行处置和处理。如果钡或受污染的径流进入水道，须通知下游用户、当地卫生消防官员和污染控制机构的受污染水域。与当地环境保护机构联系以获取具体建议。

如果要求员工清理泄漏物，则必须对他们进行适当的培训和装备。

### 9. 钡的燃烧灭火

钡在火中可能爆炸分解，钡粉是易燃固体，加热时容器可能爆炸。应使用干粉、二氧化碳、水喷雾或抗乙醇泡沫灭火器灭火。消防人员须从安全、防爆的位置，使用喷水冷却裸露的容器。如果冷却无效，须立即撤回至安全位置。如果要求员工灭火，则必须按照规定进行培训和装备。须使用具有全面罩正压模式运行的 SCBA。

## 6.2.10　锑(Antimony)

锑一般为银白色的金属元素，是重要的半导体材料以及红外探测器材料。在采矿、冶炼或精炼过程中可能会接触到锑。锑广泛用于合金生产中，从而提高了硬度、机械强度、耐腐蚀性和低摩擦系数。纯锑化合物在有机合成中用作研磨剂、颜料、阻燃化合物、增塑剂和催化剂；用于制造牙垢催吐剂、油漆、清漆、玻璃、陶器、搪瓷、釉料、药物、烟火技术、火柴和炸药；用于染色，以使钢变蓝，着色铝、锡和锌。在某些条件下，可能会从金属中释放出剧毒的锑化氢。

### 1. 锑的基本性质和危险性

锑的基本性质和危险参数如表 6-22 所示。

**表 6-22　锑的基本性质和危险参数**

| | |
|---|---|
| 中文名称：锑<br>英文名称：Antimony；Stibium<br>CAS 登录号：7440-36-0<br>RTECS 号：CC4025000<br>元素符号：Sb<br>分子量：121.76 | 性状：银白色或深灰色金属粉末<br>密度：6.68 g/mL<br>熔点：630℃<br>沸点：1635℃(常压)<br>溶解性：不溶于水、盐酸、碱液，溶于王水和热的浓硫酸<br>放射性：无 |
| 主要危害：有毒<br>GHS 危险标识：！　 | 半数致死剂量(LD$_{50}$)：7000 mg/kg(大鼠，经口)<br>美国接触限值：TWA 0.5 mg/m$^3$ |

不相容性：细分散的锑粉末可能在空气中形成爆炸性混合物。是强氧化剂，与强酸(特别是卤代酸)产生剧烈反应，并产生致命的锑化氢气体(氢化锑)，放出热量，形成锑气。与硝酸盐或卤化物的混合物可能引起燃烧，与氯和高氯酸形成爆炸性混合物

### 2. 锑的吸收、分布和代谢

锑主要通过吸入粉尘或烟雾，皮肤或眼睛接触进入人体。锑及其化合物以蒸气或粉尘状态经呼吸道吸入，也可由消化道吸收。药用锑剂可由静脉注射进入体内引起中毒，职业性中毒主要由呼吸道吸入。吸收入血后，三价锑易与红细胞结

合，主要存在于红细胞内，在心、肺、肝内含量最高。五价锑主要存在于血浆内。锑的排泄缓慢，可在体内蓄积。

### 3. 锑的毒性及其中毒机理

金属锑的毒性比不溶性锑化合物大，三价锑毒性大于五价锑毒性。锑主要攻击人的呼吸系统、心血管系统、皮肤、眼睛和肺部，改变血液中葡萄糖和胆固醇的水平，降低寿命。

### 4. 锑中毒的临床表现

锑急性吸入中毒可立即出现眼结膜和呼吸道刺激症状，引起咳嗽、咯血、胸痛，严重者发生呼吸困难、发绀、窒息，硫化锑及氯化锑中毒更易致肺部炎症。经口服中毒者，锑化物在消化道内形成氯化锑而致化学性胃炎及胃肠炎，表现为恶心、呕吐、口内金属味、腹胀、腹泻、水样便，可有肝大、黄疸，少数有中毒性肝炎，严重者出现腹水、肝昏迷等。静脉注射锑剂致中毒可损害心脏引起阿-斯综合征，损害肝脏引起黄疸、肝功能衰竭，出现高热、剧烈头痛、频繁呕吐，甚至全身广泛性出血和烦躁不安、痉挛和昏迷等中枢神经系统症状。锑中毒可损害肾脏，出现尿闭或血尿。皮肤接触可产生充血性小丘疹、丘疹性脓疮等。慢性中毒时，可有寒战、发热、全身无力、口腔炎症、消化道功能障碍、呼吸道刺激症状及神经衰弱症状。

### 5. 辅助检查

实验室进行血、尿、粪常规检查，胸部 X 射线、心电图、肺功能检查、强制肺活量、骨盆 X 射线、痰细胞学检查，尿液（化学/代谢物）、移位前和移位后的尿液（化学/代谢物）、尿液分析（常规），CBC 差异等。

### 6. 锑中毒的急救

如果吸入中毒，迅速将病人移至新鲜空气场所，清洗沾染部位。口服中毒，立即催吐，用大量温水洗胃，继而口服蛋清、牛奶等保护胃黏膜。静脉滴注 10%葡萄糖盐水，并加用维生素 C、口服复合维生素 B 等，以促进细胞代谢和加速锑剂排泄。发现病人心搏停止、心音消失，立即做胸外心脏按压。如呼吸停止，立即人工呼吸，直至呼吸、心跳恢复，及时供氧并采取其他综合治疗措施。肝脏损害时，静脉注射葡萄糖液，并用维生素 B、维生素 C 及复合维生素 B 等。

### 7. 锑的保存

锑储存在密闭的容器中，放在阴凉、通风良好的地方，远离氧化剂、卤素、强酸和热源。禁止以可能造成火灾或爆炸等危险的方式使用、处置或存储锑，禁止使用火源，例如禁止吸烟和使用明火。锑与酸接触会形成致命的锑化氢气体。在进入可能存在锑的密闭空间之前，须检查空气中的锑，以确保不存在爆炸性浓度。

### 8. 锑的泄漏处置

将没有穿着防护装备的人员从溢出或泄漏的危险区域撤离，直到清理完成，移开所有点火源。以最方便、最安全的方式收集锑粉，并将其存放在密封的容器中，清理完成后通风。可能有必要将锑作为危险废物进行处置和处理。如果锑或受污染的径流进入水道，须通知下游用户、当地卫生消防官员和污染控制机构。与当地环境保护机构联系以获取具体建议。如果要求员工清理溢出物，则必须对他们进行适当的培训和装备。

### 9. 锑的燃烧灭火

锑粉暴露于火焰中会产生中等危害。使用适合于金属燃烧的干粉、水喷雾或标准泡沫灭火器灭火，燃烧会产生包含致命的锑化氢气体在内的有毒烟雾。消防人员须从安全、防爆的位置，使用喷水冷却裸露的容器。如果冷却流无效，立即撤至安全位置。如果要求员工灭火，则必须按照规定进行培训和装备。推荐用于消防的唯一呼吸器是具有全面罩并以压力需求或其他正压模式运行的 SCBA。

## 6.2.11　碲(Tellurium)

碲是一种准金属元素，具有两种同素异形体，一种是具有银白色金属光泽的粉末，另一种是无定形黑色粉末。碲主要是从含碲的铜、铅的硫化矿渣中提取，或从电解精炼的阳极泥中提取，因此从事碲提取的工人会接触大量的碲。碲及其化合物主要用于制造合金和不锈钢，用作电子工业的半导体材料，陶瓷与玻璃的着色剂，橡胶的硬化剂。另外，化学工业在制造丙烯时将碲作为催化剂，因此在这些生产中的工人也会接触碲。

### 1. 碲的基本性质和危险性

碲的基本性质和危险参数如表 6-23 所示。

### 2. 碲的吸收、分布和代谢

碲主要通过吸入粉尘、烟雾、灰尘，食入，皮肤或眼睛接触进入人体。挥发性的碲化物如碲化氢、二氧化碲、六氟化碲可进入呼吸道，但吸收甚微。食入的碲主要在十二指肠及空肠吸收，有机碲的酯类可经无损的皮肤吸收。碲化合物灼伤皮肤，进入体内后呼出气可有蒜臭味。静脉和腹腔注射，或经口食入对碲的分布差异不大，早期碲主要分布于肾、肝、甲状腺、脾、肺等器官，其后转移并蓄积于骨骼，进入血中的碲与血红蛋白相结合。碲可通过血脑屏障进入脑内，也可进入胎盘组织。食入的各种碲化合物在胃肠道内可被迅速还原为元素碲，未被吸收的碲由粪便直接排出，粪便呈蓝黑色。静脉注射和经肺吸入的碲化合物，在体内转变成二甲基碲及二乙基碲，主要随尿排出。

**表 6-23　碲的基本性质和危险参数**

| | |
|---|---|
| 中文名称：碲<br>英文名称：Tellurium<br>CAS 登录号：13494-80-9<br>RTECS 号：WY2625000<br>元素符号：Te<br>分子量：127.6 | 性状：银白色结晶或黑色无定形粉末<br>密度：$6.11\sim6.27\ g/mL$<br>熔点：449.8℃<br>沸点：989.9℃（常压）<br>溶解性：不溶于水、苯、$CS_2$，溶于碱、浓硫酸、硝酸<br>饱和蒸气压：0.13 kPa（520℃） |
| 主要危害：有一定毒性<br>GHS 危险标识： | 半数致死剂量（$LD_{50}$）：5000 mg/kg（大鼠，经口）<br>最低致死浓度（$LC_{LO}$）：200 mg/kg（大鼠）<br>美国接触限值：TWA 0.1 mg/m³ |

不相容性：细碎的碲粉或碲尘易燃易爆。与卤素、卤素互化物、锌和硅化锂剧烈反应；与氧化剂、镉、强碱、活泼金属、溴酸银、硝酸等不相容

### 3. 碲的毒性及其中毒机理

碲主要攻击人的皮肤、肺、心血管系统、中枢神经系统、肾脏、肝脏等。水溶性的碲盐和碲酸盐的毒性大于二氧化碲，碲的毒性机制尚未阐明，可能与抑制含硫巯基的活性有关，并可影响神经系统。碲与血红蛋白结合可形成碲化血红蛋白，静脉注射高浓度碲酸盐可引起溶血。

### 4. 碲中毒的临床表现

生产中吸入碲烟或氧化碲烟后，一般只引起长时间的呼气带蒜臭味，无明显的自觉症状。吸入碲化氢（$H_2Te$）对上呼吸道有刺激作用，急性口服中毒的主要临床表现为呼出气有蒜臭味，大量进入血液后可引起溶血，出现发绀、黄疸、腰痛、昏迷，严重者可发生多脏器功能衰竭、肺水肿等。但其溶血作用远较砷化氢和硒化氢为小。慢性中毒时，呼出气和汗液中有蒜臭味，有口干、恶心、食欲不振、嗜睡、多梦、皮肤干燥和瘙痒等特有临床症状。

### 5. 辅助检查

实验室检查有血、尿、便常规，肝肾功能、肌酶谱等。安置前或定期检查时应特别注意口腔卫生和呼吸道，对肝肾功能进行血液检查，心血管和神经系统检查，急性过度暴露后考虑胸部 X 射线检查。

### 6. 碲中毒的急救

如果碲进入眼睛，立即取下隐形眼镜并冲洗眼睛至少 15 分钟，偶尔提起上下眼睑彻底冲洗，立即就医。如果碲接触皮肤，须脱去污染的衣服并立即用肥皂和水清洗，立即就医。如果已吸入，须停止暴露，如果呼吸停止，开始抢救呼吸（使用通用预防措施，包括复苏面罩），如果心跳停止，则开始 CPR，立即转移到医疗机构。吞下后，须就医。大量喝水并催吐，禁止对失去知觉的人催吐。吸入过多的碲须医学观察 24～48 小时，以免发生延迟性肺水肿。作为肺水肿的急救措施，医护人员可能会考虑使用药物或其他吸入疗法。大量维生素 C 及高渗葡萄糖液静脉注射或口服大剂量维生素 C 有助于减轻或消除蒜臭味。维生素 C 可将亚碲酸盐还原成元素碲，使甲基碲形成减少。二巯丙醇与碲可形成二巯基碲络合物，加速碲的排泄，但会加重肾脏损害，故不宜使用。

### 7. 碲的保存

碲储存在密闭容器中，放在阴凉、通风良好的地方，远离强氧化剂、氯和镉。在可能的情况下，将碲从桶或其他存储容器中自动转移到处理容器中。在操作、使用或储存碲时，禁止使用火源，例如禁止吸烟和使用明火。涉及转移的金属容器应接地并黏合。无论在何处使用、搬运、制造或存储碲，均应使用防爆电气设备和配件。

### 8. 碲的泄漏处置

将没有穿着防护装备的人员从溢出或泄漏的危险区域撤离，直到清理完成。移开所有点火源。以最方便、最安全的方式收集碲粉，并将其存放在密封的容器中，清理完成后通风。可能有必要将碲作为危险废物进行处置和处理。如果碲或受污染的径流进入水道，须通知下游用户潜在的受污染水域。联系当地环境保护机构以获取具体建议。如果要求员工清理泄漏物，则必须对他们进行适当的培训和装备。

### 9. 碲的燃烧灭火

粉末形式的碲为易燃固体，热分解产物包括碲的金属氧化物。使用喷水灭火，碲只会在空气中缓慢燃烧，直的水流会冲散熔融的氧化碲。灭火时须戴上护目镜、橡胶手套和带过滤器的呼吸器。从安全、防爆的位置，使用喷水冷却裸露的容器。如果冷却流无效，须立即撤至安全位置。如果希望员工灭火，则必须按照规定进行培训和装备。推荐用于消防的唯一呼吸器是具有全面罩并以压力需求或其他正压模式运行的 SCBA。

### 6.2.12　硼(Boron)

单质硼为黑色或棕色粉末,在自然界主要以硼酸和硼酸盐的形式存在。硼在冶金工业上用作脱氧剂、催化剂,陶器、植物营养剂、大功率半导体零件等生产作业中也会接触硼。硼酸用于制备搪瓷和釉,制造染料、造纸、皮革和药物制品等,还用于配制缓冲液和各种硼酸盐。硼砂主要用于生产特种玻璃、搪瓷和釉,也用作热焊和弧焊的焊剂等。

#### 1. 硼的基本性质和危险性

硼的基本性质和危险参数如表 6-24 所示。

**表 6-24　硼的基本性质和危险参数**

| | |
|---|---|
| 中文名称: 硼<br>英文名称: Boron<br>CAS 登录号: 7440-42-8<br>RTECS 号: ED7350000<br>元素符号: B<br>分子量: 10.811 | 性状: 黑色或棕色粉末<br>相对蒸气密度: 1.73 g/mL(空气=1)<br>熔点: 2300℃<br>沸点: 3660℃(常压)<br>溶解性: 未经灼烧的硼能溶于热硝酸、硫酸及熔融的金属(如铁、镁、铝等),<br>　　　　不溶于水 |
| 主要危害: 有毒<br>GHS 危险标识: | 半数致死剂量(LD$_{50}$): 650 mg/kg(大鼠,经口)<br>最低致死浓度(LC$_{LO}$): 560 mg/kg(小鼠) |

不相容性: 硼尘可能在空气中形成爆炸性混合物,与强氧化剂接触可能引起爆炸。与浓硝酸、碘化氢、卤素、碘酸、二氧化铅、硝酸、亚硝酰氟、一氧化二氮、亚硝酸钾发生剧烈反应(可能爆炸)。在高于 900℃的高温下与金属发生放热反应

#### 2. 硼的吸收、代谢和分布

硼主要通过吸入粉尘、烟尘和气溶胶,食入,皮肤吸收进入人体。吸收到体内的硼主要存储在脑、肝、肾、脂肪组织及骨骼中,以骨骼中分布最多。体内的硼主要通过尿缓慢排出,乳汁、汗液也可排除少量硼。硼酸盐主要通过肾脏排泄。

#### 3. 硼的毒性及其中毒机理

硼化合物会刺激鼻黏膜、呼吸道和眼睛,甚至全身,其毒性的生化机制尚不清楚,但似乎涉及对神经系统的作用,包括酶的活性、碳水化合物的代谢、激素功能和氧化过程以及过敏作用。

#### 4. 硼中毒的临床表现

硼酸中毒会引起恶心、腹痛、腹泻和剧烈呕吐,可能伴有头痛和无力,有特

征性的红斑皮疹，然后脱皮。在严重的情况下会发生休克，并伴有动脉压下降，心动过速。明显的中枢神经系统刺激、少尿、无尿。慢性口服硼中毒时会有轻度的胃肠刺激、食欲不振、消化不良、恶心，可能出现呕吐和红斑皮疹，出现皮肤和黏膜干燥，舌头发红，嘴唇开裂，脱发，结膜炎、眼睑水肿，肠胃不适等症状。还可观察到肾脏损伤。生产硼酸的工人的呼吸道黏膜有萎缩性变化，关节痛和其他模糊症状。动物实验表明，硼可能对人类生殖产生毒性作用，反复接触还会影响中枢神经系统。

### 5. 辅助检查

除一般健康状况和肝肾功能外，如果是三氟化硼中毒，应该进行皮肤、眼睛和呼吸道检查。对于硼烷中毒，应该进行中枢神经系统和肺功能检查。

### 6. 硼中毒的急救

如果硼进入眼睛，立即取下隐形眼镜并冲洗眼睛至少 15 分钟，偶尔提起上下眼睑彻底冲洗，立即就医。如果接触皮肤，须脱去污染的衣服并立即用肥皂和水清洗，立即就医。如果已吸入，停止继续接触，开始抢救呼吸（使用通用预防措施，包括呼吸面罩）。如果呼吸停止，则进行 CPR。如心跳已停止，立即转移到医疗机构。吞下后，须就医。大量喝水并催吐，禁止对失去知觉的人催吐。

### 7. 硼的保存

不要将硼存放在地下室。硼须存放在阴凉、干燥处，远离不相容的材料、热源和着火源。硼粉暴露于空气中可能会分解，必须存储在氮气保护下。

### 8. 硼的泄漏处置

疏散并限制未穿戴防护装备的人员脱离溢出或泄漏的危险区域，直至完成清理。移开所有点火源。可以用水润湿硼以免扬尘，然后将硼转移到密封的容器中进行处置。清理完成后，对溢出或泄漏的区域进行通风。可能有必要将硼作为危险废物进行处置和处理。如果硼或受污染的径流进入水道，须通知下游用户、当地卫生消防官员和污染控制机构。与当地环境保护机构联系以获取具体建议。如果要求员工清理泄漏物，则必须对他们进行适当的培训和装备。

### 9. 硼的燃烧灭火

热分解产物包括氧化硼。使用干粉、二氧化碳、水或泡沫灭火器灭火。如果要求员工灭火，则必须按照规定进行培训和装备。推荐唯一用于消防的呼吸器是具有全面罩并以压力需求或其他正压模式运行的 SCBA。

### 6.2.13 砷 (Arsenic)

元素砷是一种钢灰色无定形准金属，在自然界中的含量十分有限。三氧化二砷 ($As_2O_3$) 是最重要的无机砷化合物，特指砒、白砷或氧化砷。砷以杂质形式存在于许多其他金属矿石中，这些矿石 (特别是铜) 冶炼过程中会产生三氧化二砷副产物。大多数其他砷化合物是由三氧化二砷生产的。砷化合物有多种用途，可用作合金添加剂，在农业中用作杀虫剂、除草剂。一些砷化合物被用于颜料生产中，用作玻璃烫金或脱色剂，蛋白石玻璃和搪瓷的制造，纺织品印花，制革，动物标本和防污漆中。金属砷用作重金属的合金化剂，以及焊料、药品、除草剂等。

1. 砷的基本性质和危险性

砷的基本性质和危险参数如表 6-25 所示。

**表 6-25　砷的基本性质和危险参数**

| | |
|---|---|
| 中文名称：砷<br>英文名称：Arsenic<br>CAS 登录号：7440-38-2<br>RTECS 号：CG0525000<br>元素符号：As<br>分子量：74.922 | 性状：银灰色发亮的块状固体，质硬而脆<br>相对密度：5.73 g/mL<br>熔点：817℃ (3650 kPa)<br>沸点：613℃ (升华)<br>溶解性：不溶于水、碱液、多数有机溶剂，溶于硝酸、热碱液 |
| 主要危害：致癌<br>GHS 危险标识： | 半数致死剂量 ($LD_{50}$)：763 mg/kg (大鼠)<br>美国接触限值：TWA 0.2 mg/m³ |

不相容性：与强酸、强氧化剂、过氧化物、叠氮化溴、五氟化溴、三氟化溴、乙炔碳化铯、三氧化铬、三氯化氮、硝酸银不相容。能与强氧化剂 (氯气、重铬酸盐、高锰酸盐) 剧烈反应，与酸或活性金属 (铁、铝、锌) 接触会形成剧毒烟雾，氢气可与无机砷反应形成剧毒的砷化氢气体

2. 砷的吸收、分布和代谢

砷主要通过吸入、皮肤摄入砷的粉尘和烟雾。砷进入人体后发生急性砷中毒，砷化合物主要分布在肝和肾中。慢性砷中毒，砷还分布于胃肠道、脾、肺等，以指、趾甲为多。砷化合物主要由肾和消化道排泄。

3. 砷的毒性及其中毒机理

砷主要攻击人的肝、肾、皮肤、肺、淋巴系统。砷化合物毒性作用是砷离子与体内酶蛋白分子中的巯基和羟基结合，使酶失去活性，干扰正常代谢，导致细胞死亡。砷直接损害血管壁，使血管扩张，渗透性增加。长期接触砷化合物可致皮肤癌及肺、支气管、喉和鼻腔。砷化氢进入血液中，95%～99%与血红蛋白结合，抑制过氧化物酶，导致氧化物形成。引起大量溶血和血红蛋白尿，致肾小管

坏死性急性肾功能衰竭。

### 4. 砷中毒的临床表现

砷中毒后，口腔、咽喉有烧灼感，口渴，吞咽困难，口中金属味。后出现胃肠炎症状，有恶心、呕吐、剧烈腹痛、腹泻。脉搏快，颜面浮肿、头痛、四肢麻木、尿少，时有蛋白尿。剧烈呕吐，可致脱水、血压下降，严重者昏迷，常因呼吸衰竭而致死。可并发急性肾功能衰竭，出现多发性神经炎、中毒性肝炎和心肌炎。工业生产中因吸入大量三氧化二砷粉尘致中毒者较为少见。主要症状为咳嗽、胸痛、呼吸困难、头痛，严重者昏迷和休克。慢性中毒者也不多见，多是由于砷化合物粉尘的长期少量吸入和砷化合物污染水源引起。临床表现为神经衰弱综合征、皮肤黏膜病变和多发性神经炎。砷化物粉尘可致刺激性皮炎，皮肤干燥粗糙、毛发脱落，有丘疹、疱疹及脓疮，皮肤呈黑色或棕黑色色素沉着，手足角化和脱皮。指(趾)甲变厚、变脆，出现米氏线。砷化氢中毒时，吸入砷化氢气体后 3~7 小时，骤然有畏寒、发热、恶心、呕吐和腰酸，随即有血红蛋白尿和贫血症状，1~2 天后出现黄疸和肝脾肿大，2~3 天可发生急性肾功能衰竭。

### 5. 辅助检查

实验室进行血、尿、粪常规检查，胸部 X 射线检查，鼻、皮肤和指甲检查，痰细胞学检查，尿液中砷含量的检查，神经系统检查。怀疑过度接触后，除了上述检查外还需考虑 CBC 和肝功能检查，还要定期检查皮肤是否有异常生长。

### 6. 砷中毒的急救

急性口服中毒者，必须立即催吐、洗胃、导泻，尽快排出未吸收毒物。服氢氧化铁或鸡蛋清加水一杯催吐。用活性炭混悬液或清水反复、彻底地洗胃，然后从胃管输入 50%硫酸镁 300 mL 导泻。应用二巯丙磺酸钠、青霉胺、二巯丙醇等解毒剂，积极补液、纠正脱水、维持电解质平衡，应用渗透性利尿剂及肾上腺皮质激素，进行血液透析疗法。砷化氢中毒时大剂量应用糖皮质激素，早期用渗透性利尿剂，防止肾功能衰竭，适量输血，改善机体缺氧状态或换血，排除血液中的砷化氢。

### 7. 砷的保存

砷必须储存在阴凉干燥处，远离氧化剂(例如高氯酸盐、过氧化物、高锰酸盐、氯酸盐和硝酸盐)和强酸(例如盐酸、硫酸和硝酸)，以免发生剧烈反应。应在符合 OSHA 标准的规定下处理、使用或储存砷的地方建立管制标记的区域。

8. 砷的泄漏处置

疏散并限制未穿戴防护装备的人员脱离溢出或泄漏的危险区域，直至完成清理。移开所有点火源，保持顺风，远离低处。穿戴自给式呼吸器和全套防护服。不要触摸溢出的砷，如果可以的话，须阻止砷的泄漏。少量砷化合物液体溢出，用沙子或其他不燃性吸收剂吸收干净，装入干燥的容器中，盖上盖子，从溢出区域移走容器。大量溢出时，筑堤坝挡住泄漏，以备日后处置。以最方便、最安全的方式收集砷粉，并将其存放在密封的容器中。清理完成后，对溢出或泄漏的区域进行通风。可能有必要将砷作为危险废物进行处置和处理。如果砷或受污染的径流进入水道，须通知下游用户、当地卫生消防官员和污染控制机构。与当地环境保护机构联系以获取具体建议。如果要求员工清理溢出物，则必须对他们进行适当的培训和装备。

9. 砷的燃烧灭火

砷不可燃，但砷粉尘在暴露于热或火焰时易燃。热分解产物包括砷和金属氧化物。使用化学干粉、二氧化碳、水或泡沫灭火器。消防人员须从安全、防爆的位置，使用喷水冷却裸露的容器。如果冷却无效，须立即撤至安全位置。如果要求员工灭火，则必须按照规定进行培训和装备。须使用具有全面罩正压模式运行的 SCBA。

## 6.2.14　磷（Phosphorus）

由于单质磷在空气中会自燃而发光，因此在英语中，磷来源于希腊语中的 Phosphoros，原指"启明星"，意为"光亮"。而在中文里，磷的本义是薄石。磷至少有 10 种同素异形体，其中主要的是白磷、红磷和黑磷三种。白磷又称黄磷，燃点极低，一旦与氧气接触就会燃烧，发出黄色火焰的同时散发出浓烈的烟雾。不纯的红磷常混有少量黄磷，可致黄磷中毒。白磷应远离空气密封保存。磷曾一度用于生产火柴或"荧光素"，但由于其毒性，早已被取代。它可用于制造弹药，包括示踪子弹、烟火、炸药、烟弹和其他燃烧物，可作为烟雾剂（因为白磷可自燃，并产生刺激性的白烟云）。磷是人造肥料、灭鼠剂、磷青铜合金、半导体、电致发光涂层、金属磷化物等化学品的主要成分。

1. 磷的基本性质和危险性

磷的基本性质和危险参数如表 6-26 所示。

2. 磷的吸收、分布和代谢

磷主要通过吸入、食入，皮肤或眼睛接触进入人体，黄磷可以通过皮肤吸收，以磷酸盐的形式自尿中排出，少量随呼吸、汗液及粪便排出。

表 6-26　磷的基本性质和危险参数

| | |
|---|---|
| 中文名称：磷<br>英文名称：Phosphorus<br>CAS 登录号：白磷，12185-10-3<br>　　　　　　红磷，7723-14-0<br>RTECS 号：TH3495000<br>元素符号：P<br>分子量：30.97 | 性状：白磷是一种无色或者浅黄色、半透明蜡状固体，具有强烈的刺激性，有大蒜气味；红磷为紫红色无定形粉末，无臭，具有金属光泽，暗处不发光<br>相对密度：白磷，1.823 g/mL；红磷，2.2~2.34 g/mL；紫磷，2.36 g/mL；黑磷，2.69 g/mL<br>熔点：白磷，44.15℃；红磷，590℃<br>沸点：白磷，280.5℃<br>溶解性：不溶于水、$CS_2$，微溶于无水乙醇，溶于碱液<br>饱和蒸气压：白磷，3.458 Pa(20℃) |
| 主要危害：剧毒，易燃<br>GHS 危险标识：<br>自燃温度：白磷，30℃；红磷，260℃ | 半数致死剂量($LD_{50}$)：11.5 mg/kg(小鼠)<br>美国接触限值：TWA 0.1 mg/m³ |

不相容性：磷是自燃的固体，与空气接触时会自燃，产生有毒的氧化磷烟雾；与强碱反应，释放有毒的磷化氢气体；磷与氧化剂、卤素、某些金属、亚硝酸盐、硫和许多其他化合物剧烈反应，有引起燃烧和爆炸的危险。白磷与空气、卤素、卤化物、硫、氧化剂反应，与碱金属氢氧化物生成剧毒气体与金属反应形成磷化物。红磷是可燃固体，摩擦或与氧化剂接触会引起燃烧。红磷与许多其他物质不相容，与水分接触会形成气体和磷酸。红磷应存放在惰性气体保护层下

### 3. 磷的毒性及其中毒机理

黄磷属于高毒类，其他品种毒性很小。磷主要攻击人的呼吸系统、肝脏、肾脏、下巴、牙齿、血液、眼睛、皮肤。黄磷进入体内可转化成磷酸，导致钙磷比例失调，引起脱钙，导致骨质疏松和坏死。另外，黄磷还可引起物质代谢障碍。

### 4. 磷中毒的临床表现

磷腐蚀眼睛、皮肤和呼吸道。眼睛接触可能会导致眼睛完全受损。受磷污染的皮肤和黏膜会自发性出血。发生相对较小的烧伤(10%~15%)后，可能会因心律不齐而导致猝死。急性磷的中毒的症状可能很严重，分为三个阶段：第一阶段包括烧伤、疼痛、震惊、口渴、恶心、呕吐、腹泻、严重腹痛，呼吸和粪便有大蒜味；第二阶段是几天的无症状期；第三阶段包括恶心、吐血、腹泻(血样便)、黄疸、肝大伴压痛、肾脏损害、血尿(尿血)和少尿或无尿、头痛、抽搐、昏迷、心律不齐，并且可能发生心血管衰竭。如果磷接触到眼睛，则会严重刺激并灼伤眼睛，眼睑痉挛(痉挛性眨眼)，流泪(撕裂)，畏光。磷会影响骨骼，导致骨骼变性(尤其是颚骨，称为"磷状"颚骨)，牙齿疼痛，流涎，下巴疼痛和肿胀。反复低浓度暴露会导致贫血、体重减轻和支气管炎。可能引起黄疸、肝肾损害、神经系统损害。

### 5. 辅助检查

实验室进行血、尿、粪常规检查，CBC、贫血、牙科 X 射线/检查、肝功能检查及心电图检查。应特别考虑对皮肤、眼睛、下巴、牙齿、呼吸道和肝脏的检查。对于黄磷接触史的中毒者，须进行牙齿的 X 射线检查。

### 6. 磷中毒的急救

白磷中毒没有特效解毒剂。如果磷化合物进入眼睛，须立即取下隐形眼镜并冲洗眼睛至少 30 分钟，并偶尔提起上下眼睑彻底冲洗，立即就医。如果接触皮肤，须脱去污染的衣服，并刷去皮肤上所有干燥的磷。如果磷嵌入皮肤中，须将燃烧的黄磷浸没在水中或 1% 的硫酸铜溶液中，或用大量水冲洗染磷的皮肤，立即就医。应观察黄磷灼伤皮肤 1~3 天，以免发生延迟性皮肤损伤。如果吸入磷，停止继续接触，急救呼吸(使用通用的预防措施，包括使用呼吸面罩)。如果呼吸停止，则进行心脏复苏，立即转移到医疗机构。吞下后，须就医。大量喝水并催吐，禁止对失去知觉的人催吐。吸入过多的磷须医学观察 24~48 小时，以免发生延迟性肺水肿。作为肺水肿的急救措施，医护人员可能会考虑使用药物或其他吸入疗法。

### 7. 磷的保存

磷必须储存在阴凉、通风良好的地方，远离热源、直射阳光、空气、有机材料和氧化剂(例如高氯酸盐、过氧化物、高锰酸盐、氯酸盐和硝酸盐)，以免发生剧烈反应。由于存在火灾隐患和产生有毒气体，须始终将磷远离碱性材料存放，且始终存储在水中。红磷应存放在惰性气体的保护下。在使用、搬运、制造、处理或储存磷时，禁止使用火源，例如禁止吸烟和使用明火，使用防爆电气设备和配件。

### 8. 磷的泄漏处置

将没有穿着防护装备的人员从溢出或泄漏的危险区域撤离，直到清理完成，移开所有点火源。保持溢出的磷湿润，并用湿沙或灰尘覆盖，以最方便、最安全的方式将固化的磷收集在密封的容器中，并在容器中加水，清理完成后通风。禁止将磷保存在密闭空间(例如下水道)中以免爆炸。须将磷作为危险废物的方式处置。如果磷或受污染的径流进入水道，须通知下游用户、当地卫生消防官员和污染控制机构。与当地环境保护机构联系以获取具体建议。如果要求员工清理泄漏物，则必须对他们进行适当的培训和装备。

### 9. 磷的燃烧灭火

磷(白色/黄色)是易燃固体，在潮湿的空气中会自燃。在密闭空间中燃烧会耗尽氧气，导致人窒息。如果燃烧过程中存在水，则热分解产物包括磷的氧化物，有水存在时生成磷酸。扑灭的火很可能复燃。小火使用化学干粉、沙子、水雾或泡沫。大火使用喷水、雾气或泡沫。从侧面冷却暴露于火焰的容器，直到火完全熄灭为止。在清除更具危害性的白磷时，应格外小心，先用水将火浇灭，注意防止冲散白磷，再用湿沙覆盖。白磷在大约 30℃的空气中自燃。空气干燥时，着火温度会高些。黑磷在空气中不会自燃，红磷加热到 260℃时发生燃烧并生成五氧化二磷。消防人员须从安全、防爆的位置，使用喷水冷却裸露的容器。如果冷却无效，立即撤至安全位置。如果希望员工灭火，则必须对他们进行培训并装备。须使用具有全面罩正压模式运行的 SCBA。

### 6.2.15　硒(Selenium)

硒是一种非金属元素。有三种同素异形体：①无定形硒：为暗红色粉末或黑色玻璃状物质，硬而脆。②红色单斜晶体：为暗红色透明柱状结晶，可溶于热浓硫酸、二硫化碳及硝酸。③灰色金属晶体：为光敏导体和半导体。硒不溶于水和乙醇，可溶于乙醚及二硫化碳。硒的化学性质与硫相似，能直接与氧或氢形成化合物。常见的硒化合物有二氧化硒($SeO_2$)、三氧化硒($SeO_3$)、二氯氧化硒($SeOCl_2$)、硒酸钠($Na_2SeO_4$)、亚硒酸钠($Na_2SeO_3$)、硒化氢($H_2Se$)等。含硒矿石火法冶炼时可产生二氧化硒和硒的烟尘。石油工业中，硒用作催化剂和芳香族化合物的脱氧剂。在橡胶工业中，硒可作为橡胶的添加剂，以增强橡胶的耐磨性。化学工业中，二氯氧化硒用作增塑剂。硒与硫化铜等可配制成红色、黄色颜料。

#### 1. 硒的基本性质和危险性

硒的基本性质和危险参数如表 6-27 所示。

#### 2. 硒的吸收、分布和代谢

硒主要通过吸入粉尘或蒸气，食入，眼睛或皮肤接触进入人体。工业硒中毒主要是经呼吸道吸入。口服时十二指肠是吸收硒的主要部位，胃及大肠吸收很少。除二氧化硒可少量经皮肤侵入体内外，元素硒及其他硒化合物基本上不能经皮吸收。进入血液的硒可与红细胞和血浆中的蛋白质，特别是 β-脂蛋白结合成一种稳定的硒-蛋白复合物，然后分布到全身各个组织和器官，其中以肾和肝中含硒量最

**表 6-27　硒的基本性质和危险参数**

| | |
|---|---|
| 中文名称：硒<br>英文名称：Selenium<br>CAS 登录号：7782-49-2<br>RTECS 号：VS7700000<br>元素符号：Se<br>分子量：78.96 | 性状：灰色带有金属光泽的固体<br>相对密度：4.81 g/mL<br>熔点：221℃<br>沸点：684.9℃<br>溶解性：不溶于水、醇，溶于硫酸、硝酸、碱<br>放射性：无 |
| 主要危害：有毒<br>GHS 危险标识： | 半数致死剂量（$LD_{50}$）：6 mg/kg（大鼠，静脉）<br>最低致死浓度（$LC_{LO}$）：33 mg/kg（大鼠，吸入，8 小时）<br>美国接触限值：TWA 0.2 mg/m³ |
| 不相容性：与强酸和强氧化剂、三氧化铬、溴酸钾和镉剧烈反应；与磷和金属（如镍、锌、钠、钾、铂）在缓慢加热下反应；与水在 50℃下反应，形成易燃的氢气和亚硒酸 | |

高，其次为脾、肺、心肌和脑。硒主要经肾脏随尿排出，少量通过胆汁随粪便排出。约有 5%左右的硒可转化成易挥发的二甲基硒，经肺随呼气呼出，使呼气带有蒜臭味。少量硒也可通过乳汁和汗液排出。硒能通过胎盘进入胎儿体内。

### 3. 硒的毒性及其中毒机理

硒主要攻击人的眼睛、皮肤、呼吸系统、肝、肾、血液循环系统、脾。在动物中，主要导致贫血、肝坏死、肝硬化、肾脏和脾脏受损。硒的毒性根据其化合物不同差别较大，元素硒由于不易溶解和吸收，其实无毒。亚硒酸钠毒性较硒酸钠大，硒化氢是硒化物中毒性最大的，其毒性比二氧化硒大 5 倍。硒的主要毒性机制为抑制体内含硫氨基酸酶的作用，同时它还可以影响体内脱氢酶系统。另外，硒中毒与 S-腺苷蛋氨酸的耗竭有关。

### 4. 硒中毒的临床表现

急性硒中毒工业生产中很少见。大量吸入熔化表面有硒的铝锭和熔烧阳极泥（含硒、锌、铅及砷）过程中逸出的大量烟雾曾引起急性硒中毒，主要表现为鼻塞、流涕、咽痛、咳嗽、眼刺痛、流泪，呼吸和汗液中有蒜臭味，症状多在 2～3 日内逐渐消退，无后遗症。大量吸入二氧化硒蒸气可引起化学性支气管炎，个别严重者可发生化学性肺炎和中毒性肺水肿，尿硒含量可不增高。慢性硒中毒是由于某些地区土壤、饮水和食物中含硒量过高而引起的，表现为毛发脱落，指（趾）甲粗裂或脱失，四肢感觉迟钝，腱反射亢进，重者四肢软瘫。硒化合物对皮肤黏膜有较强的刺激性，其中尤以二氯氧化硒对皮肤的刺激腐蚀作用最强，其腐蚀作用与氢氟酸相仿，损伤皮肤后不易愈合，且可经损伤皮肤吸收引起全身中毒。亚硒酸盐直接接触皮肤可引起灼伤，出现红斑、水疱以至溃疡，溃疡面不易愈合。二氧化硒和氧化硒粉尘可产生接触性皮炎。二氧化硒渗入指甲下，则可引起甲沟炎和甲床炎。二氧化硒及硒酸盐溅入眼内可产生睑结膜炎，结膜充血，流泪，伴眼睑红肿、疼痛。

### 5. 辅助检查

实验室进行身体的头发、指甲、全血、血浆，血清，肝功能检查，白细胞计数/差异、尿液、24 小时收集尿液分析。在急性过度暴露后考虑胸部 X 射线检查和肝功能检查。

### 6. 硒中毒的急救

如果硒进入眼睛，立即取下隐形眼镜并冲洗眼睛至少 15 分钟，偶尔提起上下眼睑彻底冲洗，立即就医。如果接触皮肤，须脱去污染的衣服并立即用肥皂和水清洗，立即就医。如果已吸入，停止继续接触，开始抢救呼吸(使用通用预防措施，包括呼吸面罩)。如果呼吸停止，则进行 CPR。如心跳停止，立即转移到医疗机构。吞下后，须就医。大量喝水并催吐，禁止对失去知觉的人催吐。急性吸入二氧化硒烟气时，应及时撤离现场，让病人卧床安静休息，吸氧。大量维生素 C 可促使二甲基硒由肺和汗液排泄。促排药物二巯丙醇可增加硒的毒性作用，依地酸钙钠排硒效果不明显，均不宜使用。慢性中毒时应给予高蛋白饮食，并给予其他对症治疗。硒化合物引起的急性皮炎和灼伤，可用 10%硫代硫酸钠溶液湿敷或冲洗。有甲沟炎时，要先拔除指甲，然后用肥皂水冲洗，再用 10%硫代硫酸钠溶液或 20%氨水浸泡，最后再涂 10%硫代硫酸钠软膏。

### 7. 硒的保存

存放在安全的毒物位置。在使用之前，应对人员进行正确处理和储存硒的培训。避免硒与强氧化剂(例如氯、溴和氟)和强酸(例如盐酸、硫酸和硝酸)接触，以免发生剧烈反应。硒须存放在密闭容器中，容器放在阴凉、通风良好的地方，要远离水。

### 8. 硒的泄漏处置

将没有穿着防护装备的人员从溢出或泄漏的危险区域撤离，直到清理完成，移开所有点火源。保持溢出的物料湿润，并用湿沙或灰尘覆盖。以最方便、最安全的方式收集硒，清理完成后通风，以免发生爆炸。禁止将硒保存在密闭空间(例如下水道)，除非下水道旨在防止爆炸物浓度升高。可能有必要将硒作为危险废物进行处置。如果硒或受污染的径流进入水道，须通知下游用户、当地卫生消防官员和污染控制机构。与当地环境保护机构联系以获取具体建议。如果要求员工清理泄漏物，则必须对他们进行适当的培训和装备。

### 9. 硒的燃烧灭火

硒是可燃固体。热分解产物可能包括金属和硒的氧化物。使用干粉、二氧化碳、水喷雾或泡沫灭火器灭火。消防人员须从安全、防爆的位置，使用喷水冷却裸露的容器。如果冷却无效，须立即撤至安全位置。如果员工要扑灭大火，必须按照规定进行培训和装备。须使用具有全面罩正压模式下运行的 SCBA。

## 6.2.16　硅（Silicon）

硅是一种非金属元素，被称为硅金属。硅是钢灰色结晶固体或黑棕色无定形材料。硅也是极为常见的一种元素，是人体必需的微量元素之一，占体重的0.026%。然而它极少以单质的形式在自然界出现，而是以复杂的硅酸盐或二氧化硅的形式，广泛存在于岩石、沙砾、尘土之中。硅在宇宙中的储量排在第八位。在地壳中，它是第二丰富的元素，构成地壳总质量的 26.4%，仅次于第一位的氧（49.4%）。硅可用于制造硅烷、四氯化硅、硅铁、有机硅。它以纯单质形式用于晶体管和光伏电池中。

### 1. 硅的基本性质和危险性

硅的基本性质和危险参数如表 6-28 所示。

**表 6-28　硅的基本性质和危险参数**

| | |
|---|---|
| 中文名称：硅<br>英文名称：Silicon<br>CAS 登录号：7440-21-3<br>RTECS 号：VW0400000<br>元素符号：Si<br>分子量：28.086 | 性状：黑褐色无定形非金属粉末<br>相对密度：2.3 g/mL<br>熔点：1410℃<br>沸点：2355℃<br>溶解性：不溶于水、盐酸、硝酸，溶于氢氟酸、碱液<br>饱和蒸气压：0.13 kPa(1724℃) |
| 主要危害：无<br>GHS 危险标识：🔥 | 半数致死剂量(LD$_{50}$)：70 mg/kg(大鼠)<br>美国接触限值：TWA 10 mg/m³ |

不相容性：硅尘或硅粉可能与空气形成爆炸性混合物。是强还原剂，与氧化剂(氯酸盐、硝酸盐、过氧化物、高锰酸盐、高氯酸盐、氯、溴、氟等)不相容；接触可能引起火灾或爆炸。远离碱性物质、强碱、强酸、含氧酸、环氧化物、钙、碳酸盐、碳化铯、碱性碳酸盐等

### 2. 硅的吸收、分布和代谢

硅主要通过食入、吸入、皮肤、眼睛接触进入人体。人体的硅主要集中在骨骼、肺、淋巴结、胰腺、肾上腺、指甲、头发中，体内硅通过尿排出体外。

**3. 硅的毒性及其中毒机理**

硅主要攻击人的皮肤、眼睛、呼吸系统。不同的硅化合物毒性不同，作用机制尚不完全清楚。

**4. 硅中毒的临床表现**

硅中毒会引起眼睛、皮肤和上呼吸道刺激，咳嗽。一般情况下，硅粉尘不会产生明显的毒性作用。灰尘本身或清除灰尘时可能会对皮肤和黏膜造成伤害。硅及含硅的粉尘对人体最大的危害是引起硅肺。硅肺是严重的职业病之一，矿工、石材加工工人以及其他在含有硅粉尘场所的工人应采取必要的防护措施。

**5. 辅助检查**

肺功能测试，急性过度暴露于硅粉尘环境中须考虑胸部 X 射线检查。

**6. 硅中毒的急救**

如果硅进入眼睛，立即取下隐形眼镜并冲洗眼睛至少 15 分钟，偶尔提起上下眼睑彻底冲洗，立即就医。如果已被吸入，停止继续接触，立即转移到医疗机构。

**7. 硅的保存**

硅具有易燃危险。不要将硅与其他易燃材料存放在同一区域，安全距离为 8～10 米。不要将硅存放在地下室。硅还具有健康危害，存放在安全的毒物位置。在使用之前，人员应接受有关正确处理和存储的培训。硅须存放在密闭容器中，容器放在阴凉、通风良好的地方，远离强氧化剂和其他不相容的物质。

**8. 硅的泄漏处置**

将没有穿着防护装备的人员从溢出或泄漏的危险区域撤离，直到清理完成，移开所有点火源。保持溢出的物料湿润，并用湿沙或灰尘覆盖。以最方便、最安全的方式收集硅，清理完成后通风。禁止将硅保存在密闭空间（例如下水道）中，以免引起爆炸。可能有必要将硅作为危险废物进行处置。如果硅或受污染的径流进入水道，须通知下游用户、当地卫生消防官员和污染控制机构。与当地环境保护机构联系以获取具体建议。如果要求员工清理泄漏物，则必须对他们进行适当的培训和装备。

**9. 硅的燃烧灭火**

硅是可燃固体，热分解产物可包括氧化硅。使用干粉、二氧化碳、水喷雾，或抗乙醇泡沫灭火器灭火。消防人员须从安全、防爆的位置，使用喷水冷却裸露的容器。如果冷却无效，须立即撤至安全位置。如果员工要扑灭大火，必须按照规定进行培训和装备。须使用具有全面罩正压模式下运行的 SCBA。

# 6.3　有　机　毒　物

## 6.3.1　汽油 (Petrol)

汽油是一种高度易燃的无色或淡黄色流动液体，带有特殊气味，是挥发性烃 (链烷烃、环烷烃和芳烃) 的复杂混合物，其物理性能根据等级可能有所不同。汽油在整个工业中用作燃料、稀释剂和溶剂。

### 1. 汽油的基本性质及危险性

汽油的基本性质及危险参数如表 6-29 所示。

表 6-29　汽油的基本性质和危险参数

| 中文名称：汽油<br>英文名称：Petrol；Gasoline<br>CAS 登录号：8006-61-9<br>EINECS 号：232-349-1<br>主要成分：$C_5 \sim C_{12}$<br>分子量：28.086 | 气味：芳香味<br>颜色及状态：黄色透明液体<br>密度：0.70～0.78 g/cm³<br>馏程：30～220℃<br>热值：44000 kJ/kg<br>引燃温度：415～530℃<br>燃烧分解产物：一氧化碳、二氧化碳<br>溶解性：易溶于苯、$CS_2$、乙醇、乙醚、脂肪、氯仿等 |
|---|---|
| 毒性：属低毒类<br>安全性：易燃<br>主要危害：易燃 (F)<br>爆炸极限：1.3%～7.6% | 半数致死剂量($LD_{50}$)：67000 mg/kg(小鼠，经口)<br>　　　　　　　　103000 mg/m³(小鼠，吸入，2 小时)<br>美国接触限值：TWA 900 mg/m³ |
| 不相容性：可能与空气形成爆炸性混合物。可能会积聚静电荷，并引起其蒸气着火。与强氧化剂可能引起燃烧和爆炸。与硝酸不相容 ||

### 2. 汽油的吸收、分布和代谢

汽油主要通过呼吸道吸入，皮肤吸收很少。汽油在血液中溶解度低，能较快进入脂肪和类脂质组织。

### 3. 汽油的毒性及其中毒机理

汽油主要攻击人的肾脏、皮肤、眼睛、神经系统和大脑。汽油的毒性取决于物理性质和化学成分。初馏点低的汽油挥发性大，吸入毒性也大，汽油中含有杂质多时毒性大。汽油能引起中枢神经系统细胞内类脂质平衡障碍，对中枢神经有麻醉作用。

### 4. 汽油中毒的临床表现

汽油能引起口腔、喉咙和胃部灼热感。可能会引起呕吐、腹泻、嗜睡。85～113.4 g 可能就会致命。摄入汽油或呕吐后，可能将液体汽油吸入肺部导致肺水肿（可能会延迟几个小时），呼吸急促，甚至死亡。接触汽油会刺激眼睛和皮肤，吸入会引起呼吸道刺激，严重时可引起头痛、恶心、头晕、心律不齐、共济失调、癫痫发作、昏迷和死亡。有证据表明汽油可引起动物肾癌，反复接触可能会造成永久性眼睛伤害，长时间接触会导致皮肤干燥并开裂和出疹，反复暴露在高浓度的汽油下会损害肺部或造成脑损伤，还可能导致肾脏损害。汽油通常包含己烷、苯和铅。己烷会导致睡眠不足、震颤、手脚麻木和肌肉失去控制。苯与人类血液疾病(包括白血病)有关。铅添加剂会产生恶心、痉挛、食欲不振、睡眠问题、头痛和躁动。

### 5. 辅助检查

如果出现汽油中毒症状或过度接触汽油，应进行以下检查：尿铅水平、皮肤过敏、肝功能及胸部 X 射线检查。

### 6. 汽油中毒的急救

如果汽油进入眼睛，立即取下隐形眼镜并冲洗眼睛至少 15 分钟，偶尔提起上下眼睑彻底冲洗，立即就医。如果接触皮肤，须脱去污染的衣服并立即用肥皂和水清洗，立即就医。如果已吸入，停止继续接触，开始抢救呼吸(使用通用预防措施，包括呼吸面罩)。如果呼吸停止，则进行 CPR。如心跳停止，立即转移到医疗机构。如果吞咽，先洗胃，然后用盐水导泻，就医。吸入过多的汽油须医学观察 24～48 小时，以免发生延迟性肺水肿。防治肺水肿可以考虑使用皮质类固醇喷雾剂。吸烟可能会加重肺部伤害，应在接触后至少 72 小时内戒烟。

### 7. 汽油中毒的预防

戴防护眼罩、手套和衣服，以防止皮肤接触汽油。所有防护服(衣服、手套、鞋类和头饰)应保持清洁，每天可用，并在工作前穿上。使用汽油时，不应配戴隐形眼镜。除非使用全面罩呼吸防护装置时，否则须佩戴防溅化学眼镜和面罩。当皮肤潮湿或被污染时，应立即用肥皂清洗。大量暴露于汽油蒸气中时，须提供紧急淋浴和洗眼器、防护服和口罩。

### 8. 汽油的保存

如果暴露在汽油浓度超过 300 ppm 的地方，须使用美国国家职业安全卫生研究所(NIOSH)/矿业安全和健康管理(MSHA)或 EN149(欧洲)认可的带有机蒸气滤筒/滤毒罐的呼吸器。电动空气净化呼吸器可提供更多保护。如果暴露在汽油浓度高的地方,须使用经 NIOSH/MSHA(US)或 EN149(欧洲)认可的供气式呼吸器,其全面罩应在正压模式下运行或使用经 NIOSH/MSHA)或 EN149(欧洲)认可的自给式呼吸器,并带有正压模式操作的全面罩。

### 9. 汽油的泄漏处置

迅速将泄漏污染区人员转移至安全区,并进行隔离,严格限制人员出入,切断火源。应急处理人员须戴自给正压式呼吸器,穿消防防护服,尽可能切断泄漏源,防止汽油进入下水道、排洪沟等限制性空间。小量泄漏时,用沙土、蛭石或其他惰性材料吸收泄漏的汽油,或在保证安全的情况下,就地焚烧。大量泄漏时,构筑围堤或挖坑收容泄漏的汽油,用泡沫覆盖,降低其蒸气灾害。用防爆泵将汽油转移至槽车或专用收集器内,回收或运至废物处理场所处置。

### 10. 汽油的燃烧灭火

汽油是易燃液体,热分解产物包括碳的氧化物。使用干粉、二氧化碳或泡沫灭火器灭火。汽油蒸气比空气重,会在低处聚集。蒸气可能会长距离传播到点火源和回火。暴露于火中密闭空间中的蒸气可能会爆炸。长时间将容器暴露于火或热之下,可能会导致容器爆炸。如果有汽油或受污染的径流进入水道,须通知潜在受污染水域的下游使用者、当地的卫生和消防官员以及污染控制机构。消防人员须从安全、防爆的位置,使用喷水冷却裸露的容器。如果冷却无效,须立即撤至安全位置。如果员工要扑灭大火,必须按照规定进行培训和装备。须使用具有全面罩正压模式下运行的 SCBA。

### 6.3.2　煤油(Kerosene)

煤油是一类轻质石油产品的,从天然石油或者人造石油中分馏或者裂化而得。单称"煤油"一般指照明煤油,为无色或浅黄色液体,略带臭味。煤油可与石油系溶剂混溶,对水的溶解度非常小,含有芳香烃的煤油对水的溶解度比脂肪烃煤油要大。煤油能溶解无水乙醇,与醇的混合物在低温有水存在时会分层。煤油是易燃液体,须注意远离火源。煤油是沸点范围比汽油高的石油馏分,为碳原子数 $C_{11} \sim C_{17}$ 的高沸点烃类混合物,主要成分是饱和烃类,还含有不饱和烃和芳香烃。其含量根据石油的种类、加工方法、用途等有所不同。煤油的化学性质与石油醚、汽油等石油系溶剂相似。煤油可用作灯、火炉、喷气机和火箭的燃料,还用于金属的除油和清洁,用作杀虫剂的载体。煤油是喷气燃料 JP-5 和 JP-8 的主要成分,JP-5 和 JP-8 被军方用作飞机燃料,JP-8 是美国海军和空军使用的主要喷气燃料。

### 1. 煤油的基本性质和危险性

煤油的基本性质和危险参数如表 6-30 所示。

**表 6-30　煤油的基本性质和危险参数**

| | |
|---|---|
| 中文名称：煤油<br>英文名称：Kerosene<br>CAS 登录号：8008-20-6<br>EINECS 号：232-366-4<br>别称：照明油；火油；洋油；灯油<br>平均分子量：200~250 | 气味：略有臭味<br>颜色及状态：无色透明液体<br>密度：0.8 g/cm³<br>熔点：−40℃以上<br>沸程：180~310℃<br>引燃温度：415~530℃ |
| 主要危害：易燃(F)<br>GHS 危险标识：<br>闪点：179°F<br>爆炸极限：5% | 半数致死剂量(LD₅₀)：5000 mg/kg(大鼠)<br>美国接触限值：TWA 100 mg/m³ |
| 不相容性：与空气形成爆炸性混合物；会积聚静电荷，并引起其蒸气着火。与强氧化剂引起燃烧和爆炸，与硝酸不相容 | |

### 2. 煤油的吸收

煤油主要通过吸入、食入、眼睛和皮肤接触进入人体。

### 3. 煤油的毒性及其中毒机理

煤油主要攻击人的眼睛、皮肤、呼吸系统、中枢神经系统。

### 4. 煤油中毒的临床表现

短期接触煤油，会轻微刺激皮肤和呼吸道。除非加热或在密闭空间内，否则其蒸发速度不足以引起健康影响，煤油中毒会导致头痛、疲倦、僵硬、头晕、恶心、昏迷和死亡。如果不及时清除皮肤上的煤油，可能会导致皮肤发红、起泡、瘙痒和增加感染的风险。意外食入煤油会引起口腔、喉咙和胃部不适、恶心、呕吐、呼吸急促、皮肤发蓝、身体抽搐等。食入 28.35 g 煤油可能导致死亡。煤油被吸入肺可能导致支气管炎、化学性肺炎、肺部积水和死亡。反复或长时间的皮肤接触可能导致脱脂、瘙痒和皮疹。皮肤吸收缓慢，但多年反复接触煤油会导致皮肤肌肉无力、贫血、白细胞改变、发烧和死亡。煤油会刺激肺部，发展成支气管炎，也可能导致肾脏损害。

### 5. 辅助检查

肺功能测试，特别对于那些出现症状或怀疑有过度暴露于煤油中的人来说，则可能有用。急性过度暴露在煤油中应进行胸部 X 射线检查和肾功能检查。

### 6. 煤油中毒的急救

如果煤油进入眼睛，立即取下隐形眼镜并冲洗眼睛至少 15 分钟，偶尔提起上下眼睑彻底冲洗，立即就医。如果接触皮肤，须脱去污染的衣服并立即用肥皂和水清洗，立即就医。如果已吸入，停止继续接触，开始抢救呼吸(使用通用预防措施，包括呼吸面罩)。如果呼吸停止，则进行 CPR。如心跳停止，立即转移到医疗机构。吞下后，须就医。大量喝水并催吐，禁止对失去知觉的人催吐。

### 7. 煤油中毒的预防

穿戴防护眼罩、手套和衣服，以防止皮肤或眼睛接触煤油。最具防护性的手套、衣服材料用聚乙烯醇。所有防护服(西装、手套、鞋类、头饰)应保持清洁，每天可用，并在工作前穿上。使用时，不应配戴隐形眼镜，除非使用全面罩呼吸防护装置，否则须佩戴防溅化学眼镜和面罩。当皮肤潮湿或被污染时，员工应立即用肥皂清洗。提供紧急淋浴和洗眼器。

### 8. 煤油的保存

煤油须存放在易燃液体存储区或认可的机柜中，远离点火源以及腐蚀性和反应性材料。在使用之前，应对人员进行正确处理和储存的培训。在进入可能存在煤油的密闭空间之前，须检查以确保不存在爆炸性浓度。将其储存在密闭容器中，远离氧化剂，放置在阴凉、通风良好的地方。转移装有煤油的金属容器应接地并黏合。在可能的情况下，自动从桶或其他存储容器中泵送煤油以处理容器，储存桶必须装有自动关闭阀、压力真空塞和阻火器。仅在打开和关闭容器时须使用无火花的工具和设备。如果以可能造成火灾或爆炸危险的方式使用、处置或存储，则禁止使用火源，例如禁止吸烟和使用明火。无论在何处使用、处置、制造或存储煤油，均应使用防爆电气设备和配件。

### 9. 煤油的泄漏处置

迅速撤离泄漏污染区人员至安全区，并进行隔离，严格限制人员出入，切断火源。应急处理人员须配戴自给正压式呼吸器，穿消防防护服，尽可能切断泄漏源，防止煤油进入下水道、排洪沟等有限空间。小量泄漏可用沙土、蛭石或其他惰性材料吸收，或在保证安全的情况下，就地焚烧。大量泄漏须构筑围堤或挖坑收容泄漏的煤油，用泡沫覆盖，降低其蒸气危害。用防爆泵将泄漏的煤油转移至槽车或专用收集器内，回收或运至废物处理场所处置。

10. 煤油的燃烧灭火

煤油是易燃液体，热分解产物可能包括有毒的碳氧化物和刺激性气体。使用干粉、二氧化碳或抗乙醇泡沫灭火器灭火。蒸气比空气重，会在低处聚集。蒸气可能会长距离传播到点火源和回火。暴露于火中密闭空间中的蒸气可能会爆炸。长时间将容器暴露于火或热之下，可能会导致容器爆炸。如果有煤油或受污染的径流进入水道，须通知潜在受污染水域的下游使用者、当地的卫生和消防官员以及污染控制机构。消防人员须从安全、防爆的位置，使用喷水冷却裸露的容器。如果冷却无效，须立即撤至安全位置。如果员工要扑灭大火，必须按照规定进行培训和装备。须使用具有全面罩正压模式下运行的 SCBA。

### 6.3.3 松节油（Turpentine）

松节油是松属松树种的油脂树脂。粗制的油树脂（松节油）为淡黄色、黏稠、不透明的物质，馏出物（松节油）为无色，具有芳香气味的挥发性液体，与乙醚、乙醇、苯、二硫化碳、四氯化碳等有机溶剂互溶。松节油本身无酸性，但受外界氧化作用而形成游离酸。由于含水含酸影响松节油的颜色，若无水、无酸又不与空气接触，则不易变色。松节油不溶于水，易挥发，其化学成分包括 $\alpha$-蒎烯、甜菜碱、单环萜烯、萜烯醇。松节油在工业上用途广泛，如可用于油漆、皮革、制药等方面，医疗上用作祛痰药、外敷剂等。

1. 松节油的基本性质和危险性

松节油的基本性质和危险参数如表 6-31 所示。

**表 6-31 松节油的基本性质和危险参数**

| | |
|---|---|
| 中文名称：松节油<br>英文名称：Turpentine<br>分子式：$C_{10}H_{16}$（主要）<br>CAS 登录号：8006-64-2<br>EINECS 号：232-350-7<br>RTECS 号：YO8400000<br>分子量：136.23 | 气味：芳香气味<br>颜色及状态：无色透明液体<br>水溶性：不溶于水<br>相对密度：0.860～0.875g/cm³<br>熔点：−60～−50℃<br>沸点：150～180℃<br>溶解性：溶于乙醇、乙醚、氯仿、苯等 |
| 安全性：易挥发、易燃<br>主要危害：易燃<br>GHS 危险标识：🔥 ❗ 🌊 ☠<br>闪点：32℃<br>爆炸极限：0.8%～6.0% | 半数致死剂量（$LD_{50}$）：20 g/m³（大鼠，1 小时）<br>　　　　　　　　　　 29 g/m³（小鼠，2 小时）<br>美国接触限值：TWA 560 mg/m³ |
| 不相容性：与空气形成爆炸性混合物；与强氧化剂特别是氯、铬酸酐、氯化锡、苯甲酰氯发生剧烈反应 | |

**2. 松节油的吸收、分布和代谢**

松节油可经口服、吸入或皮肤接触而发生中毒，吸入松节油蒸气和经皮吸收液体是职业接触的常见途径。

**3. 松节油的毒性及其中毒机理**

松节油主要进攻人的眼睛、皮肤、呼吸系统、中枢神经系统、肾脏。松节油由皮肤、肠道和肺部迅速吸收。大部分与葡萄糖醛酸结合后由肾脏排出。对局部组织有刺激性；对中枢神经系统先兴奋后麻痹。

**4. 松节油中毒的临床表现**

短期接触吸入或通过皮肤吸收松节油时会影响身体健康。暴露在松节油的环境中会刺激眼睛、鼻和喉咙。较高的水平暴露会影响中枢神经系统，导致头痛、眩晕、头晕、腹痛、恶心、呕吐、腹泻、脉搏加快。吞咽松节油会导致化学性肺炎。暴露在高浓度的松节油中会引起肺水肿，这是一种医疗紧急情况，肺水肿可能会延迟数小时，还可能导致死亡，体力劳动会加重肺水肿的症状。暴露在更高浓度的松节油中会引起血尿、蛋白尿、肾脏损害、抽搐和死亡。反复或长时间接触松节油会引起皮肤过敏。松节油是一种能破坏皮肤的天然油脂，会导致皮肤干燥和开裂，损害肾脏、膀胱和神经系统，刺激肺部，而发展成支气管炎。

**5. 辅助检查**

如果出现中毒症状或怀疑过度接触松节油，则须进行的检查包括肾功能检查、由过敏专家进行评估(包括松节油的接触史和特殊测试)以便做出诊断。此外，还需进行皮肤过敏、神经系统检查，以及急性过度暴露后须考虑胸部 X 射线检查。

**6. 松节油中毒的急救**

如果松节油进入眼睛，立即取下隐形眼镜并冲洗眼睛至少 15 分钟，偶尔提起上下眼睑彻底冲洗，立即就医。如果接触皮肤，须脱去污染的衣服并立即用肥皂和水清洗，立即就医。如果已吸入，停止继续接触，开始抢救呼吸(使用通用预防措施，包括呼吸面罩)。如果呼吸停止，则进行 CPR。如心跳停止，立即转移到医疗机构。吞下后，大量饮水并就医，不要催吐。吸入过多的松节油须医学观察24～48 小时，以免发生延迟性肺水肿。作为肺水肿的急救措施，医护人员可能会考虑使用药物或其他吸入疗法。

### 7. 松节油中毒的预防

穿戴防护眼罩、手套和衣服，以防止皮肤或眼睛接触松节油。所有防护服(西装、手套、鞋类、头饰)应保持清洁，每天可用，并在工作前穿上。使用时，不应配戴隐形眼镜。除非佩戴全面罩呼吸防护装置，否则须戴防尘化学眼镜和面罩。当皮肤潮湿或被污染时，员工应立即用肥皂清洗。提供紧急淋浴和洗眼器。

### 8. 松节油的保存

松节油须存放在易燃液体存储区的试剂柜中，远离点火源、腐蚀性和反应性物质。在使用之前，应对人员进行正确处理和储存的培训。在进入可能存在松节油的密闭空间之前，须检查松节油在空气中的浓度以确保不存在爆炸性浓度。松节油须存放在密闭容器中，容器放在阴凉、通风良好的地方，远离氧化剂(例如高氯酸盐、过氧化物、高锰酸盐、氯酸盐和硝酸盐)。在使用、处理或储存松节油时，禁止使用火源，例如禁止吸烟和使用明火，以免引起火灾或爆炸。涉及转移 20 L 或更多松节油的金属容器应接地并黏合，储存桶必须装有自动关闭阀、压力真空塞和阻火器。在打开和关闭松节油容器时须使用无火花的工具和设备。

### 9. 松节油的泄漏处置

将没有穿着防护装备的人员从溢出或泄漏的危险区域撤离，直到清理完成，移开所有点火源。建立强制通风以使水平保持在爆炸极限以下。用干沙、泥土、泥炭、炭或类似材料吸收液体，并存放在密封的容器中。禁止将松节油放在下水道等狭窄的空间内以免发生爆炸。可能有必要将松节油作为危险废物进行处置和处理。如果松节油或受污染的径流进入水道，须通知下游用户、当地卫生消防官员和污染控制机构。与当地环境保护机构联系以获取具体建议。如果要求员工清理泄漏物，则必须对他们进行适当的培训和装备。

### 10. 松节油的燃烧灭火

松节油是易燃液体。热分解产物包括碳的氧化物。使用干粉、二氧化碳或抗乙醇泡沫灭火器灭火。蒸气比空气重，会在低处聚集，蒸气可能会长距离传播到点火源和回火，暴露于火中密闭空间中的蒸气可能会爆炸，长时间将容器暴露于火或热之下，可能会导致容器爆炸。消防人员须从安全、防爆的位置，使用喷水冷却裸露的容器。如果冷却无效，须立即撤至安全位置。如果员工如果要扑灭大火，必须按照规定进行培训和装备。须使用具有全面罩正压模式下运行的 SCBA。

### 6.3.4 沥青（Asphalt）

沥青是一种黑褐色混合物，为高黏度有机液体，由不同分子量的碳氢化合物及其非金属衍生物组成，可溶于二硫化碳。沥青主要可以分为煤焦沥青、石油沥青和天然沥青三种。其中，煤焦沥青是炼焦的副产品。石油沥青是原油蒸馏后的残渣。天然沥青则是储藏在地下，有的形成矿层或在地壳表面堆积。沥青主要用于涂料、塑料、橡胶等工业以及铺筑路面等。沥青中毒多发生在暴露阳光下接触沥青的工人，路旁玩耍的儿童也会接触沥青导致中毒。

#### 1. 沥青的基本性质和危险性

沥青的基本性质和危险参数如表 6-32 所示。

**表 6-32 沥青的基本性质和危险参数**

| | |
|---|---|
| 中文名称：沥青<br>英文名称：Asphalt<br>成分：沥青质和树脂<br>CAS 登录号：8052-42-4<br>EINECS 号：232-490-9<br>来源：煤和石油<br>含量：99.48% | 外观：半固体或液体状态<br>颜色及状态：无色透明液体<br>水溶性：不溶于水<br>相对密度：1.15～1.25g/cm³<br>熔点：485℃<br>沸点：小于 470℃<br>导电性：绝缘体(常温下)<br>危险性：中等毒性 |
| 主要危害：易燃(F)<br>闪点：204.4℃ | 美国接触限值：TWA 5 mL/m³ |

不相容性：沥青和沥青粉尘可能与空气形成爆炸性混合物(注意：沥青在约 93℃时熔化)；沥青在空气或氧气的存在下加热或点燃时很容易燃烧；与强氧化剂(如硝酸)不相容，会被强氧化剂点燃；会发生炭化，然后着火；不受酸、碱、大多数氧化剂和大多数还原剂水溶液的影响

#### 2. 沥青的吸收

沥青主要通过吸入粉尘和烟雾进入人体。

#### 3. 沥青的毒性及其中毒机理

沥青属于中等毒性，主要攻击人的皮肤、呼吸系统。沥青中的挥发性物质是致病的主要因素。皮肤接触热沥青会引起热灼伤。沥青的挥发气体对皮肤、黏膜、呼吸系统产生刺激作用。沥青中含有吖啶、蒽等光感物质，皮肤接触后，在日光作用下会发生急性光感性皮炎。沥青粉尘附着于皮肤表面，可堵塞毛孔，引起毛囊孔发炎及皮脂排泄障碍，并使皮肤干燥、粗糙，导致上皮过度增生、角化。

#### 4. 沥青中毒的临床表现

接触沥青后数小时到 1～2 日，身体暴露部位如面、颈、四肢开始有刺痒、灼

痛，继之出现大块红斑，边缘清楚，严重者有水肿、水疱及渗液。停止接触后 4～5 日，皮炎消退、脱皮。长期、多次反复接触，发生皮肤湿润、变厚、毛囊炎、毛囊口角化、黑头粉刺、痤疮及棕黑色色素沉着，也可出现米粒至黄豆大小赘生物、乳头状瘤及皮肤癌，少数皮肤萎缩和毛细血管扩张。对沥青过敏者，会发生广泛性皮肤过敏皮炎。眼部会有急性结膜炎、流泪、怕光、翼状胬肉，眼内自觉干燥、烧灼感或异物感。可发生鼻炎、喉炎、支气管炎，并有上呼吸道刺痛或胸骨后灼痛感，甚至有暂时性呼吸困难。少数人在吸入沥青后，发生过敏现象，如气喘、偏头痛，嗜酸粒细胞增多。煤焦油沥青中毒可出现乏力、发热、恶心、呕吐、腹痛、腹泻、头痛、口渴、心悸、咳嗽、呼吸急促、体温升高等。严重者可有血尿、黄疸及虚脱、昏迷等。慢性中毒时，常有神经衰弱综合征及视力障碍。

### 5. 辅助检查

进行肺功能测试以及生殖系统、尿道、精子数量、运动和形态的检查。如果需要，可以进行其他测试，例如血清睾丸激素、血清卵泡刺激素(FSH)和血清促黄体生成素(LH)测试。

### 6. 沥青中毒的急救

如果沥青中毒，立刻将中毒者置于阴暗处休息，避免阳光照射。如果皮肤损害，用 2%碳酸氢钠液洗去残余沥青；皮肤有红斑、丘疹时，可外用炉甘石洗剂；有水疱、糜烂、渗液时，可用 0.1%雷肤诺尔作冷湿敷，皮损干燥后外涂皮质激素软膏；毛囊性损害可外用硫磺洗剂及莫匹罗星，黑头粉刺可用痤疮挤压器挤出。严重感染时，酌情用抗菌药物。赘生物一般不必处理，若疣状损害增大或疑有恶变者，行手术切除。色系沉着可外用 3%氢醌霜及低浓度维 A 酸类药物，内服维生素 C。重者口服抗组胺药物如苯海拉明，静脉注射葡萄糖酸钙及维生素 C 等。眼部损害者，用生理盐水或 1%硼酸水溶液等清洗，用可的松、氯霉素眼药水滴眼，以及其他对症处理。

### 7. 沥青中毒的预防

生产过程中减少接触，注意通风、排气，降低粉尘及烟尘浓度，控制沥青加工时温度，减少毒物挥发。接触沥青的工作者，须做好个人防护，穿工作服，戴工作帽，工作后淋浴。皮肤暴露处涂保护剂，避免在日光暴晒下装卸及搬运沥青。勿许小儿在有沥青作业的地方玩耍。避免同时应用光感性药物，如氯丙嗪、磺胺等。

### 8. 沥青的保存

沥青须存放在易燃材料存放区。在使用之前，应对人员进行正确处理和储存的培训。沥青通常装入钢桶中运输，仅在沥青熔化操作中会遇到烟雾，沥青烟雾有潜在的火灾或爆炸危险，所以在使用、处理、制造或储存较轻或液体形式的沥青时，须使用防爆的电气设备和配件，禁止使用火源，例如禁止吸烟和使用明火。

### 9. 沥青的泄漏处置

如果溢出的沥青是干净的，可以将其熔化后冷却并固化，然后将其回收。对溢出或泄漏的区域进行通风，用沙子或其他不燃性吸收材料吸收液态沥青，并放在容器中以便日后处理。可能有必要将沥青作为危险废物进行处置和处理。如果有沥青或受污染的径流进入水道，须通知潜在受污染水域的下游使用者、当地卫生消防官员和污染控制机构。与当地环境保护机构联系以获取具体建议。如果要求员工清理溢出物，则必须对他们进行适当的培训和装备。

### 10. 沥青的燃烧灭火

液态沥青易流动、易燃，固态沥青在加热时会释放出易燃气体，热分解产物可包括硫化氢。对于固态沥青，须使用干粉、二氧化碳或泡沫灭火器灭火。对于轻型，须使用干粉或水雾灭火。消防人员须从安全、防爆的位置，使用喷水冷却裸露的容器。如果冷却无效，须立即撤至安全位置。如果员工要扑灭大火，必须按照规定进行培训和装备。须使用具有全面罩正压模式下运行的 SCBA。

## 6.3.5　甲醛(Formaldehyde)

甲醛为无色气体，有刺激性气味，俗称蚁醛，30%～40%浓度的水溶液称为福尔马林。甲醛能与水、乙醇、丙酮等有机溶剂按任意比例混溶，液体在较冷时久储易混浊，在低温时则形成三聚甲醛沉淀。甲醛是强还原剂，在碱性条件下还原性更强，在空气中能缓慢氧化成甲酸。甲醛已被广泛用作杀真菌剂、杀菌剂，以及消毒剂和防腐液中。它还用于制造人造丝和纺织品、乳胶、苯酚、尿素、硫脲和三聚氰胺树脂，用于造纸、照相和家具行业，是制备药物和农药的中间体。

### 1. 甲醛的基本性质和危险性

甲醛的基本性质和危险参数如表 6-33 所示。

### 2. 甲醛的吸收、分布和代谢

甲醛经呼吸道和胃肠道吸收、皮肤微量吸收进入人体。吸收的甲醛在体内很快被氧化为甲酸，大部分进一步氧化为二氧化碳排出，少量甲酸盐经肾脏由尿排出。甲醛代谢迅速，一般检测不出甲醛浓度增高。甲醛的主要危害表现为对皮肤黏膜的刺激作用，甲醛在室内达到一定浓度时，人就有不适感，大于 0.05 ppm 的

**表 6-33　甲醛的基本性质和危险参数**

| | |
|---|---|
| 中文名称：甲醛<br>英文名称：Formaldehyde<br>CAS 登录号：50-00-0<br>EINECS 登录号：200-001-8<br>RTECS 号：LP8925000<br>分子式：HCHO<br>分子量：30.03 | 性状：无色、有强烈刺激性和窒息性气味的气体<br>密度：0.8153 g/cm³ (−20℃)<br>熔点：−92℃ (181 K)<br>沸点：−19℃ (254 K)<br>水溶性：易溶于水<br>溶解性：能与乙醇、乙醚、丙酮任意混溶<br>危险性：中等毒性 |
| 主要危害：有毒<br>GHS 危险标识：<br>闪点：64℃<br>自燃温度：430℃<br>爆炸下限：7.0%~73% | 半数致死剂量(LD₅₀)：333 ppm(小鼠，2 小时)<br>　　　　　　　　　　815 ppm(大鼠，30 分钟)<br>最低致死浓度(LC_{LO})：333 ppm(猫，2 小时)<br>美国接触限值：允许暴露极限　TWA 0.75 ppm, ST 2 ppm<br>　　　　　　建议暴露极限　Ca TWA 0.016 ppm,<br>　　　　　　　　　　　　　C 0.1 ppm(15 分钟)<br>　　　　　　危险暴露极限　Ca(20 ppm) |

不相容性：除非适当地抑制(通常用甲醇)，否则纯甲醛可能会聚合。与空气形成爆炸性混合物。与强酸、胺、
　　强氧化剂、碱性材料、二氧化氮、尿素等不相容。与盐酸反应生成双氯甲醚(一种致癌物)。福尔马林与强氧
　　化剂、碱、酸、酚、尿素、氧化物、异氰酸酯、苛性碱、酸酐不相容

甲醛浓度就可能引起眼红、眼痒，更高的甲醛浓度会引起咽喉不适或疼痛、声音
嘶哑、喷嚏、胸闷、气喘、皮炎等。新装修的房间甲醛含量较高，是众多疾病的
主要诱因。

### 3. 甲醛的毒性及其中毒机理

甲醛为一种极其活泼的化学物质，在体内可与多种生物大分子结合。甲醛对
组织的刺激性可能与蛋白质和氨基酸有关。甲醛与表皮中的蛋白结合，激活 T 淋
巴细胞，再次接触时引起超敏反应，表现为接触性皮炎。甲醛易与细胞内亲核物
质反应形成加合物，并引起 DNA-蛋白质交联，导致 DNA 损伤。甲醛被国际卫生
组织确定为致癌和致畸形物质。

### 4. 甲醛中毒的临床表现

甲醛轻度中毒主要通过吸入、食入、眼睛和皮肤接触进入人体，具有明显的
眼部及上呼吸道黏膜刺激症状，主要表现为眼结膜充血、红肿，呼吸困难，呼吸
声粗重，喉咙沙哑、讲话或干涩暗哑或湿腻。中毒者还能感受到自己呼吸声音加
粗。轻度甲醛中毒症状的另一个具体表现为 1°~2°的喉咙水肿。中度中毒表现为
咳嗽不止、咯痰、胸闷、呼吸困难及干湿性啰音。胸透 X 光片见肺部纹理实质化，
转变为散布的点状小斑点或片状阴影，即为医学上的畸形支气管肺炎，喉咙水肿
增重至三级。进行血气分析之时会伴随着轻、中度的低氧血症。重度中毒时，肺
部及喉部情况恶化，出现肺水肿与 4°喉水肿的病症，血气分析结果也随之严重，

为重度低氧血症。

### 5. 辅助检查

肺功能测试，强制肺活量、呼气量、呼气流速检查，以及全血、胸部 X 射线、尿液等检查。

### 6. 甲醛中毒的急救

如果甲醛进入眼睛，立即取下隐形眼镜并冲洗眼睛至少 30 分钟，偶尔提起上下眼睑彻底冲洗，立即就医。如果接触皮肤，脱去污染的衣服并立即用肥皂和水清洗，立即就医。如果已吸入，停止继续接触，开始抢救呼吸（使用通用预防措施，包括呼吸面罩）。如果呼吸停止，则进行 CPR。如心跳停止，立即转移到医疗机构。吞下后，须就医。大量喝水并催吐，禁止对失去知觉的人催吐。吸入过多的甲醛须医学观察 24～48 小时，以免发生延迟性肺水肿。作为对肺水肿的急救措施，合格的医疗专业人员可能会考虑使用皮质类固醇喷雾剂。吸烟可能会加重肺部伤害，应在接触后至少 72 小时内戒烟。如果出现中毒症状或怀疑过度接触，应考虑进行胸部 X 射线检查。

### 7. 甲醛中毒的预防

通过提供足够的通风和防护服，可以很容易地防止甲醛中毒。另外，隔离霜也可能有帮助。穿戴防护眼罩、手套和衣服，以防止皮肤或眼睛接触甲醛。使用甲醛时，不应配戴隐形眼镜。除非使用全面罩呼吸防护装置，否则须佩戴防溅化学眼镜和面罩。当皮肤潮湿或被污染时，员工应立即用肥皂清洗。提供紧急淋浴和洗眼器。

### 8. 甲醛的保存

甲醛有易燃危险，须存放在易燃液体存储区的试剂柜中，远离点火源以及腐蚀性和反应性物质。甲醛具有腐蚀性，须单独存放在耐腐蚀的地方。在使用甲醛之前，应对人员进行正确处理和储存的培训。在进入可能存在甲醛的密闭空间之前，须检查以确保不存在爆炸性浓度。必须储存甲醛以避免与氧化剂（如高锰酸盐、硝酸盐、过氧化物、氯酸盐和高氯酸盐）和碱性物质接触，以免发生剧烈反应。应存放在密闭的容器中，放在阴凉、通风良好的地方，远离热、火花或火焰。使用、处理或储存甲醛时，禁止使用火源，例如禁止吸烟和使用明火，以免引起火灾或爆炸。尽可能自动从桶中抽出甲醛溶液以便处理容器。压缩气瓶应固定在墙上，气瓶的处理、使用和存储程序应符合 OSHA 1910.101 和 1910.169 的要求。应按照 OSHA 标准 1910.1045 处理、使用或存储甲醛的地方建立规范的标记区域。

9. 甲醛的泄漏处置

关闭点火源，保证危险区域无火炬、烟雾或火焰。不要触摸溢出的甲醛，最好能在没有风险的情况下阻止泄漏。使用喷水减少甲醛蒸气，但不要将水倒入容器中。少量泄漏时，用沙子或其他不燃吸收剂吸收泄漏的甲醛，并放入容器中，以备后用。大量溢出时，在溢出之前先筑起堤坝，以备后用。使用碳氟化合物喷水可减少蒸气。使用碳酸钠、氢氧化铵或亚硫酸钠中和溢出物。使用通用凝胶、煤灰、通用吸附材料或水泥粉吸收溢出物。须将甲醛远离下水道等狭窄空间，以免引起爆炸。可能有必要将甲醛作为危险废物进行处置和处理。如果甲醛或受污染的径流进入水道，须通知下游用户、当地卫生消防官员和污染控制机构。与当地环境保护机构联系以获取具体建议。如果要求员工清理泄漏物，则必须对他们进行适当的培训和装备。

10. 甲醛的燃烧灭火

甲醛是易燃气体或可燃液体，热分解产物可包括碳的氧化物。小火使用干粉、二氧化碳、喷水或泡沫灭火器灭火。大火使用水喷雾或泡沫灭火器灭火。须从危险区域移走容器，不要冒险，也不要将水倒入容器中。向暴露在火中的容器上喷洒冷却水，直到火完全消失为止。万一从排气安全装置发出的声音增大或因火灾而使罐变色，须立即撤离。甲醛蒸气比空气重，会在低处聚集，其蒸气可能会长距离传播到点火源和回火。暴露于火中密闭空间中的甲醛蒸气可能会爆炸。长时间将容器暴露于火或热之下，可能会导致容器爆炸。消防人员须从安全、防爆的位置，使用喷水冷却裸露的容器。如果冷却无效，须立即撤至安全位置。如果员工要扑灭大火，必须按照规定进行培训和装备。须使用具有全面罩正压模式下运行的 SCBA。

### 6.3.6　草酸和草酸盐（Oxalic Acid and Oxalate）

草酸，即乙二酸，是简单的有机二元酸之一，一般是无色透明结晶。草酸对人体有害，会使人体内的酸碱度失去平衡，影响儿童的发育。草酸是生物体的一种代谢产物，广泛分布于植物、动物和真菌体中，并在不同的生命体中发挥不同的功能。研究发现，多种植物富含草酸，尤以菠菜、苋菜、甜菜、马齿苋、芋头、甘薯和大黄等植物中含量最高，由于草酸可降低矿质元素的生物利用率，在人体中容易与钙离子形成草酸钙导致肾结石，所以草酸往往被认为是一种矿质元素吸收利用的拮抗物。草酸也用于纺织品的后整理，脱漆，金属和设备的清洁。作为分析试剂，草酸可用于制造染料、油墨、漂白剂和脱漆剂、清漆、木材和金属清洁剂、糊精、牙垢膏、草酸盐、酒石酸、纯甲醇、甘油和稳定的氰化氢。它也用于照相、陶瓷、冶金、橡胶、皮革、雕刻、制药、造纸和平版印刷行业。

### 1. 草酸的基本性质和危险性

草酸的基本性质和危险参数如表 6-34 所示。

**表 6-34　草酸的基本性质和危险参数**

| | |
|---|---|
| 中文名称：草酸<br>英文名称：Oxalic acid<br>CAS 登录号：144-62-7<br>EINECS 登录号：205-634-3<br>RTECS 号：RO2450000<br>分子式：$C_2H_2O_4$<br>分子量：90.04 | 性状：无色、无味、有吸湿性物质，单斜片状棱柱体结晶或白色颗粒<br>密度：1.90 g/cm³<br>熔点：189.5℃（菱形）<br>熔点：182℃（单斜晶形）<br>水溶性：143 g/L（25℃）<br>溶解性：易溶于乙醇，溶于水，微溶于乙醚，不溶于氯仿、苯<br>蒸气压：<0.133 Pa（20℃） |
| 主要危害：有毒<br>GHS 危险标识：<br>闪点：166℃<br>自燃温度：430℃<br>爆炸下限：7.0%～73% | 半数致死剂量（$LD_{50}$）：333 ppm（小鼠，2 小时）<br>　　　　　　　　　　　　815 ppm（大鼠，30 分钟）<br>最低致死浓度（$LC_{LO}$）：1000 mg/kg（狗，口服）<br>　　　　　　　　　　　　7500 mg/kg（大鼠，口服）<br>美国接触限值：允许暴露极限　TWA 1 mg/m³<br>　　　　　　　建议暴露极限　TWA 1 mg/m³，ST 2 mg/m³<br>　　　　　　　危险暴露极限　500 mg/m³ |

不相容性：草酸的水溶液是中等强度的酸，可与所有的无机碱和有机碱(胺)发生反应，生成水和相应的盐，同时释放大量的热量。与砷化合物、重氮化合物、二硫代氨基甲酸酯、异氰酸酯、硫醇不相容。与氮化物、硫化物(释放热量、有毒气体和可燃气体)、硫代硫酸盐和连二亚硫酸盐(释放硫化氢和硫的氧化物)皆可反应。与氧化剂(氯酸盐、硝酸盐、过氧化物、高锰酸盐、高氯酸盐、氯、溴、氟等)不相容，接触可能引起火灾或爆炸。

### 2. 草酸的吸收、分布和代谢

草酸主要通过吸入、食入、眼睛和皮肤接触进入人体。自小肠吸收后，与血钙结合成草酸钙由肾脏排出，血中钙离子减少。

### 3. 草酸和草酸盐的毒性及其中毒机理

草酸有强腐蚀性，可致口腔、食管、胃部充血和糜烂。主要攻击人的眼睛、皮肤、呼吸系统、肾脏。血中钙离子减少引起中枢神经系统兴奋，心律失常，重者室颤。草酸盐晶体在肾小管、输尿管和膀胱内时可发生血尿及排尿时疼痛，草酸钙晶体堵塞肾小管可引起尿闭。

### 4. 草酸和草酸盐中毒的临床表现

误服极度浓缩的大量草酸盐或其结晶约 15 g，立即发生中毒症状，并在几分钟内死亡。中毒者感到有酸或苦味，口咽、食管有烧灼感，开始上腹部疼痛，很快放射到整个腹部，有触痛、恶心、呕吐，嗳气，呕吐物呈鲜红血液或棕褐色。中毒者极度口渴、口唇青紫、瞳孔扩大、呼吸困难，发生休克和呼吸循环衰竭。误服大剂量稀释的草酸或草酸盐后，能生存数小时到 48 小时，可见口腔、舌、咽部水肿和溃疡，吞咽困难等。胃肠道症状同上。因血钙降低，中毒者肌肉应激性增加，触痛，面肌抽搐，手足搐搦，惊厥，四肢末端麻木，心律失常，或发生室颤。慢性中毒时，开始有中度消化道症状，以后有泌尿系统症状，常在 5～14 日后，发生严重的肾功能衰竭。

### 5. 辅助检查

检查尿液和血管。对于急性中毒者，须测试血清钙水平。如果出现中毒症状或怀疑过度接触，则进行肾功能检查。

### 6. 草酸和草酸盐中毒的急救

误服草酸和草酸盐后，立即给予口服含钙的物质，如牛奶、氯化钙、石灰水、葡萄糖酸钙等，以使草酸沉淀，小心洗胃，用硫酸镁导泻。若已出现上消化道腐蚀损害时，则禁止催吐、洗胃，内服米汤、牛奶、蛋清以减轻胃肠道刺激。使用 10%葡萄糖酸钙，缓慢静脉注射以控制低血钙症状。大量饮水及静脉滴注 5%～10%葡萄糖生理盐水以促进草酸钙的排泄，防止草酸钙沉积于肾中。草酸中毒时，勿用碱性药品中和，应给以钙盐。吸入过多的草酸须医学观察 24～48 小时，以免发生延迟性肺水肿。作为肺水肿的急救措施，医护人员可能会考虑使用药物或其他吸入疗法。

### 7. 草酸和草酸盐中毒的预防

佩戴防护眼罩、手套和衣服，以防止皮肤或眼睛接触草酸和草酸盐。使用草酸和草酸盐时，不应配戴隐形眼镜。使用草酸和草酸盐溶液时，须佩戴防溅化学眼镜和面罩或全面罩呼吸防护装置。使用草酸和草酸盐粉末或粉尘时，须佩戴防尘眼镜和面罩或全面罩呼吸防护装置。当皮肤潮湿或被污染时，员工应立即用肥皂清洗。作业场所须提供紧急淋浴和洗眼器。

### 8. 草酸和草酸盐的保存

在使用草酸和草酸盐之前，应该对人员进行正确处理和存储的培训。必须避免草酸与银或强氧化剂(例如氯和溴)接触，以免发生剧烈反应。草酸和草酸盐须存放在密闭容器中，容器放在阴凉、通风良好的地方，远离热源。在使用、处理或储存草酸时，禁止使用火源，例如禁止吸烟和使用明火。

9. 草酸和草酸盐的泄漏处置

将没有穿着防护装备的人员从溢出或泄漏的危险区域撤离，直到清理完成，移开所有点火源。穿着适当的防护服和设备，用纯碱或碳酸氢钠覆盖。以最方便、最安全的方式收集草酸盐固体，并将其存放在密封的容器中，清理完成后通风。可能有必要将草酸作为危险废物进行处置和处理。如果草酸及其盐或受污染的径流进入水道，须通知下游用户、当地卫生消防官员和污染控制机构。与当地环境保护机构联系以获取具体建议。如果要求员工清理泄漏物，则必须对他们进行适当的培训和装备。

10. 草酸和草酸盐的燃烧灭火

草酸是可燃固体，热分解产物可包括甲酸和碳的氧化物。使用干粉、二氧化碳、喷水或抗乙醇泡沫灭火器进行灭火。消防人员须从安全、防爆的位置，使用喷水冷却裸露的容器。如果冷却无效，须立即撤至安全位置。如果员工要扑灭大火，必须按照规定进行培训和装备。须使用具有全面罩正压模式下运行的 SCBA。

### 6.3.7 溴甲烷 (Methyl Bromide)

溴甲烷，又称溴代甲烷或甲基溴，是一种无色无味的液体。甲基溴可用于灭火器，在工业上用作化学中间体和甲基化试剂，在害虫控制中用于土壤、谷物、仓库、工厂、船舶等的昆虫熏蒸剂。溴甲烷可用作制冷剂、除草剂、苯胺染料生产中的低沸点溶剂，可用于羊毛脱脂，以及从坚果、种子和花朵中提取植物油。在电离室中，溴甲烷被用作许多药物生产的中间体。由于溴甲烷是一种消耗臭氧层的物质，所以，根据《蒙特利尔议定书哥本哈根修正案》，发达国家于 2005 年，发展中国家也在 2015 年淘汰溴甲烷。

1. 溴甲烷的基本性质和危险性

溴甲烷的基本性质和危险参数如表 6-35 所示。

2. 溴甲烷的吸收、分布、代谢

溴甲烷的挥发性高，空气中可达较高浓度，接触者以呼吸道吸入为主。皮肤沾染溴甲烷液体也可经皮吸收，特别是液态溴甲烷污染衣物、手套、鞋袜而不及时去除使皮肤接触溴甲烷时间长，吸收量较多。进入人体后，溴甲烷主要分布于类脂质丰富的组织内。液态溴甲烷有制冷作用，对皮肤、黏膜有冷刺激，故很少经胃肠道进入人体。溴甲烷自肺很快吸收，部分溴甲烷以原形物自呼吸排出。溴甲烷在肝内代谢，经去甲基作用以无机溴及半胱氨酸甲酯的形式从尿中排出。

**表 6-35　溴甲烷的基本性质和危险参数**

| | |
|---|---|
| 中文名称：溴甲烷 | 性状：无色无味，有甜味 |
| 英文名称：Methyl bromide | 密度：1.73 g/cm$^3$(4℃) |
| CAS 登录号：74-83-9 | 熔点：−93.6℃ |
| EINECS 登录号：200-813-2 | 沸点：3.6℃ |
| RTECS 号：PA4900000 | 水溶性：不溶于水 |
| 分子式：CH$_3$Br | 溶解性：溶于乙醇、乙醚、氯仿、苯等多种有机溶剂 |
| 分子量：94.94 | 蒸气压：190 kPa(20℃) |
| 主要危害：有毒<br>GHS危险标识：<br>闪点：166℃<br>自燃温度：535℃<br>爆炸极限：10%～16% | 半数致死剂量(LD$_{50}$)：1200 ppm(小鼠，1 小时)；7316 ppm(兔，30 分钟)<br>　　　　　　　　2833 ppm(大鼠，1 小时)；302 ppm(大鼠，8 小时)<br>　　　　　　　　390 ppm(小鼠，9 小时)<br>最低致死浓度(LC$_{LO}$)：300 ppm(豚鼠，9 小时)<br>美国接触限值：允许暴露极限　C 20 ppm(80 mg/m$^3$)(经皮吸收)<br>　　　　　　　危险暴露极限　Ca(250 ppm) |

不相容性：侵蚀铝以形成自燃的三甲基铝；与强氧化剂、铝、二甲基亚砜、环氧乙烷不相容；侵蚀锌、镁、碱
　　　　金属及其合金；侵蚀某些橡胶和涂料。甲基溴与水反应生成氢溴酸和甲醇，但反应太慢，以致于在大多数实
　　　　际应用中都可以忽略不计

### 3. 溴甲烷的毒性及其中毒机理

溴甲烷有中等毒性，为一种强烈的神经毒物。溴甲烷可水解成甲醇及氢溴酸，因而溴甲烷中毒表现出中枢神经系统症状及视力障碍，但尚无定论。因溴甲烷甲基作用很强，一般认为可使任何物质作为甲基受体。有人认为溴甲烷的毒作用不是由其水解成甲醇引起，而是由巯基酶甲基化引起的。

### 4. 溴甲烷中毒的临床表现

急性中毒时潜伏期为 20 分钟～48 小时，一般在接触溴甲烷后 6～8 小时出现中毒症状。轻度中毒时，中毒者出现头痛、头晕、全身无力、嗜睡、厌食、恶心、呕吐、面红、体温升高、血压不稳、脉搏缓或频速、瞳孔轻度散大、视物模糊或复视、皮肤划痕症等。中度中毒时，上述症状加重，可有脑水肿、颅内压增高表现，如瞳孔扩大，血压升高，腱反射亢进、视神经盘水肿、共济失调及周围神经炎表现、轻度精神异常等。重度中毒时，上述症状加重，出现狂躁、抽搐或癫痫样发作，以及昏迷、呼吸障碍、呼吸抑制等脑水肿及肺水肿症状，还有心律失常及急性肾功能衰竭及肝脏损害。极严重中毒时，在几小时潜伏期后，突然出现全身中毒症状，病情进展迅速，24 小时死亡。病人先有剧烈呕吐、头晕，继而眼睑和面肌痉挛，以至惊厥、神志模糊、昏迷、肺水肿、急性肾功能衰竭、心律失常、呼吸抑制症状。皮肤接触溴甲烷后，发生烧灼感，出现红斑，水疱性皮炎，或在接触后 7～9 日出现皮损。慢性中毒时，出现轻度胃肠道功能紊乱，如食欲不振、

恶心等，还有头痛、头晕、失眠或嗜睡、瞳孔不等大、幻觉、四肢无力、麻木等，可出现步态不稳、运动失调、语言困难，精神方面可有狂躁或忧郁、淡漠、思想不集中、失眠等。

### 5. 辅助检查

全血(化学/代谢物)、血清、胸部 X 射线、肺功能检查，强制肺活量、强制呼气量、尿液(化学/代谢物)检查，评估对中枢神经系统、呼吸道和皮肤的影响，并进行定期复查，对溴化物进行血液检查、肾功能检查以及评估脑部影响。

### 6. 溴甲烷中毒的急救

如果急性溴甲烷中毒，应该立即使中毒者脱离有毒现场，脱去污染衣物，用肥皂水或 2%碳酸氢钠液清洗皮肤。误服溴甲烷时，立即催吐，用 0.45%盐水洗胃。如果轻度中毒，应该对症处理，防止病情继续发展，予镇静剂。恶心、呕吐严重时，给阿托品口服或注射，可予 5%葡萄糖生理盐水加维生素 C 静脉滴注，补充维生素 B 族等。中度中毒者，除上述处理外，可用二巯丙磺酸钠，首次 2 g 以注射用水 10～20 mL 稀释后静脉注射。重度中毒者，可加用维生素 $B_6$、三磷酸腺苷(ATP)及细胞色素 C，大剂量维生素 C 加入液体中静脉滴注，注意纠正酸中毒及水电解质紊乱，有脑水肿、肺水肿、心律失常及急性肾功能衰竭者，积极抢救，必要时加用抗生素预防感染。

### 7. 溴甲烷中毒的预防

穿着适当的个人防护服，以防止皮肤因与溴甲烷接触或与装有溴甲烷的容器接触而发生冻伤。所有防护服(西装、手套、鞋类、头饰)应保持清洁，每天可用，并在工作前穿上。使用溴甲烷时，不应配戴隐形眼镜，须佩戴全面罩呼吸防护装置或戴防尘化学眼镜和面罩。当皮肤潮湿或被污染时，员工应立即用肥皂清洗。提供紧急淋浴和洗眼器。

### 8. 溴甲烷的保存

溴甲烷须存放在室外有警告标志的安全禁区中。该区域必须有顶棚和阴凉处，且气瓶应远离汽车存放。该区域必须与分配给其他危险类别的所有产品和非木质地板上的辐射热源分开。如果是在室内，溴甲烷须存放在通风良好的地方，温度不得超过 50℃，避免阳光直射，避免热源，防止物理损坏。在使用之前，应对人员进行正确处理和储存的培训。在进入可能存在溴甲烷的密闭空间之前，须检查以确保不存在爆炸性浓度。应在符合 OSHA 标准 1910.1045 的规定下，在处理、使用或储存溴甲烷的地方建立管制标记的区域。气瓶的处理、使用和存储程序应符合 OSHA 1910.101 和 1910.169 的要求以及压缩气体协会的建议。

### 9. 溴甲烷的泄漏处置

迅速撤离泄漏污染区人员至上风处，严格限制人员出入，切断火源。应急处理人员须配戴自给正压式呼吸器，穿防毒服，尽可能切断泄漏源，合理通风，加速溴甲烷的扩散。可用喷雾状水稀释泄漏的溴甲烷。如有可能，将残余气或漏出气用排风机送至水洗塔或与塔相连的通风橱内。漏气容器要妥善处理，修复、检验后再用。

### 10. 溴甲烷的燃烧灭火

溴甲烷是易燃气体，但仅在高能点火源存在下易燃，在室温下不易燃，热分解产物包括溴化氢和一氧化碳。须建立强制通风以使水平保持在爆炸极限以下。如果有液体溅出，须疏散溢出的区域，用干沙土或类似材料吸收溢出的液体，并存放在密封的容器中，以备后用。如果有气体泄漏，除非可以停止气流并且保证管道内没有剩余气体，否则勿灭火。可使用雾线来冷却暴露的物体，并让火自行燃烧。溴甲烷蒸气比空气重，会在低处聚集，蒸气可能会长距离传播到点火源和回火。暴露于火中密闭空间中的蒸气可能会爆炸，长时间将容器暴露于火或热之下，可能会导致容器爆炸。如果有溴甲烷或受污染的径流进入水道，须通知潜在受污染水域的下游使用者、当地的卫生和消防官员以及污染控制机构。消防人员须从安全、防爆的位置，使用喷水冷却裸露的容器。如果冷却无效，须立即撤至安全位置。如果员工要扑灭大火，必须按照规定进行培训和装备。须使用具有全面罩正压模式下运行的 SCBA。

## 6.3.8　二氯乙烷（Dichloroethane）

二氯乙烷，即邻二氯乙烷，是卤代烃的一种，常用 DCE 表示，为无色或浅黄色透明液体，难溶于水，在室温下有类似氯仿气味，有毒，具潜在致癌性，可能的溶剂替代品包括 1,3-二氧六环和甲苯。二氯乙烷可用作制备三氯乙烷的中间体，用作蜡、脂肪、橡胶等的溶剂及谷物杀虫剂。近年来，1,2-二氯乙烷被用于氯乙烯的生产和用作汽油中的除铅剂。在乙二醇、二氨基乙烯、聚氯乙烯、尼龙、黏胶人造丝、丁苯橡胶和各种塑料的生产中被广泛使用。二氯乙烷是树脂、沥青、橡胶、醋酸纤维素的溶剂，纤维素酯和油漆、工程、纺织品上和石油工业的除油剂，以及大豆油和咖啡因的提取剂。二氯乙烷也被用作汽油的抗爆剂、酸洗剂、熏蒸剂和干洗剂。可用于摄影、静电复印和水软化，以及黏合剂、化妆品、药品和清漆的生产。

## 1. 二氯乙烷的基本性质和危险性

二氯乙烷的基本性质和危险参数如表 6-36 所示。

**表 6-36　二氯乙烷的基本性质和危险参数**

| | |
|---|---|
| 中文名称：二氯乙烷<br>英文名称：Dichloroethane<br>CAS 登录号：107-06-2<br>EINECS 登录号：203-458-1<br>RTECS 号：KI0525000<br>分子式：$C_2H_4Cl_2$<br>分子量：98.96 | 性状：无色或浅黄色透明液体，有类似氯仿的气味<br>密度：1.26 g/cm³<br>熔点：−35.7℃<br>沸点：83.5℃<br>水溶性：微溶于水<br>溶解性：可混溶于乙醇、乙醚、氯仿和多数溶剂<br>蒸气压：13.33 kPa(29.4℃) |
| 主要危害：易燃，有毒<br>GHS 危险标识：<br>闪点：13℃<br>自燃温度：413℃<br>爆炸极限：6.2%～16% | 半数致死剂量(LD₅₀)：3000 ppm(豚鼠，7 小时)<br>　　　　　　　　　　1000 ppm(大鼠，7 小时)<br>最低致死浓度(LC_LO)：1217 ppm(小鼠，2 小时)<br>　　　　　　　　　　1000 ppm(大鼠，4 小时)<br>　　　　　　　　　　3000 ppm(兔，7 小时)<br>美国接触限值：允许暴露极限　　TWA 50 ppm<br>　　　　　　　建议暴露极限　　Ca TWA 1ppm(4 mg/m³)<br>　　　　　　　危险暴露极限　　Ca 50 ppm |

不相容性：与空气形成爆炸性混合物；与强氧化剂和苛性碱，化学活性金属，例如镁或铝粉、钠和钾，碱金属，碱酰胺，液氨等剧烈反应。在 600℃以上分解为氯乙烯和 HCl，侵蚀塑料、橡胶、涂料。遇水会腐蚀许多金属

## 2. 二氯乙烷的吸收

二氯乙烷易经呼吸道、消化道及皮肤吸收进入人体。其中以呼吸道和消化道吸收为主。毒作用的靶器官为神经系统、肝脏和肾脏，对中枢神经系统的麻醉和抑制作用突出。

## 3. 二氯乙烷的毒性及其中毒机理

二氯乙烷属于高毒类物质，主要攻击人的眼睛、皮肤、肾脏、肝脏、中枢神经系统和心血管系统。对人具有刺激性、致敏性、致突变性、致畸性、致癌性等。对眼睛及呼吸道有刺激作用，吸入可引起肺水肿，抑制中枢神经系统，刺激胃肠道和引起肝、肾和肾上腺损害。

## 4. 二氯乙烷中毒的临床表现

短期接触二氯乙烷会刺激眼睛、皮肤和呼吸道，吸入二氯乙烷蒸气会引起肺水肿，肺水肿可能会延迟数小时，可能导致死亡，且体力劳动会加重肺水肿的症状。二氯乙烷中毒会引起恶心、呕吐、头痛、睡意和意识丧失。过度暴露于二氯

乙烷的环境中可能会损害中枢神经系统、肾脏、肝脏。食入 56.7 g 二氯乙烷会导致恶心、呕吐、昏厥、嗜睡、呼吸困难、皮肤苍白、内出血、肾脏损害，因呼吸衰竭而死亡。其他症状还包括腹部痉挛、严重头痛、嗜睡、降低血压、腹泻、休克、身体虚弱和昏迷。反复或长期接触二氯乙烷会刺激皮肤，引起皮肤干燥、发红和皮疹，引起眼、鼻和喉咙刺激，神经损伤，肝肾损害，会刺激肺部，发展为支气管炎。反复或长期接触二氯乙烷会导致食欲不振，恶心和呕吐，颤抖和低血糖。已确定二氯乙烷可导致实验动物的肺癌、胃癌、乳腺癌和其他部位的癌症，并且可能是人类致癌物。

### 5. 辅助检查

在工作前后的固定时间进行肺功能检查和肝肾功能检查。在急性中毒后考虑胸部 X 射线检查。

### 6. 二氯乙烷中毒的急救

将受害者转移到新鲜空气处，致电 120 或紧急医疗服务。如果受害者没有呼吸，进行人工呼吸。如果受害人摄入或吸入二氯乙烷，勿使用口对口方法，须使用配备有单向阀或其他呼吸医疗设备的口罩进行人工呼吸。如果呼吸困难，须给氧气。如果皮肤或眼睛接触到物质，须及时脱下并隔离受污染的衣服和鞋子，并立即用流水冲洗皮肤或眼睛至少 20 分钟。对于轻微的皮肤接触，应避免将二氯乙烷扩散到未受影响的皮肤上，保持温暖，保持安静，接触二氯乙烷(吸入、摄入或皮肤接触)的影响可能会延迟。确保医务人员了解二氯乙烷的毒性，并做好个人防护。吸入过多的二氯乙烷须医学观察 24～48 小时，以免发生延迟性肺水肿。作为肺水肿的急救措施，医护人员可能会考虑使用药物或其他吸入疗法。

### 7. 二氯乙烷中毒的预防

穿戴防护眼罩、手套和衣服，以防止皮肤或眼睛接触二氯乙烷。所有防护服(西装、手套、鞋类、头饰)应保持清洁，每天可用，并在工作前穿上。使用二氯乙烷时，不应配戴隐形眼镜，须佩戴全面罩呼吸防护装置或防尘化学眼镜和面罩。当皮肤潮湿或被污染时，员工应立即用肥皂清洗。提供紧急淋浴和洗眼器。

### 8. 二氯乙烷的保存

二氯乙烷须存放在易燃液体存储区的试剂柜中，远离点火源、腐蚀性和反应性物质。在使用之前，应对人员进行正确处理和储存的培训。在进入可能存在二氯乙烷的密闭空间之前，须检查以确保不存在爆炸性浓度。二氯乙烷须储存在密闭容器中，容器放在阴凉、通风良好的地方，远离氧化剂(例如高氯酸盐、过氧化物、高锰酸盐、氯酸盐和硝酸盐)、强酸(例如盐酸、硫酸和硝酸)、具有化学活性的金属(例如钾、钠、镁和锌)和强碱(例如氢氧化钠)，以免发生剧烈反应。

### 9. 二氯乙烷的泄漏处置

将没有穿着防护装备的人员从溢出或泄漏的危险区域撤离，直到清理完成，移开所有点火源。建立强制通风以使水平保持在爆炸极限以下。用干沙、泥土、泥煤、炭或类似材料吸收二氯乙烷，然后将其装入密封的容器中，禁止将二氯乙烷放在下水道等狭窄的空间内，以免引起爆炸。可能有必要将二氯乙烷作为危险废物进行处置和处理。如果二氯乙烷或受污染的径流进入水道，须通知下游用户、当地卫生消防官员和污染控制机构。与当地环境保护机构联系以获取具体建议。如果要求员工清理泄漏物，则必须对他们进行适当的培训和装备。

### 10. 二氯乙烷的燃烧灭火

二氯乙烷是易燃液体，热分解产物可能包括光气和氯化氢。使用干粉、二氧化碳或抗乙醇泡沫灭火器灭火。蒸气比空气重，会在低处聚集，蒸气可能会长距离传播到点火源和回火，暴露于火中密闭空间中的蒸气可能会爆炸。长时间将容器暴露于火或热之下，可能会导致容器爆炸。消防人员须从安全、防爆的位置，使用喷水冷却裸露的容器。如果冷却无效，须立即撤至安全位置。如果员工要扑灭大火，必须按照规定进行培训和装备。须使用具有全面罩正压模式下运行的SCBA。

## 6.3.9　乙二醇(Ethylene Glycol)

乙二醇又名甘醇、1,2-亚乙基二醇，简称 EG，是最简单的二元醇。乙二醇无色、无臭、有甜味，对动物有毒性，人类致死剂量约为 1.6 g/kg。乙二醇能与水、丙酮互溶，但在醚中溶解度较小。乙二醇的高聚物聚乙二醇(PEG)是一种相转移催化剂，也用于细胞融合，其硝酸酯是一种炸药。乙二醇用于防冻剂(尤其是汽车散热器防冻剂)、聚对苯二甲酸乙二醇酯纤维和薄膜、液压油、电解电容器和热交换器的生产中，它也用作溶剂和化学合成和药物合成的中间体。

### 1. 乙二醇的基本性质和危险性

乙二醇的基本性质和危险参数如表 6-37 所示。

### 2. 乙二醇的吸收、分布和代谢

乙二醇可经胃肠道、呼吸道和皮肤吸收进入人体。因其不易挥发，而且在大气中的分解速度很快，所以在常温下经呼吸道大量吸入的可能性不大。另外，它也不易被皮肤吸收，故最常见的中毒途径为误服。乙二醇经消化道吸收最快，其次为肺部，皮肤最慢。吸收的乙二醇可分布到机体组织和体液中，并迅速经肝脏代谢，肝内醇脱氢酶将乙二醇氧化为乙醇醛，然后在醛脱氢酶作用下氧化成乙醇酸，再部分转化为乙醛酸，并进一步转化为草酸和甲酸，后者可氧化代谢成二氧化碳和水。

**表 6-37　乙二醇的基本性质和危险参数**

| | |
|---|---|
| 中文名称：乙二醇<br>英文名称：Ethylene glycol<br>CAS 登录号：107-21-1<br>EINECS 登录号：203-473-3<br>RTECS 号：KW2975000<br>分子式：$C_2H_6O_2$<br>分子量：62.07 | 性状：无味、无色透明微有黏稠性液体<br>密度：1.1132 $g/cm^3$<br>熔点：$-13 \sim -11℃$<br>沸点：197.3℃<br>水溶性：与水混溶<br>溶解性：与乙醇、丙酮、乙酸、甘油、吡啶等混溶<br>蒸气压：7.98Pa(20℃) |
| 主要危害：有毒<br>危险品标志：危险(GHS)<br>GHS 危险标识：⚠<br>闪点：13℃<br>自燃温度：410℃<br>爆炸极限：3.2%～15.2% | 半数致死剂量($LD_{50}$)：3000 ppm(豚鼠，7 小时)<br>　　　　　　　　　　　1000 ppm(大鼠，7 小时)<br>最低致死浓度($LC_{LO}$)：1217 ppm(小鼠，2 小时)<br>　　　　　　　　　　　1000 ppm(大鼠，4 小时)<br>　　　　　　　　　　　3000 ppm(兔，7 小时)<br>美国接触限值：允许暴露极限　TWA 50 ppm<br>　　　　　　　建议暴露极限　Ca TWA 1ppm(4 $mg/m^3$)<br>　　　　　　　危险暴露极限　Ca 50 ppm |

不相容性：与硫酸、发烟硫酸、氯磺酸、强碱、三氧化铬、高锰酸钾、过氧化钠等皆可反应。乙二醇还具有吸湿性(即从空气中吸收水分)

### 3. 乙二醇的毒性及其中毒机理

乙二醇本身毒性很低，但其代谢产物毒性较高。乙二醇氧化物草酸盐结晶堵塞肾小管会损伤肾脏。乙二醇本身及其代谢中间产物乙醇醛、乙醛酸等对肾脏也有直接毒性。

### 4. 乙二醇中毒的临床表现

急性中毒的典型临床症状可分为三个阶段。在服后 0.5～12 小时是第一阶段，主要表现为类似乙醇中毒的中枢神经系统症状，出现短暂的兴奋，但呼出气无酒味，有恶心、呕吐等胃肠道症状，代谢性酸中毒，低血钙所致肌阵挛，重症患者因脑水肿很快昏迷、抽搐，甚至死亡。第二阶段是在服后 12～24 小时，心肺损害明显，表现为呼吸急促、心动过速、血压下降、发绀，严重病例发生心力衰竭、循环衰竭和肺水肿。第三阶段是在服后 24～72 小时，出现不同程度的肾损害，可开始于中毒之初，但在 24 小时左右症状明显，有两侧腰痛、蛋白尿、少尿或无尿，重者可因急性肾功能衰竭而死亡。加热乙二醇导致吸入中毒时，可出现短暂的意识模糊、眼球震颤等，脱离接触后一般很快恢复正常。长期接触乙二醇的工人可能存在亚临床肾近曲小管功能障碍。乙二醇对人体健康尤其是肾脏的慢性影响应进一步深入研究。

**5. 辅助检查**

实验室进行血、尿、粪常规检查，以及肾、脑、心、肺等多脏器检查。检查重点为神经系统、尿中草酸盐测定和镜检及肾功能(包括尿低分子量蛋白质和尿酶)测定。

**6. 乙二醇中毒的急救**

误服者应尽快洗胃。严重中毒者，尤其是血清乙二醇浓度明显增高或发生急性肾功能衰竭时，及早应用血液透析治疗。解毒剂可用乙醇和4-甲基吡唑，两者均可延迟和阻止乙二醇有毒代谢产物的形成，使之以原形排出或经血液透析清除。给予对症和支持疗法，包括纠正酸中毒和低血钙，维持水电解质平衡，积极防治急性肾功能衰竭、脑水肿、心力衰竭、循环衰竭和肺水肿等。

**7. 乙二醇中毒的预防**

穿戴防护眼罩、手套和衣服，以防皮肤或眼睛接触乙二醇。所有防护服(西装、手套、鞋类、头饰)应保持清洁，每天可用，并在工作前穿上。使用乙二醇时，不应配戴隐形眼镜，须佩戴全面罩呼吸防护装置或防尘化学眼镜和面罩。当皮肤潮湿或被污染时，员工应立即用肥皂清洗。提供紧急淋浴和洗眼器。

**8. 乙二醇的保存**

在使用乙二醇之前，应对人员进行正确处理和储存的培训。在进入可能存在乙二醇的密闭空间之前，须检查以确保不存在爆炸性浓度。储存乙二醇时，避免与硫酸接触，以免发生剧烈反应。乙二醇须存放在密闭容器中，容器放在阴凉、通风良好的地方，远离氧化剂(例如高氯酸盐、过氧化物、高锰酸盐、氯酸盐和硝酸盐)。

**9. 乙二醇的泄漏处置**

将没有穿着防护装备的人员从溢出或泄漏的危险区域撤离，直到清理完成，移开所有点火源。建立强制通风以使水平保持在爆炸极限以下。用干沙、泥土、泥炭、炭或类似材料中吸收乙二醇，并存放在密封的容器中。禁止将乙二醇放在下水道等狭窄的空间内，以免发生爆炸。可能有必要将乙二醇作为危险废物进行处置和处理。如果乙二醇或受污染的径流进入水道，须通知下游用户、当地卫生消防官员和污染控制机构。与当地环境保护机构联系以获取具体建议。如果要求员工清理泄漏物，则必须对他们进行适当的培训和装备。

10. 乙二醇的燃烧灭火

乙二醇是可燃液体，热分解产物包括碳的氧化物。使用干粉、二氧化碳或抗乙醇泡沫灭火器灭火。蒸气比空气重，会在低处聚集，蒸气可能会长距离传播到点火源和回火，暴露于火中密闭空间中的蒸气可能会爆炸。长时间将容器暴露于火或热之下，可能会导致容器爆炸。消防人员须从安全、防爆的位置，使用喷水冷却裸露的容器。如果冷却无效，须立即撤至安全位置。如果员工要扑灭大火，必须按照规定进行培训和装备。须使用具有全面罩正压模式下运行的 SCBA。

### 6.3.10　氯乙烯（Vinyl Chloride）

氯乙烯又名乙烯基氯，是一种高分子化工的重要单体，可由乙烯或乙炔制得。氯乙烯为无色、易液化的有毒物质，长期吸入和接触氯乙烯可能会导致肝癌。氯乙烯与空气形成爆炸混合物，在加压下更易爆炸，储运时必须注意容器的密闭及氮封，并应添加少量阻聚剂。氯乙烯在制造聚氯乙烯（氯乙烯均聚物）和其他共聚物树脂中用作乙烯基单体，它也用作化学合成中间体。

1. 氯乙烯的基本性质和危险性

氯乙烯的基本性质和危险参数如表 6-38 所示。

**表 6-38　氯乙烯的基本性质和危险参数**

| | |
|---|---|
| 中文名称：氯乙烯<br>英文名称：Vinyl chloride<br>CAS 登录号：75-01-4<br>EINECS 登录号：200-831-0<br>RTECS 号：KU9625000<br>分子式：$C_2H_3Cl$<br>分子量：62.5 | 性状：无色、有醚样气味的气体<br>密度：0.91 g/cm$^3$<br>熔点：−153.8℃<br>沸点：−13.4℃<br>水溶性：2.7 g/L<br>溶解性：微溶于水，溶于乙醇、乙醚、丙酮、苯等多种有机溶剂<br>蒸气压：343.97 kPa |
| 主要危害：致癌<br>GHS 危险标识：<br>闪点：−61℃<br>自燃温度：472℃<br>爆炸极限：3.6%～33% | 半数致死剂量（LD$_{50}$）：18000 ppm（大鼠，吸入，15 分钟）<br>美国接触限值：允许暴露极限　TWA 1 ppm，C 5 ppm（15 min） |
| 不相容性：与铜、氧化剂、铝、过氧化物、铁、钢不相容。在空气、阳光、热以及与催化剂接触时发生聚合；<br>　　　　除非通过抑制剂（例如苯酚）稳定氯乙烯，否则它与强氧化剂、金属（例如铝和铜）发生反应；潮湿时会腐蚀钢铁 | |

### 2. 氯乙烯的吸收、分布和代谢

氯乙烯主要通过吸入、皮肤或眼睛接触(液体)进入人体。吸入氯乙烯后大部分由呼吸道排出,一部分分布于皮肤、肝脏和肾脏等器官,少部分经代谢后随尿液排出。

### 3. 氯乙烯的毒性及其中毒机理

氯乙烯属于低毒类,主要攻击人的肝、中枢神经系统、血液、呼吸系统、淋巴系统。短期内吸入较高浓度氯乙烯后对中枢神经有麻醉作用,代谢产物可与蛋白质、DNA 以及外周血淋巴细胞 DNA 等生物大分子形成加合物,引发损伤。由于受伤的淋巴细胞堆积在脾窦内,最终导致脾肿大。

### 4. 氯乙烯中毒的临床表现

暴露在高浓度氯乙烯的环境中可能导致头晕、头昏眼花、嗜睡。氯乙烯浓度更高时会引起头痛、恶心、虚弱、神志不清,甚至可能导致死亡。在 8000 ppm 的浓度下暴露 5 分钟会导致中毒,表现为疲倦、嗜睡、腹痛、手指和脚趾麻木和刺痛、关节疼痛、咳嗽、打喷嚏、烦躁、食欲不振和体重下降。吸入中毒可能影响中枢神经系统。皮肤接触液态氯乙烯可能引起冻伤,接触其蒸气可能会引起刺激和皮疹,氯乙烯也可以通过皮肤吸收,会引起严重刺激。长期反复接触可能导致癌症风险增加,以及"硬皮病",并导致手指骨骼腐蚀(导致棍棒状肿胀和指尖缩短)并损坏手部血管(雷诺综合征)。反复接触会导致手或脚变得麻木、发白或发蓝,甚至受到轻微的冷浸致使手臂和腿的结缔组织、骨骼和关节受损。反复接触还可能会永久性损害肝脏、脾、肾、神经系统和血细胞。氯乙烯还会引起胃溃疡和皮肤过敏。接触停止后,并非所有症状都会消失。到目前为止,氯乙烯已引起职业接触者患上肝癌,损害正在发育的胎儿。虽然仅有有限的证据表明它是动物的致畸剂,但据报道,在接触氯乙烯的工人配偶中,自然流产过多,在氯乙烯加工厂所在的地区致畸率增加,但目前尚不清楚氯乙烯在其中的作用。

### 5. 辅助检查

氯乙烯是可疑的人类致癌物,接触者应根据 OSHA 的要求进行以下测试:血清、碱性磷酸酶、胆红素、$\gamma$-谷氨酰转肽酶、血清谷氨酸草酰转氨酶、血清谷氨酸丙酮酸转氨酶。NIOSH 也列出了以下测试:碱性磷酸酶、血清、乳酸脱氢酶、胸部 X 射线、肝功能检查、碱性磷酸酶、胆红素、$\gamma$-谷氨酰转肽酶、血清谷氨酸草酰乙酸转氨酶、血清谷氨酸丙酮酸转氨酶、肺功能检查、红细胞计数、尿液、尿液分析(常规)、白蛋白、全血、肝脏超声检查、完整检查皮肤和神经系统。如果出现中毒症状或有接触史，则须进行手指 X 射线检查以及测试 "尿中的硫代二乙醇酸"。

### 6. 氯乙烯中毒的急救

如果氯乙烯进入眼睛，立即取下隐形眼镜并冲洗眼睛至少 15 分钟，偶尔提起上下眼睑彻底冲洗，立即就医。如果接触皮肤，须脱去污染的衣服并立即用肥皂和水清洗，立即就医。如果已吸入，停止继续接触，开始抢救呼吸（使用通用预防措施，包括呼吸面罩）。如果呼吸停止，则进行 CPR。如心跳停止，立即转移到医疗机构。吞下后，须就医。大量喝水并催吐，禁止对失去知觉的人催吐。

### 7. 氯乙烯中毒的预防

穿戴防护眼罩、手套和衣服，以防止皮肤或眼睛接触可能性。所有防护服（西装、手套、鞋类、头饰）应保持清洁，每天可用，并在工作前穿上。使用时，不应配戴隐形眼镜，须佩戴全面罩呼吸防护装置或防尘化学眼镜和面罩。当皮肤潮湿或被污染时，员工应立即用肥皂清洗，提供紧急淋浴和洗眼器。

### 8. 氯乙烯的保存

氯乙烯是易燃气体，勿与其他易燃材料存放在同一区域，其间隔保持 8～10 米。氯乙烯是一种能危害健康的有毒物质，须存放在安全的地方。使用氯乙烯之前，应对人员进行正确处理和储存的培训。在进入可能存在氯乙烯的密闭空间之前，请检查以确保不存在爆炸性浓度。在打开和关闭氯乙烯容器时，须使用无火花的工具和设备。在使用、处理、制造或存储氯乙烯的地方，须建立管制标记，使用防爆电气设备和配件。压缩气瓶应固定在墙上，气瓶的处理、使用和存储程序应符合 OSHA 1910.101 和 1910.169 的要求及压缩气体协会的建议。应在符合 OSHA 标准 1910.1045 的规定下，在处理、使用或储存氯乙烯的地方建立管制标记的区域。

### 9. 氯乙烯的泄漏处置

将没有穿着防护装备的人员从溢出或泄漏的危险区域撤离，直到清理完成，移开所有点火源。建立强制通风以使水平保持在爆炸极限以下。如果可以安全地停止气体流动，则可使泄漏区域通风以分散气体。如果泄漏源是钢瓶则须将泄漏的钢瓶转移到安全的地方进行维修或让气瓶排空。禁止将氯乙烯置于狭窄的空间内以免发生爆炸。可能有必要将氯乙烯作为危险废物进行处置和处理。如果氯乙烯或受污染的径流进入水道，须通知下游用户、当地卫生消防官员和污染控制机构。与当地环境保护机构联系以获取具体建议。如果要求员工清理泄漏物，则必须对他们进行适当的培训和装备。

### 10. 氯乙烯的燃烧灭火

氯乙烯是易燃气体，热分解产物可能包括光气、氯化氢和碳的氧化物。使用干粉或二氧化碳灭火器灭火。除非可以停止气流并且管道内没有剩余气体存在，否则请勿灭火。可使用雾线来冷却暴露的物体，并让火自行燃烧。氯乙烯蒸气比空气重，会在低处聚集，蒸气可能会长距离传播到点火源和回火，暴露于火中密闭空间中的蒸气可能会爆炸。长时间将容器暴露于火或热之下，可能会导致容器爆炸。消防人员须从安全、防爆的位置，使用喷水冷却裸露的容器。如果冷却无效，立即撤至安全位置。如果员工要扑灭大火，必须按照规定进行培训和装备。须使用具有全面罩正压模式下运行的 SCBA。

## 6.3.11　丙烯腈(Acrylonitrile)

丙烯腈是一种无色的有刺激性气味的液体，其蒸气与空气可形成爆炸性混合物，遇明火、高热易引起燃烧，并放出有毒气体，与氧化剂、强酸、强碱、胺类、溴反应剧烈。丙烯腈用于制造合成纤维、聚合物、丙烯酸、苯乙烯塑料、丙烯腈-丁二烯-苯乙烯塑料、丁腈橡胶和胶黏剂，也用作杀虫剂，丙烯腈曾被用作室内熏蒸剂和杀螨剂(一种用于灭虱的药剂)。

### 1. 丙烯腈的基本性质和危险性

丙烯腈的基本性质和危险参数如表 6-39 所示。

**表 6-39　丙烯腈的基本性质和危险参数**

| | |
|---|---|
| 中文名称：丙烯腈<br>英文名称：Acrylonitrile<br>CAS 登录号：107-13-1<br>EINECS 登录号：608-003-00-4<br>RTECS 号：AT5250000<br>分子式：$C_3H_3N$<br>分子量：53.06 | 性状：无色液体，有刺激性气味<br>密度：0.81 $g/cm^3$<br>熔点：−84℃<br>沸点：77℃<br>水溶性：70 g/L<br>溶解性：易溶于多数有机溶剂<br>蒸气压：11.07 kPa |
| 主要危害：易燃，有毒<br>GHS 危险标识：<br><br><br>闪点：−1℃<br>自燃温度：471℃<br>爆炸极限：3%～17% | 半数致死剂量($LD_{50}$)：500 ppm(大鼠，4 小时)<br>　　　　　　　　　　313 ppm(小鼠，4 小时)<br>最低致死浓度($LC_{LO}$)：260 ppm(兔，4 小时)<br>　　　　　　　　　　575 ppm(豚鼠，4 小时)<br>　　　　　　　　　　636 ppm(大鼠，4 小时)<br>　　　　　　　　　　452 ppm(人，1 小时)<br>美国接触限值　允许暴露极限　TWA 2ppm，C 10 ppm(15 min)<br>　　　　　　　建议暴露极限　Ca TWA 1 ppm，C 10 ppm(15 min)<br>　　　　　　　危险暴露极限　85 ppm |
| 不相容性：与空气形成爆炸性混合物，产生的热量和火焰会释放出有毒的氰化物气体和氮氧化物。与强酸、强碱、溴、氧化剂、胺和四氢咔唑剧烈反应；与铜、铜合金、氨水、胺反应可能导致有毒产品分解 | |

## 2. 丙烯腈的吸收、分布和代谢

丙烯腈主要通过食入、吸入、眼睛和皮肤接触和经皮吸收进入人体。丙烯腈蒸气易于从肺部吸收，吸入是主要的中毒途径。丙烯腈的气味通常不足以警告其危险浓度，并且随着接触时间延长很容易产生嗅觉疲劳。

## 3. 丙烯腈的毒性及其中毒机理

丙烯腈属于高毒类，可直接与各种巯基酶反应，干扰其生理功能。还可与体内大分子结合，构成丙烯腈三致作用(致癌、致畸、致突变作用)的生化基础。丙烯腈的急性毒性还与其在体内释放出的氰离子有关，表现出与氰化物类似的毒性作用。

## 4. 丙烯腈中毒的临床表现

丙烯腈会刺激眼睛、皮肤和呼吸道。眼睛接触可能会导致角膜损伤，皮肤接触会引起严重的刺激和水疱。吸入丙烯腈会刺激肺部，引起咳嗽和呼吸急促，较高的暴露量可能引起肺水肿，这是医疗紧急情况，导致死亡。皮肤接触在总体暴露中起重要作用，并可能导致全身毒性，引起皮肤发红、起水泡和一些全身性体征，包括组织缺氧、四肢无力、呼吸困难、喉咙有灼热感、头晕、判断力下降、恶心、虚脱、呼吸不规则、抽搐和死亡。急性中毒与氰化物中毒相似，血液中的氰离子含量与中毒水平有关。吸入或食入丙烯腈会导致致命的全身性中毒，最终因组织缺氧和心脏骤停(心力衰竭)而死亡。接触较高浓度的丙烯腈会损害红细胞和肝脏，24 小时内可能会出现黄疸，症状会持续数天。由于氰化物持续代谢释放，会使中毒程度不断加深，产生继发性中毒症状。丙烯腈可能是人体致癌物。有证据表明，它会在人体中引起肺癌和大肠癌，在动物中引起脑癌和胃癌。丙烯腈中毒会导致甲状腺肿大并干扰甲状腺的正常功能。仅有有限的证据表明丙烯腈可能会损害发育中的胎儿和男性生殖系统。反复接触丙烯腈会刺激鼻子产生分泌物、流血、内疮。丙烯腈还可能会影响肝功能。

## 5. 辅助检查

经常接触丙烯腈的人，须进行尿中的硫氰酸盐水平、血氰化物水平、肝功能检查，以及粪便潜血筛查。对皮肤、呼吸道、心脏、中枢神经系统、肾和肝功能进行定期检查。对于具有晕厥或抽搐障碍病史及使用有毒腈的人员，须增加肺功能、血氰化物、血浆、血液血清、呼出空气、尿液等测试。

## 6. 丙烯腈中毒的急救

如果丙烯腈进入眼睛，立即取下隐形眼镜并冲洗眼睛至少 15 分钟，偶尔提起上下眼睑彻底冲洗，立即就医。如果丙烯腈接触皮肤，须脱去污染的衣服并立即用肥皂和水清洗，立即就医。如果已吸入，停止继续接触，开始抢救呼吸（使用通用预防措施，包括呼吸面罩）。如果呼吸停止，则进行 CPR。如心跳停止，立即转移到医疗机构。吞下后，须就医。大量喝水并催吐，禁止对失去知觉的人催吐。吸入过多的丙烯腈须医学观察 24～48 小时，以免发生延迟性肺水肿。如果出现中毒症状，须使用硝酸戊酯胶囊。所有员工均应接受应对氰化物中毒和施行心肺复苏术的定期培训。氰化物解毒剂试剂盒应紧邻工作区域，试剂盒内的解毒剂应每 1～2 年更换一次，以确保其有效性，氧气瓶应随时备用。

### 7. 丙烯腈中毒的预防

防止皮肤接触。使用全面罩呼吸防护装置或防溅化学眼镜和面罩。使用这种物质时，不应戴隐形眼镜。当皮肤潮湿或被污染时，员工应立即清洗。如果潮湿或被污染，立即脱下衣服，以免引起燃烧危险，提供紧急淋浴。

### 8. 丙烯腈的保存

在使用丙烯腈之前，应对人员进行正确处理和储存的培训。在进入可能存在丙烯腈的密闭空间之前，须检查以确保不存在爆炸性浓度。如果以可能造成火灾或爆炸危险的方式使用、处置或存储，则禁止使用火源，例如禁止吸烟和使用明火。存放在阴凉、通风良好的密闭容器中。外部储罐应位于地面上方，并用堤防包围，需转移的金属容器应接地并黏合。储存桶必须装有自动关闭阀、压力真空塞和阻火器。在打开和关闭容器时，须使用无火花的工具和设备。应在符合 OSHA 标准 1910.1045 的规定下，在处理、使用或储存丙烯腈的地方建立管制标记的区域。

### 9. 丙烯腈的泄漏处置

将没有穿着防护装备的人员从溢出或泄漏的危险区域撤离，直到清理完成，移开所有点火源。建立强制通风以使水平保持在爆炸极限以下。用干沙、泥土、泥炭、炭或类似材料中吸收丙烯腈，并存放在密封的容器中。禁止将丙烯腈置于狭窄的空间内以免发生爆炸。可能有必要将丙烯腈作为危险废物进行处置和处理。如果丙烯腈或受污染的径流进入水道，须通知下游用户、当地卫生消防官员和污染控制机构。与当地环境保护机构联系以获取具体建议。如果要求员工清理泄漏物，则必须对他们进行适当的培训和装备。

### 10. 丙烯腈的燃烧灭火

丙烯腈是危险的反应性和易燃液体，热分解产物包括氰化氢，少量"烟气"

可能就会导致死亡，其蒸气或液体可能会穿透消防员的常规防护服而使消防员致命。推荐用于消防的唯一呼吸器是具有全面罩并以压力需求或其他正压模式运行的 SCBA，但消防装备（包括 SCBA）不能提供足够的保护，如果发生暴露，须立即拆卸并隔离消防装备，彻底洗消被污染人员。蒸气比空气重，会在低处聚集，暴露于火中密闭空间中的蒸气可能会爆炸，长时间将容器暴露于火或热之下，可能会导致容器爆炸。小火使用化学干粉、二氧化碳、喷水或泡沫灭火器。大火使用喷水、雾气或泡沫灭火器。不要将水倒入容器中。消防人员须从安全、防爆的位置，使用喷水冷却裸露的容器。如果冷却无效，须立即撤至安全位置。如果员工要扑灭大火，必须按照规定进行培训和装备。

### 6.3.12　苯乙烯(Styrene)

苯乙烯是用苯取代乙烯的一个氢原子形成的有机化合物，乙烯基的 π 电子与苯环共轭。苯乙烯不溶于水，溶于乙醇、乙醚中，暴露于空气中逐渐发生聚合及氧化。工业上，苯乙烯是合成树脂、离子交换树脂及橡胶等的重要单体。苯乙烯用于生产塑料和聚苯乙烯树脂，与 1,3-丁二烯或丙烯腈结合形成共聚物弹性体丁二烯-苯乙烯橡胶和丙烯腈-丁二烯-苯乙烯，用于生产防护涂料、树脂、聚酯，以及制造绝缘子和药物。

#### 1. 苯乙烯的基本性质和危险性

苯乙烯的基本性质和危险参数如表 6-40 所示。

**表 6-40　苯乙烯的基本性质和危险参数**

| | |
|---|---|
| 中文名称：苯乙烯<br>英文名称：Styrene<br>CAS 登录号：100-42-5<br>EINECS 登录号：202-851-5<br>RTECS 号：WL3675000<br>分子式：$C_8H_8$<br>分子量：104.15 | 性状：无色透明油状液体<br>密度：0.99 $g/cm^3$(25℃)<br>熔点：−30.6℃<br>沸点：146℃<br>水溶性：0.03%(20℃)<br>溶解性：溶于乙醇、乙醚等多种有机溶剂<br>蒸气压：0.67 kPa(20℃) |
| 主要危害：易燃，有毒<br>GHS 危险标识：<br>闪点：31℃<br>引燃温度：490℃<br>爆炸极限：0.9%～6.8% | 半数致死剂量($LD_{50}$)：2194 ppm(小鼠，4 小时)<br>　　　　　　　　　　5543 ppm(大鼠，4 小时)<br>最低致死浓度($LC_{LO}$)：10000 ppm(人，30 分钟)<br>　　　　　　　　　　2771 ppm(大鼠，4 小时)<br>美国接触限值：允许暴露极限　TWA 100 ppm，C 200 ppm<br>　　　　　　　建议暴露极限　TWA 50 ppm(215 mg/m³)<br>　　　　　　　危险暴露极限　700 ppm |

不相容性：苯乙烯会与空气形成爆炸性混合物，当温度高于 31℃时储存苯乙烯是危险的。苯乙烯须存放在阴凉干燥处，远离氧化剂、乙烯基聚合物催化剂、过氧化物、强酸、氯化铝。苯乙烯会腐蚀铜和铜合金及一些塑料、橡胶和涂料

### 2. 苯乙烯的吸收

苯乙烯主要通过吸入、食入、皮肤或眼睛接触进入人体。

### 3. 苯乙烯的毒性及其中毒机理

苯乙烯主要攻击人的眼睛、皮肤、呼吸系统、中枢神经系统、肝脏、生殖系统。急性中毒主要影响中枢神经系统，并对眼和上呼吸道黏膜有刺激作用。

### 4. 苯乙烯中毒的临床表现

急性中毒时，刺激眼睛、皮肤和呼吸道。吸入等于或高于 100 ppm 时，苯乙烯会立即刺激眼睛和鼻，其中毒症状包括产生持久的金属味、头痛、疲劳、轻微的肌肉无力、食欲不振、产生睡意和醉酒的感觉；协调能力下降、抑郁、无意识；肺、肾和肝的炎症损害以及死亡。会刺激皮肤，导致皮肤干燥开裂、瘙痒、灼伤和疮痛。会引起眼睛严重的瘙痒、撕裂。食入的症状与吸入相同。其他症状包括严重刺激口腔、喉咙和胃，吞咽苯乙烯时可能会导致化学性肺炎。长期接触苯乙烯会导致肝、肾和循环系统损伤。反复暴露于低浓度苯乙烯中会导致注意力不集中、记忆力下降、听力障碍、反射减慢协调性和手灵活性降低、平衡问题，并有恶心、头痛、疲劳和醉酒感。持续暴露于接近 400 ppm 浓度下会引起眼睛和喉咙刺激，并轻微损害协调性和平衡能力。空气中苯乙烯浓度较高时，鼻、眼、喉和皮肤刺激症状明显。长期吸入苯乙烯蒸气会导致呼吸道阻塞。苯乙烯在空气中的含量过高时，可能会影响脑功能，并导致肝损伤和死亡。

### 5. 辅助检查

苯乙烯是可疑的人类致癌物。NIOSH 列出了以下测试：全血(化学/代谢物)。对于那些频繁或潜在高暴露(大于等于阈限值的一半，或大量皮肤接触)的人，在工作前后均须定期进行神经系统检查。如果出现症状或怀疑过度接触，则须进行脑电波测试(EEG)。

### 6. 苯乙烯中毒的急救

如果苯乙烯进入眼睛，立即取下隐形眼镜并冲洗眼睛至少 15 分钟，偶尔提起上下眼睑彻底冲洗，立即就医。停止继续接触，须脱去污染的衣服并立即用肥皂和水清洗，立即就医。如果已吸入，须从接触中移开，开始抢救呼吸(使用通用预防措施，包括呼吸面罩)。如果呼吸停止，则进行 CPR。如心跳停止，立即转移到医疗机构。吞下后，须就医。大量喝水并催吐，禁止对失去知觉的人催吐。

### 7. 苯乙烯中毒的预防

穿戴防护眼罩、手套和衣服，以防止皮肤或眼睛接触苯乙烯。所有防护服(西装、手套、鞋类、头饰)应保持清洁，每天可用，并在工作前穿上。使用苯乙烯时，不应配戴隐形眼镜，使用全面罩呼吸防护装置或防溅化学眼镜和面罩。当皮肤潮湿或被污染时，员工应立即用肥皂清洗。提供紧急淋浴和洗眼器。

### 8. 苯乙烯的保存

在使用苯乙烯之前，应对人员进行正确处理和储存的培训。在进入存在苯乙烯单体的密闭空间之前，须检查氧气水平(必须至少存在 19%)，并确保不存在爆炸性浓度。储存苯乙烯单体时，必须避免与氧化剂和用于乙烯基聚合的催化剂，例如过氧化物、强酸(例如盐酸、硫酸和硝酸)、氯化铝接触，以免发生剧烈反应。存放在阴凉、通风良好的密闭容器中。在处理、使用或储存苯乙烯单体的地方，禁止使用火源，例如禁止吸烟和使用明火。转移 20 L 或更多的苯乙烯单体的金属容器应接地并黏合，储存桶必须装有自动关闭阀、压力真空塞和阻火器。在打开和关闭装有苯乙烯单体的容器时，须使用无火花的工具和设备。在使用、处理、制造或储存苯乙烯单体的地方，须使用防爆的电气设备和配件。可在苯乙烯中加入稳定剂(如 4-叔丁基儿茶酚)进行保存。应在符合 OSHA 标准 1910.1045 的规定下，在处理、使用或储存苯乙烯的地方建立管制标记的区域。

### 9. 苯乙烯的泄漏处置

将没有穿着防护装备的人员从溢出或泄漏的危险区域撤离，直到清理完成，移开所有点火源。建立强制通风以使水平保持在爆炸极限以下。用干沙、泥土、泥炭、炭或类似材料中吸收苯乙烯，并存放在密封的容器中。禁止将苯乙烯放在下水道等狭窄的空间内以免发生爆炸。可能有必要将苯乙烯作为危险废物进行处置和处理。如果苯乙烯或受污染的径流进入水道，须通知下游用户、当地卫生消防官员和污染控制机构。与当地环境保护机构联系以获取具体建议。如果要求员工清理泄漏物，则必须对他们进行适当的培训和装备。

### 10. 苯乙烯的燃烧灭火

苯乙烯是易燃液体，热分解产物包括苯乙烯氧化物。使用干粉、二氧化碳或泡沫灭火器灭火。蒸气比空气重，会在低处聚集，蒸气可能会长距离传播到点火源和回火，暴露于火中密闭空间中的蒸气可能会爆炸。长时间将容器暴露于火或热之下，可能会导致容器爆炸。消防人员须从安全、防爆的位置，使用喷水冷却裸露的容器。如果冷却无效，须立即撤至安全位置。如果员工要扑灭大火，必须按照规定进行培训和装备。须使用具有全面罩正压模式下运行的 SCBA。

### 6.3.13 氯丁二烯(Chloroprene)

氯丁二烯即 2-氯-1,3-丁二烯，在室温下是无色、易挥发、具有辛辣气味的有毒液体，由乙炔或丁二烯为原料制得。氯丁二烯蒸气能与空气形成爆炸混合物，低温下易与氧作用，生成易爆炸的氧化聚合物。氯丁二烯主要用于生产氯丁橡胶，与苯乙烯、丙烯腈、异戊二烯等共聚生产各种合成橡胶。氯丁二烯具有极强的反应性，可以在室温下和光、过氧化物和其他自由基引发剂催化下会自发聚合，与氧气反应形成聚合的过氧化物。

#### 1. 氯丁二烯的基本性质和危险性

氯丁二烯的基本性质和危险参数如表 6-41 所示。

表 6-41　氯丁二烯的基本性质和危险参数

| | |
|---|---|
| 中文名称：氯丁二烯<br>英文名称：Chloroprene<br>CAS 登录号：126-99-8<br>EINECS 登录号：204-818-0<br>RTECS 号：EL9625000<br>分子式：$C_4H_5Cl$<br>分子量：88.54 | 性状：无色液体，有醚的气味<br>密度：0.9598 g/cm$^3$<br>熔点：130℃ (143 K)<br>沸点：59.4℃ (332.5 K)<br>水溶性：0.026 g/100 mL<br>溶解性：溶于乙醇、乙醚、丙酮、苯等多数有机溶剂<br>蒸气压：25 kPa(20℃) |
| 主要危害：致癌<br>GHS 危险标识：<br>闪点：−15.6℃<br>引燃温度：320℃<br>爆炸极限：1.9%～11.3% | 半数致死剂量($LD_{50}$)：450 mg/kg(大鼠，口服)<br>　　　　　　　　　　　3207 ppm(大鼠，4 小时)<br>最低致死浓度($LC_{LO}$)：1052 ppm(兔，8 小时)<br>　　　　　　　　　　　350 ppm(猫，8 小时)<br>美国接触限值：允许暴露极限　TWA 25 ppm(90 mg/m$^3$) (皮肤)<br>　　　　　　　建议暴露极限　Ca C 1 ppm(3.6 mg/m$^3$) (15 分钟)<br>　　　　　　　危险暴露极限　300 ppm |
| 不相容性：与空气形成爆炸性混合物；与液态或气态氟、碱金属、金属粉末、氧化剂反应，有着火或爆炸危险。能够侵蚀一些塑料、橡胶和涂料。还可能会积聚静电荷，并引起其蒸气着火 | |

#### 2. 氯丁二烯的吸收、分布、代谢

氯丁二烯主要通过吸入蒸气、皮肤吸收、食入和眼睛接触进入人体。大部分在体内转化为环氧化合物，并与谷胱甘肽结合，经分子重排、酶或非酶分解而解毒。

#### 3. 氯丁二烯的毒性及其中毒机理

氯丁二烯属中等毒类，主要攻击人的眼睛、皮肤、呼吸系统、肝脏、肾脏。

其过氧化物、环氧化物以及醛类代谢产物都可对生物大分子产生氧化作用，从而损伤细胞和组织。氯丁二烯主要损害内质网、线粒体而影响糖、脂肪和蛋白质的合成及能量供应。氯丁二烯与谷胱甘肽结合，使其减少，引起溶血。另外，氯丁二烯能形成环状化合物和一些聚合物，与巯基结合，使半胱氨酸耗竭，导致毛发脱落。

### 4. 氯丁二烯中毒的临床表现

氯丁二烯会刺激眼睛、皮肤和呼吸道，在与皮肤、结膜和黏膜接触时产生刺激性(无过敏反应)，导致皮炎、结膜炎和角膜坏死。吸入高浓度氯丁二烯会导致头晕、头昏眼花、昏迷、麻醉和呼吸麻痹。氯丁二烯会影响中枢神经系统、肾脏和肝脏。长期暴露在氯丁二烯中会对肺、神经系统、肝、肾、脾和心肌造成伤害。因氯丁二烯是潜在的诱变剂，所以应格外小心地将其作为致癌物质进行处理。氯丁二烯会损害发育中的胎儿，导致流产，会干扰产生精子。反复或长期接触氯丁二烯会引起皮炎和脱发。

### 5. 辅助检查

进行血中谷胱甘肽(GHS)测定，GHS 明显减少可作诊断中毒的参考。尿检，尿中可出现蛋白质；血液检查，外周血红细胞、白细胞、血小板可下降，网织红细胞增多。

### 6. 氯丁二烯中毒的急救

急性氯丁二烯中毒时，应立即脱离现场，保持安静，保暖，给氧，清洗污染皮肤，更换污染衣服，用清水、生理盐水或 1%～2%碳酸氢钠溶液冲洗污染的眼部。急性期应注意卧床休息、对症处理。慢性氯丁二烯中毒时，应适当休息、加强营养、对症治疗。

### 7. 氯丁二烯中毒的预防

穿戴防护眼罩、手套和衣服，以防止皮肤或眼睛接触氯丁二烯。所有防护服(西装、手套、鞋类、头饰)应保持清洁，每天可用，并在工作前穿上。使用氯丁二烯时，不应配戴隐形眼镜，须佩戴全面罩呼吸防护装置或防尘化学眼镜和面罩。当皮肤潮湿或被污染时，员工应立即用肥皂清洗。提供紧急淋浴和洗眼器。

### 8. 氯丁二烯的保存

在使用氯丁二烯之前，应对所有操作人员进行正确的处理和储存方面的培训。在进入可能存在氯丁二烯的密闭空间之前，须检查以确保不存在爆炸性浓度。氯丁二烯须避免与过氧化物和其他氧化剂接触，例如高锰酸盐、硝酸盐、氯酸盐和高氯酸盐，以免发生剧烈反应。氯丁二烯须存放在密闭的容器中，容器放在低于10℃/50℉的凉爽、通风良好的地方。在处理、使用或储存氯丁二烯的地方，禁止使用火源，例如禁止吸烟和使用明火。转移 20 L 或更多氯丁二烯的金属容器应接地并黏合。储存桶必须装有自动关闭阀、压力真空塞和阻火器。在打开和关闭氯丁二烯容器时，须使用无火花的工具和设备。应在符合 OSHA 标准 1910.1045 的规定下，在处理、使用或储存氯丁二烯的地方建立管制标记的区域。

### 9. 氯丁二烯的泄漏处置

将没有穿着防护装备的人员从溢出或泄漏的危险区域撤离，直到清理完成，移开所有点火源。建立强制通风以使水平保持在爆炸极限以下。用干沙、泥土、泥炭、炭或类似材料中吸收氯丁二烯，并存放在密封的容器中。禁止将氯丁二烯放在下水道等狭窄的空间内以免发生爆炸。可能有必要将氯丁二烯作为危险废物进行处置和处理。如果氯丁二烯或受污染的径流进入水道，须通知下游用户、当地卫生消防官员和污染控制机构。与当地环境保护机构联系以获取具体建议。如果要求员工清理泄漏物，则必须对他们进行适当的培训和装备。

### 10. 氯丁二烯的燃烧灭火

氯丁二烯是易燃液体，热分解产物包括氯化氢和光气。使用干粉、二氧化碳或抗乙醇泡沫灭火器灭火。蒸气比空气重，会在低处聚集，蒸气可能会长距离传播到点火源和回火，暴露于火中密闭空间中的蒸气可能会爆炸，长时间将容器暴露于火或热之下，可能会导致容器爆炸。消防人员须从安全、防爆的位置，使用喷水冷却裸露的容器。如果冷却无效，须立即撤至安全位置。如果员工要扑灭大火，必须按照规定进行培训和装备。须使用具有全面罩正压模式下运行的 SCBA。

## 6.3.14　硫酸二甲酯（Dimethyl Sulfate）

硫酸二甲酯是一种无色或微黄色，略有葱头气味的油状易燃性液体，常用于制造染料及作为胺类和醇类的甲基化试剂。在农药制造业、有机化工原料制造业、染料制造业、催化剂及助剂制造业、塑料制造业、日用化学产品制造业、医药工业等有广泛用途。

硫酸二甲酯在 50℃ 或者碱中易迅速水解成硫酸和甲醇。在冷水中分解缓慢。遇热、明火或氧化剂可燃，可使 DNA 甲基化。

### 1. 硫酸二甲酯的基本性质和危险性

硫酸二甲酯的基本性质和危险参数如表 6-42 所示。2017 年 10 月 27 日，世界卫生组织国际癌症研究机构公布的致癌物清单中，硫酸二甲酯属 2A 类致癌物。

**表 6-42　硫酸二甲酯的基本性质和危险参数**

| | |
|---|---|
| 中文名称：硫酸二甲酯<br>英文名称：Dimethyl sulfate<br>CAS 登录号：77-78-1<br>EINECS 登录号：201-058-1<br>RTECS 号：WS8225000<br>分子式：$C_2H_6O_4S$<br>分子量：126.23 | 性状：有洋葱气味的无色油状液体<br>密度：1.333 g/cm$^3$（25℃）<br>熔点：−31.75℃<br>沸点：188℃<br>水溶性：低温时微溶于水，18℃时易溶于水<br>溶解性：溶于乙醇、乙醚、丙酮、二氧六环和芳香烃类，<br>　　　　微溶于二硫化碳和脂肪烃类<br>蒸气压：13.3 Pa（20℃） |
| 主要危害：剧毒，接触危害，吸入危害，<br>　腐蚀性，环境危害，致癌性，致突变性<br>危险品标志：危险（GHS）<br>GHS 危险标识：<br>闪点：83℃<br>引燃温度：188℃<br>爆炸极限：3.6%～23.3% | 半数致死剂量（LD$_{50}$）：8.6 ppm（大鼠，4 小时）<br>　　　　　　　75 ppm（豚鼠，20 分钟）<br>　　　　　　　32 ppm（豚鼠，1 小时）<br>最低致死浓度（LC$_{LO}$）：97 ppm（人，10 分钟）<br>美国接触限值：允许暴露极限　TWA 1 ppm（5 mg/m$^3$）（皮肤）<br>　　　　　建议暴露极限　Ca TWA 0.1 ppm（0.5 mg/m$^3$）（皮肤）<br>　　　　　危险暴露极限　Ca 7 ppm |
| 不相容性：与空气形成爆炸性混合物；与液态或气态氟、碱金属发生反应，与金属粉末、强氧化剂和氨水接触<br>　有着火或爆炸危险。能够侵蚀一些塑料、橡胶和涂料。还可能会积聚静电荷，引起其蒸气着火 | |

### 2. 硫酸二甲酯的吸收、分布和代谢

硫酸二甲酯主要经呼吸道和皮肤进入机体，可在血浆内溶解，在体内水解成甲醇和硫酸。

### 3. 硫酸二甲酯的毒性及其中毒机理

硫酸二甲酯属高毒类，作用与芥子气相似，急性毒性类似光气，比氯气毒性大 15 倍。对眼、上呼吸道有强烈刺激作用，对皮肤有强腐蚀作用。可引起结膜充血、水肿、角膜上皮脱落、气管、支气管上皮细胞部分坏死，甚至导致纵隔或皮下气肿。此外，还可损害肝、肾及心肌等，皮肤接触后可引起灼伤、水疱及深度坏死。作用机理尚不完全明了，多数学者认为是由于硫酸二甲酯在体内水解成甲醇和硫酸而引起毒作用。也有学者认为硫酸二甲酯对眼和皮肤的作用，部分是由于硫酸所致，而对全身和神经系统的影响，以及引发肺水肿是由于硫酸二甲酯能使体内某些重要基团甲基化所致。

### 4. 硫酸二甲酯中毒的临床表现

急性硫酸二甲酯中毒多是因为吸入硫酸二甲酯蒸气所致，潜伏期较短，接触后可立即出现中毒症状，潜伏期越短症状越重。接触低浓度硫酸二甲酯会引起结

膜炎、鼻炎、咽炎及呼吸道炎症，恢复较慢。接触中等浓度以上的硫酸二甲酯，眼、上呼吸道及支气管有明显炎症，并出现声带炎症、声音嘶哑及悬雍垂水肿，支气管肺炎。重者出现肺水肿，体温增高，支气管内膜可出现脱落，偶发肺泡破裂、支气管瘘而引起皮下气肿。个别病例伴有溶血性黄疸和肝、肾及心肌损害，休克，内脏出血，严重者出现痉挛、昏睡呈麻醉状态，以至昏迷。少数中毒者可在 5～24 小时内出现迟发性肺水肿。此外，吸入高浓度硫酸二甲酯也可在几分钟内迅速引起窒息。硫酸二甲酯溅污眼或皮肤可引起局部刺激症状和全身性中毒，眼部可出现结膜炎、眼睑水肿、视物模糊，角膜上皮有弥漫性点状浸润，甚至上皮脱落，造成视力减退或色觉障碍；皮肤接触后，呈现明显红斑、水肿、水疱，以至坏死，创面不易愈合。其特征是在接触后数小时内疼痛最剧，接触 12 小时后水疱明显增多；消化道中毒，会立即引起咽喉部烧灼痛和胃肠道症状，以至出现胃穿孔，继之逐渐出现呼吸困难、喉水肿、肺水肿等。

### 5. 辅助检查

根据短期内接触较大量硫酸二甲酯的职业史和急性呼吸系统损害的临床表现，进行胸部 X 射线检查和血气分析。

### 6. 硫酸二甲酯中毒的急救

首先迅速将中毒病人转移至空气新鲜处，脱去污染衣服，彻底清洗皮肤，对刺激反应者至少观察 24～48 小时，及时吸氧，给予镇静、祛痰及解痉药物等对症治疗。眼部受污染时，现场及早用生理盐水或清水彻底冲洗眼睛，再用 5%～10% 碳酸氢钠溶液冲洗，然后用可的松与抗生素眼药水交替滴眼。早期、适量、短程的糖皮质激素疗法可有效防治肺水肿。皮肤灼伤采用抗感染及暴露或脱敏疗法。要时刻警惕迟发性中毒效应的发生。中毒患者应绝对卧床休息，保持安静，严密观察病情，急救治疗包括合理吸氧，给予支气管舒缓剂和止咳祛痰剂。早期给予抗生素，必要时可给予镇静剂。

### 7. 硫酸二甲酯中毒的预防

车间空气质量应符合国家标准，储运硫酸二甲酯要在阴凉处，远离火种，泄漏处理时应戴好防毒面具与手套，用沙土吸收泄漏的硫酸二甲酯，倒至空旷地方掩埋。在劳动者可能接触硫酸二甲酯的作业场所，应配备眼冲洗设备，及附近应配备快速冲淋身体的设备以备应急使用。

### 8. 硫酸二甲酯的保存

硫酸二甲酯应密封包装，并储于干燥通风处，远离火种、热源，防止阳光直射。

9. 硫酸二甲酯的泄漏处理

如果发生硫酸二甲酯泄漏，迅速撤离泄漏污染区人员至安全区，并立即隔离150 米，严格限制人员出入。切断火源。建议应急处理人员戴自给正压式呼吸器，穿防毒服。不要直接接触泄漏物，尽可能切断泄漏源，防止进入下水道、排洪沟等限制性空间。小量泄漏时，用沙土、蛭石或其他惰性材料吸收。大量泄漏时，构筑围堤或挖坑收容，用泡沫覆盖，降低蒸气灾害。用泵转移至槽车或专用收集器中，回收或运至废物处理场所处置。

10. 硫酸二甲酯的燃烧灭火

消防人员须佩戴防毒面具、穿全身消防服。使用水喷雾、二氧化碳、泡沫灭火器和沙土等灭火。

### 6.3.15　环氧氯丙烷（Epichlorohydrin）

环氧氯丙烷是一种重要的有机合成原料与中间体，为环氧基树脂及苯氧基树脂的主要原料，用于制造甘油、熟化丙烯基橡胶、高湿强度树脂、缩水甘油衍生物和环氧树脂。环氧氯丙烷可作为含氯材料的稳定剂，制备纤维素酯和醚、油漆、清漆、指甲油和清漆的中间体及各种药物的合成中间体。

1. 环氧氯丙烷的基本性质和危险性

环氧氯丙烷的基本性质和危险参数如表 6-43 所示。

表 6-43　环氧氯丙烷的基本性质和危险参数

| | |
|---|---|
| 中文名称：环氧氯丙烷<br>英文名称：Epichlorohydrin<br>CAS 登录号：106-89-8<br>EINECS 登录号：203-439-8<br>RTECS 号：TX4900000<br>分子式：$C_2H_5ClO$<br>分子量：92.52 | 性状：无色液体，有类似氯仿的气味<br>密度：1.1812 g/cm$^3$<br>熔点：−25.6℃<br>沸点：117.9℃<br>水溶性：7%(20℃)<br>溶解性：微溶于水，可溶于醇、醚、苯、四氯化碳<br>蒸气压：1729Pa(20℃) |
| 主要危害：易燃，有毒<br>GHS 危险标识：<br>闪点：32℃<br>引燃温度：188℃<br>爆炸极限：3.8%～21% | 半数致死剂量(LD$_{50}$)：3617 ppm(大鼠，1 小时)<br>　　　　　　　　　　360 ppm(大鼠，6 小时)；<br>　　　　　　　　　　250 ppm(大鼠，4 小时)<br>最低致死浓度(LC$_{LO}$)：250 ppm(大鼠，4 小时)<br>美国接触限值：允许暴露极限　TWA 5 ppm(19 mg/m$^3$)(皮肤)<br>　　　　　　　危险暴露极限　Ca(75 ppm) |
| 不相容性：与空气形成爆炸性混合物；与水接触会慢慢分解；加热或与强酸、碱、金属卤化物或污染物会引起爆炸性聚合。与强氧化剂、脂肪族胺、链烷醇胺、胺(尤其是苯胺)、碱土金属、化学活性金属(铝、铁、锌的氯化物)、金属(铝、锌粉末)、醇、酚、有机酸会发生剧烈反应，引起火灾和爆炸。会在有水的情况下使钢腐蚀，热分解形成剧毒的光气，会积聚静电荷，引起其蒸气着火 | |

### 2. 环氧氯丙烷吸收、分布和代谢

环氧氯丙烷主要通过吸入、皮肤吸收、食入以及眼睛接触吸收进入人体，在体内的生物转化过程不详。

### 3. 环氧氯丙烷的毒性及其中毒机理

环氧氯丙烷属中等毒性，燃烧时产生光气、一氧化碳、氯化氢等腐蚀性及毒性气体，具有致癌性，对黏膜、呼吸道有刺激作用，对中枢神经系统有麻醉作用。环氧氯丙烷主要攻击人的眼睛、皮肤、呼吸系统、胃、肾脏、肝脏和生殖系统。环氧氯丙烷的神经毒作用主要是由于神经纤维轴突微管内线粒体损伤，使轴浆运输发生障碍，导致轴突和髓鞘发生病变，因而实验动物表现为肌肉松弛无力和后肢瘫痪。环氧氯丙烷还是细胞原浆毒，其原液直接接触皮肤、黏膜可引起细胞变性和坏死。

### 4. 环氧氯丙烷中毒的临床表现

由于环氧氯丙烷沸点高、挥发性低，故很少引起吸入性急性中毒。长时间吸入较低浓度的环氧氯丙烷的中毒者，可出现神经衰弱综合征及末梢神经炎改变，并有眼睛刺痛、流泪、胸闷、咳嗽及恶心、呕吐、食欲不振及肝脏损害等。少数人可有荨麻疹及哮喘等变态反应表现。吸入高浓度环氧氯丙烷的中毒者，可出现呼吸困难、肺水肿，甚至可引起反射性呼吸抑制等。皮肤直接接触环氧氯丙烷几天后出现红斑、水肿和丘疹，严重者出现水疱和溃疡。

### 5. 辅助检查

实验室进行肝和肾功能检查，急性过度暴露后考虑胸部 X 射线检查。由过敏专家进行的评估，包括环氧氯丙烷接触史和特殊测试，以便有助于诊断皮肤过敏。

### 6. 环氧氯丙烷中毒的急救

环氧氯丙烷污染皮肤时，应立即用大量清水冲洗皮肤，出现红斑者可涂以紫草油，已出现水疱或溃疡者可用 α-糜蛋白酶以生理盐水稀释后湿敷，而后再以凡士林或紫草油纱布换药处理可迅速治愈。污染眼睛时，可用清水、生理盐水或 2%碳酸氢钠溶液冲洗眼睛。保持呼吸道通畅，必要时给予氧疗，积极防治化学性肺水肿、呼吸循环衰竭，防止肺部感染及肝脏损害，对症支持治疗。

### 7. 环氧氯丙烷中毒的预防

穿戴防护眼罩、手套和衣服，以防止皮肤或眼睛接触环氧氯丙烷。所有防护

服(西装、手套、鞋类、头饰)应保持清洁,每天可用,并在工作前穿上。使用环氧氯丙烷时,不应配戴隐形眼镜,须佩戴全面罩呼吸防护装置或防尘化学眼镜和面罩。当皮肤潮湿或被污染时,员工应立即用肥皂清洗。提供紧急淋浴和洗眼器。

### 8. 环氧氯丙烷的保存

在使用环氧氯丙烷之前,应对人员进行正确处理和储存的培训。在进入可能存在环氧氯丙烷的密闭空间之前,须检查以确保不存在爆炸性浓度。存储环氧氯丙烷时,应避免接触强氧化剂(例如氯、溴和氟),强酸(例如盐酸、硫酸和硝酸)以及化学活性金属(例如铝、苛性碱、铁的氯化物以及铝和锌),以免发生剧烈反应。在处理、使用或储存环氧氯丙烷的地方,禁止吸烟和使用明火。涉及转移 20 L以上环氧氯丙烷的金属容器应接地并黏合。储存环氧氯丙烷的桶必须装有自动关闭阀、压力真空塞和阻火器。在可能的情况下,自动从桶或其他存储容器中泵送液体以处理容器。在打开和关闭环氧氯丙烷的容器时,须使用无火花的工具和设备。在使用、处理、制造或储存环氧氯丙烷的地方,均应使用防爆型电气设备和配件,并建立管制标记的区域。

### 9. 环氧氯丙烷的泄漏处置

当环氧氯丙烷发生泄漏时,应将没有穿防护装备的人员从危险区域撤离,直到泄漏的环氧氯丙烷清理完为止。移开所有点火源。以最方便、最安全的方式收集泄漏的环氧氯丙烷,并将其存放在密封的容器中。建立强制通风以使环氧氯丙烷在空气中的浓度水平保持在爆炸极限以下。当环氧氯丙烷进入并积聚于下水道等狭窄的空间时,会发生爆炸。应将环氧氯丙烷作为危险废物进行处置和处理。如果环氧氯丙烷或受环氧氯丙烷污染的径流进入水道,须通知下游居民、当地卫生消防官员和污染控制机构。清理环氧氯丙烷泄漏物的人员须进行适当的培训,并做好个人防护。

### 10. 环氧氯丙烷的燃烧灭火

环氧氯丙烷是易燃液体,热分解产物包括氯化氢和碳的氧化物。使用喷水、干粉、泡沫或二氧化碳灭火器灭火,可以使用喷水将溢出物稀释成不易燃的混合物。如果泄漏或溢出的环氧氯丙烷未着火,可使用喷水分散其蒸气,撤离半径为500 米。如果是运输环氧氯丙烷的油罐车或卡车着火,则应在各个方向隔离 8 千米。环氧氯丙烷蒸气比空气重,会在低处聚集,可能会长距离传播到点火源和回火;暴露于火中密闭空间中的环氧氯丙烷的蒸气可能会爆炸,长时间将容器暴露于火或热之下,可能会导致容器爆炸。灭火人员须从安全、防爆的位置,使用喷水冷却裸露的容器。如果冷却无效,立即撤至安全位置。灭火人员必须按照规定进行培训和装备。须使用具有全面罩正压模式下运行的 SCBA。

### 6.3.16　异氰酸甲酯(Methyl Isocyanate)

异氰酸甲酯是一种无色有刺鼻臭味、催泪瓦斯味的液体，容易与包含活泼氢原子的胺、水、醇、酸、碱发生反应，在有催化剂存在条件下，发生自聚反应并放出热能。遇热、明火、氧化剂易燃，燃烧时释放的异氰酸甲酯成蒸气状态，并分解成氮氧化物、一氧化碳和氰化氢。高温(350～540℃)下裂解异氰酸甲酯可形成氰化氢，遇热分解放出氮氧化物烟气。异氰酸甲酯可用于制备氨基甲酸酯，作为重要的有机中间体，广泛用于生产各种农药(如西维因)、聚氨酯泡沫和塑料。1984 年，印度博帕尔由于异氰酸甲酯泄漏导致数千人死亡，博帕尔事件是世界上最大的化学事故。

#### 1. 异氰酸甲酯的基本性质和危险性

异氰酸甲酯的基本性质和危险参数如表 6-44 所示。

**表 6-44　异氰酸甲酯的基本性质和危险参数**

| | |
|---|---|
| 中文名称：异氰酸甲酯<br>英文名称：Methyl isocyanate<br>CAS 登录号：624-83-9<br>EINECS 登录号：210-866-3<br>RTECS 号：NQ9450000<br>分子式：$C_2H_3NO$<br>分子量：57.05 | 性状：带有强烈气味的无色液体，有催泪性<br>密度：0.923 $g/cm^3$ (27℃)<br>熔点：–45℃ (228 K)<br>沸点：38.3℃ (311.4 K)<br>水溶性：10% (15℃)<br>溶解性：与水反应<br>蒸气压：57.7 kPa |
| 主要危害：易燃，有毒<br>GHS 危险标识：<br>闪点：–7℃<br>自燃温度：534℃<br>爆炸极限：5.3%～26% | 半数致死剂量($LD_{50}$)：120 mg/kg (小鼠，口服)<br>　　　　　　　　　　51.5 mg/kg (大鼠，口服)<br>最低致死浓度($LC_{LO}$)：6.1 ppm (大鼠，6 小时)<br>　　　　　　　　　　12.2 ppm (小鼠，6 小时)<br>　　　　　　　　　　5.4 ppm (豚鼠，6 小时)<br>　　　　　　　　　　21 ppm (大鼠，2 小时)<br>美国接触限值：允许暴露极限　　TWA 0.02 ppm (0.05 $mg/m^3$) (皮肤)<br>　　　　　　　建议暴露极限　　TWA 0.02 ppm (0.05 $mg/m^3$) (皮肤)<br>　　　　　　　危险暴露极限　　3 ppm |

不相容性：高度易燃液体，其蒸气与空气形成爆炸性混合物。与酸、碱、胺、铁、锡及其盐在催化剂(例如三苯基氧化砷、三乙基膦和三丁基氧化锡)的存在下快速反应。在 20℃下，与水的反应缓慢，但升高温度或在酸和碱的存在下会剧烈反应。高温可能引起爆炸性聚合。通常在异氰酸甲酯中加入稳定剂抑制剂以防止聚合。与水、醇、乙二醇、酰胺、氨、己内酰胺、苛性碱、强氧化剂反应。侵蚀某些塑料、橡胶或涂料

#### 2. 异氰酸甲酯的吸收、分布和代谢

异氰酸甲酯主要经呼吸吸入，刺激黏膜和上呼吸道，也可以经皮肤吸收进入人体。在水中易分解，故进入血液的可能性很小。

3. 异氰酸甲酯中毒的机理

异氰酸甲酯剧毒，无致癌性。与异氰酸甲酯接触可使皮肤及眼睛灼伤，大量吸入、食入或由皮肤吸收后都可致命。其中毒机理至今尚不确定。

4. 异氰酸甲酯中毒的临床表现

接触低浓度的异氰酸甲酯会引起流泪和咳嗽，接触高浓度时可引起眼红肿和化学性灼伤。异氰酸甲酯能破坏鼻黏膜，使嗅觉丧失，使上呼吸道黏膜发生化学损伤。超过 50 mg/m$^3$ 浓度的异氰酸甲酯可引起皮肤水肿、组织坏死、化学性肺炎、肺水肿和急性呼吸窘迫综合征。未死者常伴继发感染致呼吸窘迫、肺功能受损，日久形成肺纤维化。接触高浓度的异氰酸甲酯时，会因支气管痉挛导致窒息。此外，异氰酸甲酯会引起呼吸道过敏反应，加重呼吸困难和肺水肿。

5. 辅助检查

实验室进行血气分析、胸部 X 射线、心电图、肺功能检查，强制肺活量、强制呼气量、痰细胞学检查，白细胞计数差异。

6. 异氰酸甲酯中毒的急救

不管吸入性、接触性或食入性中毒者，均可先给予 100%氧气。若意识不清，则将中毒者置于复苏姿势，不可喂食。若无呼吸、心跳停止，立即施予人工呼吸(不宜用口对口人工呼吸)和心肺复苏术(CPR)，并立即打电话给 119 求救，立即送医。救护人员到达前，则依据下列方法进行处理：吸入性异氰酸甲酯中毒时，处理方法同上所述。接触性异氰酸甲酯中毒时，以肥皂或中性清洁剂及水清洗皮肤。冲洗时用剪刀将污染衣服脱除，同时也将鞋子与袜子脱除，继续用水冲洗至少 15～30 分钟。冲洗结束时，用干净衣物覆盖受伤部位，立即就医。如果眼睛接触异氰酸甲酯，立即且持续用清水冲洗眼睛至少 15～30 分钟，隐形眼镜必先摘掉或用水将它冲出来，用湿润棉棒将眼睛任何可移除之异物移除，不时地将中毒者上下眼皮拨开冲洗。冲洗完毕后用干净纱布覆盖眼睛，并以纸胶布固定，立即就医。食入性异氰酸甲酯中毒时，处置同吸入性中毒时的处置措施，切勿催吐。若有意识，用水彻底地润洗口腔。食入异氰酸甲酯 10 分钟内，若患者无意识丧失或呕吐，可给予 240～300 毫升的水或牛奶稀释其浓度，若患者自发性呕吐，须让患者向前倾或仰躺时头部侧倾，以减低吸入呕吐物造成呼吸道阻塞的危险，立即就医。

7. 异氰酸甲酯的安全使用

在使用异氰酸甲酯之前，应对人员进行正确处理和储存的培训。在进入可能存在异氰酸甲酯的密闭空间之前，须检查以确保不存在爆炸性浓度。储存异氰酸甲酯时，必须避免与水、酸、碱、胺或铁、锡、铜(或其盐)和某些其他催化剂接触，以免发生剧烈反应。异氰酸甲酯须存放在密闭容器中，容器放在阴凉、通风良好的地方，远离水或热源。在处理、使用或储存异氰酸甲酯的地方，禁止使用火源，例如禁止吸烟和使用明火。金属容器涉及转移 20 L 或更多的异氰酸甲酯时应接地并黏合。储存桶必须装有自动关闭阀、压力真空塞和阻火器。在打开和关闭异氰酸甲酯的容器时，使用无火花的工具和设备。在使用、处理、制造或储存异氰酸甲酯的地方，均应使用防爆的电气设备和配件。

### 8. 异氰酸甲酯的泄漏处置

疏散未佩戴防护设备的人员离开溢出或泄漏的危险区域，限制人员出入，直到清理完成。移除所有点火源。建立强制通风以保持异氰酸甲酯在空气中的浓度低于爆炸性浓度。如果泄漏的量小于 18 L，每 2.5 厘米液体深度覆盖 15 厘米厚的活性炭，静置。用干沙、土、泥炭、炭或类似材料吸收，并收集存放在密封容器中。不要使用水或湿法处理泄漏的异氰酸甲酯。异氰酸甲酯须远离下水道等密闭空间以免发生爆炸。须将异氰酸甲酯作为危险废物加以控制和处置。如果异氰酸甲酯或受污染的径流进入水道，通知下游用户，并从当地或环境保护机构以获取具体建议。如果需要员工清理溢出物，则应提供专业培训和装备。

### 9. 异氰酸甲酯的燃烧灭火

异氰酸甲酯为高度易燃液体，高温会引起爆炸，热分解产物包括氰化氢以及氮和碳的氧化物。异氰酸甲酯对健康极为有害，消防人员须穿戴全面的防护服，包括 SCBA(外套、裤子、手套、靴子以及腿、臂和腰部的绑带)，不应暴露皮肤表面。小火使用干粉、二氧化碳或泡沫灭火器灭火。大火使用水喷雾或泡沫灭火器灭火。蒸气比空气重，会在低处聚集，蒸气可能会长距离传播到点火源和回火，容器可能着火爆炸，不要将水倒入容器中。暴露于火中密闭空间中的蒸气可能会爆炸，长时间将容器暴露于火或热之下，可能会导致容器爆炸。如果有异氰酸甲酯或受污染的径流进入水道，须通知潜在受污染水域的下游使用者、当地的卫生和消防官员以及污染控制机构。从安全、防爆的位置，使用喷水冷却裸露的容器。如果冷却无效，须立即撤至安全位置。如果员工要扑灭大火，必须按照规定进行培训和装备。须使用具有全面罩正压模式下运行的 SCBA。

## 6.3.17　甲基丙烯酸甲酯(Methyl Methacrylate)

甲基丙烯酸甲酯又称 MMA，简称甲甲酯，易燃，有强刺激性气味，有中等毒性、生殖毒性和致畸作用，应避免长期接触。甲基丙烯酸甲酯是一种重要的化工原料，是生产透明塑料聚甲基丙烯酸甲酯(有机玻璃，PMMA)的单体，主要在医疗上用作骨黏固剂、无刺激性绷带溶液、牙科陶塑填料等，在有机玻璃、涂料、油漆及胶黏剂等行业中应用广泛。

### 1. 甲基丙烯酸甲酯的基本性质和危险性

甲基丙烯酸甲酯的基本性质和危险参数如表 6-45 所示。

表 6-45　甲基丙烯酸甲酯的基本性质和危险参数

| | |
|---|---|
| 中文名称：甲基丙烯酸甲酯<br>英文名称：Methyl methacrylate<br>CAS 号：80-62-6<br>EINECS 号：201-297-1<br>RTECS 号：OZ5075000<br>分子式：$C_5H_8O_2$<br>分子量：100.12 | 性状：无色易挥发液体，并具有强辣味<br>密度：0.94 g/cm³<br>熔点：−48℃ (225 K)<br>沸点：101℃ (374 K)<br>水溶性：1.5 g/100 mL<br>溶解性：微溶于水，溶于乙醇等多数有机溶剂<br>蒸气压：3.87 kPa(20℃) |
| 主要危害：易燃<br>GHS 危险标识：<br>闪点：2℃<br>自燃温度：435℃<br>爆炸极限：1.7%～8.2% | 半数致死剂量($LD_{50}$)：18750 ppm(大鼠，4 小时)<br>　　　　　　　　　　　4447 ppm(小鼠，2 小时)<br>最低致死浓度($LC_{LO}$)：4400 ppm(大鼠和兔，8 小时)<br>　　　　　　　　　　　4207 ppm(兔，4.5 小时)<br>　　　　　　　　　　　4567 ppm(豚鼠，5 小时)<br>美国接触限值：允许暴露极限　TWA 100 ppm(410 mg/m³)<br>　　　　　　　建议暴露极限　TWA 100 ppm(410 mg/m³)<br>　　　　　　　危险暴露极限　1000 ppm |

不相容性：甲基丙烯酸甲酯的蒸气与空气形成爆炸性混合物，在 60℃下与空气反应形成热敏感爆炸产物。与硝酸盐、氧化剂、过氧化物、强酸、强碱、还原剂、胺、水不相容。与过氧化苯甲酰接触可能引起燃烧和爆炸。受热可聚合，聚合催化剂包括偶氮二异丁腈、过氧化二苯甲酰、过氧化叔丁基醚、丙醛、强氧化剂或紫外线。可能包含抑制剂，例如氢醌。

### 2. 甲基丙烯酸甲酯的吸收

甲基丙烯酸甲酯主要通过吸入、食入、眼睛和皮肤接触进入人体，且多为吸入性中毒。

### 3. 甲基丙烯酸甲酯的毒性及其中毒机理

甲基丙烯酸甲酯主要攻击人的中枢神经系统、肾脏、肝脏、皮肤。对眼、皮肤及上呼吸道有低程度至中等程度刺激。高浓度甲基丙烯酸甲酯可引起中枢神经系统变化，并可导致坐骨神经的脱髓鞘。此外，甲基丙烯酸甲酯是一种潜在致敏物，尤其与氢醌酸或叔胺合用时致敏作用更强。

### 4. 甲基丙烯酸甲酯中毒的临床表现

甲基丙烯酸甲酯中毒时，有流泪、眼刺痛、咽干、咳嗽、全身软弱无力、恶心、呕吐、嗜睡及短暂的意识丧失等症状。中毒较重时可引起肝功能障碍。

### 5. 辅助检查

频繁或暴露于高浓度甲基丙烯酸甲酯环境中(等于或大于阈限值),须在工作前后定期进行肺功能测试。如果出现中毒症状须进行神经系统、皮肤过敏、肝肾功能及胸部 X 射线检查。

### 6. 甲基丙烯酸甲酯中毒的急救

如果甲基丙烯酸甲酯进入眼睛,立即取下隐形眼镜并冲洗眼睛至少 15 分钟,偶尔提起上下眼睑彻底冲洗,立即就医。如果接触皮肤,须脱去污染的衣服并立即用肥皂和水清洗,立即就医。如果已吸入,停止继续接触,开始抢救呼吸(使用通用预防措施,包括呼吸面罩)。如果呼吸停止,则进行 CPR。如心跳停止,立即转移到医疗机构。吞下后,须就医。大量喝水并催吐,禁止对失去知觉的人催吐。流泪、眼刺痛可应用抗生素眼药水及眼膏,咽痛喉干可用中性超声雾化吸入,保肝治疗及预防感染等措施。

### 7. 甲基丙烯酸甲酯中毒的预防

戴防护眼罩、手套和衣服,以防皮肤接触甲基丙烯酸甲酯。所有防护服(西装、手套、鞋类、头饰)应保持清洁,每天可用,并在工作前穿上。使用时,不应配戴隐形眼镜,须佩戴全面罩呼吸防护装置或防尘化学眼镜和面罩。当皮肤潮湿或被污染时,员工应立即用肥皂清洗。提供紧急淋浴和洗眼器。

### 8. 甲基丙烯酸甲酯的安全使用

通常甲基丙烯酸甲酯储存时加有阻聚剂。甲基丙烯酸甲酯须储存于阴凉、通风的库房,远离火种、热源,避光保存,库温不宜超过 37℃。甲基丙烯酸甲酯的包装要求密封,不可与空气接触,应与氧化剂、酸类、碱类、卤素等分开存放,切忌混储,也不宜大量储存或久存。使用、转移、储存甲基丙烯酸甲酯时,禁止使用易产生火花的机械设备和工具。储区应采用防爆型照明和通风设施,并备有泄漏应急处理设备和合适的吸收材料。

### 9. 甲基丙烯酸甲酯的泄漏处置

将没有穿着防护装备的人员从溢出或泄漏的危险区域撤离,直到清理完成,移开所有点火源。建立强制通风以使水平保持在爆炸极限以下。用干沙、泥土、泥炭、炭或类似材料中吸收甲基丙烯酸甲酯,并存放在密封的容器中。禁止将甲基丙烯酸甲酯放在下水道等狭窄的空间内以免发生爆炸。可能有必要将甲基丙烯酸甲酯作为危险废物进行处置和处理。如果甲基丙烯酸甲酯或受污染的径流进入水道，通知下游用户、当地卫生消防官员和污染控制机构。与当地环境保护机构联系以获取具体建议。如果要求员工清理泄漏物，则必须对他们进行适当的培训和装备。

### 10. 甲基丙烯酸甲酯的燃烧灭火

甲基丙烯酸甲酯是易燃液体，热分解产物包括碳的氧化物。使用干粉、二氧化碳或抗乙醇泡沫灭火器灭火。蒸气比空气重，会在低处聚集，蒸气可能会长距离传播到点火源和回火，暴露于火中密闭空间中的蒸气可能会爆炸，长时间将容器暴露于火或热之下，可能会导致容器爆炸。消防人员须从安全、防爆的位置，使用喷水冷却裸露的容器。如果冷却无效，立即撤至安全位置。如果员工要扑灭大火，必须按照规定进行培训和装备。须使用具有全面罩正压模式下运行的 SCBA。

## 6.3.18　二噁英（Dioxin）

二噁英是具有相似结构和理化特性的一组多氯取代的平面芳烃类化合物，包括 210 种化合物，这类物质非常稳定，熔点较高，极难溶于水，可以溶于大部分有机溶剂，是无色无味的脂溶性物质，所以非常容易在生物体内积累，对人体危害严重。二噁英是一种在工业上没有用处的副产物，在自然界中几乎不存在，只有通过化学合成才能产生。二噁英与其衍生物的毒性各有不同。

### 1. 二噁英的基本性质和危险性

二噁英，是指含有 2 个或 1 个氧键连接 2 个苯环的含氯有机化合物，它的英文名字为"Dioxin"。由于 Cl 原子在 1～9 的取代位置不同，构成 75 种异构体多氯代二苯（PCDD）和 135 种异构体多氯二苯并呋喃（PCDF），通常总称为二噁英，其分子量为 321.96，为白色结晶体，熔点为 302～305℃，500℃开始分解，800℃时 21 秒完全分解。

### 2. 二噁英的吸收、分布和代谢

二噁英在不同程度上从肠道、肺以及整个皮肤吸收进入人体。排放到大气环境中的二噁英会吸附在颗粒物上，沉降于水体和土壤中，然后通过食物链的富集作用进入人体。食物是人体内二噁英的主要来源。经胎盘和哺乳可以造成胎儿和婴幼儿二噁英中毒。因二噁英具有脂溶性，会积聚在人和动物脂肪组织及植物的某些部位。

### 3. 二噁英的毒性及其中毒机理

二噁英的毒性因氯原子的取代数量和取代位置不同，二噁英的毒性存在明显差异。含有 1~3 个氯原子的二噁英无明显毒性；含 4~8 个氯原子的二噁英有毒，其中 2,3,7,8-四氯代二苯并对二噁英(2,3,7,8-TCDD)是迄今为止人类已知的毒性最强的污染物，国际癌症研究中心已将其列为人类一级致癌物；二噁英分子中随着氯原子取代数量的增加，其毒性将会有所减弱。二噁英中毒时，动物可出现肝脏肿大、实质细胞增生与肥大，严重时发生变性和坏死的症状。中毒接触二噁英的人更容易得癌症。二噁英是能干扰机体的内分泌，影响机体健康。二噁英还能引起皮肤损害，导致皮肤过度角化、色素沉着以及氯痤疮。

### 4. 二噁英中毒的临床表现

短期接触二噁英可能导致头痛、虚弱和消化系统疾病。大多数症状会持续几天，病情发展缓慢。吸入二噁英会引起鼻和喉咙灼热感、头痛、头晕、恶心、呕吐、关节疼痛、手臂和腿部麻木和刺痛、疲劳、情绪障碍、视线模糊、肌肉疼痛、神经质、易怒和易感冒，皮肤通常会发生瘙痒、肿胀和发红，继而出现痤疮。初始接触几周或几个月后，会出现氯痤疮的症状，可能持续几个月或长达 15 年。可能导致肝脏、胰腺、循环系统、呼吸系统异常甚至死亡。眼睛接触二噁英可能引起灼伤和刺激。反复或长期接触二噁英会导致生殖困难，罹患癌症的风险增加。二噁英会引起过敏性皮炎卟啉症，肠胃不适，会出现血液异常，包括光敏性皮肤、水泡、皮肤变黑、过度的头发生长和深红色的尿液，生殖问题和易感性。四氯二苯并-$p$-二噁英(TCDD)被认为是潜在的职业致癌物，因为接触极低浓度水平的 TCDD 会导致动物患癌症和出生缺陷。此外，二噁英还会引起肝、肾损害，可能致畸，以及降低男性和女性的生育能力。

### 5. 辅助检查

二噁英是可疑的人类致癌物。应避免与 TCDD 接触，但在无法避免工人接触的情况下，应进行认真的岗前检查和定期身体检查，重点是肝肾功能和神经系统检查。

### 6. 二噁英中毒的急救

将中毒者转移到新鲜空气处，致电 120 或紧急医疗服务。如果中毒者没有呼吸，须进行人工呼吸。如果中毒者摄入或吸入二噁英，勿使用口对口方法，须借助配备有单向阀或其他适当的呼吸医疗设备的口罩进行人工呼吸。如果呼吸困难，须给氧气。脱下并隔离受污染的衣服和鞋子。如果皮肤或眼睛接触到二噁英，须立即用流水冲洗皮肤或眼睛至少 20 分钟。对于轻微的皮肤接触，保暖，保持安静，避免扩大二噁英在皮肤上的污染面。吸入过多的二噁英须医学观察 24~48 小时，以免发生延迟性肺水肿。作为肺水肿的急救措施，医护人员可能会考虑使用药物或其他吸入疗法。

### 7. 二噁英中毒的预防

积极提倡垃圾分类收集和处理，控制无组织的垃圾焚烧，通过采用新的焚烧技术提高燃烧温度（1200℃以上），降低二噁英类化合物的排放量。工作人员须穿戴防护眼罩、手套和衣服，以防止皮肤或眼睛接触二噁英。所有防护服（西装、手套、鞋类、头饰）应保持清洁，每天可用，并在工作前穿上。使用时，不应配戴隐形眼镜，须佩戴全面罩呼吸防护装置或防尘化学眼镜和面罩。当皮肤潮湿或被污染时，员工应立即用肥皂清洗。提供紧急淋浴和洗眼器。

### 8. 二噁英的安全使用

在使用二噁英之前，应对人员进行正确处理和储存的培训。应在符合 OSHA 标准 1910.1045 的规定下，在处理、使用或储存二噁英的地方建立管制标记的区域。二噁英须在通风良好的隔离区域中使用，最好配备有抽油烟机、隔离的玻璃器皿和工具、吸收剂。使用人员每次操作后以及离开工作区之前，须彻底清洗手和前臂。最好采取与放射性工作相同的预防措施。

### 9. 二噁英的泄漏处置

将没有穿着防护装备的人员从溢出或泄漏的危险区域撤离，直到清理完成，移开所有点火源。警告其他工人泄漏状况，穿着防护服，以最方便、最安全的方式收集粉状二噁英，并将其存放在密封的容器中。用 1,1,1-三氯乙烷冲洗泄漏区域，然后用洗涤剂和水清洗，清理完成后通风。可能有必要将二噁英作为危险废物进行处置和处理。如果二噁英或受污染的径流进入水道，须通知下游用户、当地卫生消防官员和污染控制机构，与当地环境保护机构联系以获取具体建议。如果要求员工清理泄漏物，则必须对他们进行适当的培训和装备。

### 10. 二噁英的燃烧灭火

热分解产物包括氯化氢和碳的氧化物。使用干粉、二氧化碳、喷水或泡沫灭火器灭火。消防人员须从安全、防爆的位置，使用喷水冷却裸露的容器。如果冷却无效，立即撤至安全位置。如果员工要扑灭大火，必须按照规定进行培训和装备。须使用具有全面罩正压模式下运行的 SCBA。

## 6.4 其他化工毒物

### 6.4.1 氰化物（Cyanide）

氰化物特指带有氰基（CN）的化合物，其中的碳原子和氮原子通过叁键相连接。氰基的稳定性高，在通常的化学反应中都以一个整体存在。氰基具有和卤素类似的化学性质，常被称为拟卤素。通常为人所了解的氰化物都是无机氰化物，俗称山奈(来自英语音译"Cyanide")，是指包含有氰根离子($CN^-$)的无机盐，可认为是氢氰酸(HCN)的盐，常见的有氰化钾(KCN)和氰化钠(NaCN)。

### 1. 氰化物的基本性质和危险性

KCN 和 NaCN 均是白色结晶固体，带有淡淡的杏仁味。潮湿时，氰化钠也有轻微的苦杏仁味(氢氰酸的气味)。它们多有剧毒，易溶于水。KCN 和 NaCN 主要用于矿石的提取、电镀、金属处理和各种制造工艺中。氰化碘(ICN)通常用作昆虫标本保存剂。

氰化物易溶于水，缓慢分解会释放出剧毒和易燃的氰化氢气体。KCN 和 NaCN 的水溶液具有高腐蚀性和强碱性。KCN 和 NaCN 与酸剧烈反应，释放出高度易燃的氰化氢。KCN 和 NaCN 与强氧化剂(例如酸、硫酸盐、氯酸盐、硝酸盐)、有机酸酐、异氰酸酯、环氧烷、环氧氯丙烷、醛、醇、二醇、酚、甲酚、己内酯等不相容。在潮湿的情况下侵蚀铝、铜、锌。KCN 和 NaCN 从空气中吸收水分，形成腐蚀性糖浆。有机氰化物是由氰基通过 σ 单键与另外的原子结合而成。根据结合方式的不同，有机氰化物可分为腈(C—CN)和异腈(C—NC)，相应地，氰基可被称为腈基(—CN)或异腈基(—NC)。氰化物可分为无机氰化物如氢氰酸、氰化钾(钠)、氯化氰等，有机氰化物如乙腈、丙烯腈、正丁腈等均能在体内很快析出氰根离子，因而氰化物均属高毒类化合物。凡能在加热条件下或与酸作用后，或在空气中与组织中释出氰化氢或氰根离子的氰化物都具有与氰化氢同样的剧毒作用。

### 2. 氰化物的吸收

氰化物可以通过多种途径进入人体，如皮肤吸收、伤口侵入、呼吸道吸入、误食等，而水质和环境的污染使人和其他生物体被动吸收氰化物更是防不胜防。

### 3. 氰化物的毒性及其中毒机理

氰化物是一类毒性很强的化合物，其遇水分解产物对人体的健康有着很大的影响。氰化物进入机体后分解出具有毒性的氰根离子($CN^-$)，氰根离子能抑制组织细胞内 42 种酶的活性，如细胞色素氧化酶、过氧化酶、脱羧酶、琥珀酸脱氢酶及乳酸脱氢酶等。其中，细胞色素氧化酶对氰化物最为敏感。氰根离子能迅速与氧化型细胞色素氧化酶中的三价铁结合，阻止其还原成二价铁，使传递电子的氧化过程中断，组织细胞不能利用血液中的氧而造成内窒息。中枢神经系统对缺氧最为敏感，故大脑首先受损，导致中枢性呼吸衰竭而死亡。此外，氰化物在消化道中释放出的氢氧根离子具有腐蚀作用。

**4. 氰化物中毒的临床表现**

短期接触氰化物时，氰化钾和氰化钠会腐蚀眼睛、皮肤和呼吸道，可能导致眼睛和皮肤灼伤，会对眼睛造成永久性伤害。吞食氰化物，对胃肠道具有腐蚀性，会影响中枢神经系统，症状包括头痛、头晕、精神错乱、恶心、呕吐、虚弱、四肢无力、神志不清、失去知觉和死亡，可能影响肝肾功能。反复或长期接触氰化钾或氰化钠可能会导致甲状腺肿大，引起鼻出血和鼻疮，血细胞计数变化。

**5. 辅助检查**

实验室检查尿中的硫氰酸盐水平，血液氰化物水平，CBC，评估甲状腺功能，进行肝功能、肾脏功能、中枢神经系统以及心电图检查。

**6. 氰化物中毒的急救**

将中毒者转移到新鲜空气处，致电 120 或紧急医疗服务。如果受害者没有呼吸，须进行人工呼吸。如果中毒者摄入或吸入氰化物，勿使用口对口方法，须借助配备有单向阀或其他适当的呼吸医疗设备的口罩进行人工呼吸。如果呼吸困难，须给氧气。脱下并隔离受污染的衣服和鞋子。如果皮肤或眼睛接触到氰化物，立即用流水冲洗皮肤或眼睛至少 20 分钟。对于轻微的皮肤接触，中毒者须保暖，保持安静，避免氰化物在正常皮肤上的污染面积扩大。吸入过多的氰化物须医学观察 24~48 小时，以免发生延迟性肺水肿。作为肺水肿的急救措施，医护人员可能会考虑使用药物或其他吸入疗法。如果出现中毒症状，须使用硝酸戊酯胶囊。

**7. 氰化物中毒的预防**

穿戴防护眼罩、手套和衣服，以防止皮肤或眼睛接触氰化物。所有防护服(西装、手套、鞋类、头饰)应保持清洁，每天可用，并在工作前穿上。使用时，不应配戴隐形眼镜，须佩戴全面罩呼吸防护装置或防尘化学眼镜和面罩。当皮肤潮湿或被污染时，员工应立即用肥皂清洗。提供紧急淋浴和洗眼器。

**8. 氰化物的保存**

在使用氰化物之前，应对所有处理人员进行有关正确处理和储存的培训。应在符合 OSHA 标准 1910.1045 的规定下，在处理、使用或储存氰化物的地方建立管制标记的区域。氰化物须存放在阴凉干燥处，与其他物质分开存放，并防止与酸和氧化性物质接触，防止存储器皿的物理损坏。

### 9. 氰化物的泄露处置

避免接触氰化物的固体、灰尘或溶液。穿戴化学防护服和自给式正压空气呼吸器(SCBA)。将没有穿戴防护装备的人员撤离危险溢出或泄漏的区域，直到清理完成，移开所有点火源。以最方便、最安全的方式收集氰化物固体，并将其存放在密封的容器中，清理完成后通风。勿让氰化物进入环境，须将氰化物作为危险废物进行处置和处理。如果氰化物或受污染的径流进入水道，须通知下游用户、当地卫生消防官员和污染控制机构。与当地环境保护机构联系以获取具体建议。如果要求员工清理泄漏物，则必须对他们进行适当的培训和装备。

### 10. 氰化物的燃烧灭火

热分解产物可能包括剧毒、易燃的氰化氢气体和氮氧化物。氰化物与水反应会释放出剧毒的可燃氰化氢气体。在氰化物燃烧时，使用干粉和泡沫灭火器灭火。蒸气比空气重，会在低处聚集。蒸气可能会长距离传播到点火源和回火，暴露于火中密闭空间中的蒸气可能会爆炸，长时间将容器暴露于火或热之下，可能会导致容器爆炸。消防人员须从安全、防爆的位置，使用喷水冷却裸露的容器。如果冷却无效，立即撤至安全位置。如果员工要扑灭大火，必须按照规定进行培训和装备。须使用具有全面罩正压模式下运行的 SCBA。

## 6.4.2　亚硝酸盐(Nitrite)

### 1. 亚硝酸盐的基本性质和危险性

亚硝酸盐是一类含有亚硝酸根离子($NO_2^-$)的无机化合物的总称，主要指亚硝酸钠($NaNO_2$)。亚硝酸钠为白色至淡黄色粉末或颗粒状固体，味微咸，易溶于水。亚硝酸盐毒性较大，摄入 0.3～0.5 g 即可引起急性中毒，1～3 g 可致死亡。含亚硝酸盐类植物中毒时，中毒者患肠源性青紫病，又名紫绀症、乌嘴病，是由于过量食入含有亚硝酸盐的植物，使血液中的部分血红蛋白变为高铁血红蛋白，而出现皮肤黏膜青紫及其他组织缺氧的现象。食入过量变质的蔬菜，饮用含有亚硝酸盐的井水、果实、蒸锅水，或吃入放有过多亚硝酸盐的卤味，均可引起中毒。

### 2. 亚硝酸盐的毒性及其中毒机理

亚硝酸盐能使血液中正常的低铁(二价铁)血红蛋白氧化成高铁(三价铁)血红蛋白，形成高铁血红蛋白症，这些高铁血红蛋白能抑制正常的血红蛋白携氧和释氧功能，使组织缺氧。由于缺氧，中枢神经系统首先受到损害，引起呼吸困难、循环衰竭、昏迷等。此外，亚硝酸盐有松弛平滑肌特别是小血管平滑肌的作用，使血管扩张，血压下降。

### 3. 亚硝酸盐中毒的临床表现

多在食后 0.5~3 小时内发病，偶有长至 20 小时。中毒表现为头痛、头晕、全身乏力、心率加快或减慢、嗜睡、烦躁不安，也可有呕吐、腹痛、腹泻、腹胀等消化系统症状。皮肤青紫是中毒者的主要特征，表现为口唇突然青紫、指甲及全身皮肤呈紫黑色或蓝褐色。严重中毒者的血液呈深棕色、呼吸极度困难、昏迷不醒、痉挛，并出现血压下降、心律不齐及大小便失禁等症状，导致窒息或呼吸循环衰竭，终因呼吸麻痹而死亡。

### 4. 辅助检查

实验室主要检查高铁血红蛋白以及对剩余食物进行亚硝酸盐的定量检验。

### 5. 亚硝酸盐中毒的急救

如果亚硝酸盐中毒，中毒者须注意卧床休息，迅速催吐、洗胃、导泻并大量饮水。给予吸氧及呼吸兴奋剂，必要时可施行人工呼吸。使用特异性解毒剂亚甲蓝(美蓝)溶液，维生素 C 加入葡萄糖静脉注射，进行心衰、休克及抗惊厥等对症治疗，必要时用抗菌药预防感染。

### 6. 亚硝酸盐中毒的预防

勿食过量陈腐、腌制蔬菜及煮熟放置过久的蔬菜，控制熟食卤味的硝酸盐用量，不饮用含有大量亚硝酸盐的井水、蒸锅水等。

## 6.4.3 过氧化氢(Hydrogen Peroxide)

过氧化氢化学式为 $H_2O_2$，因有两个 O，故俗称双氧水，外观为无色透明液体，是一种强氧化剂，其水溶液适用于医用伤口、环境和食品消毒。在一般情况下，过氧化氢会分解成水和氧气，但分解速度极其缓慢，加快反应速度的办法是加入催化剂二氧化锰或用短波射线照射。过氧化氢是世界卫生组织公布的致癌物。过氧化氢在生活中的用途很广泛，可用于丙酮、抗氯剂、防腐剂、过氧化苯甲酰、纽扣、消毒剂、药品、毡帽、塑料泡沫、火箭燃料、海绵橡胶和农药等产品的制造过程，还可参与如羽毛、面粉、水果、毛皮、明胶、胶水、头发、象牙、丝绸、肥皂、稻草、纺织品、蜡和木浆的制造过程，并可作为呼吸防护设备中的氧气源。其他可能引进过氧化氢中毒的特定职业包括酒类和葡萄酒陈酿者以及染料、电镀、油脂精炼厂、羊毛印刷厂的工人，兽医、水处理师和经常使用照相胶卷显影剂的照相师等。

## 1. 过氧化氢的基本性质和危险性

过氧化氢的基本性质和危险参数如表 6-46 所示。

**表 6-46　过氧化氢的基本性质和危险参数**

| | |
|---|---|
| 中文名称：过氧化氢<br>英文名称：Hydrogen peroxide<br>CAS 登录号：7722-84-1<br>EINECS 登录号：231-765-0<br>RTECS 号：MX0899500<br>分子式：$H_2O_2$<br>分子量：34.02 | 性状：无色透明的液体或带有微黄色<br>密度：1.444 g/cm$^3$<br>熔点：−0.43℃ (272.72 K)<br>沸点：150.2℃ (423.3 K)<br>水溶性：与水混溶<br>溶解性：溶于乙醚、乙醇，不溶于石油醚<br>蒸气压：0.67 kPa (30℃) |
| 主要危害：爆炸，有毒<br>GHS 危险标识：<br>闪点：79℃<br>引燃温度：715℃<br>爆炸极限：1.3%～9.5% | 半数致死剂量(LD$_{50}$)：1418 ppm (大鼠，4 小时)<br>最低致死浓度(LC$_{LO}$)：227 ppm (小鼠)<br>美国接触限值：允许暴露极限　TWA 1ppm (1.4 mg/m$^3$)<br>　　　　　　　建议暴露极限　TWA 1ppm (1.4 mg/m$^3$)<br>　　　　　　　危险暴露极限　75 ppm |

不相容性：过氧化氢为强氧化剂，侵蚀许多有机物质，例如木材、纺织品和纸张。与大多数易氧化的有机材料、还原剂和可燃物接触会引起燃烧和爆炸，特别是在金属存在下，与铁、铜、黄铜、青铜、铬、锌、铅、锰、银和催化金属(及其盐)接触，尤其是在碱性(pH≥7)环境中，会随着氧气的释放而迅速分解，增加火灾隐患；在常温下缓慢分解，并在密闭容器中积聚压力，温度每升高 10℃，分解速率就会翻倍

## 2. 过氧化氢的吸收

过氧化氢主要通过吸入蒸气或薄雾、食入、眼睛和皮肤接触。

## 3. 过氧化氢的毒性及其中毒机理

过氧化氢主要攻击人的眼睛、皮肤、呼吸系统。过氧化氢中毒有三种机制：腐蚀、氧气生成和脂质过氧化。过氧化氢虽非强酸或碱，但高浓度的过氧化氢具有强氧化性，可造成皮肤、眼睛及胃肠道的腐蚀性伤害。此外，过氧化氢接触到身体时，可分解为氧气及水，而产生氧气吸入体内会造成静脉或动脉气体栓塞，导致休克或脑中风。

## 4. 过氧化氢中毒的临床表现

短期接触过氧化氢能腐蚀眼睛、皮肤和呼吸道。接触高浓度的过氧化氢会引起肺水肿，肺水肿可能会延迟数小时，并可能导致死亡，体力劳动会加重肺水肿的症状。急性接触过氧化氢的体征和症状可能很严重，包括刺激或烧伤皮肤、眼睛、呼吸道、口、食管、胃、肠，出现胃胀大或破裂以及其他中空内脏，呕吐很普遍，可能会发展成角膜溃疡。由于这是潜在的诱变剂，因此应谨慎对待，将其

作为可能的致癌物质进行处理会刺激肺部。反复接触可能引起支气管炎，反复接触皮肤会导致皮疹发红和起水泡。

### 5. 辅助检查

出现中毒症状或怀疑过度接触过氧化氢时，应对患者进行肺功能测试；如果怀疑肺水肿，考虑做胸部 X 射线检查。

### 6. 过氧化氢中毒的急救

如果过氧化氢进入眼睛，立即取下隐形眼镜并冲洗眼睛至少 15 分钟，偶尔提起上下眼睑彻底冲洗，后立即就医。如果接触皮肤，脱去污染的衣服并立即用肥皂和水清洗，后立即就医。如果已吸入过氧化氢，立即转移到空气新鲜的地方。如果呼吸停止，开始抢救呼吸(使用复苏面罩)。如果心跳停止，则开始 CPR，并立即转移到医疗机构。当误食了过氧化氢，立即就医。如果受害者有意识，须先喝水或牛奶，不要催吐。接触过多的过氧化氢须医学观察 24～48 小时，以免发生延迟性肺水肿。作为肺水肿的急救措施，医护人员可能会考虑服用药物或其他吸入疗法。

### 7. 过氧化氢中毒的预防

穿戴防护眼罩、手套和衣服，以防止皮肤或眼睛接触过氧化氢。作业时要穿戴防护手套和防护服。所有防护服(西装、手套、鞋类、头饰)应保持清洁，每天可用，并在工作前穿上。使用过氧化氢时，不应配戴隐形眼镜，须戴防溅化学眼镜和面罩或全面罩呼吸防护装置。如果烟雾或蒸气过多，则应为工人提供带防毒面具(全面罩式)、适当的滤毒罐或供气式呼吸器。过氧化氢的分解会在高压下形成氧气，产生爆炸危险。通常在封闭系统中处理过氧化氢以防止污染。当皮肤潮湿或被污染时，员工应立即用肥皂清洗。提供紧急淋浴和洗眼器。

### 8. 过氧化氢的保存

过氧化氢具有很高的反应活性，须与其他材料(特别是易燃和可燃物)分开存放，且与易燃或反应性材料间隔 8～10 米。过氧化氢还具有腐蚀性，须存放在耐化学腐蚀的二级容器或防腐蚀柜中。在使用过氧化氢之前，应对人员进行正确处理和储存的培训。须避免过氧化氢与铁、铜、铬、黄铜、青铜、铅、银、锰及其盐类接触，以免发生剧烈反应。过氧化氢须存放在密闭的容器中，容器放在阴凉、通风良好的地方，远离乙醇、甘油、有机物质和包括太阳光在内的辐射热，应避免容器破损。在使用、处理或存储过氧化氢的地方，禁止使用可能引起火灾或爆炸危险的火源，例如禁止吸烟和使用明火，须使用防爆炸的设备和配件。

### 9. 过氧化氢的泄漏处置

疏散并限制未穿戴防护装备的人员脱离溢出或泄漏的危险区域，直至完成清理。移开所有点火源，对溢出或泄漏的区域进行通风，用大量水冲洗溢出物，减少易燃蒸气。用干沙、泥土、泥炭、炭或类似材料吸收过氧化氢，并存放在密封的容器中。禁止将过氧化氢放在下水道等狭窄的空间内以免发生爆炸。可能有必要将过氧化氢作为危险废物进行处置和处理。如果过氧化氢或受污染的径流进入下水道，须通知下游用户、当地卫生消防官员和污染控制机构。如果员工是需要清理溢出物，必须对它们进行适当的培训和装备。

### 10. 过氧化氢的燃烧灭火

过氧化氢不可燃，但反应性强，可增加火势。只能用水灭火，不要使用干粉、二氧化碳或泡沫进行灭火。大火时用水淹没大火区域。易燃蒸气可能积聚在存储区域和容器中，暴露于火中密闭空间中的蒸气可能会爆炸。长时间将容器暴露于火或热之下，可能会导致容器爆炸。消防人员须从安全、防爆的位置，使用喷水冷却裸露的容器。如果冷却无效，立即撤至安全位置。如果要求员工灭火，则必须按照规定进行培训和装备。须使用具有全面罩正压模式运行的 SCBA。

# 第 7 章　农药中毒与急救

中国是农林业生产大国，也是农药生产和使用大国。据统计，仅 2016 年我国估计约有 2.5 亿农业作业人员受到农药中毒的威胁，农药中毒已成为农林业作业人员的重大安全健康风险之一。据世界卫生组织和联合国环境署报告，每年全球有超过 100 万人发生不同程度的农药中毒，其中约 2 万人死亡，农药急性中毒状况在发展中国家情况尤为严峻。在农药生产、农药仓储及运输操作中，尤其是处置农药泄漏和农药混兑时，作业人员会接触到高浓度的农药。了解农药使用和农药中毒防护的现状、农药中毒的原因以及农药危害健康的途径，对更加有效地保护农药作业者的安全和健康具有积极意义。农药可通过皮肤、呼吸道、消化道等途径进入人体造成中毒，出现各种临床症状，重者可致死亡。

## 7.1　有机磷农药(Organophosphorous Pesticides)

有机磷农药是一类高效杀虫剂，因其毒性强、应用面广，中毒发生率高，占急性农药中毒的首位。有机磷农药主要有剧毒类的如甲拌磷、对硫磷；高毒类如甲胺磷、敌敌畏、氧化乐果；中等毒类如乐果、杀螟松(速灭虫)；以及低毒类如敌百虫、马拉硫磷、杀虫畏等。

### 1. 有机磷农药的毒性及其中毒机理

有机磷农药是一种神经性毒物，大都呈油状液体或结晶状固体，有蒜味，除敌百虫外，一般难溶于水，不易溶于多种有机溶剂，在碱性条件下易分解失效。有机磷农药能抑制许多酶，但主要是抑制乙酰胆碱酯酶(AchE)，与之结合后生成较稳定的磷酰化胆碱酯酶，后者无分解乙酰胆碱的能力，使乙酰胆碱积聚，引起胆碱能神经先兴奋后抑制，并在临床上出现相应的中毒症状。若不及时用胆碱酯酶复能剂，磷酰化胆碱酯酶会很快"老化"，生成更稳定的单烷氧基磷酰化胆碱酯酶，酶活力不再恢复，需 15～30 天才能缓慢地再生，恢复全酶活力。

### 2. 有机磷农药中毒的临床表现

轻度有机磷农药中毒时，主要表现为胃肠道症状和神经系统症状，如食欲不振、恶心、呕吐、腹痛、腹泻、头痛、头晕、乏力、多汗、视力模糊等，胆碱酯酶活力(CHE)为 70%～50%。中度中毒时，除上述症状外，还有肌束震颤、轻度呼吸困难等烟碱样症状，以及瞳孔缩小、大汗、流涎等，CHE 为 50%～30%。重度中毒时，除上述症状外，还出现昏迷、大小便失禁、肺水肿、脑水肿、呼吸麻痹等，CHE 小于 30%。

### 3. 实验室检查

全血胆碱酯酶活力(CHE)测定是诊断有机磷农药中毒的特异性实验室指标，且可判定中毒程度、疗效及预后，尤其对病史不能明确的中毒者可帮助诊断。尿中有机磷分解物测定有助中毒诊断，如敌百虫中毒时尿中出现三氯乙醇；对硫磷中毒时尿中出现对硝基酚等。采集中毒者的呕吐物、呼吸道分泌物、洗胃抽出液等作有机磷化合物鉴定。危重者可有心电图改变，出现多种心律失常。

### 4. 有机磷农药中毒的临床表现

有机磷农药中毒时，毒蕈碱样症状出现最早，主要是由于副交感神经末梢兴奋所致，导致内脏平滑肌、腺体及汗腺等兴奋，产生毒蕈碱样作用，表现为食欲不振、恶心、呕吐、腹痛、腹泻、瞳孔缩小、视力模糊、多汗、流泪、流涕、流涎、支气管痉挛及呼吸道分泌物增多、呼吸困难、心跳减慢、大小便失禁等；烟碱样症状主要是由于交感神经及运动神经受刺激，导致交感神经节及横纹肌兴奋性增加而引起的症状，类似烟碱中毒，主要表现为肌束震颤、肌肉痉挛、肌无力(尤其呼吸肌的肌无力)、心跳加速、血压上升等；中枢神经系统症状主要表现为头晕、头痛、疲乏、共济失调、烦躁、谵妄、抽搐和昏迷等。急性中毒一般无后遗症，个别患者在症状消失后 2～3 周可发生迟发性神经病，主要累及肢体末端，发生瘫痪、四肢肌肉萎缩等症状，还会出现精神抑郁、狂躁等精神症状，这可能与有机磷抑制神经靶酯酶并使其老化有关，这些现象多见于中毒较重、昏迷时间较长的患者。有些有机磷农药口服中毒后，经急救临床症状好转的数日至一周后突然再次发生昏迷、肺水肿甚至死亡，这种现象称为有机磷农药中毒反跳。有机磷农药中毒反跳可能与残留在皮肤、毛发和胃肠道的有机磷化合物重吸收，或解毒药停用过早，或其他尚未阐明的机制所致，以乐果、马拉硫磷中毒时多见。

### 5. 有机磷农药中毒的急救

迅速清除毒物，立刻将中毒者转移到空气新鲜的地方，脱去污染的衣物，用肥皂水将污染的皮肤、毛发等清洗干净。经口中毒者用清水或 2%碳酸氢钠水溶液(敌百虫中毒忌用)或质量体积比为 1：5000 的高锰酸钾水溶液(对硫磷、乐果、马拉硫磷中毒忌用)反复洗胃，直至洗清为止。对不能很快确定所服农药品种的，最好先用清水洗胃。洗胃液温度以接近体温为宜，洗胃过程中要注意保持呼吸道通畅，防止误吸，洗胃结束后用硫酸钠导泻；眼部污染用生理盐水冲洗眼睛。可使用的解毒药包括：①胆碱酯酶复活药，可与磷酰化胆碱酯酶结合，解除磷酯化使乙酰胆碱酯酶活力恢复。常用的药物有解磷定、氯解磷定、双复磷、双解磷等。解磷定、氯解磷定对内吸磷、对硫磷、甲胺磷等农药中毒的疗效好，对敌百虫、敌敌畏等农药中毒的疗效差，对乐果、马拉硫磷中毒的疗效不确定，而双复磷对敌百虫、敌敌畏中毒效果较氯解磷定好，其具体用法见表 7-1。②抗胆碱药，阿托品有阻断乙酰胆碱对副交感神经和中枢神经毒碱受体的作用，剂量大小依据病情酌情给予，至阿托品化后减量，具体用法见表 7-1。阿托品化即临床出现瞳孔扩大、口干、皮肤干燥、颜面潮红、肺部啰音消失及心率加快、体温升高等阿托品中毒症状。因而，在应用阿托品的过程中要密切观察中毒者的全身反应和瞳孔大小，并随时调整阿托品的剂量，如果出现瞳孔扩大、神志模糊、狂躁不安、抽搐、再次昏迷或昏迷加重、尿潴留等症状时，提示阿托品中毒，应停用阿托品。对有心动过速和高热中毒者，阿托品应慎用。③复方解毒剂，是一种胆碱酯酶复能剂与抗胆碱药的复方制剂，主要有解磷注射液、苯克磷注射液等。

### 表 7-1　有机磷酸酯类农药的解毒剂

| | 药名 | 用药阶段 | 轻度中毒 | 中度中毒 | 重度中毒 |
|---|---|---|---|---|---|
| 胆碱酯酶复活药 | 氯解磷定 | 首剂 | 0.25～0.5 g | 0.5～0.75 g | 0.75～1 g，稀释半小时后可重复一次 |
| | | 以后 | 必要时每 2～4 小时重复一次 | 0.5 g，每 2 小时一次，共 3 次 | 每 2 小时静脉滴注 0.5 g |
| | 解磷定 | 首剂 | 0.4 g，稀释 | 0.8～1.2 g，稀释 | 1.2～1.6 g，稀释半小时后重复一次 |
| | | 以后 | 必要时，2 小时后重复一次 | 0.4 g，每小时一次，共 4～6 次 | 每小时给 0.4 g，静脉滴注 |
| | 双复磷 | 首剂 | 0.125～0.25 g | 0.5 g，肌内注射或静脉注射，2～3 小时后重复 0.25～0.5 g | 0.5～0.75 g，半小时后可重复 0.5 g |
| | | 以后 | 必要时每 2～3 小时重复一次 | 原剂量酌情用药 1～3 次 | 每 2～3 小时给予 0.25 g，共 2～3 次 |
| 抗胆碱药 | 阿托品 | 开始 | 1～2 mg 或口服每 1～2 小时一次 | 2～4 mg，每 15～30 分钟一次 | 5～10 mg，每 10～30 分钟一次 |
| | | 阿托品化后 | 0.5 mg 或口服每 4～6 小时一次 | 1～2 mg，每 2～4 小时一次 | 2～5 mg，每 1～2 小时一次 |
| 复方解毒剂 | 解磷注射液（含复阿托品、贝那替秦和氯解磷定） | 开始 | ½～1 支 | 1～2 支 | 2～3 支 |
| | | 以后 | 每 2 小时一次，病情好转后减量 | 每 1～2 小时一次 | 每 0.5～1 小时一次 |
| | 苯克磷注射液剂（苯托品、丙环定、双复磷） | 开始 | ½～1 支 | 1～2 支 | 2～3 支 |
| | | 以后 | | 1 小时后重复一次 | 半小时后重复一次 |

### 6. 有机磷农药中毒的预防

如果中毒者发生呼吸衰竭，应及时进行气管插管或气管切开，保持呼吸道通畅；持续低流量吸氧；纠正酸碱平衡及电解质紊乱；如果出现急性肺水肿、脑水肿等症状，须合理应用阿托品、糖皮质激素、脱水剂及强心利尿剂等；防治心律失常和休克等；可采用输鲜血或换血疗法进行解毒。注意个人防护，在生产和使用有机磷农药时应佩戴防毒面具或防护服，接触有机磷农药后应立即清洗，并迅速撤离受污染区域。将农药与食品隔离，勿混放。喷洒农药的蔬菜、果品勿即刻食用。

随着工农业科技发展，在爆竹、焰火、灭鼠药、火柴、杀虫剂及肥料等中均可接触到磷及其化合物，若防护使用不当，可发生无机磷类农药中毒。无机磷类农药中毒的相关内容参见 6.2.14 节。

## 7.2　无机磷类农药(Inorganic Phosphorus Pesticides)

### 7.2.1　磷(P)(Phosphorus)

磷首次被发现是在恒星爆炸后的宇宙残余物里。对超新星残余物仙后座 A 的最新观测结果揭示出磷存在的最新证据。磷是在深空发现的两大元素之一，或可能给科学家提供有关宇宙里有生命可能性的线索。

1669 年，德国汉堡一位叫 Brand 的商人在利用强热蒸发人尿的过程中，意外地得到一种像白蜡一样，在黑暗的小屋里闪闪发光的物质。他从未见过这种白蜡模样的东西，虽不是他梦寐以求的黄金，可那神奇的蓝绿色的火光却令他兴奋得手舞足蹈。他发现这种绿火只发光不发热，不引燃其他物质，是一种冷光。于是，他就以"冷光"的意思将这种新发现的物质命名为"磷"。磷的拉丁文名称 *Phosphorus*，取为"冷光"之意，它的化学符号是 P，英文名称是 Phosphorus。磷的基本性质、危险性、中毒机制、临床表现、实验室检查、中毒急救、泄漏和燃烧爆炸处置等相关内容参见本书 6.2.14 节。

### 7.2.2　磷化氢(Phosphine)

磷化氢是一种无色无味的气体，以液化压缩气体的形式运输，在金属磷化物产生磷化氢气体时常带有乙炔味、大蒜味或者腐鱼味。磷化氢气体主要通过呼吸道吸入中毒，直接与磷化氢液体接触可能会被冻伤。

### 1. 磷化氢的基本性质和危险性

磷化氢的基本性质和危险参数如表 7-2 所示。

**表 7-2　磷化氢的基本性质和危险参数**

| | |
|---|---|
| IUPAC 命名：Phosphine<br>英文名称：Phosphamine；<br>　　　　　Phosphorus trihydride；<br>　　　　　Phosphorated hydrogen<br>CAS 登录号：7803-51-2<br>EINECS 号：232-260-8<br>RTECS 号：SY7525000<br>UN 号：2199<br>分子式：$PH_3$<br>分子量：33.99758 | 性状：是一种无色气体，具有大蒜味或腐烂鱼的臭味<br>密度：1.379 g/L(气，25℃)<br>熔点：−132.8℃<br>沸点：−87.7℃<br>水溶性：−87.7℃<br>溶解性：溶于乙醇、乙醚、$CS_2$，微溶于苯、氯仿、乙醇<br>蒸气压：4184 kPa(20℃) |
| 危险品标志：危险(GSH)<br>GHS 危险标识：<br><br>自燃温度：38℃(311 K)<br>爆炸极限：1.79%～98% | 半数致死剂量(LD$_{50}$)：3.03 mg/kg(大鼠，口服)<br>最低致死浓度(LC$_{LO}$)：1000 ppm(哺乳动物，5 min)；270 ppm(小鼠，2 h)；<br>　　　　　　　100 ppm(豚鼠，4 h)；50 ppm(猫，2 h)；<br>　　　　　　　2500 ppm(兔，20 min)；1000 ppm(人，5 min)<br>美国接触限值：允许暴露极限　TWA 0.3 ppm(0.4 mg/m³)<br>　　　　　　　建议暴露极限　TWA 0.3 ppm(0.4 mg/m³)，<br>　　　　　　　　　　　　　　ST 1 ppm (1 mg/m³)<br>　　　　　　　危险暴露极限　500 ppm |

不相容性：磷化氢与酸、空气、铜、湿气、氧化剂、氧气、氯气、氮氧化物、金属硝酸盐，卤素、卤代烃等许
　　　多物质发生反应，有引起火灾和爆炸的危险。与氧化剂(氯酸盐、硝酸盐、过氧化物、高锰酸盐、高氯酸盐、
　　　氯、溴、氟等)不相容，接触可能引起火灾或爆炸。需远离碱性物质、强酸、胺、氨、环氧乙烷、金属硝酸盐、
　　　亚硝酸、光气、强碱

### 2. 磷化氢的毒性及其中毒机理

磷化氢属原浆毒，干扰酶和蛋白质的合成，使代谢障碍、细胞变性坏死等，对呼吸道具有强烈的刺激性，还影响心血管及神经系统功能。病理检查可见心肺等内脏充血、出血及脂肪变性，还出现肺水肿、脑水肿等。

### 3. 磷化氢中毒的临床表现

轻度磷化氢中毒时症状表现明显，有头晕、头痛、乏力、恶心、呕吐、咳嗽、胸闷、咽干、腹痛、腹胀等，持续 24 小时以上，并可有嗜睡，轻度呼吸困难等症状。重度中毒时，除上述症状外，还有昏迷、抽搐，甚至肺水肿、休克、心肌损害或肝肾功能损害的症状。

### 4. 磷化氢中毒的急救

立即将中毒者转移到空气新鲜的地方，采取卧床、保暖、保持安静、吸氧等一般治疗。进行对症及支持治疗，及早应用糖皮质激素类药物防治肺水肿、脑水肿、心肝肾功能衰竭等。

5. 磷化氢中毒的预防

凡接触有磷化氢气体环境时须戴防毒面具。

6. 磷化氢的保存

如果在室外，须将磷化氢存放在有安全警告标志的区域内，该区域必须有屋顶并处于阴凉处，气瓶应远离地面存放并与其他危险类别和辐射热源的产品分开。如果是在室内，磷化氢须存放在通风良好的地方，温度不得超过 50℃，避免磷化氢与氧化剂(例如高氯酸盐、过氧化物、高锰酸盐、氯酸盐和硝酸盐等)，强酸(例如盐酸、硫酸和硝酸等)，氧和卤代烃接触，以免发生剧烈反应。

7. 磷化氢的泄漏处置

疏散未穿戴防护装备的人员离开溢出或泄漏的危险区域，直至完成清理。移开所有点火源。如果可以停止泄漏，须强制通风以使其浓度保持在爆炸极限以下。如果泄漏源是钢瓶，并且泄漏无法停止时，须将泄漏的钢瓶转移到露天的安全地方，然后清理泄漏点或让钢瓶倒空。

8. 磷化氢燃烧灭火

用大量水冷却所有容器，尽可能远地浇水；使用泡沫、二氧化碳或干粉灭火器灭火。

# 7.3　有机氯农药(Organochlorine Pesticides)

有机氯农药曾是国内外生产和使用历史较长、应用范围较广的一类杀虫剂。这类农药不易溶于水，易溶于有机溶剂、植物油和动物脂肪。由于其毒性残效期长，易污染环境，易在人畜体内蓄积，现已很少使用。常用的有机氯农药有六六六、滴滴涕(双对氯苯基三氯乙烷，DDT)、氯丹、林丹、艾氏剂、狄氏剂、毒杀芬等。

1. 有机氯农药的毒性及其中毒机理

有机氯农药中毒的毒理作用尚未完全阐明。有机氯农药进入人体后主要蓄积在含脂肪较多的组织内，以神经系统、肾、肝及心脏等器官为主。有机氯农药对神经系统的作用主要使神经兴奋性增高，以致惊厥，干扰体内多种酶的生物活性，造成组织细胞的变性坏死，促使心、肝、肾等器官的病变。

### 2. 有机氯农药中毒的临床表现

有机氯农药中毒时，胃肠道症状有恶心、呕吐、腹痛、腹泻。神经系统症状包括头痛、烦躁、共济失调、抽搐、反复癫痫发作、昏迷、精神障碍等。中毒性心肌损害的症状包括心悸、胸闷、心动过速、心律失常等。此外，有机氯农药还会导致肝肾功能障碍和皮肤黏膜的刺激作用。经呼吸道吸入者可出现明显的呼吸道刺激症状，如咳嗽、咽痛等；经皮肤接触者可出现皮肤局部红肿、瘙痒、烧灼感、丘疹及水疱等。

### 3. 有机氯农药中毒的急救

将中毒者转移到空气新鲜的地方，用肥皂水或清水彻底清洗皮肤。经口中毒者应立即催吐，反复洗胃，然后导泻，避免使用油类泻剂以免促进有机氯农药的继续吸收。对症处理，①控制惊厥，可用地西泮或苯巴比妥钠静脉注射或肌内注射或用水合氯醛灌肠。②保护心脏及肝肾等，输液中给予葡萄糖、能量合剂、维生素等。③保持呼吸道通畅，必要时行气管插管或切开，给氧、静脉滴注氨茶碱等，肺水肿时给予呋塞米、强心剂和激素等治疗。④血钙降低者给予葡萄糖酸钙，禁用交感神经兴奋剂，尤其肾上腺素，以免出现室颤。

### 4. 有机氯农药中毒的预防

因其毒性大，残效期长，易蓄积，应尽量减少有机氯农药的使用。使用时注意个人防护，避免污染食品。

## 7.4　有机硫农药(Organosulfur Pesticides)

有机硫农药被广泛应用于防治小麦、水稻及果树等植物病虫害，同时还可促进植物的生长，常用的有机硫农药有杀虫双、灭菌丹、福美类(如福美特、福美双、福美锌等)、代森类(如代森胺、代森钠等)。

### 1. 有机硫农药的毒性及其中毒机理

有机硫农药侵入人体后，在体内经氧化生成二磺酸、二硫化碳等物质，这些代谢产物可抑制胆碱能受体，阻碍突触冲动的传递，并可干扰三羧酸循环的正常进行，影响新陈代谢，而且这些代谢产物可透过血脑屏障，造成中枢神经系统功能紊乱。

### 2. 有机硫农药中毒的临床表现

有机硫农药中毒时，接触部位皮肤出现红肿、刺痒、皮疹、水疱等；经口服中毒者可出现上腹部灼痛、恶心、呕吐等；出现头晕、眼花、出汗、肌肉震颤、昏迷、瞳孔缩小等神经系统症状。以及如心血管功能障碍、休克、肝肾功能损害等临床表现。血中胆碱酯酶活性大多正常或略低。

### 3. 实验室检查

可出现血沉加快；血糖早期升高，后期降低；血钙下降；尿中可出现蛋白、红细胞及颗粒管型等。呕吐物、洗胃抽出液及尿中可测出有机氯农药及其代谢产物。

### 4. 有机硫农药中毒的急救

有机硫农药中毒用清水或肥皂水清洗皮肤；经口服中毒者用2%碳酸氢钠溶液洗胃，然后用硫酸镁导泻。采用解毒剂，可选用巯基化合物对抗，如二巯丙醇100 mg，肌内注射，每4~6小时一次；L-半胱氨酸0.1~0.2 g，肌内注射，每日2次。再对症处理，有腹痛、腹泻症状的可给予阿托品，但是不宜过多，不必强调阿托品化；有血压下降等休克征象时，应补充血容量(输血、输液)。酌情选用血管活性药物；防治肝肾功能障碍等。中毒后禁用油类泻剂，禁食含油食物，禁饮酒等。

### 5. 有机硫农药中毒的预防

注意个人防护，防止误服。

## 7.5　拟除虫菊酯类农药(Pyrethroid Pesticides)

拟除虫菊酯类农药具有杀虫种类广，杀虫效果强，低残毒，在环境中分解快等特点而被广泛应用。目前，常用的拟除虫菊酯类农药有溴氰菊酯(敌杀死)、杀灭菊酯(速灭杀丁、戊氰菊酯)、氯氰菊酯(灭百可、兴棉宝)、二氯苯醚菊酯等。

### 1. 拟除虫菊酯类农药的毒性及其中毒机理

拟除虫菊酯类农药吸收后主要在肝脏代谢，代谢物8天后可完全排出体外，拟除虫菊酯类农药对机体毒性作用主要是损害神经系统与消化系统，对神经系统的损害是影响神经传导及突触传递。

### 2. 拟除虫菊酯类农药中毒的临床表现

局部刺激症状包括接触部位出现潮红、丘疹、刺痒、烧灼感、肿胀、脱屑、疼痛等。消化道症状有流涎、恶心、呕吐、腹痛、腹泻、消化道出血等。神经系统症状有头晕、乏力、精神萎靡、四肢麻木、震颤、伸肌强直、肌张力增加、心律失常、呼吸困难、角弓反张、昏迷等。

3. 实验室检查

无特异性改变，尿液中可测出毒物成分。

4. 拟除虫菊酯类农药中毒的急救

拟除虫菊酯类农药中毒时，迅速将中毒者移至新鲜空气处，除去受污染衣物，用肥皂水或 2%碳酸氢钠溶液冲洗污染皮肤，然后涂以凡士林或可的松软膏，同时避免光照；经口服中毒者，立即用 1%～2%碳酸氢钠溶液或温水洗胃，然后导泻。进行对症和支持治疗，静脉补液加速毒物排出，酌情选用能量合剂、激素、肌苷等药，维持酸碱及电解质平衡，及早使用安定及巴比妥类药物以镇静和解痉，可少量应用阿托品类以减少腺体分泌，减缓胃排空及减慢拟除虫菊酯的吸收，适量应用 $\beta$-受体阻滞剂如普萘洛尔用于心律失常等的治疗。

5. 拟除虫菊酯类农药中毒的预防

注意个人防护，防止误服。

# 7.6　氨基甲酸酯类农药(Carbamate Pesticides)

氨基甲酸酯类农药主要用于防治家居室内昆虫及家畜体外寄生虫，部分除草剂也是此类化合物。氨基甲酸酯类农药的特点是高效、作用快、残毒低，对昆虫选择性强，对人畜毒性低，易分解，体内无蓄积等。目前常用的氨基甲酸酯类农药有呋喃丹(克百威、虫螨威)、速灭威、速死威(叶蝉散、异丙威)、残杀威、害扑威、西威因等。

1. 氨基甲酸酯类农药的毒性及其中毒机理

中毒原理同有机磷农药，主要是可逆性地与血液胆碱酯酶结合。使胆碱酯酶发生氨基甲酰化从而失去分解乙酰胆碱的能力，导致乙酰胆碱大量蓄积，引起胆碱能神经兴奋症状，出现毒蕈碱样和烟碱样症状。但大多数氨基甲酰化酶较磷酰化酶易水解，使酶很快恢复原有活性，症状也很快消失，因此这类农药毒性较有机磷农药小得多。

2. 氨基甲酸酯类农药中毒的临床表现

氨基甲酸酯类农药中毒的症状与有机磷农药中毒相似，但其临床症状的出现比有机磷农药中毒时急而重，但中毒症状持续时间短，能很快恢复正常。主要临床表现有：头晕、头痛、胸闷、乏力、恶心、呕吐、腹痛、多汗、流涎、瞳孔缩小；重者可出现肌颤、血压下降、意识障碍、抽搐、发绀、肺水肿、脑水肿、昏迷、大小便失禁等。皮肤接触者可出现局部炎症反应，如瘙痒、风疹等。

### 3. 实验室检查

早期血液中胆碱酯酶活力降低，心电图有异常改变。呕吐物或清洗液中可测到相应毒物，尿中酚衍生物排出量增多。

### 4. 氨基甲酸酯类农药中毒的急救

氨基甲酸酯类农药中毒时，需迅速将中毒者转移至空气新鲜的地方，除净受污染衣物，用肥皂水或 2%碳酸氢钠溶液清洗污染部位，口服中毒者应用 1%～2%碳酸氢钠溶液洗胃或温水洗胃，然后用 50%硫酸钠液 50 mL 导泻。及早使用阿托品类药物，但剂量较治疗有机磷农药中毒小。阿托品 0.5～1 mg 肌内注射或静脉注射，每 1～2 小时一次，直至阿托品化(阿托品化的指标为：瞳孔较前散大，口干，皮肤干燥，颜面潮红，肺部啰音减少或消失，心率加快等)，然后减量。东莨菪碱对腺体、睫状肌、虹膜括约肌上的 M 受体阻滞作用强于阿托品，且小剂量时可兴奋呼吸中枢，防止呼吸衰竭，而大剂量时具有明显的催眠作用，不易导致惊厥。其用量为 0.01～0.05 mg/kg，静脉注射或肌内注射，每半小时一次，直至阿托品化，然后减量维持 2～3 天。对症治疗及防治并发症，有发绀(紫绀)者可用亚甲蓝，防治肺水肿，维持水电解质平衡，选用适当的抗生素。

### 5. 氨基甲酸酯类农药中毒的预防

注意个人防护，防止误服。

## 7.7　砷类农药(Arsenic Pesticides)

砷类农药包括无机砷类和有机砷类。无机砷类因其毒性大，现已限制使用。有机砷又称胂，毒性较无机砷低，中毒症状轻，主要用作杀菌剂。常用的有机胂农药有甲基胂酸锌(稻脚青、稻谷青)、甲基胂酸钙(稻宁)、田安、福美甲胂、砷酸钙、亚砷酸钙等。

### 1. 砷类农药的毒性及其中毒机理

砷与细胞蛋白质和酶系统中的巯基结合，使酶失活，引起严重的细胞代谢紊乱。进入机体后影响神经细胞，直接损害毛细血管，从而引起神经系统、胃肠道、心、肝、肾等的病变。

### 2. 砷类农药中毒的临床表现

口服中毒者的临床表现类似急性胃肠炎，口服 30～90 分钟后出现恶心、呕吐、上腹烧灼感、腹痛、腹泻、水样或米汤样便。重者可出现里急后重、脱水、少尿、血尿、血压下降、发绀、甚至休克。神经系统症状有头痛、眩晕、意识障碍、四肢痉挛等。局部口腔黏膜可出现肿胀、糜烂。

### 3. 实验室检查

可出现肝肾功能异常。尿色深暗、尿中可出现红细胞、蛋白等，尿砷测定升高（＞0.5 mg/L）。呕吐物及洗胃液中可检出砷类化合物。

### 4. 砷类农药中毒的急救

砷类农药中毒时，中毒者须先用活性炭悬液或牛奶、温水洗胃，然后导泻。应用巯基络合剂作为解毒剂，如二巯丙醇，但须根据病情轻重应用。第一天每次按 2.5～4 mg/kg 深部肌内注射，每 4～6 小时一次，第 2～4 天改为每 12 小时一次，第 5 天起，每次剂量 2～2.5 mg/kg，每日一次，共用 10～14 天。也可用 10%硫代硫酸钠 0.5～1.0 g 静脉注射，每日一次，绿豆、防风煎水等也有一定解毒作用，还可采用中药排毒方：明矾 3 g、大黄 20 g、甘草 15 g，水煎冷服 3～6 剂。对症治疗，维持水电解质平衡，抗休克，保护心脑肾等重要脏器功能。

### 5. 砷类农药中毒的预防

注意安全防护措施，并妥善保管砷类农药，以防误服。

## 7.8　熏蒸剂农药（Fumigant Pesticides）

熏蒸剂农药施于土壤后，在常温下容易气化成具有杀虫、杀菌或除草作用的气体。这些气体能直接通过害虫的表皮或气门进入其呼吸系统，从而渗透到血，与害虫的酶发生化学作用，使害虫中毒死亡。熏蒸剂农药常用于密闭空间中防治病虫草害。在农业上使用较多的是仓库熏蒸和土壤熏蒸，仓库熏蒸用于作物收获后的处理，而土壤熏蒸是在作物种植前的处理。熏蒸剂农药现已广泛用于防治各类虫害，品种繁多，对人畜都有一定的毒性。

### 7.8.1　溴甲烷（Bromomethane）

溴甲烷又称甲基溴，常用作植物杀虫剂、杀菌剂、土壤熏蒸剂、谷物熏蒸剂、木材防腐剂、溶剂、制冷剂及有机合成原料等。溴甲烷会消耗臭氧层，所以 2005

年发达国家根据《蒙特利尔议定书哥本哈根修正案》，淘汰使用溴甲烷，发展中国家也将于 2015 年淘汰溴甲烷。由于溴甲烷作为熏蒸剂的使用效果较好，仍然受到使用者的欢迎。目前我国正积极推进限期淘汰溴甲烷的进程。

### 1. 溴甲烷的基本性质和危险性

溴甲烷可以腐蚀铝、镁和它们的合金。在氧气中易燃，在大气中遇高热、明火才燃。溴甲烷与空气混合形成爆炸性混合物，爆炸范围较窄，而在高压下范围较宽。溴甲烷容易加热分解生成溴化物，不能与金属(如铝)、二甲基亚砜和环氧乙烷共存。溴甲烷主要用作化工原料，用作甲基供体；还用作粮食、木材、仓库杀虫及烟草等土壤消毒。化工生产工人和熏蒸工可接触不同浓度的溴甲烷。早年文献特别是欧洲各国文献均有总结的溴甲烷中毒临床资料，患者多因接触用作制冷剂、灭火剂的溴甲烷而致中毒。由于溴甲烷毒性大，易出事故，现已不用作制冷剂、灭火剂。溴甲烷挥发性高，空气中可达较高浓度。接触者以呼吸道吸入为主，皮肤沾染溴甲烷液体也可经皮吸收，特别是液态溴甲烷污染衣物、手套、鞋袜而不及时去除使皮肤接触溴甲烷的时间长，吸收量较多。液态溴甲烷有制冷作用，对皮肤、黏膜有冷刺激，很少有经胃肠道进入人体者。溴甲烷的基本性质和危险参数见表 7-3。

**表 7-3　溴甲烷的基本性质和危险参数**

| | |
|---|---|
| IUPAC 命名：Bromomethane<br>英文名称：Methyl bromide<br>CAS 号：74-83-9<br>EINECS 号：200-813-2<br>RTECS 号：PA4900000<br>UN 号：1062，1581，1647，1955<br>分子式：$CH_3Br$<br>分子量：94.94 | 性状：无色气体，通常无味，在高浓度时，有甜味<br>密度：3.97 $kg/m^3$(气，0℃)；1.72 g/mL(液，4℃)<br>熔点：−93.66℃<br>沸点：4.0℃<br>水溶性：17.5 g/L<br>溶解性：微溶于水，易溶于乙醇、乙醚、氯仿、苯、四氯化碳、<br>　　　　二硫化碳<br>蒸气压：190 kPa(20℃) |
| 危险品标志：有毒、危害环境(GSH)<br>GSH 危险标识：<br>闪点：194℃(467 K)<br>自燃温度：535℃(808 K)<br>爆炸极限：10%～16% | 半数致死剂量($LD_{50}$)：1200 ppm(小鼠，1 h)；7316 ppm(兔，30 min)；<br>　　　　　　　　　　2833 ppm(大鼠，1 h)；302 ppm(大鼠，8 h)；<br>　　　　　　　　　　390 ppm(小鼠，9 h)<br>最低致死浓度($LC_{LO}$)：300 ppm(豚鼠，9 h)<br>美国接触限值：允许暴露极限　C 20 ppm(80 $mg/m^3$)[皮肤]<br>　　　　　　　建议暴露极限　Ca<br>　　　　　　　危险暴露极限　Ca [250 ppm] |

不相容性：溴甲烷侵蚀铝以形成自燃的三甲基铝；与强氧化剂、铝、二甲基亚砜、环氧乙烷不相容；侵蚀锌、镁、碱金属及其合金；侵蚀某些橡胶和涂料。溴甲烷与水反应生成氢溴酸和甲醇，但反应太慢，以致于在大多数实际应用中都可以忽略不计

### 2. 溴甲烷的吸收、分布和代谢

溴甲烷经呼吸道进入人体，在肺中很快吸收，部分溴甲烷以原形物自呼吸排

出，另一部分在肝内代谢，经去甲基化作用以无机溴及半胱氨酸甲酯的形式从尿中排出。代谢方式尚不清楚，可水解成甲醇及氢溴酸。

### 3. 溴甲烷的毒性及其中毒机理

溴甲烷是一种神经毒物，中毒机理尚未完全阐明，可能与其扰乱巯基酶系统，影响细胞代谢有关。溴甲烷主要损伤人体的眼睛、皮肤、呼吸系统和中枢神经系统，病理变化以呼吸系统及循环系统最显著，还有支气管充血、炎症、肺水肿、脑水肿、大脑皮质、皮肤、肝、肾等损害。溴甲烷是一种诱变剂，可能会致癌，也可能会损坏睾丸。

### 4. 溴甲烷中毒的临床表现

溴甲烷中毒症状多在接触溴甲烷数小时至数日后出现。轻度溴甲烷中毒时，出现头晕、头痛、咳嗽、胸闷、乏力、恶心，呕吐等症状，并有下列症状：嗜睡、步态蹒跚、言语不清、复视等。轻度呼吸困难，肺部可听到少量干、湿性啰音，血压升高，尿中出现少量蛋白等。重度中毒时，除轻度中毒症状外，还有可能出现中毒性神经系统损害，包括脑水肿所致的抽搐、昏迷、呼吸抑制等，以及共济失调、肌肉痉挛或中毒性精神障碍如谵妄、躁狂、幻觉等。以及肺水肿、肾功能衰竭和休克等。慢性中毒时症状可能持续数月或数年，也可能是永久性的。反复或长期接触皮肤可能会引起皮炎，肺部损伤和支气管痉挛。

溴甲烷可能影响中枢神经系统，造成瘫痪，视力低下，心理障碍幻觉，胳膊和腿麻木，脑损伤。可能引起肝肾损害。

### 5. 实验室检查

实验室检查无特异改变，少数患者有肝、肾功能异常。血溴检查可作为接触指标。

### 6. 溴甲烷中毒的急救

溴甲烷中毒时，须将中毒者转移到空气新鲜的地方。脱去被污染的衣服，特别注意须脱去能吸附溴甲烷的衣物，如厚的衣裤、手套、靴、鞋等，用大量清水冲洗污染的皮肤，对有轻度症状者应观察 24～48 小时。急性中毒者应按临床表现给予对症治疗，但要注意防治迟发性脑水肿和肺水肿。溴甲烷中毒没有特效解毒剂，巯基药品对溴甲烷中毒无效。有人在动物实验中使用 N-乙酰半胱氨酸（N-Acetylcysteine）治疗溴甲烷中毒获得一定结果，但其疗效评价尚无一致意见。

### 7. 溴甲烷中毒的预防

溴甲烷在空气中的浓度超标时，工作人员须佩戴过滤式防毒面具（半面罩），紧急事态抢救或撤离时，必须佩戴正压自给式呼吸器，戴化学安全防护眼镜，穿透气型防毒服，戴化学品防护手套，工作现场禁止吸烟、进食和饮水。工作完毕后淋浴更衣。进入罐、限制性空间或其他高浓度区作业时，须有人监护。熏蒸作业卫生监督是最重要的预防工作环节。熏蒸时现场溴甲烷浓度可为 30～3000 ppm。据实测，停止施药 5 天后仍可维持 4 ppm。土壤熏蒸停药 11 天后可有 11 ppm。

### 8. 溴甲烷的保存

如果在室外，溴甲烷须存放在有警告标志的安全区域中，该区域必须有顶棚，并保持阴凉，储存溴甲烷的气瓶应远离地面存放，并与其他危险产品和非木地板上的辐射热源分开。如果是在室内，溴甲烷须存放在通风良好的地方，避免阳光直射，保持温度低于 40℃，避免热源，防止物理损坏溴甲烷气瓶。

### 9. 溴甲烷的泄漏处置

溴甲烷发生泄漏时，须迅速撤离泄漏污染区人员至上风处，并进行隔离，严格限制人员出入，切断火源，尽可能切断泄漏源，合理通风，加速溴甲烷的扩散。如有可能，将残余溴甲烷气体或漏出气体用排风机送至水洗塔或与塔相连的通风橱内。漏气容器要妥善处理、修复、检验后再用。

### 10. 溴甲烷燃烧灭火

溴甲烷燃烧时，须切断气源。若不能立即切断气源，则不允许熄灭正在燃烧的溴甲烷气体。喷水冷却装有溴甲烷的容器，或者将容器从火场移至空旷处。采用水喷雾、泡沫、二氧化碳灭火器灭火。

## 7.8.2 氯化苦（Trichloronitromethane）

氯化苦（图 7-1）是一种有警戒性的熏蒸剂，可以杀虫、杀菌、杀鼠，也可用于粮食害虫熏蒸，还可用于木材防腐，房屋、船舶、土壤、植物种子消毒等，用于有机合成、制造染料等。

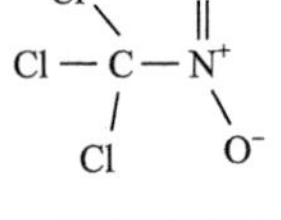

图 7-1　氯化苦的结构式

### 1. 氯化苦的基本性质和危险性

氯化苦的基本性质和危险参数如表 7-4 所示。

### 2. 氯化苦的毒性及其中毒机理

氯化苦主要通过呼吸道吸入而进入人体，皮肤也可少量吸收。氯化苦中毒主要损伤的是眼睛、皮肤、呼吸系统、肝、肾。氯化苦对皮肤和黏膜的刺激性很强，有催泪作用，浓度较高时可损伤呼吸道、肺毛细血管和上皮细胞，导致肺水肿，进而造成缺氧、使心脏负担加重。

**表 7-4　氯化苦的基本性质和危险参数**

| | |
|---|---|
| 英文名称：Trichloronitromethane<br>别名：三氯硝基甲烷<br>CAS 登录号：76-06-2<br>EINECS 登录号：200-930-9<br>RTECS 号：PB6300000<br>UN 号：1580<br>分子式：CCl$_3$NO$_2$<br>分子量：164.3752 | 性状：是一种无色微黄色油状液体<br>密度：5.7 g/cm$^3$<br>熔点：−69.2℃<br>沸点：112℃<br>饱和蒸气压：2.26 kPa(20℃)<br>溶解性：不溶于水，溶于乙醇、苯和二硫化碳等多数有机溶剂 |
| 危险品标志：危险(GHS)<br><br>GHS 危险标识： | 半数致死剂量(LD$_{50}$)：126～271 mg/kg(小鼠经口)<br>职业接触限值：中国，MAC: 1 mg/m$^3$; 美国(ACGIH)，<br>　　　　　　TLV-TWA: 0.1 ppm; 美国(IDLH)：2 ppm; 2019<br>　　　　　　年 MAC: 1 mg/m$^3$ |

不相容性：加热至 112℃以上时，氯化苦会爆炸性分解。氯化苦具有危险的自反应性，并且在密闭环境中加热或受到冲击时会发生爆炸。一般情况下，氯化苦是稳定的，除非加热到高温，氯化苦爆炸性分解，释放出有毒气体，包括氮氧化物、亚硝酰氯、氯、光气和一氧化碳。液体氯化苦(PS)在高温或剧烈冲击下不稳定，尤其是在涉及容量大于 113.56 L 的容器时。氯化苦与苯胺、甲醇钠和炔丙基溴、2-溴丙炔、强氧化剂、还原剂发生剧烈反应。快速升高的温度、震动、与碱金属或碱土金属接触可能引起爆炸。氯化苦是强酸，会与碱和碱性材料剧烈反应。液体氯化苦会侵蚀某些塑料、橡胶和涂料。氯化苦与铁、锌、轻金属(包括铝、镁)和含有这些金属的合金发生反应，与某些类型的橡胶和塑料以及某些化学物质(包括普通硫酸)发生剧烈反应，与金属接触会释放爆炸性氢气

### 3. 氯化苦中毒的临床表现

氯化苦中毒时，中毒者有呼吸道刺激症状，如咽痛、咳嗽、胸闷、气急等，还有头痛、恶心、呕吐、腹痛、腹泻，甚至呼吸困难、肺水肿、昏迷、休克等症状，皮肤损伤表现为红斑、水疱、溃烂等，且创面不易愈合。人若处于含较高浓度的氯化苦环境中会刺激并灼伤肺部，导致肺部积聚液体(肺水肿)，救治延迟数小时可能导致死亡，立即进行紧急治疗，体力劳动会加重肺水肿的症状。慢性中毒时会损害肺部，引起支气管炎，它还可能会损伤肝脏和肾脏。

### 4. 氯化苦中毒的急救

氯化苦中毒时，须将中毒者转移到空气新鲜的地方，更换染毒衣物，用 2% 碳酸氢钠溶液清洗皮肤及漱口，静脉注射葡萄糖和维生素 C 或 10%氯化钙 10 mL。对症治疗，处理肺水肿及循环障碍，防治感染等。禁止人工呼吸及禁用吗啡，忌酒类。

### 5. 氯化苦中毒的预防

在生产、运输和使用氯化苦的过程中做好防护措施，有呼吸道、心血管、肝、

肾疾病的人群及孕妇、哺乳期妇女不得接触氯化苦。

6. 氯化苦的保存

氯化苦须储存于阴凉、通风良好的专用库房内，实行"双人收发、双人保管"制度，远离火种、热源，保持容器密封。应将氯化苦与氧化剂、还原剂、酸类、食用化学品分开存放，切忌混储。储区应备有泄漏应急处理设备和合适的收容材料。

7. 氯化苦的泄漏处置

氯化苦发生泄漏时，须将未穿戴防护装备的人员转移出溢出或泄漏的危险区域，直至清理完成。移开所有点火源，对溢出或泄漏的区域进行通风。

8. 氯化苦燃烧灭火

如若加热的氯化苦罐发生火灾，不能人工灭火，而须将灭火器对准氯化苦储罐的上部，冷却储罐，防止储罐故障。如果必须扑灭氯化苦罐附近的火，须使用适合该燃料的灭火剂(水、普通泡沫、抗乙醇泡沫或干粉)。

# 7.9　杀鼠剂(Rodenticides)

绝大多数杀鼠剂对人畜都产生很强的毒性，易发生中毒。现广泛应用的杀鼠剂主要有磷化锌、安妥、氟乙酰胺、氟乙酸钠、敌鼠、毒鼠磷、灭鼠宁等。

## 7.9.1　磷化锌(Trizinc Diphosphide)

1. 磷化锌的基本性质和危险性(表 7-5)

磷化锌不溶于水和醇类，溶于酸、苯和二硫化碳，在 1100℃氢气中升华，常温空气中发出磷臭味，但不着火。磷化锌遇水和潮湿空气会缓慢分解，遇酸则剧烈分解放出剧毒的磷化氢气体，易着火，与浓硝酸接触会立即被氧化并发生爆炸。

2. 磷化锌的毒性及其中毒机理

磷化锌中毒主要损伤肺、肝、肾、心脏、神经系统。误服磷化锌后在体内胃酸作用下，生成磷化氢及氯化锌，磷化氢能抑制细胞色素氧化酶，干扰代谢功能，影响中枢神经系统；且可作用于呼吸系统、循环系统以及肝脏等脏器；氧化锌还具有强烈腐蚀性，引起胃黏膜炎症充血、溃疡和出血。磷化锌对人体的致死量估计为 40 mg/kg。

### 表 7-5　磷化锌的基本性质和危险参数

| | |
|---|---|
| 英文名称：Trizinc diphosphide<br>别名：耗鼠尽<br>CAS 号：1314-84-7<br>EINECS 号：215-244-5<br>RTECS 号：ZH4900000<br>分子式：$Zn_3P_2$<br>分子量：258.12 | 性状：灰色结晶粉末<br>密度：4.55 g/cm$^3$<br>熔点：420℃<br>沸点：1100℃<br>溶解性：不溶于乙醇，溶于苯，与酸反应 |
| 危险品标志：危险(GHS)<br>GHS 危险标识：<br>闪点：−11.63℃ (261.52 K) | 半数致死剂量($LD_{50}$)：12 mg/kg(大鼠，经口)<br>　　　　　　　　　　40 mg/kg(小鼠，经口)<br>　　　　　　　　　　234 mg/m$^3$(大鼠，吸入) |

不相容性：磷化锌粉尘与空气会形成爆炸性混合物。加热和与水接触会引起磷化锌分解，产生磷和氧化锌的有毒易燃烟雾和有毒易燃的磷化氢气体。与强酸(包括硝酸、盐酸或硫酸)剧烈反应、生成自燃的磷化氢气体。与氧化剂(氯酸盐、硝酸盐、过氧化物、高锰酸盐、高氯酸盐、氯、溴、氟等)不相容；需要远离碱性物质、强碱、二氧化碳、卤化剂，接触可能引起火灾或爆炸

#### 3. 磷化锌中毒的临床表现

磷化锌急性中毒，会刺激呼吸道，接触眼睛会引起严重的刺激、烧伤和永久性伤害。磷化锌是中枢神经系统抑制剂，吸入磷化锌粉尘后数小时内出现呕吐、腹泻、快速搏动、发烧和休克。呼吸中有磷化氢的气味。磷化锌腐蚀性很强，可能导致食管闭合。吸入磷化氢(磷化锌暴露于火焰，水或酸中时形成)会引起肺水肿，延迟救治可能导致死亡。体力劳动会加重肺水肿的症状。对于 70 kg 的人，口服致命剂量可能是 5～50 mg/kg，或 7 滴至 1 茶匙，大多数患者在约 30 小时后因磷化锌的直接作用而死于外周血管萎缩，也可能发生肝损害和肾脏损害。成年人摄入 4～5 g 会导致死亡。妇女的最低口服致死剂量为 80 mg/kg。口服摄入的症状包括恶心、腹痛、呕吐、胸闷、头晕、虚弱、呼吸困难、血压下降、甚至休克、尿量停止、代谢性酸中毒、肌肉痉挛和抽搐是严重的预后征兆。慢性中毒时，磷化锌可能对肝脏、肾脏、心脏和神经系统有影响。反复低暴露会导致慢性中毒，贫血，支气管炎以及胃肠道，视觉、言语和运动障碍。

#### 4. 磷化锌中毒的急救

经口服中毒者，用 1%硫酸铜溶液催吐，每 5～10 分钟口服 10 mL 左右，连续 3～5 次，然后用高锰酸钾溶液洗胃，洗胃后可用硫酸钠导泻(忌用硫酸镁，因可与氯化锌作用生成盐卤加重中毒)。不可用牛奶、蛋清、动植物油类，以免促进磷的吸收。进行对症处理，呼吸困难可给予吸氧、氨茶碱、尼可刹米等；腹痛、呕吐者可给予阿托品注射，同时输液防止电解质紊乱及酸中毒。及时防治肺水肿、脑水肿、心肝肾等脏器功能衰竭等。禁用氯解磷定、解磷定等肟类胆碱酯酶复能

剂，以免加重毒性。

### 5. 磷化锌中毒的预防

生产、使用磷化锌的设备须严加密闭，提供充分的局部排风。工作人员须佩戴防尘面具(全面罩)，紧急事态抢救或撤离时，应该佩戴正压自给式空气呼吸器，穿胶布防毒衣，戴橡胶手套，工作现场禁止吸烟、进食和饮水，工作完毕后淋浴更衣，保持良好的卫生习惯。

### 6. 磷化锌的保存

磷化锌须储存于阴凉、干燥、通风良好的库房，远离火种、热源，防止阳光直射。装磷化锌的包装必须密封，切勿受潮。磷化锌应与氧化剂、酸类、食品等分开存放，切忌混储。库房内须配备相应品种和数量的消防器材，储区应备有合适的材料以收容泄漏物。

### 7. 磷化锌的泄漏处置

磷化锌发生泄漏时，须隔离泄漏污染区，周围设警告标志，切断火源。应急处理人员戴好防毒面具，穿消防防护服，禁止向泄漏物直接喷水，更不要让水进入磷化锌的包装容器内，须用干燥沙土混合磷化锌，再使用不易产生火花的工具将混合有磷化锌的沙土收集于一个密闭的容器中，倒至空旷地方深埋。被污染地面应用肥皂水或洗涤剂刷洗，经稀释的污水放入废水系统。如大量泄漏，须收集回收磷化锌或无害处理后废弃。

### 8. 磷化锌燃烧灭火

磷化锌燃烧时，消防人员须戴好防毒面具，在安全距离以外，处于上风口，使用干粉、二氧化碳灭火器和沙土灭火，禁止用水和泡沫灭火器灭火。

## 7.9.2　安妥(Naphthylthiourea)

安妥是一种硫脲类急性杀鼠剂，化学性质稳定，不易变质，受潮结块后研碎仍不失效。安妥杀鼠的选择性强，主要用于防治褐家鼠及黄毛鼠，对其他鼠种毒性较低。安妥有强胃毒作用，也可损害鼠类呼吸系统。

### 1. 安妥的基本性质和危险性

安妥的基本性质和危险参数如表 7-6 所示。

**表 7-6　安妥的基本性质和危险参数**

| | |
|---|---|
| 英文名称：1-(1-Naphthyl)-2-thioure<br>别名：安妥<br>CAS 号：86-88-4<br>EINECS 号：201-706-3<br>RTECS 号：YT9275000<br>分子式：C11H10N2S<br>分子量：202.277 | 性状：从醇中得白色棱状体结晶。无臭，味苦，剧毒<br>密度：1.33 g/cm<br>熔点：198℃<br>沸点：377.6℃ (101.3kPa)<br>醇溶性：2.43 g/100 mL (丙醇)<br>溶解性：可溶于水、丙醇、热乙醇 |
| 危险品标志：危险(GHS)<br>GHS 危险标识： | 半数致死剂量(LD$_{50}$)：3 mg/kg (大鼠，经口)<br>　　　　　　　　　　5 mg/kg (小鼠，经口) |

不相容性：可燃，安妥粉末与空气混合能形成爆炸性混合物，与氧化剂(氯酸盐、硝酸盐、过氧化物、高锰酸盐、高氯酸盐、氯、溴、氟等)不相容；接触可能引起火灾或爆炸。远离碱性物质、强碱、强酸、含氧酸、环氧化物和硝酸银

### 2. 安妥的毒性及其中毒机理

安妥中毒主要损害呼吸系统。安妥对黏膜有刺激作用，吸收后主要损害肺毛细血管，可增加毛细血管的通透性，造成肺水肿、胸膜炎、胸腔积液等，还可引起肝肾细胞变性及坏死。

### 3. 安妥中毒的临床表现

安妥急性中毒症状包括癫痫发作和皮肤刺激。高暴露量会引起肺水肿，延迟救治数小时后可能导致死亡。体力劳动会加重肺水肿的症状。食入可能引起呕吐，呼吸急促，皮肤变蓝。安妥是中度毒性，人的可能口服致命剂量为 0.55 mg/kg。口服大鼠的半数致死剂量为 6 mg/kg。慢性致死暴露可能引起抗甲状腺活性，在 3 小时内可产生正常血糖的 3 倍。慢性中毒可能引起慢性皮炎，增加白细胞的产生，安妥是可能的致癌物和诱变剂。

### 4. 实验室检查

可做胃内容物鉴定。

### 5. 安妥中毒的急救

误服安妥者应及时催吐，然后用高锰酸钾溶液洗胃，硫酸钠导泻，忌用碱性液体或油类。对症治疗采取吸氧、保肝等治疗，防治肺水肿及肝肾功能衰竭等。忌食脂肪类食物及碱性食物，限制饮水。

### 6. 安妥中毒的预防

生产操作或农业使用安妥时，应该佩带防毒口罩。遇到紧急事态需要抢救或

逃生时，建议佩带自给式呼吸器。戴安全面罩，穿防护服，戴防护手套，工作现场禁止吸烟、进食和饮水，工作后淋浴更衣，保持良好的卫生习惯。

### 7. 安妥的保存

存放安妥的库房须通风，保持低温和干燥，与食品分开储运。

### 8. 安妥的泄漏处置

安妥发生泄漏时，隔离泄漏污染区，周围设警告标志。应急处理人员须戴好防毒面具，穿防护服，不要直接接触泄漏物，用清洁的铲子将安妥收集于干燥洁净有盖的容器中，运至废物处理场所。如发生大量泄漏，须收集回收或无害处理后废弃。

### 9. 安妥燃烧灭火

安妥燃烧时，可使用雾状水、泡沫、二氧化碳、干粉灭火器、沙土等灭火。

## 7.9.3 敌鼠钠盐（Diphacinone）

敌鼠钠盐是一种茚满二酮类灭鼠剂，具有高效、低毒、抗凝血等特点，且易于吸水。

### 1. 敌鼠钠盐的基本性质和危险性

纯的敌鼠为黄色针状结晶，工业品是黄色无臭针状晶体，熔点 146～147℃，

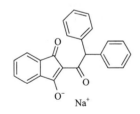

图 7-2　敌鼠钠盐的结构式

不溶于水，溶于丙酮、乙醇等有机溶剂。敌鼠及其钠盐的化学性质都稳定。敌鼠钠盐（图 7-2）为淡黄色粉末，无臭无味，可溶于热水和乙醇等有机溶剂。敌鼠是目前应用最广泛的第一代抗凝血杀鼠品种之一。具有适口性好、效果好等特点，一般投药后 4～6 天出现死鼠。

### 2. 敌鼠钠盐的毒性及其中毒机理

敌鼠钠的化学结构与维生素 K 相类似，进入体内后，对维生素 K 产生竞争性抑制作用，使凝血酶原和凝血因子 I、IV、V、X 等的合成受阻。另外，敌鼠钠还可损伤毛细血管内皮细胞，使毛细血管通透性增加而加重出血。

### 3. 敌鼠钠中毒的临床表现

误服敌鼠钠后先有恶心、呕吐等症状，1～2 天后出现全身出血症状，包括鼻衄、皮肤紫癜、咯血、便血、血尿等，此外还可出现关节痛、腹痛、发热等，易

与血友病混淆。

### 4. 实验室检查

可有凝血酶原时间延长，凝血因子 I、VII、IV、X 中之一缺乏；呕吐物、洗胃液中可检出毒物成分。

### 5. 敌鼠钠中毒的急救

敌鼠钠中毒时，经口服中毒者，应及早催吐、洗胃、导泻，禁用碱性液洗胃。维生素 $K_1$ 是特效对抗剂，10～30 mg 肌内注射或静脉注射，每日 2～3 次，可根据病情酌情加量。可使用大量维生素 C 以减轻血管通透性，促进止血，也可输新鲜全血及其他对症治疗。

### 6. 敌鼠钠的保存

敌鼠钠应储于阴凉、干燥处。

## 7.9.4　有机氟类杀鼠剂（Organic Fluorine Rodenticides）

氟乙酸钠和氟乙酰胺均为有机氟类杀鼠剂，也可用作棉田、蔬菜、果树等杀虫，其毒性很强，易溶于水。

### 1. 有机氟类杀鼠剂的基本性质和危险性

（1）氟乙酸钠是一种蓬松、无色、无味的吸湿性固体（有时染成黑色），这种剧毒、速效杀鼠剂的生产、配制和应用会对有关的人员造成潜在的危害。氟乙酸钠的基本性质和危险参数见表 7-7。

表 7-7　氟乙酸钠的基本性质和危险参数

| | |
|---|---|
| 英文名称：Sodium Fluoroacetate<br>别名：氟醋酸钠<br>CAS 登录号：62-74-8<br>EINECS 登录号：2005482<br>RTECS 号：AH9100000<br>UN 号：2629<br>分子式：$C_2H_2FNaO_2$<br>分子量：100.02 | 性状：常温下为白色粉末<br>熔点：200℃<br>溶解性：溶于水，不溶于多数有机溶剂 |
| 危险品标志：危险（GHS）<br>GHS 危险标识： | 半数致死剂量（$LD_{50}$）：0.1 mg/kg（大鼠，经口）<br>48 mg/kg（大鼠，经皮）<br>0.34 mg/kg（兔，经口）<br>0.1 mg/kg（小鼠，经口）<br>25.3 mg/kg（小鼠，经皮） |
| 不相容性：与碱金属和二硫化碳不相容 | |

(2)氟乙酰胺为有机氟内吸性杀虫剂，又名敌蚜胺、氟素儿等，其同类产品有氟乙酸钠（氟醋酸钠）、甘氟。氟乙酰胺呈白色针状结晶、易溶于丙酮等，无味、无臭。原粉含氟乙酰胺 90%以上，溶液含 10%、50%氟乙酰胺，喷雾液或毒饵含 0.2%。民间自行配制的毒鼠药如一步倒、一扫光、王中王、邱氏鼠药均含有氟乙酰胺。氟乙酰胺的基本性质和危险参数见表 7-8。

**表 7-8　氟乙酰胺的基本性质和危险参数**

| | |
|---|---|
| 英文名称：Fluoroacetamide<br>别名：氟代乙酰胺<br>CAS 登录号：640-19-7<br>EINECS 登录号：211-363-1<br>RTECS 号：AC1225000<br>分子式：$C_2H_4FNO$<br>分子量：77.0577 | 性状：无臭，无味，不易挥发的白色针状固体<br>熔点：108℃<br>溶解性：易溶于水，易溶于醇、多数有机溶剂 |
| 危险品标志：危险（GHS）<br>GHS 危险标识： 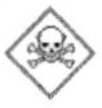 | 半数致死剂量（$LD_{50}$）：5.8 mg/kg（大鼠，经口）<br>　　　　　　　　　　80 mg/kg（大鼠，经皮）<br>　　　　　　　　　　25 mg/kg（小鼠，经口）<br>　　　　　　　　　　34 mg/kg（小鼠，经皮） |

不相容性：与氧化剂（氯酸盐、硝酸盐、过氧化物、高锰酸盐、高氯酸盐、氯、溴、氟等）不相容，接触可能引起火灾或爆炸。远离碱性物质、强碱、强酸、含氧酸、环氧化物

### 2. 有机氟类杀鼠剂的毒性及其中毒机理

氟乙酰胺的毒性作用主要是在体内脱去氨基转化为氟乙酸，氟乙酸与细胞内线粒体的辅酶 A 作用，生成氟乙酰辅酶 A，再与草酰乙酸反应，生成氟柠檬酸，可抑制乌头酸酶，中断正常的三羧酸循环，使柠檬酸积聚，丙酮酸代谢受阻，妨碍正常的氧化磷酰化过程。有机氟本身对神经系统有强大的诱发痉挛作用，故可出现神经系统症状，还可直接作用于心肌，导致心律失常、室颤等及急性循环障碍。

### 3. 有机氟类杀鼠剂中毒的临床表现

轻度有机氟类杀鼠剂中毒时，中毒者表现出头痛、头晕、视力模糊、疲乏无力、四肢麻木、肢体小抽动；恶心、呕吐、口渴、上腹部烧灼感、腹痛，窦性心动过速，体温下降等。中度中毒时，中毒者除轻度症状外，尚有分泌增加、呼吸困难、烦躁不安、肢体间歇性痉挛、血压下降、心电图示心肌损害等。重度中毒时，中毒者会出现昏迷、惊厥、心律失常、心力衰竭、呼吸衰竭、肠麻痹、大小便失禁、瞳孔缩小等症状，严重者还会出现严重心肌损害等。

4. 实验室检查

血液中柠檬酸含量升高，血氟、尿氟含量升高。呕吐物、洗胃液中可检出有机氟类药物。

5. 有机氟类杀鼠剂中毒的急救

经口服中毒者，用淡盐水催吐，用高锰酸钾溶液洗胃，用硫酸镁导泻，还可口服氢氧化铝凝胶或蛋清液保护消化道黏膜。可采用解毒剂解毒，主要用乙酰胺（解氟灵），根据病情轻重 1~5 g/次，肌内注射，每 4~6 小时一次，维持 5~7 天。进行对症治疗，给予苯巴比妥、地西泮抗惊厥、抽搐，给予心肌保护剂、抗心律失常药，处理肺水肿、脑水肿、呼吸衰竭，有心肌损害时禁用钙剂。

6. 有机氟类杀鼠剂中毒的预防

不要用手直接接触有机氟试剂，不要进食毒死的家禽、家畜，以防二次中毒，不要将有机氟类杀鼠剂与食物混放等。

7. 有机氟类杀鼠剂的保存

有机氟类杀鼠剂须储存于阴凉、通风的库房，远离火种、热源，应与氧化剂、还原剂、酸类、碱类、食用分开存放，切忌混储。库房内配备相应品种和数量的消防器材以及合适的材料以收容泄漏物。应严格执行极毒物品"五双"管理制度。

8. 有机氟类杀鼠剂的泄漏处置

将没有穿戴防护装备的人员从溢出或泄漏的危险区域撤离，移开所有点火源，清理完成后通风。

9. 有机氟类杀鼠剂的燃烧灭火

有机氟类杀鼠剂燃烧时，可使用干粉、二氧化碳灭火器或水喷雾灭火。

# 7.10　除草剂及其他农药

随着科技的进步，国内外农业上广泛使用除草剂来清除农田中的杂草。除草剂种类很多，大多数除草剂是低毒物质，对人畜毒害作用轻微，但也能引起急性中毒，甚至死亡。目前常用的除草剂有苯氧羧酸类、吡啶类、氨基甲酸酯类、三氯苯类以及季胺类等。

### 7.10.1　苯氧羧酸类除草剂（Phenoxycarboxylic Acid Herbicides）

苯氧羧酸类除草剂主要有 2,4-二氯苯氧乙酸、3,6-二氯-2-甲氧基苯甲酸（百草敌、麦草畏）、2-甲基-4-氯苯氧乙酸等。

**1. 苯氧羧酸类除草剂的毒性及其中毒机理**

苯氧羧酸类除草剂中毒机理尚不清楚，可能与其刺激胆碱能神经，抑制肾上腺皮质激素的合成及某些酶的活性，减少胰岛素的分泌有关。

**2. 苯氧羧酸类除草剂中毒的临床表现**

苯氧羧酸类除草剂多为强酸性，其刺激性和腐蚀性都较强，经口中毒者可出现口腔及上腹部烧灼感、呕吐、消化道出血、肌肉压痛、肌颤、皮肤潮红、体温升高，可能有血红蛋白尿和肌红蛋白尿、血糖、血清磷酸脱氢酶及转氨酶升高等。重者可出现心肌损害、休克等。

**3. 苯氧羧酸类除草剂中毒的急救**

经口服中毒者，应立即用碱性液洗胃，然后导泻，皮肤接触者可用肥皂水清洗。给予碱性药物，口服或静脉滴注以碱化尿液，缓解血红蛋白尿及肌红蛋白尿。进行对症处理，给予地西泮、苯巴比妥钠等抗抽搐，同时给予能量合剂，糖皮质激素等，防治心律失常。

**4. 苯氧羧酸类除草剂中毒的预防**

注意个人防护，注意不要让苯氧羧酸类除草剂接触皮肤，防止误服。

### 7.10.2　有机杂环类除草剂（Organic Heterocyclic Herbicides）

有机杂环类除草剂主要有百草枯、双枯（杀草快）、矮壮素、壮棉素（棉长快）等，以百草枯毒性最强。

**1. 有机杂环类除草剂的毒性及其中毒机理**

有机杂环类除草剂进入机体后，有明显的局部刺激症状和腐蚀作用，主要在肺中蓄积，破坏细胞结构，造成肺水肿及出血，导致肺纤维化，以及心、肾、消化道等多器官损害。

**2. 有机杂环类除草剂中毒的临床表现**

有机杂环类除草剂有较强的刺激性，皮肤接触可出现局部红肿、水疱等，口服中毒可出现恶心、呕吐、咽痛、腹泻、口咽及食管黏膜糜烂、溃疡、咯血、呼吸困难、发绀、肺水肿、肺纤维化、黄疸、少尿、呼吸循环衰竭等。

3. 有机杂环类除草剂中毒的实验室检查

可做血、尿毒物鉴定，血尿素氮、胆红素、肝脏转氨酶等会升高。

4. 有机杂环类除草剂中毒的急救

皮肤污染者可用肥皂水清洗皮肤。误服者应立即催吐、洗胃，然后导泻，开始两天每日 2 次。洗胃时应特别小心，不要损伤咽和食管。进行对症治疗，早期使用糖皮质激素、大量维生素 C，以及利尿、补液等对症治疗，病情严重者可给予透析治疗。一般不宜吸氧，除非动脉氧分压过低或呼吸窘迫时给予吸氧。

5. 有机杂环类除草剂中毒的预防

注意个人防护，避免直接接触或误服有机杂环类除草剂。

### 7.10.3　三氯苯类除草剂(Trichlorobenzene Herbicides)

三氯苯类除草剂主要有莠去津(阿特拉津、阿特拉嗪)、西玛津(田保净、西吗嗪)、扑草净、杀草津、百草津等，一般难溶于水。

1. 三氯苯类除草剂的毒性及其中毒机理

毒性作用未完全阐明，可能与抑制 RNA 腺嘌呤碱有关。

2. 三氯苯类除草剂中毒的临床表现

三氯苯类除草剂对皮肤有刺激性，可引起皮肤局部炎症反应。急性中毒者有呼吸道刺激症状，如咳嗽、咽痛、胸闷、呼吸困难等，消化道症状如恶心、呕吐、腹痛、腹泻等，神经系统症状，如头晕、乏力、嗅觉减退、四肢抽搐等。重者可出现肺水肿，肝、肾功能损害等表现。

3. 三氯苯类除草剂中毒的急救

皮肤污染者，可用清水洗净皮肤，口服中毒者，予以催吐、洗胃等。对症治疗，保护肺、肝、肾等脏器功能，维持水电解质平衡，防治继发感染。

4. 三氯苯类除草剂中毒的预防

注意个人防护，勿使三氯苯类除草剂接触皮肤，泄漏的除草剂须用沙土深埋等。

# 第8章 化学毒剂中毒与急救

## 8.1 神经性毒剂(Nerve Agents)

神经性毒剂是有机磷酸酯衍生物，故也称有机磷毒剂或胆碱能神经毒剂。一般分为两大类：一是以呼吸道为主要中毒途径的 G 类，包括沙林、梭曼和塔崩；二是以皮肤为主要中毒途径的 V 类，如维埃克斯。该类毒剂毒性强，中毒途径多，作用迅速，杀伤力强，危害持续时间长，中毒后主要引起中枢神经系统、自主神经系统、呼吸系统及血液循环系统的功能障碍，危及生命。

1. 神经性毒剂的毒性及其中毒机理

详见有机磷农药中毒。

2. 神经性毒剂中毒的临床表现

轻度中毒者，会出现头晕、无力、视力模糊、瞳孔缩小、流涎、多汗、恶心、呕吐、偶有腹泻、结膜充血和水肿等症状。中度中毒时瞳孔明显缩小、流涎、大汗、肌震颤、腹痛、腹泻、呼吸困难、精神恍惚、视物模糊及中毒性心肌炎表现等症状。重度中毒时出现瞳孔极度缩小、全身震颤、呼吸极度困难、发绀、心率缓慢、血压下降、大小便失禁、惊厥、昏迷等症状。

3. 实验室检查

血液胆碱酯酶活力测定，活力值 60%～80%为可疑中毒，40%～60%为轻度中毒，20%～40%为中度中毒，20%以下为重度中毒。

4. 神经性毒剂中毒的急救

经皮肤或伤口染毒者，迅速用药棉、纱布吸去毒剂，随即用消毒剂、清洁水或肥皂水冲洗染毒的皮肤或伤口。应迅速将中毒者转移至空气新鲜的地方，脱去污染衣物，防止继续中毒。消化道中毒者，立即催吐，用 2%碳酸氢钠反复洗胃，并口服活性炭 30～50 g 后再用甘露醇导泻。眼睛染毒后，立即用 2%碳酸氢钠液或 1%盐水反复冲洗眼睛，并滴入 1%阿托品液。还可采用特异性解毒剂解毒，轻度中毒者单独使用阿托品或使用解磷定、氯解磷定、双复磷等。中、重度中毒者须将阿托品类药与解毒药并用。双复磷治疗塔崩、沙林和维埃克斯中毒效果较好，梭曼中毒选用新型肟类解毒剂如碘解磷定等。对症治疗主要为抗惊厥,维持呼吸、循环功能和防止脑水肿,在危急情况下,给予供氧、人工机械通气,及时使用升压药、激素类药、利尿药和强心剂,注意防治继发感染,纠正水电解质平衡和酸中毒。加强护理,保持安静、保暖、注意口腔卫生及保持呼吸道通畅。

### 5. 神经性毒剂中毒的预防

注意穿戴防毒面具、防毒衣、防毒靴等。用消毒剂消毒皮肤、器材及地面,备有装有阿托品(2 mg)和氯解磷定(0.6 g)自动注射器的神经毒剂解毒盒。

## 8.2　糜烂性毒剂(Blister Agents)

糜烂性毒剂主要有芥子气、氮芥和路易士气,可单独或混合使用。中毒后可使皮肤产生红斑、水疱和坏死,引起呼吸道、消化道黏膜和眼损伤,吸收后造成严重的全身中毒。

### 1. 糜烂性毒剂的毒性及其中毒机理

芥子气和氮芥可通过皮肤渗透、呼吸道吸入和受污染的食物进入消化道吸收而引起临床症状。由于烷化作用和亲电子性质以及自由基的产生,脂质过氧化物使核酸、细胞膜和蛋白质的结构发生改变,也能使 DNA 分子扭曲、裂解及激活多聚合酶,抑制糖酵解,干扰细胞能量代谢,破坏细胞正常结构和功能,最终导致细胞死亡和崩解。路易士气为含砷毒剂,是一种细胞毒,也是毛细血管毒和神经毒,可与体内含巯基的酶和蛋白质结合,使有关细胞代谢的重要酶受到抑制,从而引起神经系统、毛细血管和新陈代谢以及其他异常病变。路易士气对皮肤、黏膜穿透快、作用强,对外周和中枢神经系统都有作用。

### 2. 糜烂性毒剂中毒的临床表现

#### (1)芥子气和氮芥

皮肤损伤时,液滴态毒气经皮肤吸收较快,潜伏期2~6小时,皮肤出现界限明显的红斑,局部有发热、水肿和疼痛;18~24小时后,接触部位出现串珠状小水泡,并逐渐融合成大疱,一般在1~2周痊愈,也可破溃,形成坏死性溃疡,易并发感染,愈合缓慢。蒸气态毒气引起的皮肤损伤一般较轻,潜伏期6~12小时,往往只发生红斑,而无水疱及溃疡。眼损伤时,轻度损伤时有烧灼感、流泪、疼痛及怕光等,发生结膜炎和眼睑炎。严重损伤时表现为角膜炎,角膜混浊、溃疡、穿孔,常有继发感染,偶可发生虹膜炎。呼吸道损伤时,轻者咽喉干燥、发痒、咳嗽、流涕、吞咽困难、声音嘶哑、后鼻咽部充血、水肿等。严重中毒者可发生气管、支气管伪膜性炎症，致使呼吸困难、出现发绀，并可因伪膜堵塞支气管而突然窒息，也可并发支气管肺炎、肺脓肿等。消化道损伤时，有腹痛、腹泻、恶心、呕吐、流涎、消化道出血、口腔黏膜水肿、糜烂及溃疡等。全身中毒症状包括神经系统受累时病人有头痛、头晕、兴奋、烦躁，后期转为抑制状态，肌无力、昏迷、惊厥等；循环系统中毒初期心率增快，继而心率减慢、心律不齐、血压下降；中毒早期血白细胞增多，淋巴细胞减少，后期白细胞减少，血小板也显著减少，芥子气中毒可有中毒性肾病、肝脾肿大。

(2)路易士气

皮肤损伤时，染毒部位出现红斑、水肿、疼痛，红斑中有散在出血点、水疱，水疱液呈血性混浊，破溃后，溃疡面愈合较快。全身中毒症状与芥子气中毒相似，但病情重，发展快，可有循环衰竭、肺水肿、消化道出血、神经系统抑制及肝肾损害等。对可疑的水、食物、服装和早期呕吐物等进行毒剂鉴定。路易士气中毒时水疱液、尿、早期呕吐物可检出砷。

### 3. 糜烂性毒剂中毒的急救

糜烂性毒剂中毒时，应尽快终止毒剂继续侵入人体，对染毒眼睛和皮肤进行清洗和消毒。经口中毒者，立即催吐，用 2%碳酸氢钠液或清水反复洗胃，并用 25 g 活性炭加水 100 mL 内服。如路易士气中毒，需加服 5%二巯丙磺酸钠溶液 20 mL。糜烂性毒剂损伤皮肤时原则可按灼伤处理，红斑期可用 2%硼酸溶液湿敷或用清凉搽剂。瘙痒时可用炉甘石洗剂，口服苯海拉明 25～50 mg。水疱期及溃疡期可局部应用有效的抗生素防治感染。如有较深溃疡，可用液状石蜡纱布包扎。如为路易士气皮肤损伤，可用二巯丙醇软膏涂擦。糜烂性毒剂损伤眼睛时，局部用抗菌剂防止感染，用无菌液状石蜡防止眼睑粘连。眼分泌物增多时，用 2%碳酸氢钠或生理盐水洗眼，每日 2 次。用 5%阿托品滴眼防止角膜和虹膜粘连。眼痛和眼睑痉挛可滴用 0.5%丁卡因，必要时吗啡止痛。眼部染路易士气毒剂，涂以 3%二巯丙醇软膏，轻揉后冲洗。糜烂性毒剂损伤呼吸道时，注意控制感染、减轻症状，促进坏死膜咯出。如有伪膜脱落及呼吸道梗阻时，可用支气管镜或支气管灌洗法吸取，必要时行气管切开。糜烂性毒剂中毒无特效解毒剂。注射硫代硫酸钠、5%二巯丙磺酸钠、二巯丁二钠等药物可促其排出体外。因这些药物分子中具有活性巯基，能与糜烂性毒剂反应形成无毒化合物，随尿液排出体外，使被毒物损害的酶系统的功能得以恢复，实现解毒。此外，还须注意维持水、电解质和酸碱平衡，控制感染，维持循环功能，对症处理消化道症状，如腹痛可注射阿托品 0.5～1 mg。

### 4. 糜烂性毒剂中毒的预防

及时穿戴防护设备，如已染毒，迅速用化学消毒法，如用漂白粉溶液、次氯酸溶液、碳酸氢钠溶液进行消毒。

# 8.3　全身中毒性毒剂(Systemic Toxic Agents)

全身中毒性毒剂指氰类毒剂，是一类速杀性化学毒剂，作用快、持续时间短。主要代表物有氢氰酸、氯化氰等。

### 1. 全身中毒性毒剂的基本性质和危险性

氢氰酸是无色水样液体，有苦杏仁味，易挥发，能很快达到饱和浓度产生杀伤作用，沸点26.5℃，34 mg/L 可能嗅出，而高浓度下对嗅神经有麻痹作用，能溶于多种有机溶剂，并易与水混合造成水源染毒。氢氰酸由于分子小导致活性炭的吸附力差，防毒面具活性炭对氢氰酸的防护能力弱，有效防护时间短于其他毒剂。氢氰酸与水作用缓慢，加热加速分解，但挥发出的氢氰酸仍可通过吸入染毒。氢氰酸与碱金属作用后可生成剧毒固体产物，另外，在碱性条件下氢氰酸与硫酸亚铁作用后生成无毒的亚铁氰化物。氯化氰为无色气体，沸点12.8℃，属于易挥发性毒剂，有胡椒味，对眼及呼吸道黏膜有较强的刺激作用，但毒性较氢氰酸小。

### 2. 全身中毒性毒剂的毒性及其中毒机理

氢氰酸在体内析出氰根离子，与组织细胞线粒体内的高铁细胞色素氧化酶结合，细胞色素氧化酶的活性被抑制，不能利用氧而引起细胞窒息，体内氢离子聚集于组织中造成酸中毒。正常情况下，人体对氰化物有一定的解毒能力，如中毒浓度不大，只要及时脱离染毒环境，可以使中毒症状逐步缓解。神经系统对氰化物特别敏感，其中呼吸中枢尤为敏感，高浓度氰化物可迅速抑制呼吸中枢，导致呼吸麻痹。

### 3. 全身中毒性毒剂中毒的临床表现

(1)氢氰酸中毒

氢氰酸中毒的临床表现与接触氢氰酸的浓度直接相关。极高浓度下中毒者可以产生突然意识丧失、呼吸极度困难或呼吸立即停止、跌倒、抽搐，直至心脏停止跳动。轻度中毒时，中毒者最先感觉全身无力、头痛、头晕、口腔及舌根发麻、恶心、胃部不适、呼吸不畅、不安、心前区疼。此时若能较迅速脱离染毒环境，症状可以逐步消失、缓解，一般不需要处理。对于中毒浓度较大，接触时间长而又未及时防护者，其临床表现主要分为四个阶段。前驱期：接触后有苦杏仁或金属味，喉头发痒、咽部不适、口唇舌头发麻、头痛、头晕、恶心、呕吐、呼吸心率加快、不安等症状，如能及时脱离染毒地区，症状会逐步缓解。呼吸困难期：

胸部紧迫感、呼吸困难、全身乏力、心前区疼痛、心跳徐缓、有恐惧感、烦躁不安、步态不稳、意识不清、颜面及皮肤呈红色等。惊厥期：失去知觉，抽搐或全身强直性痉挛，角弓反张、意识丧失、瞳孔散大、呼吸极度困难或暂停、大小便失禁、心跳加快等。麻痹期：经长时期抽搐后惊厥停止，横纹肌松弛、肌张力下降、反射消失、心跳缓慢、呼吸微弱或停止。一般呼吸停止后，心跳仍可维持几分钟，此时是抢救的极好时间，千万不可错过。

(2)氯化氰中毒

氯化氰对眼及呼吸道黏膜有比较明显的刺激作用，流泪、咳嗽、咽部刺激感为主要刺激症状。氯化氰主要是呼吸道吸入中毒，其液滴也可通过皮肤吸收，进入机体产生氢氰酸后，呈现氢氰酸中毒症状，但应注意其所含的氯原子对呼吸道和肺部的刺激作用，可能引起的肺水肿。因此，在救治氯化氰中毒时，除使用氰化物中毒特效治疗药物外，还应按窒息性毒剂进行处理。

### 4. 全身中毒性毒剂中毒的急救

氰类毒剂中毒后必须立即采取有效的急救措施进行现场自救和互救。中毒者须及时戴上防毒面具或采取其他防护措施。立即肌内注射抗氰自动注射针(自救或互救)。对呼吸、心跳停止者及时行人工呼吸或体外心脏按压，以及心肺复苏措施。将中毒者转移到上风或侧风方向。对经过抢救后症状缓解而尚未完全消除的中毒者应送医继续治疗。

## 8.4　失能性毒剂(Incapacitating Agents)

失能性毒剂又称为致幻性毒剂，其中最主要的为毕兹(BZ，二苯羟乙酸-3-喹啉酯)。毕兹为无臭的白色粉末，性能稳定，主要使精神、神经活动发生障碍，释放状态主要为烟态，可因呼吸道吸入、误食或皮肤接触而发生中毒。

### 1. 失能性毒剂的毒性及其中毒机理

毕兹为一种抗胆碱能物质，具有对中枢及周围神经的阿托品样作用，对中枢神经系统作用更强，可引起精神、神经活动障碍，症状产生缓慢。毕兹也与阿托品一样能抑制出汗，故在炎热条件下可引起中暑。

### 2. 失能性毒剂中毒的临床表现

失能性毒剂中毒症状发生缓慢，一般在吸入 1 小时后出现症状，4～12 小时症状明显。多表现有"阿托品化"样征象，如表情抑郁、思维迟钝、记忆力减退、定向力障碍、幻觉、妄想、躁狂及行为紊乱。病人可有眩晕、无力、口干、皮肤干燥、瞳孔散大、心率加快、体温升高、便秘、腹胀、尿潴留等症状。

### 3. 失能性毒剂中毒的急救

先将中毒病人迅速转移至空气新鲜的地方，防止继续吸入毒剂。应用抗胆碱酯酶类药物如毒扁豆碱(依色林)0.5～1 mg 皮下注射，每日 2 次；氢溴酸加兰他敏 5～10 mg 肌内注射，每日 2 次；槟榔中含有槟榔碱，有拟副交感神经作用，每日 50～100 g，水煎服。进行对症治疗。

皮肤染毒时，用肥皂水或清水洗消。经呼吸道中毒者往往有一定时间的潜伏期，这个时间可用来做救治的准备。炎热季节、气温超过 25℃应脱去多余的衣服。如伤员体温高达 39℃以上，皮肤黏膜干燥，应立即降温，以免发生中暑。中毒者可能因口干舌燥要求大量饮水时应适当限制，以免发生呕吐或因膀胱平滑肌麻痹而引起的暂时性尿潴留。

### 4. 失能性毒剂的预防

失能性毒剂的预防主要以器材预防为主。

## 8.5　窒息性毒剂(Choking Agents)

窒息性毒剂是主要作用于呼吸器官而引起窒息的毒剂，主要有光气和双光气。光气为无色气体，双光气是易挥发的无色液体，均毒性较大，危害甚重。释放状态有气态，只能通过呼吸道吸入导致中毒。

### 1. 窒息性毒剂的毒性及其中毒机理

光气等本身所含羰基与蛋白质和酶结合，阻断机体内许多方面的代谢过程，在肺部尤为明显，它阻挠了细胞代谢，使细胞能量产生障碍，细胞膜损害，而引起化学性炎症和肺水肿。病理改变为肺体积增大，重量增加，呈"大理石样肺"，肺组织充血和出血，肺切面深红色。显微镜检查可见肺泡极度扩大或破裂，充满渗出液，但也有部分肺泡萎缩。肺泡上皮大部分脱落。

### 2. 窒息性毒剂中毒的临床表现

窒息性毒剂中毒主要表现为急性肺水肿征象或急性呼吸窘迫综合征，高浓度吸入窒息性毒剂时突发呼吸困难、窒息而死亡。其临床症状理论上可分为四期，刺激期：毒剂吸入后迅速出现眼和上呼吸道刺激症状，如呛咳、胸闷、呼吸加快、流泪、畏光、头痛、头晕、恶心、呕吐等，此期一般持续 15～40 分钟。潜伏期：刺激症状缓解或消失，但病理过程仍在持续发展，此期一般持续 2～12 小时。肺水肿期：潜伏期后，症状突然加重或逐渐加重，出现咳嗽、呼吸困难、发绀、两肺湿性啰音、咯粉红色泡沫样痰等肺水肿症状，伴有血压下降、出冷汗、脉搏快而弱等循环功能不全的表现，严重病例可迅速窒息而死亡，此期持续 1～3 日。恢复期：积极治疗后，症状逐渐减轻而恢复健康，但数周后仍有头晕、食欲差等症状。此外，窒息性毒剂中毒时，由于吸入大剂量毒剂，在 1～3 分钟内反射性引起呼吸、心搏骤停而死亡，肺部尚未出现病理改变，称之为"闪电样"中毒。

### 3. 实验室检查

血常规可显示红细胞和血红蛋白增高，血细胞比容高；血气分析显示血氧分压、氧饱和度降低，二氧化碳分压增高，出现呼吸性或混合性酸中毒。

### 4. 窒息性毒剂中毒的急救

立即将中毒者转移到空气新鲜的地方，保持安静，尽量避免活动，并注意保暖，尽快进行洗剂消毒。在刺激期和潜伏期内，可用 20%乌洛托品 20 mL 或 10%葡萄糖酸钙 10mL 加入葡萄糖溶液 10～20mL 内缓慢静脉注射，有防止肺水肿的作用，如已发生肺水肿者禁用。已发生肺水肿者，应积极给予镇静、吸氧、强心、利尿、扩血管、应用肾上腺皮质激素等措施抢救。防止继发感染，注意纠正水电解质和酸碱平衡紊乱，并保护重要脏器的功能。

### 5. 窒息性毒剂中毒的预防

注意个人防护，戴防毒面具，用物理消毒法消毒染毒器材，喷洒氨水或用 5%碳酸氢钠溶液消毒。

## 8.6　刺激性毒剂(Irritating Agents)

刺激性毒剂简称刺激剂，毒性特点是强烈地刺激眼睛、上呼吸道，立即引起流泪、喷嚏两种主要症状，极少造成死亡。主要划分为两类：催泪性毒剂(如氯苯乙酮)、喷嚏性毒剂(如氯化二苯胺胂)及兼有以上两种作用的毒剂(如西埃斯)等。本类毒剂不易挥发，危害作用相对较小，潜伏期极短，作用迅速，症状消失快，主要释放状态均为烟态。

### 1. 刺激性毒剂的毒性及其中毒机理

催泪性毒剂主要作用于眼结膜而刺激眼部感受器，而后作用于面神经引起泪腺分泌及眼睑运动，也可作用于上呼吸道及肺，对皮肤也有刺激作用。喷嚏性毒剂主要对上呼吸道黏膜有选择性刺激作用，对眼黏膜也有刺激作用。此外尚可刺激皮肤，并可经消化道侵入中毒。

2. 刺激性毒剂中毒的临床表现

接触苯氯乙酮后立即有眼烧灼感、刺痛、怕光、流泪，严重者可出现眼球、眼眶、颈部及头部剧烈疼痛。吸入高浓度苯氯乙酮，表现为咳嗽、流涕、声嘶、烧灼感等呼吸道刺激症状，一般症状轻微，偶有头痛、头晕、疲乏，个别病人可发生肺水肿。对皮肤可引起烧灼感和红斑，脱离接触后皮肤症状可自愈。接触氯化二苯胺胂后迅速发生持续而强烈的喷嚏、咳嗽、流涕、流涎；重症者除局部刺激症状外，并有胸骨后疼痛。眼部有异物感、畏光、流泪等。皮肤接触高浓度的氯化二苯胺胂，可引起红斑和水肿。全身中毒症状有恐惧、不安、精神抑郁、四肢感觉及运动障碍、意识丧失等症状。接触西埃斯兼有以上两种毒剂中毒的症状。

3. 刺激性毒剂中毒的急救

先将中毒者迅速转移到空气新鲜的地方。呼吸道刺激症状严重者可吸入抗烟剂(乙醇、氯仿各 40 mL、乙醚 20 mL、氨水 5～10 滴分装成每支 1 mL 的安瓿，每次用 1 支)，或清凉吸入剂(普鲁卡因 5 mL、薄荷 0.5 mL、乙醇 10 mL、0.1%肾上腺素 1 mL 加水至 100 mL，雾化吸入，每次 3～5 分钟，用量不超过 5 mL)。眼部刺激症状可用 2%碳酸氢钠液或清水反复冲洗眼睛。疼痛可用 1%丁卡因眼膏涂眼或滴入 2.5%普鲁卡因，并滴入 1%硫酸阿托品 1～2 滴，以减少泪腺的分泌。如眼部并发感染应用抗生素眼药水点眼。皮肤损伤严重者可用 2%～5%氯胺水溶液处理。

4. 刺激性毒剂中毒的预防

及时佩戴防毒面具、风镜或防毒口罩可有效地预防刺激性毒剂中毒。

# 第9章 常见药物中毒与急救

## 9.1 咖啡因（Guaranine）

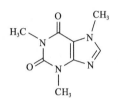

图 9-1 咖啡因的结构式

咖啡因（图 9-1）是一种植物生物碱，在许多植物中都能够被发现。作为自然杀虫剂，它能使吞食含咖啡因植物的昆虫麻痹。人类最常使用的含咖啡因的植物包括咖啡、茶及一些可可。

世界上最主要的咖啡因来源是咖啡豆，同时咖啡豆也是咖啡的原料。咖啡中的咖啡因含量极大程度上依赖于咖啡豆的品种和咖啡的制作方法，甚至同一棵树上咖啡豆中的咖啡因含量都有很大的区别。

茶是另外一个咖啡因的重要来源，每杯茶的咖啡因含量一般只有每杯咖啡的一半，且决定于制茶的方法，茶的颜色几乎不能指示咖啡因的含量。特定品种的茶，例如红茶和乌龙茶，比其他茶的咖啡因含量高。茶含有少量的可可碱以及比咖啡略高的茶碱。

### 1. 咖啡因的基本性质和危险性

咖啡因是由茶叶、咖啡豆或可可果中提出的一种黄嘌呤生物碱化合物，是一种中枢神经兴奋剂，能够暂时的驱走睡意并恢复精力，临床上用于治疗神经衰弱和昏迷复苏，因此，咖啡因也是世界上最普遍使用的精神药品。咖啡因中毒大多

表 9-1 咖啡因的基本性质和危险参数

| | |
|---|---|
| IUPAC 命名：1,3,7-Trimethylpurine-2,6-dione<br>英文名称：Guaranine<br>别名：1,3,7-三甲基黄嘌呤<br>EINECS 号：200-362-1<br>RTECS 号：EV6475000<br>UN 号：1544<br>分子式：$C_8H_{10}N_4O_2$<br>分子量：194.19<br>CAS 号：58-08-2 | 性状：通常以无结晶水或一个结晶水的形式存在，<br>　　　为白色粉末或白色针状结晶，无臭，味苦<br>密度：1.23 g/cm³<br>熔点：238℃<br>水溶性：21.74 g/L（常温）<br>醇溶性：15.15 g/L（常温）<br>溶解性：溶于吡咯、乙酸乙酯 |
| 危险品标志：危险（GHS）<br>GHS 危险标识： | 具有成瘾性 |

由于误服或治疗量过大引起，少数为饮用大量含咖啡因的饮料或长期接触本品的人。2017 年 10 月 27 日，世界卫生组织国际癌症研究机构公布的致癌物清单中，咖啡因属于 3 类致癌物。咖啡因的基本性质和危险参数如表 9-1 所示。

**2. 咖啡因的吸收、分布、代谢**

咖啡因口服吸收迅速，于 15～45 分钟达血药高峰，主要经肝脏代谢，血浆半衰期平均为 3.5 小时。

**3. 咖啡因的毒性及其中毒机理**

咖啡因是强有力的中枢神经系统和心血管系统的兴奋剂，具有强大的拟交感作用和成瘾性，能兴奋中枢神经系统，刺激心肌，松弛支气管和血管平滑肌，增强骨骼肌收缩力，增加尿量，增加胃酸分泌，并使血糖基础代谢率增高。急性咖啡因过量主要引起中枢系统、神经系统和心血管系统刺激症状，出现激动、抽搐、惊厥发作和心律失常等症状。

**4. 咖啡因中毒的临床表现**

轻度咖啡因中毒时，中毒者有头晕、头痛、烦躁不安、恐惧、谵妄、精神错乱等症状；严重者可出现震颤、抽搐、反复惊厥发作，甚至昏迷等中枢神经中毒症状。严重中毒者则有心率增快，心悸及胸部压迫感，并可出现多种快速心律失常，如早搏、室上速、室速等；也可有呼吸困难、多尿、低血压、休克及循环衰竭等症状。长期接触咖啡因者偶可发生过敏性鼻炎、哮喘或血管神经性水肿等。

**5. 咖啡因中毒的急救措施**

内服中毒者应立即催吐、洗胃、导泻，静脉输液维持体液，并促进咖啡因排泄，尿多时注意补钾。应用地西泮或巴比妥类药物控制惊厥发作，精神兴奋者可给予氯丙嗪或奋乃静等药物治疗，重症患者可用血液透析或血液灌流加速毒物清除。及时给予吸氧、人工呼吸，有过敏症状者进行对症处理。

**6. 咖啡因中毒的预防**

严格掌握咖啡因的适应证及剂量，禁忌长期饮用大量咖啡。

# 9.2　苯丙胺(Amphetamine)

苯丙胺(图 9-2)是一种中枢兴奋药及抗抑郁症药。因静脉注射苯丙胺具有成瘾性而被列为毒品。苯丙胺有两种光学异构体，硫酸右旋苯丙胺是其中活性更强的一种。

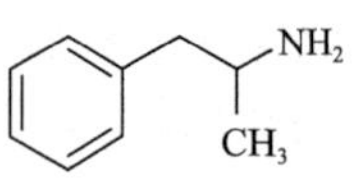

图 9-2　苯丙胺的结构式

苯丙胺类药物还有脱氧麻黄碱和苯甲苯丙胺。这些药物可以部分地逆转麻醉药、麻醉品、催眠药和酒精的抑制作用。所有苯丙胺类化合物都可引起深度精神作用，包括警觉性、主动性和信心提高、欣快感、疲劳感减低、语言增多，以及集中注意力的能力增强。苯丙胺在饭前食用可降低食欲，所以广泛用来辅助限食以进行减肥。飞行员、卡车驾驶员和士兵在执行要求长时间保持清醒状态的任务时常使用本药。在治疗多动症方面，苯丙胺也起了主要作用，因为苯丙胺服用一天之后就可使患儿镇静，使他们能集中注意力。苯丙胺还用于治疗发作性睡眠症。

苯丙胺也可引起不良反应，最常见的是过度兴奋，有不安、失眠、震颤、紧张和烦躁等症状。人体对苯丙胺的耐受性出现得非常快，所以长期服用者必须越服用越多。这些服用者当药力消失时出现"垮掉"的感觉，表现为深度抑郁。服用大剂量苯丙胺后最严重的后果就是一种毒性神经病，其症状类似类偏执型精神分裂症。苯丙胺的滥用常和巴比妥类药物及酒精的滥用一同发生。

### 1. 苯丙胺的基本性质

苯丙胺为无色液体，味辛辣，气味淡薄。应用最广泛的制剂为苯丙胺的硫酸盐，商品名为苯齐巨林，是一种略带苦味并使舌尖麻木的白色粉末。苯丙胺的基本性质和危险参数如表 9-2 所示。

**表 9-2　苯丙胺的基本性质和危险参数**

| | |
|---|---|
| IUPAC 命名：(RS)-1-Phenylpropan-2-amine<br>英文名称：Amphetamine<br>别名：苯基乙丙胺<br>分子式：$C_9H_{13}N$<br>EINECS 号：206-096-2<br>RTECS 号：SH94500<br>CAS 登录号：300-62-9<br>DEA 药物编码：1100<br>分子量：135.21 | 性状：无色油状液体<br>密度：0.913 g/cm$^3$<br>熔点：11.3℃<br>沸点：203℃<br>溶解性：微溶于水 |
| 危险品标志：危险 (GHS)<br>GHS 危险标识： 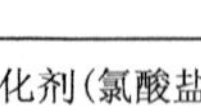<br>闪点：26.7℃ | 允许接触限值：(空气)<br>　　　PAC-1: 1.8 mg/cm$^3$<br>　　　PAC-2: 20 mg/cm$^3$<br>　　　PAC-3: 20 mg/cm$^3$ |

不相容性：与氧化剂(氯酸盐、硝酸盐、过氧化物、高锰酸盐、高氯酸盐、氯、溴、氟等)接触会引起火灾或爆炸；远离碱性物质、强碱、强酸、含氧酸、环氧化物

### 2. 苯丙胺的吸收、分布和代谢

苯丙胺被用作药物，作用于中枢神经系统，可作为中枢神经系统的兴奋剂。

其进入人体的主要途径是吸入、食入。口服苯丙胺吸收迅速，于 1～2 小时达血药高峰，血浆半衰期约为 12 小时，约 50%经肝脏代谢，30%～50%以原形经肾脏排泄，酸性尿能加速苯丙胺的排泄。成人最小致死量为 250 mg。

### 3. 苯丙胺的毒性及其中毒机理

苯丙胺是非儿茶酚胺类中枢兴奋剂，有显著的中枢兴奋及外周 α、β-肾上腺素能受体兴奋作用，对大脑皮质、延髓呼吸中枢和血管运动中枢兴奋作用明显，而对心血管系统和支气管平滑肌较弱。过量摄入苯丙胺会导致中枢和交感神经系统过度兴奋，引起激动、幻觉、精神紊乱、高血压、心肌兴奋及一系列心、脑、肾并发症。首先需注意的是，超量或反复使用苯丙胺可产生病态嗜好，并引起兴奋与抑制过程的平衡失调而导致精神症状，故使用应严加控制，副作用有疲乏、抑制、头痛，高血压、动脉硬化、冠心病、甲状腺功能亢进，神经衰弱患者、老年及小儿禁用。

### 4. 苯丙胺中毒的临床表现

轻度苯丙胺中毒时，出现头痛、激动、烦躁不安、失眠、心悸、震颤及瞳孔散大、腱反射亢进等症状。中度中毒时会出现幻觉、恐惧、多动、精神紊乱、发热、高血压、心动过速及心律失常等症状。重度中毒时高热可达 40℃以上，伴狂躁、谵妄、严重高血压、快速心律失常、并发脑出血、肠系膜缺血、心肌缺血及急性肾功能衰竭，极重者可出现惊厥、昏迷、循环衰竭而死亡等症状。

### 5. 苯丙胺中毒的急救

苯丙胺中毒时，立即将受害者转移到新鲜空气处，致电 120。口服中毒者，在未发生惊厥前立即催吐，用活性炭混悬液洗胃，继之导泻，并用活性炭 50～80 g 灌胃，用氯化铵酸化尿液以促进排泄。重症患者可采用血液透析或血液灌流加速苯丙胺的清除，应用地西泮、苯巴比妥钠、异戊巴比妥钠控制惊厥发作，血压明显升高时，首选硝苯地平 10 mg 舌下含化或肌内注射利舍平 0.5～1 mg，使血压维持在 20/12 kPa，控制心律失常及精神紊乱，维持水电解质及酸碱平衡，防止急性肾功能衰竭等对症、支持治疗。

### 6. 苯丙胺中毒的预防

避免长期或大量食用苯丙胺。患有神经衰弱、精神疾病、高血压、冠心病及老人、小儿、孕妇等须慎用。

### 7. 苯丙胺的保存

苯丙胺须存放在避光、阴凉、通风的密闭容器中，保护容器免受物理损坏。

过期或废弃的苯丙胺不能直接冲入马桶或将其丢弃到垃圾中，会有安全隐患。家庭使用的过期或废弃苯丙胺可以用塑料袋装。数量较大时，应仔细考虑适用的国家药品监督管理局的法规。如果可能须将苯丙胺返还制造商以进行适当处置，须谨慎地正确贴标签并密封包装或者废药品应贴有标签，由国家许可的医疗废物承包商安全包装并运输，并在许可的危险或有毒废物掩埋场或焚化炉中填埋处理。将苯丙胺用可燃溶剂溶解或混合，并在配备有化学焚烧炉的设备中燃烧。苯丙胺的使用、储存、处理、运输必须遵守国家所有相关法规。

### 8. 苯丙胺的泄漏处置

苯丙胺发生泄漏时，须将没有穿着防护装备的人员从溢出或泄漏的危险区域撤离，直到清理完成。用干燥的沙子、蛭石或其他吸收性材料吸收苯丙胺液体。泄漏的苯丙胺要用最方便、最安全的方式收集，并将其存放在密封的容器中，清理完成后通风。如果有需要苯丙胺可作为危险废物进行处置和处理。

### 9. 苯丙胺燃烧灭火

苯丙胺燃烧的热分解产物可能包括氮和碳的氧化物。如果苯丙胺着火可使用二氧化碳、水喷雾或泡沫灭火器进行灭火。

## 9.3　N-乙酰氨基酚(Paracetamol)

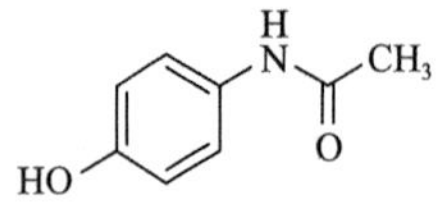

图 9-3　对乙酰氨基酚的结构式

N-乙酰氨基酚(图 9-3)是非那西丁的活性代谢物，通过抑制下丘脑体温调节中枢前列腺素合成酶，减少前列腺素 $PGE_1$、缓激肽和组胺等的合成和释放。$PGE_1$ 主要作用于神经中枢，它的减少将导致中枢体温调定点下降，体表温度感受器感觉相对较热，进而通过神经调节引起外周血管扩张、出汗而达到解热的作用。其抑制中枢神经系统前列腺素合成的作用与阿司匹林相似，但抗炎作用较弱，对血小板及凝血机制无影响。用于感冒发热、关节痛、神经痛及偏头痛、癌性痛及手术后止痛，还可用于对阿司匹林过敏、不耐受或不适于应用阿司匹林的患者(水痘、血友病以及其他出血性疾病等)。

### 1. N-乙酰氨基酚的基本性质和危险性

2017 年 10 月 27 日，世界卫生组织国际癌症研究机构公布的致癌物清单中，N-乙酰氨基酚属于 3 类致癌物。N-乙酰氨基酚的基本性质和危险参数如表 9-3 所示。

**表 9-3　对乙酰氨基酚的基本性质和危险参数**

| | |
|---|---|
| IUPAC 命名：*N*-(4-Hydroxyphenyl) ethanamide<br>英文名称：Paracetamol<br>别名：醋氨酚<br>CAS 号：103-90-2<br>EINECS 号：203-157-5<br>RTECS 号：AE4200000<br>分子式：$C_8H_9NO_2$<br>分子量：151.16 | 性状：无色单斜方棱形结晶，无臭，味苦<br>密度：1.263 g/cm³(20℃)<br>熔点：169℃<br>沸点：420℃<br>水溶性：14mg/L(20℃)<br>溶解性：溶于甲醇、乙醇、二氯乙烯、丙酮和乙酸乙酯 |
| 危险品标志：警告(GHS)<br>GHS 危险标识：⚠<br>主要危害：致癌性 | 半数致死剂量($LD_{50}$)：338 mg/kg(大鼠，口服) |
| 不相容性：避免与氧化物接触 | |

### 2. *N*-乙酰氨基酚的吸收、分布、代谢

*N*-乙酰氨基酚口服后吸收迅速，1 小时达血药峰值浓度，持续 3～4 小时，血浆半衰期为 1～3 小时，90%经肝脏代谢，<5%以原形经肾排泄。

### 3. *N*-乙酰氨基酚毒性及其中毒机理

*N*-乙酰氨基酚代谢产物之一具有肝毒性，正常情况下通过与谷胱甘肽结合迅速解毒。若有大剂量 *N*-乙酰氨基酚进入人体，谷胱甘肽被迅速利用致使储备耗竭，使毒性代谢物蓄积，造成肝细胞损害，甚至发生肝坏死。此外，*N*-乙酰氨基酚还会引起肾损害、心肌损伤和胰腺炎等。

### 4. *N*-乙酰氨基酚中毒的临床表现

*N*-乙酰氨基酚中毒时，中毒者的临床表现主要为肝脏损害，临床过程可分四期：第一期：服药后 0.5～24 小时出现恶心、呕吐、食欲不振、多汗、面色苍白等症状，偶有中枢神经抑制现象。第二期：服药后 24～48 小时，上述症状消失，但出现黄疸、右上腹疼痛、胆红素及转氨酶升高、凝血酶原时间延长及少尿、无尿。第三期：服药后 72～96 小时，肝功能明显异常，重新出现恶心、呕吐、食欲不振、乏力。严重者可发生肝性脑病而有精神症状。第四期：服药后异常肝功能恢复，或进展至不良后果。部分病人偶可有血小板、粒细胞减少等血液系统改变及蛋白尿、血尿、管型尿等肾功损害，或有心肌损伤、胰腺炎。

### 5. 实验室检查

过量服用 *N*-乙酰氨基酚时应定期检测转氨酶、胆红素、凝血酶原时间、尿常规等。治疗血药浓度 5～20 mg/L；<120 mg/L 一般不发生严重毒性；>300 mg/L 肝毒性的发生率 100%。

### 6. N-乙酰氨基酚中毒的急救

口服中毒 4 小时以内者，应立即探咽催吐，用 0.45%盐水进行洗胃，排除毒物；口服中毒 10 小时以内，且 4 小时内血药浓度达 1300 μmol/L 以上者，应用解毒剂乙酰半胱氨酸，用量为 140 mg/kg，以后每 4 小时用 70 mg/kg，至 72 小时为止，若血药浓度在毒性作用以下及无中毒症状时，则停止给药。严重肝损害者，可用血液灌流清除毒物，并应用大剂量糖皮质激素或换血等方法促使肝脏功能恢复。保护心肌、血液透析治疗严重肾功损害等对症、支持治疗。

### 7. N-乙酰氨基酚中毒的预防

预防 N-乙酰氨基酚中毒须在应用时按照规定剂量，避免长期服用，以防发生肝脏损害。年老体弱及肝、肾功能不良者慎用。

## 9.4 安乃近(Metamizole Sodium)

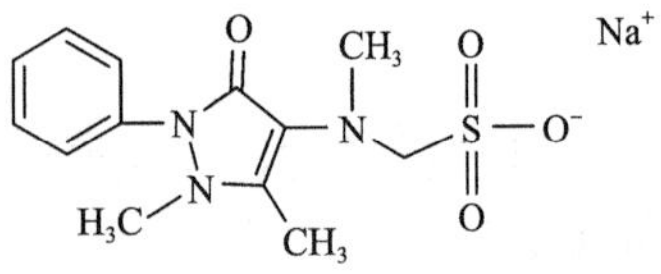

图 9-4 安乃近的结构式

安乃近(图 9-4)为氨基比林和亚硫酸钠相结合的化合物，易溶于水，解热、镇痛作用较氨基比林快而强。一般不作首选用药，仅在急性高热、病情急重，又无其他有效解热药可用的情况下用于紧急退热。安乃近有解毒、镇痛、抗风湿作用，主要用于退热、急性关节炎、风湿性痛、肌肉痛、头痛等。

### 1. 安乃近的基本性质和危险性

安乃近的基本性质和危险参数如表 9-4 所示。

**表 9-4 安乃近的基本性质和危险参数**

| | |
|---|---|
| 英文名称：Metamizole sodium<br>别名：诺瓦经<br>CAS 号：68-89-3<br>EINECS 号：200-694-7<br>RTECS 号：PB1300000<br>分子式：$C_{13}H_{16}N_3NaO_4S$<br>分子量：333.34 | 性状：白色或淡黄色结晶粉末<br>熔点：187℃<br>密度：1.388 g/cm³ |
| WGK Germany：2<br>安全说明：S36<br>危险类别码：R42、R43<br>危险品标志：警告(GHS)<br>GHS 危险标识： 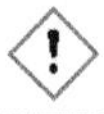 | 吸入及皮肤接触可能致敏 |

## 2. 安乃近的毒性及其中毒机理

安乃近能作用于体温中枢导致血管扩张，严重者可发生虚脱。中毒剂量可使中枢先兴奋后抑制，对胃肠道产生刺激并致肝、肾功能损害。较长期应用后，可能引起血液系统严重不良反应，如粒细胞缺乏症、血小板减少性紫癜、再生障碍性贫血等，还可能引起严重过敏反应，如重症药疹、过敏性休克等。

## 3. 安乃近中毒的临床表现

安乃近中毒时，注射部位多有红肿、疼痛数天后消退。皮肤表现有荨麻疹、渗出性红斑。严重者发生剥脱性皮炎、大疱性表皮松解坏死等过敏性皮疹，偶可因过敏性休克、呼吸循环衰竭而致死亡。胃肠道刺激症状有腹痛、腹泻、消化道出血，偶有胃穿孔。长期应用可有血液改变，如血小板减少、粒细胞减少、再生障碍性贫血等骨髓抑制，严重者可致死亡，并会出现蛋白尿、血尿、管型尿及黄疸、转氨酶升高等症状。

## 4. 安乃近中毒的急救

口服中毒者立即催吐，然后用活性炭混悬液或 0.45% 盐水洗胃，硫酸钠导泻，以排除毒物。有过敏反应者，应用抗组胺药、肾上腺皮质激素治疗。发生皮损者，给予消炎、止痛、预防感染。保护肝、肾功能，控制消化道症状，治疗骨髓抑制等对症、支持疗法。

## 5. 安乃近中毒的预防

严格掌握安乃近的适应证、治疗剂量，疗程不宜过长。禁用于对吡唑酮类药物过敏、消化性溃疡及肝、肾功能不良者。

# 9.5　布洛芬(Ibuprofen)

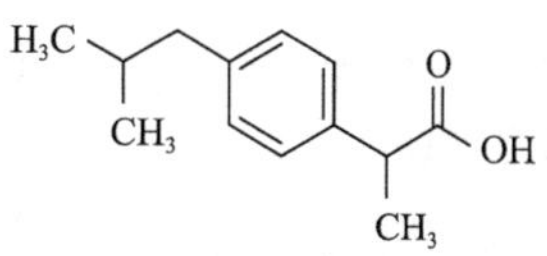

布洛芬(图 9-5)又名异丁苯丙酸，为具有抗炎、解热、镇痛作用的非甾体抗炎药，临床适用于风湿性关节炎、类风湿性关节炎、骨关节炎、强直性脊椎炎及其他感染性炎症和各种疼痛的治疗，其消炎、解热、镇痛效果与阿司匹林、保泰松相似而优于对乙酰氨基酚。用于缓解轻至中度疼痛，如头痛、关节痛、偏头痛、牙痛、肌肉痛、神经痛、痛经，也用于普通感冒或流行性感冒引起的发热。

图 9-5　布洛芬的结构式

### 1. 布洛芬的基本性质和危险性

布洛芬的基本性质和危险参数如表 9-5 所示。

**表 9-5　布洛芬的基本性质和危险参数**

| | |
|---|---|
| IUPAC 命名: (*RS*)-2-(4-(2-Methylpropyl)phenyl) propanoic acid<br>英文名称: Ibuprofen<br>别名: 异丁苯丙酸<br>CAS 号: 15687-27-1<br>EINECS 号: 239-784-6<br>RTECS 号: MU6640000<br>分子式: $C_{13}H_{18}O_2$<br>分子量: 206.28 | 性状: 有异臭, 无味白色结晶性粉末<br>密度: $1.03\ g/cm^3$(20℃)<br>熔点: 75～78℃<br>沸点: 157℃<br>水溶性: 0.021 mg/L(20℃) |
| 安全标识: S36<br>危险标识: R22<br>危险品标志: 警告(GHS)<br>GHS 危险标识: ⚠ | |

### 2. 布洛芬的吸收、分布、代谢

口服布洛芬吸收迅速, 1～2 小时达血药峰值浓度, 血浆蛋白结合率 99%, 体内代谢迅速, 95%由尿排出, 血浆半衰期约为 2 小时。

### 3. 布洛芬的毒性及其中毒机理

布洛芬可抑制前列腺素(PG)合成。前列腺素系列 PG 是调节肾血流的活性物质, 其合成受抑可导致肾乳头坏死而出现血尿及肾功能损害。口服布洛芬可刺激胃肠道黏膜并致各种过敏反应。摄入量大于 0.4 g/kg 即可致人死亡。

### 4. 布洛芬中毒的临床表现

布洛芬中毒时, 部分中毒者有头晕、耳鸣、轻度消化不良及消化性溃疡并穿孔、出血。对布洛芬过敏者, 常规剂量服药后出现药物性皮疹、颜面及双下肢水肿, 停药后自行消退, 也可发生过敏性肾炎及过敏性黄疸性肝炎。服药量过大可发生惊厥。

### 5. 布洛芬中毒的急救

口服中毒者立即停药, 服用牛奶保护胃黏膜, 静脉输液促进毒物排泄, 过敏反应者加用抗组胺药和肾上腺皮质激素治疗。控制惊厥、消化道出血等应对症治疗。

**6. 布洛芬中毒的预防**

严格掌握布洛芬的适应证和剂量。对布洛芬过敏、阿司匹林及其他非甾体抗炎药有支气管痉挛反应或过敏反应者及血管性水肿病人禁用。

# 9.6　喷托维林(Pentoxyverine)

喷托维林(图 9-6)又称咳必清，非成瘾性中枢镇咳药。常用其枸橼酸盐，为白色或类白色的结晶性或颗粒性粉末，无臭，味苦。喷托维林选择性地直接作用于咳嗽中枢，阻断咳嗽反射，并对痉挛的支气管平滑肌有松弛作用。

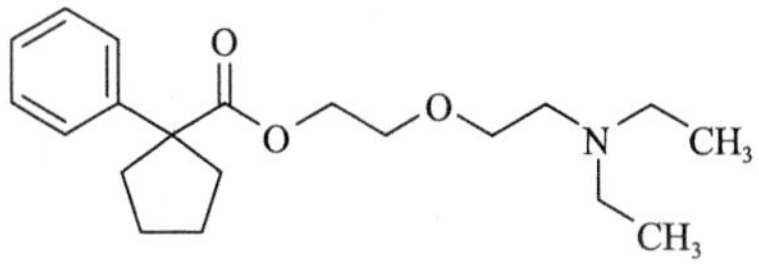

图 9-6　喷托维林的结构式

镇咳强度为可待因的 1/3，适用于干咳无痰的患者。喷托维林毒性低，不良反应少见。用于上呼吸道感染引起的无痰干咳和百日咳等，对小儿疗效优于成人。

**1. 喷托维林的基本性质和危险性**

喷托维林的基本性质和危险参数如表 9-6 所示。

**表 9-6　喷托维林的基本性质和危险参数**

| | |
|---|---|
| IUPAC 命名：2-[2-(Diethylamino) ethoxy]ethyl 1-phenylcyclopentanecarboxylate<br>英文名称：Pentoxyverine<br>别名：托可拉斯<br>CAS 号：77-23-6<br>EINECS 号：201-014-1<br>分子式：$C_{20}H_{31}NO_3$<br>分子量：333.47 | 性状：无臭，味苦白色或类白色的结晶性或颗粒性粉末<br>密度：1.048 g/cm$^3$(20℃)<br>熔点：165～170℃<br>沸点：88～93℃<br>水溶性：1.84 g/L(30℃) |
| 安全说明：S26-S36<br>WGK Germany：3 | |

**2. 喷托维林的毒性及其中毒机理**

喷托维林经口服吸收，作用维持 4～6 小时，可直接抑制延脑咳嗽中枢，并有局麻作用，大剂量时有轻度阿托品样反应。对中枢神经系统初为兴奋，然后抑制。偶有便秘、轻度头痛、头晕、嗜睡、口干、恶心、腹胀、皮肤过敏等症状。

**3. 喷托维林中毒的临床表现**

喷托维林中毒时，轻者可有恶心、口干、便秘、颜面潮红、双侧瞳孔散大等症状。神经系统表现有头痛、头晕、躁动不安、谵妄、幻觉等症状，严重者呈现四肢强直性痉挛、角弓反张、膝反射亢进及惊厥、昏迷等症状。消化道症状有口渴、腹胀、肠鸣音减弱，其他症状有心率增快及呼吸抑制。

### 4. 喷托维林中毒的急救

口服中毒者及时洗胃、导泻并静脉输液促进喷托维林排泄，用溴化新斯的明治疗阿托品样毒性作用，出现抽搐症状，可给予呼吸兴奋剂等对症处理。

### 5. 喷托维林中毒的预防

严格按照规定剂量服用喷托维林。青光眼病人慎用，肺水肿病人忌用。

# 9.7  肾上腺素(Adrenaline)

肾上腺素又名副肾素，为肾上腺髓质分泌的主要激素，临床药用肾上腺素为人工合成品，主要用于支气管哮喘、过敏性休克的治疗及心搏骤停的急救和局部止血等。

### 1. 肾上腺素的基本性质和危险性

肾上腺素的基本性质和危险参数如表 9-7 所示。

**表 9-7  肾上腺素的基本性质和危险参数**

| | |
|---|---|
| 英文名称：Epinephrine hydrogen tartrate<br>别名：酒石酸肾上腺素<br>CAS 号：51-42-3<br>EINECS 号：200-097-1<br>RTECS 号：DO3500000<br>UN 号：2811<br>分子式：$C_{13}H_{19}NO_9$<br>分子量：183.20 | 性状：无臭，味苦白色或类白色结晶性粉末<br>熔点：147～152℃<br>沸点：413.1℃(101.3kPa)<br>闪点：207.9℃(261.52 K)<br>溶解性：溶于水和乙醇，几乎不溶于氯仿和乙醚 |
| 安全识别：S26、S28、S36、S37、S45<br>危险品标志：危险(GHS)<br>GHS 危险标识： | 半数致死剂量(LD$_{50}$)：8300 μg/kg(大鼠，皮下)<br>82 μg/kg(大鼠，静脉)<br>最低致死剂量：1 mg(人) |

### 2. 肾上腺素的吸收、分布、代谢

肾上腺素口服吸收很少，半衰期短，皮下注射作用可以持续 1 小时左右，肌内注射 30 分钟左右，在体内由儿茶酚胺甲基转移酶及单胺氧化酶代谢。皮下注射致死量为 10 mg。

### 3. 肾上腺素的药理与毒理

肾上腺素可以直接作用于肾上腺 α 和 β 受体，通过兴奋支气管平滑肌 $β_2$ 受体能缓解支气管痉挛，对支气管起舒张作用，从而改善通气功能，抑制过敏递质的释放，达到平喘效果，还能使血管内皮通透性降低，促进黏液分泌和纤毛运动，加快肺泡 II 型细胞合成和分泌表面活性物质。同时刺激支气管黏膜血管 α 受体，引起黏膜血管加快收缩，达到毛细血管压升高的效果，但是这可能导致黏膜水肿和充血加重，减弱平喘效应。心脏血管 $β_1$ 受体兴奋，可使心肌收缩力加强，心率加快，心排血量增加。此外，肾上腺素还有加快基础代谢，升高血糖和散大瞳孔等作用。其舒张支气管作用强而迅速，但时间较短。由于肾上腺素的不良反应较多，目前临床上已很少将其用作平喘治疗，而是大部分用来治疗严重支气管哮喘以及急性过敏性哮喘。以定量气雾剂方式吸入，对支气管舒张作用微弱而短暂。

### 4. 肾上腺素中毒的临床表现

肾上腺素中毒时，中毒者一般有精神紧张或恐惧、焦虑不安、四肢软弱、眩晕、呼吸困难、心悸、血压升高及震颤等症状。重症病人可出现发热、呕吐、心动过速、出汗、搏动性头痛、心前区不适及压迫感、呼吸窘迫、下肢无力、步态不稳、呼吸麻痹或脑出血等症状。对肾上腺素过敏者，使用常规剂量就会迅速出现面色苍白、震颤、恐惧、心悸、呼吸困难、血压及体温升高，有时可发生急性肺水肿、心室颤动而危及生命。

### 5. 肾上腺素中毒的急救

中毒者须立即停药并观察，轻症反应可逐渐消失。注意保持环境安静，精神紧张者可肌内注射苯巴比妥钠 0.2～0.3 g。高血压者可用硝酸甘油片 0.3～0.6 mg 舌下含化；酚妥拉明 5～10 mg，稀释后静脉注射；普萘洛尔 3～5 mg，稀释后静脉注射；妥拉唑林（妥拉苏林）25 mg，肌内注射或口服。急性肺水肿者应予吸氧、静脉注射 50% 葡萄糖等治疗。

### 6. 肾上腺素中毒的预防

严格掌握肾上腺素的适应证及用药剂量。高血压、冠心病、甲状腺功能亢进、糖尿病、青光眼等患者禁用，老年人慎用。

## 9.8 麻黄碱(Ephedrine)

麻黄碱(图 9-7)为类肾上腺素药，能兴奋交感神经，药效较肾上腺素持久。

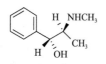

图 9-7　麻黄碱的结构式

麻黄碱能松弛支气管平滑肌、收缩血管，有较明显的中枢兴奋作用，临床上主要用于治疗习惯性支气管哮喘和预防哮喘发作。对严重支气管哮喘治疗效果不及肾上腺素，但用于鼻黏膜充血和鼻塞时，治疗效果好于肾上腺素。

**1. 麻黄碱的基本性质和危险性**

麻黄碱的基本性质和危险参数如表 9-8 所示。

**表 9-8　麻黄碱的基本性质和危险参数**

| | |
|---|---|
| 英文名称：L-ephedrine<br>别名：1R,2S-麻黄素<br>CAS 号：299-42-3<br>EINECS 号：206-080-5<br>RTECS 号：KB0700000<br>分子式：$C_{10}H_{15}NO$<br>分子量：165.11 | 密度：1.124 g/cm³<br>熔点：40℃<br>沸点：255℃<br>闪点：85℃<br>饱和蒸气压：0.11 Pa（25℃）<br>溶解性：可溶于水，易溶于乙醇、乙醚、氯仿<br>性状：白色针状结晶或结晶性粉末，无臭，味苦 |
| 安全标识：S22、S25<br>危险标识：R22<br>危险品标志：警告（GHS）<br>GHS 危险标识：⚠ 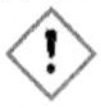 | 半数致死剂量（$LD_{50}$）：600 mg/kg（大鼠，经口）；<br>　　　　　　　　　　689 mg/kg（小鼠，经口） |
| 在高温火场中盛放麻黄碱的容器受热后有破裂和爆炸的危险，分解产生有毒的氮氧化物气体 | |

**2. 麻黄碱的毒性及其中毒机理**

麻黄碱是拟交感药，作用于 α 和 β 受体激动剂，能直接或通过促进交感神经末梢释放去甲肾上腺素的作用，间接激动肾上腺素能受体。麻黄碱过量可刺激皮层及皮层下中枢，产生兴奋、激动、精神紊乱及血压升高、心律失常等毒性反应。成人最小致死量 600 mg。

**3. 麻黄碱的的吸收、分布、代谢**

麻黄碱口服吸收迅速，排泄也快，约 24 小时全部自尿排出。

**4. 麻黄碱中毒的临床表现**

麻黄碱中毒时，中毒者出现剧烈头痛、头晕、口干、多汗、震颤、恶心、呕吐、腹痛、兴奋、激动、烦躁不安、谵妄或精神紊乱，严重者惊厥、昏迷。心血管系统表现为血压极度升高、心动过速、心律失常等症状，可因呼吸循环衰竭、心室颤动而危及生命。

**5. 麻黄碱中毒的急救**

先对中毒者进行洗胃、催吐、导泻，并用活性炭 50～80 g 灌胃。选用地西泮、苯巴比妥钠或异戊巴比妥钠控制惊厥，防止血压升高(参见肾上腺素中毒)。应用氯丙嗪可减弱皮质的兴奋，并有血管扩张、血压下降及抗惊厥等作用，效果显著，成人每次 25～50 mg，小儿每次 0.1～1 mg/kg，每日 3～4 次口服或肌内注射。吸氧、控制肺水肿等其他对症处理。

**6. 麻黄碱中毒的预防**

严格掌握麻黄碱的适应证及剂量，禁用于高血压、冠心病、甲状腺功能亢进病人，慎与氨茶碱同用。

# 9.9　氮芥(Mechlorethamine Hydrochloride)

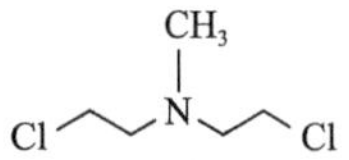

氮芥(图 9-8)又称为盐酸氮芥，恩比兴，对肿瘤细胞有抑制作用，主要用于恶性淋巴瘤、肺癌、头颈部及四肢恶性肿瘤等的治疗，为双氯乙胺类烷化试剂的代表，性质高度活泼。氮芥进入人体内后，通过分子内成环作用，在

图 9-8　氮芥的结构式

中性或弱碱条件下迅速与多种有机物质的亲核基团(如蛋白质的羧基、氨基、巯基、核酸的氨基和羟基、磷酸根离子)结合，进行烷基化作用。氮芥最重要的反应是与鸟嘌呤第 7 位氮共价结合，产生 DNA 双链内的交联或 DNA 的同链内不同碱基的交联。氮芥主要用于恶性淋巴瘤及癌性胸膜、心包及腹腔积液。目前已很少用于其他肿瘤，对急性白血病无效。氮芥与长春新碱(VCR)、甲基卡肼(PCZ)及泼尼松(PDN)合用治疗霍奇金病有较高的疗效，对卵巢癌、乳腺癌、绒癌、前列腺癌、精原细胞瘤、鼻咽癌(半身化疗法)等也有一定疗效；腔内注射氮芥用以控制癌性胸腹水有较好疗效；对由于恶性淋巴瘤等压迫呼吸道和上腔静脉压迫综合征引起的严重症状，使用氮芥可以得到迅速缓解。

**1. 氮芥的基本性质与危险性**

2017 年 10 月 27 日，世界卫生组织国际癌症研究机构公布的致癌物清单中，氮芥属于 2A 类致癌物。氮芥的基本性质和危险参数如表 9-9 所示。

**2. 氯芥的吸收、分布、代谢**

氮芥进入人体的主要途径是吸入、食入、皮肤接触。氮芥主要作用于眼睛、皮肤、肾脏、血液、胃肠道、男性精子、女性生殖系统、造血系统和骨髓。口服作用迅速，水溶液极易分解，需用时新鲜配制。静脉注射后半衰期短，仅数分钟，24 小时内 50%以代谢物形式排出体外。

表 9-9　氮芥的基本性质和危险参数

| | |
|---|---|
| 英文名称：Mechlorethamine hydrochloride<br>别名：恩比兴，氮芥盐酸盐<br>CAS 号：55-86-7<br>UN 号：2811<br>EINECS 号：200-120-5<br>RTECS 号：IA2100000<br>分子式：$C_5H_{11}Cl_2N$<br>分子量：156.05 | 熔点：108～111℃<br>性状：白色至微黄色具有鱼腥味固体或粉末，剧毒 |
| 安全术语：S53、S36/37/39、S45<br>风险术语：R45、R46、R28、R34、R42/43<br>危险品标志：危险(GHS)<br>GHS 危险标识： | 半数致死剂量(LD₅₀)：20 mg/kg (小鼠，经口)；<br>　　　　　　　　　　10 mg/kg (大鼠，经口) |

不相容性：与氧化剂(氯酸盐、硝酸盐、过氧化物、高锰酸盐、高氯酸盐、氯、溴、氟等)不相容；接触可能引起火灾或爆炸。需要远离碱性物质、强酸和碱。干的盐酸氮芥晶体在高达 40℃ 的温度下稳定。氯化剂会破坏氮芥。在弱碱性环境下，氮芥会被水溶液中的过氧酸迅速氧化。在酸性溶液中，氧化则要慢得多

### 3. 氮芥的毒性及其中毒机理

氯芥分子的化学结构中两个氯乙烷基团在体内能使核酸的磷酸基、氨基和蛋白质的羧基、氨基烷基化，从而达到抑制肿瘤细胞的增殖与分裂的效果。氮芥的不良反应有明显的胃肠道刺激，抑制骨髓造血功能，对神经系统的作用是先兴奋后抑制，并产生一系列副交感神经兴奋症状，对局部的刺激性很大，能够干扰凝血机制，导致畸胎等。

### 4. 氮芥中毒的临床表现

氮芥中毒时，中毒者有明显的胃肠道反应，表现为食欲下降、恶心、呕吐、腹泻；随后出现骨髓造血功能下降，全血细胞和血小板下降，严重者可引起感染和出血症状。局部刺激主要表现为化学性静脉炎及药物漏出后局部软组织溃疡、坏死。神经系统症状可有头痛、头晕、幻觉、神志模糊、耳鸣及惊厥、昏迷。此外尚有流涎、流泪、瞳孔缩小、心率减慢、支气管分泌增加等症状。部分病人可有发热、黄疸、皮疹、血管神经性水肿、色素沉着等全身反应。

### 5. 氮芥中毒的急救

中毒者须及时停药。出现胃肠道反应时，中毒较轻者可用甲氧氯普胺、地西

泮治疗；症状较严重时，加大甲氧氯普胺的剂量，加用地塞米松 4～10 mg 口服或静脉注射，癌症患者可于化疗前半小时给予 1 次。若与氯丙嗪或 5-羟色胺 $H_3$ 受体拮抗剂枢复宁或康泉等药联合应用，则止吐作用更好。骨髓造血功能抑制者，立即停药，输注新鲜血、白细胞悬液或血小板悬液。必要时可应用粒细胞集落刺激因子(G-CSF)、粒细胞巨噬细胞集落刺激因子(GM-CSF)，常用 100～300 μg，每日 1 次。如并发感染，应用有效抗生素控制。局部刺激作用突出者，应立即停药，如发生药液外漏，尽量吸出管内和针头周围组织中残留和外渗组织液，并采用中药外敷，0.5%普鲁卡因封闭、氢化可的松封闭以及解毒剂局部注射。出现神经系统症状时可用糖皮质激素治疗。

### 6. 氮芥中毒的预防

严格掌握氮芥的适应证，疗程间隔不宜短于 2 周，以防发生蓄积毒性。不宜与氯霉素、磺胺药等可能加重骨髓损害的药物同用。

### 7. 氮芥的保存和危险处置

氮芥发生泄漏时，疏散未佩戴防护装备的人员远离溢出或泄漏的危险区域，清理完成后通风。氮芥的热分解产物可能包括氯化氢气体的有毒烟雾以及氮和碳的氧化物。氮芥着火可使用二氧化碳、水喷雾、泡沫灭火器进行灭火。

## 9.10　巴比妥类(Barbiturates)

巴比妥(图 9-9)类药物主要用于镇静、催眠及抗惊厥、麻醉等，应用甚广。依照其起效时间和作用持续时间，分为长效、中效、短效和超短效 4 类。因意外或故意过量摄入常致死亡。一般摄入催眠量的 5 倍即可中毒，致死量为：苯巴比妥 6～10 g，异戊巴比妥、戊巴比妥和司可巴比妥 2～3 g。

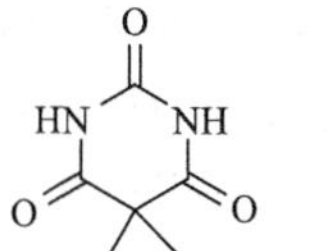

图 9-9　巴比妥的结构式

### 1. 巴比妥类药物的基本性质和危险性

巴比妥的基本性质和危险参数如表 9-10 所示。

### 2. 巴比妥类药物的吸收、分布和代谢

巴比妥类药物进入人体后会抑制中枢神经系统、呼吸系统和心血管系统，症状出现时间决定于摄药种类，如表 9-11 所示。

**表 9-10　巴比妥的基本性质和危险参数**

| | |
|---|---|
| 英文名称：Barbital<br>别名：硫戊巴妥<br>CAS 号：57-44-3<br>EINECS 号：200-331-2<br>RTECS 号：CQ3500000<br>分子式：$C_8H_{12}N_2O_3$<br>分子量：184.19 | 熔点：188～192℃<br>水溶性：7.69 g/L（常温）<br>醇溶性：71.43 g/L<br>溶解性：溶于丙酮、乙酸乙酯、石油醚、乙酸、戊醇、<br>　　　　吡啶、苯胺、硝基苯和碱溶液<br>性状：白色针状结晶或结晶性粉末，无味，微苦 |
| 安全标识：S36、S37<br>危险标识：R22、R40、R63<br>危险品标志：警告（GHS）<br>GHS 危险标识：⚠ | 半数致死剂量（$LD_{50}$）：600 mg/kg（小鼠，经口）；<br>　　　　　　　　　　　450 mg/kg（大鼠，皮下）；<br>　　　　　　　　　　　246 mg/kg（大鼠，腹腔） |

**表 9-11　巴比妥类药物分类及药物动力学性质**

| 名称 | 开始作用时间 | 作用持续时间 | 代谢及排泄 | 出现昏迷时血内药物浓度 |
|---|---|---|---|---|
| 超短效类<br>硫喷妥钠<br>(Sodium Thiopental) | 30 s 以内 | 30～45 min | 全部由肝代谢 | 8 mg/L |
| 短效类司可巴比妥<br>(Secobarbital) | 15～20 min | 2～3 h | 绝大部分由肝迅速破坏 | 10 mg/L |
| 中效类异戊巴比妥<br>(Amobarbital) | 15～30 min | 3～6 h | 大部分经肝代谢 | 20 mg/L |
| 长效类<br>苯巴比妥<br>(Phenobarbital) | 30～60 min | 6～8 h | 部分以原形经肾缓慢排泄，<br>可延续 6 h 以上 | 80 mg/L |

### 3. 巴比妥类药物的毒性及其中毒机理

巴比妥类药物对中枢神经系统具有普遍性抑制作用，剂量较大时可直接抑制延髓呼吸中枢，导致呼吸衰竭，并会抑制血管运动中枢神经，损害毛细血管，使周围血管扩张，增加毛细血管通透性，血压降低，以致休克。对全身神经肌肉组织具有抑制作用，使胃肠道和尿路平滑肌松弛，胃肠运动减弱。对心脏有负性肌力作用，使心肌收缩力减弱，心排血量下降。抑制体温调节中枢，引起过低温、呼吸衰竭、休克，及长时间昏迷引起肺水肿等。巴比妥与苯巴比妥类药物作用效果相似，经过催眠后次日清晨会有精神萎靡、头晕等反应，少数有皮疹、发热。久用可产生耐受性和依赖性。大剂量巴比妥类药物能抑制呼吸中枢，严重者可出现呼吸麻痹而死亡。肝、肺、肾功能严重损害者禁用。

### 4. 巴比妥类药物中毒的临床表现

中枢神经系统中毒时，轻、中度中毒者有眩晕、头痛、语言迟钝、思维紊乱、共济失调、欣快或嗜睡等症状。重度中毒者出现昏迷，伴深反射消失、肌张力弛缓、呼吸浅慢及不规则和停止。瞳孔早期缩小，晚期因缺氧而散大，对光反射消失。呼吸系统轻度中毒时，中毒者呼吸正常或略减慢；短效巴比妥类药物中毒早期可致肺水肿。重度中毒时，呼吸中枢受抑制，呼吸变浅、变慢及不规则，或呈潮式呼吸、发绀、呼吸衰竭，或并发坠积性或吸入性肺炎。心血管系统常见低血压，严重者休克，出现组织低灌注表现，如皮肤湿冷发绀、血压下降、少尿或无尿。消化系统轻度中毒者可有恶心、呕吐。严重者发生中毒性肝炎，表现为黄疸、出血及肝功能损害。对巴比妥类药有过敏反应者，可出现各种形态的皮疹，如猩红热或麻疹样皮疹。

### 5. 巴比妥类药物中毒的急救

中毒者须首先排除毒物，减少吸收并加速清除。服药后 12 小时内须用活性炭混悬液、1：5000 高锰酸钾溶液或大量温水进行洗胃，再注入活性炭 30～50 g 的混悬液至胃中，并灌入硫酸钠 30 g 导泻，以促进药物排出。但由于对镁的吸收可加重呼吸中枢抑制，所以不能用硫酸镁导泄。深昏迷者在洗胃前应首先进行气管插管，以保护气道。对于长效巴比妥类药物中毒，如果中毒者肾功能良好，可采用静脉大量输液及利尿剂以促使药物尽快排出，并注意补充电解质。长效巴比妥类药物由周围组织释放并经肾脏排泄，常采用 5%碳酸氢钠或 11.2%乳酸钠，使尿变为碱性。注意尿排出量，防止发生心衰和肺水肿。血液透析和血液灌流可排除积蓄体内过多的巴比妥类药物，加速毒物清除，并对中毒并发的高血钾、酸中毒、尿素氮及非蛋白氮的增高、心衰、肺水肿者效果显著。应用纳洛酮改善昏迷和呼吸抑制。对症治疗，重症者首先注意保持气道通畅，给予吸氧，必要时可进行气管插管、人工通气；适当保温，防止过低温；长期昏迷病人应定期翻身，防止褥疮及坠积性肺炎；注意预防感染，并维持水、电解质及酸碱平衡等。一般不主张应用中枢兴奋剂，出现皮肤损害时应给予相应处理。

### 6. 巴比妥类药物中毒的预防

防止误服或过量服用巴比妥类药物，注意长期服用药物产生的蓄积中毒现象，肝肾功能不全者，慎用，与抗抑郁药同用时，剂量应减少。

## 9.11　利多卡因（Lidocaine）

利多卡因（图 9-10）是局部麻醉及抗心律失常药，是可卡因的一种衍生物，但没有可卡因产生幻觉和上瘾的作用。利多卡因是非常好的局部麻醉剂，一般施用 1～3 分钟后即可生效，效果维持 1～3 小时。还可用于治疗口腔溃疡，少数人对利多卡因过敏。1963

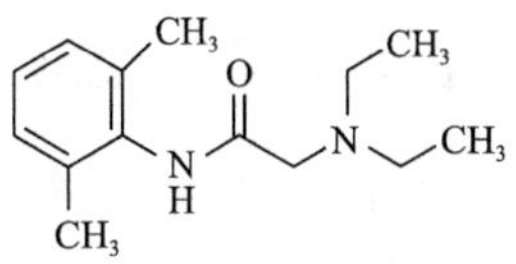

图 9-10　利多卡因的结构式

年利多卡因被用于治疗心律失常，是目前防治急性心肌梗死及各种心脏病并发快速室性心律失常药物，也是治疗急性心肌梗死的室性早搏，室性心动过速及室性震颤的首选药。

### 1. 利多卡因的基本性质和危险性

利多卡因的盐酸盐为白色结晶性粉末，易溶于水，毒性和普鲁卡因相当，但局部麻醉效果较强而持久，有良好的表面穿透力，可用于注射也可作表面麻醉剂。利多卡因的基本性质和危险参数如表 9-12 所示。

**表 9-12　利多卡因的基本性质和危险参数**

| | |
|---|---|
| 英文名称：Lidocaine<br>别名：赛罗卡因；昔罗卡因<br>CAS 号：137-58-6<br>EINECS 号：205-302-8<br>RTECS 号：AN7525000<br>分子式：$C_{14}H_{22}N_2O$<br>分子量：234.34 | 闪点：166℃<br>熔点：66～69℃<br>沸点：350.8℃（101.3kPa）<br>性状：白色结晶粉末<br>溶解性：易溶于水或乙醇，溶于氯仿，不溶于乙醚<br>密度：1.026 g/cm³ |
| 危险品标志：警告（GHS）<br>GHS 危险标识：⚠ | 半数致死剂量（$LD_{50}$）：317 mg/kg（大鼠，经口） |
| 不相容性：与强氧化剂不相容 | |

### 2. 利多卡因的毒性

利多卡因能降低心室肌的自动节律性和兴奋性，缩短房室支系纤维系统的有效和相对不应期，消除折返激动，发挥抗心律失常作用。过量应用时先兴奋、后抑制中枢神经活动，并有阻断神经肌肉接头的作用，能直接作用于心肌和心肌传导系统，抑制心肌细胞膜的反应性。

### 3. 利多卡因中毒的临床表现

利多卡因中毒时，中毒者有头晕、嗜睡、倦怠、欣快、躁动不安、感觉异常、定向力障碍、肌颤、抽搐、精神错乱、癫痫发作等症状。严重时可有低血压、房室传导阻滞，甚至发生呼吸抑制、心搏骤停和昏迷，偶有过敏性休克、剥脱性皮炎症状。

### 4. 利多卡因中毒的急救

中毒者停药后一般不良反应可迅速消除；癫痫发作者应用地西泮或巴比妥类药物控制；严重传导阻滞者应用阿托品、异丙肾上腺素或安装起搏器治疗；过敏反应者给予抗组胺药或肾上腺皮质激素；血压下降者可用血管收缩升压药物及其他综合措施。

### 5. 利多卡因中毒的预防

对利多卡因过敏、严重房室传导阻滞、有癫痫发作史、肝功能严重不全者应禁用，心功能不全者慎用。

# 9.12　利舍平(Reserpine)

利舍平(图 9-11)是一种用于治疗高血压及精神病的吲哚类生物碱药物，最初是在萝芙木属植物蛇根木中提取而成。如今由于副作用较多，而且不断有更优良新药上市，利舍平已不再是治疗的首选药物。儿茶酚胺类(属于单胺类神经递质)在对心率、心肌收缩力和外周阻力的调控上起着极大作用，利舍平的降压作用是通过消耗外周交感神经末梢的儿茶酚胺而发挥药效。

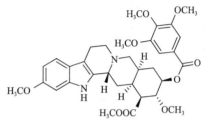

图 9-11　利舍平的结构式

### 1. 利舍平的基本性质和危险性

利舍平是一个弱碱，其盐酸盐为无色晶体。利舍平能降低血压和减慢心率，且作用缓慢、温和而持久，对中枢神经系统有持久的安定作用。利舍平的基本性质和危险参数如表 9-13 所示。

**表 9-13　利舍平的基本性质和危险参数**

| | |
|---|---|
| 英文名称：Reserpine<br>别名：利血平<br>BRN 号：102014<br>CAS 号：50-55-5<br>EINECS 号：200-047-9<br>RTECS 号：ZG0350000<br>UN 号：1219<br>分子式：$C_{33}H_{40}N_2O_9$<br>分子量：608.68 | 性状：长棱柱状结晶或白色粉末，无气味<br>密度：1.32 g/cm³<br>熔点：224℃<br>沸点：700.1℃(101.3kPa)<br>溶解性：易溶于氯仿、二氯甲烷、冰醋酸，能溶于苯、乙酸乙酯，<br>　　　　稍溶于丙酮、甲醇、乙醇、乙醚、乙酸<br>闪点：377.2℃ |
| 安全标识：S22、S36、S37、S39<br>危险品标志：警告(GHS)<br>GHS 危险标识：⚠ | 半数致死剂量(LD₅₀)：420 mg/kg (大鼠，经口) |

不相容性：利舍平有弱酸性，避免接触碱；与氧化剂(氯酸盐、硝酸盐、过氧化物、高锰酸盐、高氯酸盐、氯、溴、氟等)不相容；接触可能引起火灾或爆炸。远离碱性材料、强碱、强酸、含氧酸、环氧化物和强还原剂，例如：氢化物和活性金属。与砷化合物(释放出氰化氢气体)、重氮化合物，二硫代氨基甲酸酯、异氰酸酯、硫醇，氮化物，硫化物(释放热量，有毒气体和可燃气体)，硫代硫酸盐和连二亚硫酸盐(释放硫酸氢盐和硫氧化物)不相容

2. 利舍平的吸收、分布、代谢

口服利舍平吸收迅速而完全，2～3 小时后血药浓度达峰水平，很快运输到肝、脑、脾、肾、脂肪和肾上腺等组织。分布半衰期为 4.5 小时，消除半衰期长达 27 小时。经血浆酯酶和肝代谢，代谢物产物由尿、粪排出。

3. 利舍平的毒性及中毒机理

利舍平为儿茶酚胺消耗剂，抑制细胞膜 $Mg^{2+}$-ATP 酶系统活性，降低神经末梢及大脑内去甲肾上腺素和多巴胺浓度，阻止神经冲动传导，使周围血管扩张，血压降低。利舍平中毒无特效解毒剂，也不能通过透析排除，治疗措施是对症和支持疗法。服用利舍平过量会导致呼吸抑制、昏迷、低血压、抽搐和体温过低。

4. 利舍平中毒的临床表现

利舍平中毒时，中毒者一般可有鼻黏膜充血和鼻阻塞、皮肤潮红、食欲减退、恶心、腹痛，偶尔可发生上消化道出血。心血管系统表现为血压过低、心动过缓、心力衰竭，与洋地黄同用还会引起各种心律失常。大量或长期使用利舍平后会出现嗜睡、幻觉、焦虑、头痛，甚至昏迷等不良反应。中毒者的体温调节功能受抑制可导致低体温。

5. 利舍平中毒的急救

口服中毒者给予洗胃、催吐、硫酸钠导泻，即使已服药数小时仍需进行催吐和洗胃。静脉输液以扩充血管量和促进排泄；低血压或休克者，输液并应用多巴胺、间羟胺等升压药。严重低血压者需置于卧位，双脚上抬，并审慎给予直接性拟肾上腺素药升压；呼吸抑制者予以吸氧和人工呼吸；抗胆碱药治疗胃肠道症状，并纠正脱水电解质失衡、肝昏迷和低血压。有心衰时加用强心药物；低体温者应回温及其他对症处理。

6. 利舍平中毒的预防

严格掌握利舍平的适应证及剂量，禁用于治疗精神抑郁症、活动性溃疡、溃疡性结肠炎、帕金森综合征，哺乳期妇女忌用，忌与洋地黄合用。

7. 利舍平的泄漏处理

利舍平发生泄漏时，须将没有佩戴防护装备的人员从溢出或泄漏的危险区域撤离，直到清理完成。以最方便、最安全的方式收集泄漏物料，并将其存放在密封的容器中，清理后的区域通风。如果利舍平或受污染的流体进入水道，须通知下游受污染水域的用户，并及时与当地环境保护机构联系。

8. 利舍平燃烧灭火

利舍平可燃，但不容易燃烧。热分解产物包括氮氧化物和碳氧化物。利舍平燃烧时，需使用干粉进行灭火，灭火器采用二氧化碳、水喷雾或泡沫灭火器灭火。消防人员须从安全、防爆的位置进行灭火，需喷水冷却裸露的容器。如果冷却无效(例如通风声音的音量和音调增加，水箱变色或出现任何变形迹象)，须立即撤至安全位置。

# 9.13　甘露醇(Mannitol)

甘露醇(图 9-12)是山梨糖醇的同分异构体，两种醇的 2 位碳原子构型不同，甘露醇会导致渗透性利尿和脱水。甘露醇在医药上是良好的利尿剂，降低颅内压、眼内压及治疗肾药、脱水药、食糖代用品、也用作药片的赋形剂及固体、液体的稀释剂。

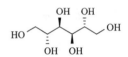

图 9-12　甘露醇的结构式

1. 甘露醇的基本性质和危险性

甘露醇的基本性质和危险参数如表 9-14 所示。

**表 9-14　甘露醇的基本性质和危险参数**

| | |
|---|---|
| 英文名称：Mannitol<br>别名：D-甘露醇<br>BRN 号：1721898<br>CAS 号：69-65-8<br>EINECS 号：201-770-2<br>RTECS 号：OP2060000<br>分子式：$C_6H_{14}O_6$<br>分子量：182.17 | 性状：易溶于水，为白色透明的固体<br>密度：1.52 g/cm³(20℃)<br>熔点：167℃<br>沸点：292℃<br>溶解性：溶于吡啶和苯胺，不溶于醚<br>水溶性：182 g/L (20℃) |
| | 半数致死剂量($LD_{50}$)：17143 mg/kg/2D-C(男性，静脉)<br>13500 mg/kg(大鼠，口服)<br>9690 mg/kg(大鼠，静脉) |

2. 甘露醇的吸收、分布、代谢

甘露醇口服吸收度较低，静脉注射后迅速进入细胞外液而不进入细胞内。但当血甘露醇浓度很高或存在酸中毒时，甘露醇可通过血脑屏障，并引起颅内压反跳。利尿作用于静脉注射后 1 小时出现症状，可维持 3 小时。降低眼内压和颅内压作用于静脉注射后 15 分钟内出现，达峰时间为 30～60 分钟，维持 3～8 小时。甘露醇可由肝脏生成糖原，但由于静脉注射后迅速经肾脏排泄，故一般情况下经肝脏代谢的量很少。肾功能正常时，静脉注射甘露醇 100 g，3 小时内 80%经肾脏排出。

### 3. 甘露醇的毒性及中毒机制

肾脏缺血时，甘露醇分子会进入肾小管上皮细胞内，使细胞不断肿胀、破溃、坏死，引起急性肾功能衰竭。甘露醇造成的肾小管细胞内高渗状态，使 $Na^+$ 和 $Cl^-$ 回吸收减少，易发生低钠和低氯血症，血液高渗可加重脑脱水，发生非酮症高渗性昏迷。

### 4. 甘露醇中毒的临床表现

中毒者发生急性肾功能衰竭，可有少尿、无尿等症状出现；低钠血症表现为乏力、疲倦、头痛、头晕、肌肉痉挛、血压下降、意识模糊等，严重者出现昏迷。

### 5. 甘露醇中毒的急救

甘露醇中毒时，输注 0.45%盐水 1000 mL 较快缓解高渗状态；输注生理盐水或葡萄糖盐水治疗低钠血症；治疗急性肾衰等其他对症处理。

### 6. 甘露醇中毒的预防

禁止将甘露醇用于肾功能衰竭、肺水肿、活动性脑出血及心功能不全者。

# 9.14　阿托品(Atropinol)

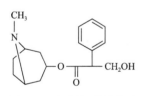

图 9-13　阿托品的结构式

阿托品(图 9-13)系由颠茄、曼陀罗、莨菪等植物中提取的生物碱，常用阿托品的硫酸盐。阿托品类药物中的其他药物还有颠茄、莨菪碱、东莨菪碱以及山莨菪碱，此类药物均自茄科植物颠茄与曼陀罗等中取得，其毒理作用及中毒时的临床表现均与阿托品相似。中毒多因用药过量或误服毒物所致。阿托品可用于缓解内脏绞痛，包括胃肠痉挛引起的疼痛、肾绞痛、胆绞痛、胃及十二指肠溃疡，也可用于窦性心动过缓、房室传导阻滞等症状。

### 1. 阿托品的基本性质和危险性

阿托品的基本性质和危险参数如表 9-15 所示。

### 2. 阿托品的吸收、分布、代谢

阿托品在胃肠道或其他黏膜面吸收迅速，也可经皮肤吸收，但吸收速率缓慢。

阿托品吸收后在血液中代谢较快,经皮下或静脉注射吸收的药物,约 88%于 24 小时内由尿排出,少量由其他分泌液(如乳汁)中排出,东莨菪碱排泄较慢。阿托品类药物能透过胎盘屏障,进入胎儿循环。

表 9-15　阿托品的基本性质和危险参数

| | |
|---|---|
| 英文名称:Atropine<br>别名:混旋莨菪碱<br>BRN 号:91260<br>CAS 号:51-55-8<br>EINECS 号:200-104-8<br>RTECS 号:CK0700000<br>分子式:$C_{17}H_{23}NO_3$<br>分子量:289.37 | 性状:无色结晶或白色晶性粉末<br>熔点:115℃<br>沸点:429.8℃<br>密度:1.19 g/cm³<br>闪点:213.7℃<br>水溶性:2.20 g/L(25℃),极微溶;易溶于氯仿、乙醇,<br>　　　可溶于甲醇、苯、甘油,极微溶于正己烷 |
| 危险品标志:$T^+$、Xn、F<br>安全标识:S25、S45<br>危险标识:R26/28<br>危险品标志:危险(GHS)<br>GHS 危险标识: | 半数致死剂量($LD_{50}$):500 mg/kg(大鼠,口服) |

### 3. 阿托品的毒性及其中毒机制

阿托品可与乙酰胆碱竞争副交感神经节后的纤维突触后膜的乙酰胆碱 M 受体,从而拮抗乙酰胆碱对突触后膜刺激所引起的毒蕈碱样症状和中枢神经症状,临床上常用于抑制腺体分泌、扩大瞳孔、调节睫状肌痉挛、解除肠胃和支气管等平滑肌痉挛等症状;它还可以有效地控制有机磷农药中毒时出现的毒蕈碱样症状和中枢神经症状。阿托品为剧毒药品,用药期间需对病人密切观察。阿托品对有机磷中毒引起的骨骼肌震颤无明显治疗作用,中、重症患者需合用胆碱酯酶复能剂。不能用于预防有机磷农药中毒。

### 4. 阿托品中毒的临床表现

阿托品中毒者首先出现极度口渴、皮肤干燥而潮红、瞳孔散大、尿潴留及心率增速;重症中毒还会有高热(体温能达 40℃以上),并有烦躁不安、多言、谵妄、意识障碍、定向力丧失、幻觉、运动失调和惊厥等中枢神经系统兴奋症状;阵发性、强直性抽搐为阿托品刺激脊髓所致;严重病人可因周围血管明显扩张及血管运动中枢麻痹而致血压下降、休克,最后出现昏迷及呼吸麻痹而引起死亡。

### 5. 实验室检查

取病人尿液一滴,滴入猫眼,若一滴尿中含有阿托品或东莨菪碱 0.2 μg,可引起瞳孔散大,为阳性反应,称猫眼散瞳试验。若有剩余毒物,可把毒物加硝酸数滴，置于沸水浴上蒸发干，冷却后再加几滴氢氧化钾乙醇溶液，若毒物为阿托品类药物，则呈紫色，并很快变为红色；用毒扁豆碱 1 mg 皮下注射，如不发生毒扁豆碱应出现的临床症状，可诊断为阿托品类药物中毒。

### 6. 阿托品中毒的急救

口服阿托品中毒 6 小时以内者立即催吐，用活性炭混悬液或 2%碳酸氢钠液洗胃，洗毕后留置含 30～40 g 活性炭混悬液于胃中，然后用 50%硫酸钠 40～60 mL 导泻。中毒超过 6 小时者，可行生理盐水高位洗肠后导泻，以促进毒物排泄。有机磷、氨基甲酸酯类中毒而用阿托品过量时，禁用溴化新斯的明、毒扁豆碱等胆碱酯酶抑制剂，而应用毛果芸香碱治疗。

### 7. 阿托品中毒的预防

宣传曼陀罗、莨菪碱的毒性，教育群众及儿童不能采食。严格按照规定剂量用药。禁用于青光眼、前列腺肥大和幽门梗阻病人。高热、老年病人及心功能不全者慎用。另外，有机磷中毒时对硫酸阿托品的耐受性高，因此用药量需要足够大。要求达到阿托品化，即在轻度中毒时一次肌肉或皮下注射硫酸阿托品 1～2 mg，必要时可重复；中度中毒时用量加倍，半小时后重复一次，以后用量根据瞳孔变化酌情重复；重度中毒一次用量可达 3～5 mg，以后每隔 10～30 分钟重复至瞳孔开始散大、肺啰音消退或意识恢复时，酌情减量，如瞳孔散大后不再缩小，或有轻度面色潮红、轻度不安躁动，可立即减量或停药。

# 9.15　胰岛素(Insulin)

胰岛素是由胰脏内的胰岛 β 细胞受葡萄糖、乳糖、核糖、精氨酸、胰高血糖素等物质的刺激而分泌的一种蛋白质激素。胰岛素是机体内唯一降低血糖的激素，同时促进糖原、脂肪、蛋白质合成。外源性胰岛素主要用来治疗糖尿病。

### 1. 胰岛素的基本性质和危险性

胰岛素的基本性质和危险参数如表 9-16 所示。

### 2. 胰岛素的吸收、分布、代谢

胰岛素口服后在胃内易被消化酶破坏，所以必须注射胰岛素。目前市场上有短效、中效、长效多种胰岛素制剂，其皮下注射后作用开始时间和作用高峰时间不同。短效作用开始时间为 0.5 小时左右，高峰时间 2～4 小时。中效作用开始时间为 2～4 小时，高峰时间 10～16 小时。

表 9-16　胰岛素的基本性质和危险参数

| | |
|---|---|
| 英文名称：Insulin<br>别名：胰激素<br>MDL 号：MFCD00131380<br>CAS 号：12584-58-6<br>EINECS 号：235-703-3<br>RTECS 号：NM8895000<br>分子式：$C_{256}H_{381}N_{65}O_{76}S_6$<br>分子量：5777.54 | 性状：白色或类白色的结晶粉末<br>熔点：233℃ |
| 安全标识：S22、S24、S25 | 半数致死剂量($LD_{50}$)：>2 mg/kg(大鼠，腹腔)；<br>　　　　　　　　　　　　>4 mg/kg(大鼠，皮下)；<br>　　　　　　　　　　　　2 mg/kg(小鼠，皮下) |

**3. 胰岛素的毒性及中毒机制**

胰岛素过量的毒性作用是降低血糖。低血糖首先影响神经系统，损害大脑皮层、皮层下中枢，严重者影响延脑。血糖低于 2.8 mmol/L，患者有饥饿、心悸、出汗、视物模糊、共济失调、昏迷、抽搐、脑水肿等症状。病理变化有脑水肿、多发性脑膜出血性瘀点，甚至脑细胞坏死。

**4. 胰岛素中毒的临床表现**

胰岛素中毒的临床表现主要有心悸、出汗、视物模糊、面色苍白、躁动不安、精神紊乱、瞳孔散大、共济失调、定向力障碍、惊厥、昏迷等症状。症状轻者在机体升血糖作用机制后可改善低血糖症状。胰岛素过敏反应有血管神经性水肿、各类皮疹，甚至发生过敏性休克。

**5. 胰岛素中毒的急救**

注射胰岛素后，如果出现低血糖症状，应立即补充葡萄糖，轻者口服葡萄糖水，重者静脉注射 50%葡萄糖液 40～60 mL，继用 10%葡萄糖溶液静脉滴注，直至病人清醒。严重低血糖出现昏迷抽搐者，可皮下注射肾上腺素 0.5 mg，或先用胰高血糖素 0.5～1 mg 静脉注射或肌内注射，继之静脉应用葡萄糖液。低血糖时间长且已发生脑水肿者，应用甘露醇等脱水剂治疗。发生过敏反应者，可用抗组胺药物或肾上腺皮质激素，或采用脱敏疗法。病人呈持续昏迷状态，可输鲜血液并静脉滴注细胞色素 C、辅酶 A 及脑细胞活化剂等，必要时换血。

**6. 胰岛素中毒的预防**

应用胰岛素时必须注意个体化，从小剂量开始，逐渐增加，并据血糖、尿糖情况进行调整。要经常更换注射部位。

**7. 胰岛素的保存**

胰岛素应保存在干燥、通风良好的密封容器中，保存温度为-20℃。

# 9.16　维生素 C（Vitamin C）

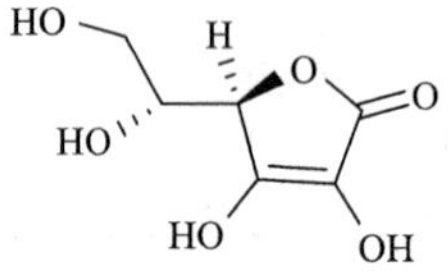

图 9-14　维生素 C 的结构式

维生素 C（图 9-14）又称抗坏血酸，为水溶性维生素。维生素 C 的结构类似葡萄糖，是一种多羟基化合物，其分子中第 2 及第 3 位上两个相邻的烯醇式羟基极易解离而释放出 $H^+$，故具有酸的性质。维生素 C 具有很强的还原性，很容易被氧化成脱氢维生素 C，但其反应是可逆的，并且抗坏血酸和脱氢抗坏血酸具有同样的生理功能，但脱氢抗坏血酸如果继续氧化，生成二酮古乐糖酸，该反应不可逆，从而完全失去生理效能。

**1. 维生素 C 的基本性质和危险性**

维生素 C 的基本性质和危险参数如表 9-17 所示。

**表 9-17　维生素 C 的基本性质和危险参数**

| | |
|---|---|
| 英文名称：Vitamin C<br>别名：L-抗坏血酸<br>MDL 号：MFCD00064328<br>CAS 号：50-81-7<br>EINECS 号：200-066-2<br>RTECS 号：CI7650000<br>分子式：$C_6H_8O_6$ | 分子量：176.13<br>性状：白色结晶或结晶性粉末，无臭，味酸<br>密度：1.95 g/mL<br>熔点：191℃<br>溶解性：易溶于水，略溶于乙醇，不溶于氯仿、乙醚、苯、<br>　　　　石油醚、油类和脂肪 |
| 安全标识：S26、S36、S24、S25 | 半数致死剂量（LD$_{50}$）：5000 mg/kg（大鼠，口服） |

**2. 维生素 C 的毒性及作用机制**

每日口服维生素 C 10 g 以上，数日后即可出现腹泻和尿液酸化等症状。中毒后有草酸尿、高尿酸血症、高钙血症和低钠血症，促使胱氨酸、草酸和尿酸结晶析出，产生肾或膀胱结石及急性草酸盐肾病，长期过量服用可引起继发性缺铁性贫血、6-磷酸葡萄糖脱氢酶缺乏性溶血、雌激素升高等症状。

**3. 维生素 C 中毒的临床表现**

维生素 C 中毒时，中毒者会有腹泻、泌尿道结石、高钙血症、低钠血症、贫血或溶血等症状。

4. 维生素 C 中毒的急救

中毒者须立即停药，应用 5%碳酸氢钠 250 mL 静脉滴注，每日 1～2 次，使尿液碱化，增加排药量。

5. 维生素 C 中毒的预防

维生素 C 的日常食用剂量勿过大。

# 9.17　维生素 A（Vitamin A）

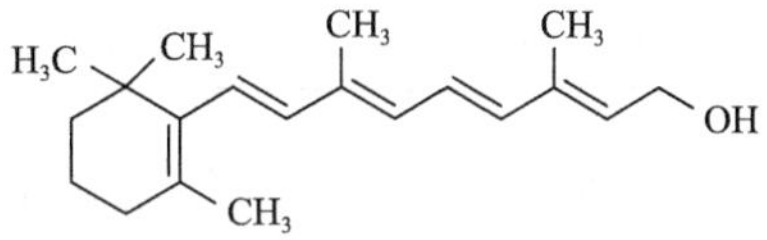

维生素 A（图 9-15）是第一个被发现的人体维持正常代谢和机能所必需的脂溶性维生素，对热、酸、碱稳定，但容易被氧化，紫外线可促进其氧化。维生素 A 有促进生长、繁殖，维持骨骼、上皮组织、视力和黏膜上皮正常分泌等多种生理功能，维生素 A 及其类似物有阻止前期细胞发生癌病变的作用。缺乏时表现为生长迟缓、暗适应能力减退而形成夜盲症。由于表皮和黏膜上皮细胞干燥、脱屑、过度角化、泪腺分泌减少，从而发生眼干燥症，重者角膜软化、穿孔而失明。呼吸道上皮细胞角化并失去纤毛，使抵抗力降低易于感染。

图 9-15　维生素 A 的结构式

我国成人维生素 A 推荐摄入量（RNI）男性为每日 800 μg 维生素 A 活性当量，女性为每日 700 μg 维生素 A 活性当量。含维生素 A 较多的食物有禽、畜的肝脏，蛋黄，奶粉，胡萝卜素在小肠黏膜内可变为维生素 A，红黄色及深绿色蔬菜，水果中胡萝卜素含量较多。

1. 维生素 A 的基本性质和危险性

维生素 A 的基本性质和危险参数如表 9-18 所示。

2. 维生素 A 的毒性及作用机制

维生素 A 的毒副作用主要取决于视黄醇及视黄酰酯的摄入量，并与机体的生理及营养状况有关。若服用大剂量维生素 A，因为排出比不高，会发生急性维生素 A 过多症，主要症状为短期脑积水与呕吐，部分可有头痛、嗜睡与恶心等症状。婴幼儿长期服用大剂量维生素 A 后，会发生维生素 A 过多症状，主要症状是肝脾肿大、红细胞和白细胞均减少、骨髓生长过速以及长骨变脆，易发生骨折等；研究表明，13-顺-视黄酸具有致畸作用，因而人类大剂量补充维生素 A 可能会有致畸作用。

**表 9-18　维生素 A 的基本性质和危险参数**

| | |
|---|---|
| 英文名称：Vitamin A<br>别名：视黄醇<br>MDL 号：MFCD00001552<br>CAS 号：68-26-8<br>EINECS 号：200-683-7<br>RTECS 号：VH6750000<br>分子式：$C_{20}H_{30}O$<br>分子量：328.49<br>性状：淡黄色片状结晶 | 密度：0.594 g/ml<br>熔点：63.5℃<br>沸点：137℃<br>闪点：–26℃<br>溶解性：溶于无水乙醇、甲醇、氯仿、醚、脂肪和油类，<br>　　　　几乎不溶于水或甘油 |
| 危险品标志：危险(GHS)<br>GHS 危险标识：<br>安全标识：S9、S16、S24、S25、S29、S51<br>危险标识：R22、R28、R11、R20、R48 | |

**3. 维生素 A 中毒的临床表现**

维生素 A 中毒的临床症状有剧烈头痛、头晕、食欲减退、恶心、呕吐、腹痛、腹泻、发热。一般于发病后 1～6 日，自鼻唇沟、颜面开始呈鳞屑脱皮，严重者扩散至四肢和躯干。此外，尚有面部和四肢水肿、乏力、口渴、结膜充血、瞳孔散大及视物模糊等。病程 1～2 周，长者可达 1 月。婴儿多表现为前囟隆起及烦躁不安，偶有轻度脑膜刺激症状。

**4. 维生素 A 中毒的急救**

如果出现维生素 A 中毒，中毒者须立即催吐、洗胃、导泻。静脉补液并给予大量 B 族维生素和维生素 C 等。皮肤病变者，可用抗过敏、抗感染药物内服，外搽炉甘石洗剂或 0.1%雷夫尔溶液湿敷，严重者用地塞米松治疗。应用镇静剂、止痛剂等对症治疗。

**5. 维生素 A 中毒的预防**

可口服鱼肝油补充维生素 A，但口服鱼肝油的剂量应遵医嘱，避免维生素 A 中毒。

# 9.18　维生素 E (Vitamin E)

维生素 E (图 9-16) 是一种脂溶性维生素，其水解产物为生育酚，是最主要的抗氧化剂之一。维生素 E 溶于脂肪和乙醇等有机溶剂中，不溶于水，对热、酸稳定，对碱不稳定，对氧敏感，对热不敏感，但油炸时维生素 E 活性明显降低。生育酚能促进性激素分泌，使男子精子活力和数量增加，使女子雌性激素浓度增高，提高生育能力，预防流产，还可用于防治男性不育症、烧伤、冻伤、毛细血管出血、更年期综合征及美容等方面。维生素 E 可抑制眼睛晶状体内的过氧化脂反应，使末梢血管扩张，改善血液循环，预防近视眼发生和发展。维生素 E 苯环上的酚羟基被乙酰化成乙酸酯，酯水解为酚羟基后形成生育酚。

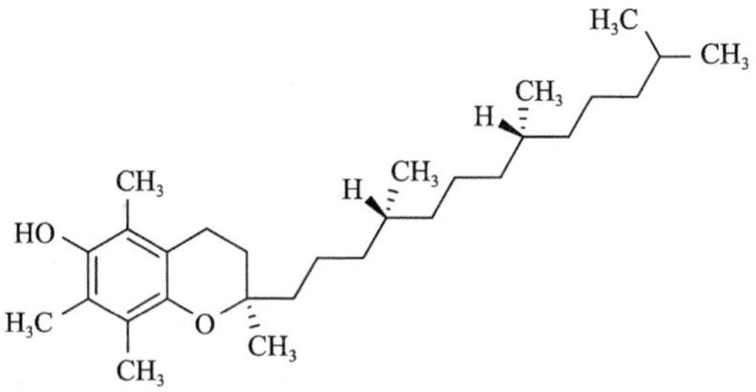

图 9-16　维生素 E 的结构式

### 1. 维生素 E 的基本性质

维生素 E 的基本性质如表 9-19 所示。

**表 9-19　维生素 E 的基本性质**

| | |
|---|---|
| 英文名称：Vitamin E | 性状：淡黄色黏稠液 |
| 别名：维他命 E | 密度：0.954 g/mL |
| CAS 号：1406-18-4 | 沸点：200～250℃ |
| EINECS 号：215-798-8 | 闪点：210.2℃ |
| 分子式：$C_{29}H_{50}O_2$ | 溶解性：易溶于氯仿、乙醚、丙酮和植物油，溶于醇，不溶于水 |
| 分子量：430.71 | 凝固点：−27.5℃ |

### 2. 维生素 E 的毒性及作用机制

维生素 E 大量摄入可引起维生素 K 吸收和利用障碍，抑制血小板正常功能，从而引起止血功能障碍，凝血时间延长。长期与大量雌激素合用，可诱发血栓性静脉炎。摄入低剂量维生素 E 具有抗氧化作用，而摄入大剂量时可能不再具有抗氧化活性，此时维生素 E 反而成了促氧化剂。

### 3. 维生素 E 中毒的临床表现

长期大量使用可有一过性肌酸尿，引起生殖功能障碍、甲状腺功能低下、下肢血栓性静脉炎、胃肠不适、腹泻、恶心、眩晕、视物模糊、口角炎、肌无力、血脂及血中肌酸磷酸激酶增加。个别病人可引起出血、凝血时间延长，或有出血倾向；妇女中毒可引起月经过多、闭经、性功能紊乱等；儿童中毒则可导致脱水；外用时偶可发生接触性皮炎。

**4. 维生素 E 中毒的急救**

如若维生素 E 中毒应立即停药，误服大量维生素 E 时，应催吐、洗胃、导泻及静脉输液促进药物排除。

**5. 维生素 E 中毒的预防**

勿长期过量使用维生素 E。皮肤过敏者应慎用。

# 9.19　维生素 $B_1$（Thiamine）

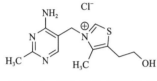

图 9-17　维生素 $B_1$ 的结构式

维生素 $B_1$（图 9-17）为水溶性维生素；在碱性溶液中易分解，在酸性环境中比较稳定。肌内注射后吸收快而完全，口服后主要由十二指肠及小肠吸收，但吸收不完全；部分在代谢中破坏，部分以原形自尿排出。

**1. 维生素 $B_1$ 的基本性质**

维生素 $B_1$ 的基本性质如表 9-20 所示。

**表 9-20　维生素 $B_1$ 的基本性质**

| | |
|---|---|
| 英文名称：Thiamine<br>别名：硫胺素<br>CAS 号：59-43-8<br>EINECS 号：200-425-3<br>RTECS 号：XI6550000<br>分子式(硫胺素盐酸盐)：$C_{12}H_{17}ClN_4OS$<br>分子量：300.81 | 性状：白色针状结晶性粉末，有微弱米糠似的特异臭，味苦<br>熔点：248～250℃<br>溶解性：极易溶于水，溶于乙醇，不溶于乙醚、苯、氯仿和丙酮 |
| | 半数致死剂量(LD$_{50}$)：301mg/kg(皮下注射-肌内注射) |

**2. 维生素 $B_1$ 的毒性及作用机制**

过量静脉注射维生素 $B_1$ 可抑制神经节的传递，在神经肌肉交接处呈现箭毒样作用，并可使支气管收缩及阻抑胆碱酯酶的作用。部分对维生素 $B_1$ 敏感者，用药后可出现过敏反应。静脉滴注中毒量为 125 mg/kg～350 mg/kg，口服中毒量比静脉滴注大约 40 倍。

**3. 维生素 $B_1$ 中毒的临床表现**

静脉注射过快时，可有轻度的血管扩张及血压下降，严重中毒者可出现呼吸困难，甚至呼吸衰竭。对维生素 $B_1$ 过敏者应用后可发生面部潮红、皮肤瘙痒、皮疹、血管神经性水肿、胸部紧迫感并有哮喘发作、发绀、烦躁不安、震颤、耳鸣、精神错乱、神志不清，严重者可出现过敏性休克。

**4. 维生素 $B_1$ 中毒的急救**

出现过敏反应者，应用抗组胺药或肾上腺皮质激素。如有过敏性休克，则采用抗休克治疗。

**5. 维生素 $B_1$ 中毒的预防**

注意维生素 $B_1$ 用量不可过大。一般不静脉注射，必要时先做皮肤过敏试验。

# 9.20　维生素 D(Vitamin D)

维生素 D(图 9-18)是一种脂溶性维生素，可防止佝偻病，最主要的是维生素 $D_3$ 与维生素 $D_2$。此外，维生素 D 还有促进皮肤细胞生长、分化及调节免疫功能作用。一般成年人经常接触日光不致发生维生素 D 缺乏病，婴幼儿、孕妇、乳母及不常到户外活动的老人要增加维生素 D 供给量到每日 10 μg(相当于 400 国际单位)。缺乏维生素 D，儿童可患佝偻病，成人患骨质软化症。维生素 D 的食物来源以含脂肪高的海鱼、动物肝脏、蛋黄、奶油相对较多，鱼肝油中含量高。

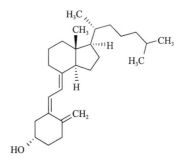

图 9-18　维生素 $D_3$ 的结构

**1. 维生素 D 的毒性及其中毒机制**

儿童的摄入量不能超过 5000 μg/天，成人不能超过 7500 μg/天，长期给予过量维生素 D 会使血钙升高，影响脂肪代谢而使血浆胆固醇增高。在健康成年人中，持续摄入量 1250 μg/天，超过数月后，会产生明显的毒性，并可将血清 25-羟基维生素 D 水平提高至 150 ng/mL 或更高。患有原发性甲状旁腺功能亢进症的人对维生素 D 更加敏感，并且对维生素 D 营养的任何增加都会产生高钙血症，而孕妇在怀孕期间的高钙血症可能会增加胎儿对维生素 D 和铅影响的敏感性，导致智力低下和面部畸形综合征。特发性婴儿高钙血症是由 *CYP24A1* 基因的突变引起的，导致维生素 D 降解的减少。患有这种突变的婴儿对维生素 D 的敏感性增加，如果额外摄入，则发生高钙血症。如果不治疗高钙血症，则会导致钙在软组织和器官(如肾脏、肝脏和心脏)中过多沉积，从而导致疼痛和器官损害。维生素 D 缺乏症会增加严重呼吸道感染的风险。维生素 D 缺乏时，感染 COVID-19 的可能性更高，维生素 D 缺乏与疾病严重程度之间存在正相关关系，包括住院和治疗患者的死亡率增加。COVID-19 的主要并发症是急性呼吸窘迫综合征(ARDS)，可能由于维生素 D 缺乏症而加重，这与冠状病毒感染无关。

**2. 维生素 D 中毒的临床表现**

维生素 D 中毒时，中毒者常见疲乏无力、头痛、恶心、呕吐、腹泻等症状，以及急性高钙血症，偶见神态改变和抽搐，可出现烦渴、多饮、多尿、贫血、高血压、心律失常及心力衰竭等症状。部分病人肾内钙质沉积导致肾结石、肾功能衰竭。此外，可能会发展为蛋白尿，氮质血症和转移性钙化(尤其是肾脏)。维生素 D 毒性的其他症状包括幼儿智力低下、骨骼异常生长和形成、腹泻、易怒、体重减轻和严重抑郁。

**3. 维生素 D 中毒的急救**

误服维生素 D 中毒者，须催吐、洗胃及导泻。轻度高钙血症，进食低钙饮食并静脉输液，可使血钙逐渐降低。液状石蜡每次 5～15 mL 内服，可适度移去内生性维生素 D。

**4. 维生素 D 中毒的预防**

对肾功能损害、高血压、动脉硬化及精神病人等应用维生素 D 时须注意其剂量。

**5. 维生素 D 的保存和危险处置**

维生素 D 应存放在阴凉通风处的密闭容器中。维生素 D 燃烧时，应使用干粉、二氧化碳或泡沫灭火器进行灭火。

# 9.21　青霉素 G(Penicillin G)

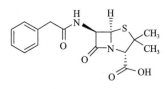

图 9-19　青霉素 G 的结构

青霉素 G(图 9-19)常用的是钾盐和钠盐，通过干扰细菌细胞壁的合成而达到抗菌作用，是繁殖期杀菌剂，临床适用于敏感菌所致的各种感染。

**1. 青霉素 G 的基本性质**

青霉素 G 的基本性质如表 9-21 所示。

**2. 青霉素 G 的吸收、分布、代谢**

青霉素 G 不耐酸，口服吸收度较低。皮下、肌内注射后迅速吸收，广泛分布于身体各部，以肾脏含量最高，也可渗入胸、腹腔及胎儿循环。青霉素 G 主要经肾脏排泄，少量由胆汁、乳汁和唾液排出。

**表 9-21　青霉素 G 的基本性质**

| | |
|---|---|
| 英文名称：Penicillin G<br>别名：苄青霉素<br>BRN 号：32041900<br>CAS 号：61-33-6<br>EINECS 号：200-506-3<br>RTECS 号：XH9700000<br>分子式：$C_{16}H_{18}N_2O_4S$<br>分子量：334.39 | |
| 危险标识：R42、R43<br>安全标识：S36、S37<br>危险品标志：Xn | 半数致死剂量$(LD_{50})$：8000 mg/kg(大鼠，口服)；<br>　　　　　　　　　　　　>5000 mg/kg(小鼠，口服) |

### 3. 青霉素 G 的毒性及其中毒机制

青霉素 G 的主要毒性为对神经系统的刺激作用，主要影响中枢神经系统及周围神经，出现神经症状及精神改变。剂量越大，毒性越大。其毒性反应的发生与制剂纯度、剂量、注射部位及个体差异有关，部分病人即使使用青霉素 G 的量很少，也会发生腹泻、癫痫发作和严重过敏反应，甚至出现过敏性休克致死。长期应用青霉素 G 可引起两重感染。当用于治疗梅毒或莱姆病时，可能会发生赫克斯-海默尔反应。青霉素 G 的不良反应可包括超敏反应，中枢神经系统毒性极少，包括惊厥(尤其是高剂量使用或严重肾功能不全者使用时)，间质性肾炎，溶血性贫血，白细胞减少症，血小板减少症和凝血障碍。

### 4. 青霉素 G 中毒的临床表现

青霉素 G 中毒时，中毒者的主要症状为头痛、恶心、呕吐、颈项强直、呼吸困难、发绀、肌肉震颤，并有抽搐、惊厥、弛缓性瘫痪、昏迷、呼吸和循环衰竭等。这些症状多因鞘内注射或静脉注射大剂量青霉素 G 所致，严重者可在数小时内死亡。精神方面症状表现为忧郁症、自大狂、类偏执狂及幻觉等，多在肌内注射普鲁卡因青霉素或口服青霉素后发生，持续时间较长，但多能恢复。过敏反应主要表现为过敏性休克、药物热、皮肤过敏反应、血清病型反应及荨麻疹、发烧、关节痛、皮疹、血管性水肿、血清病样反应。其中过敏性休克为青霉素 G 中毒最严重的症状，不论各类制剂、剂量多少、任何途径给药均可发生，若救治不及时，患者可能会迅速死亡。会引起两重感染(又称菌群失调)。本药长期大量使用，可引起耐药细菌繁殖，发生继发感染，如败血症、肺部感染、尿路感染及假膜性肠炎等，也会刺激白色念珠菌作用，长期大量应用可使该菌在口腔、呼吸道、肠道和皮肤等处过度繁殖而发生病变。少数病人可发生白细胞减少、凝血酶原减少、出血、凝血时间延长及血管脆性增加，出现紫癜，或发生肝炎，肝坏死等。心肾功能不良者，大剂量应用可出现高钾血症、高钠血症。

### 5. 青霉素 G 中毒的急救

青霉素 G 的中毒者须立即停药，轻者多能逐渐恢复。静脉输液促进过量青霉素的排泄。应用地西泮或巴比妥类药物控制惊厥等对症治疗。治疗过敏性休克时须立即将病人平卧、足部稍抬高，应用 1∶1000 的肾上腺素溶液 0.5～1 mL 静脉缓注及肌肉或皮下注射，必要时可重复 1 次。对血压下降者，用间羟胺、去甲肾上腺素等缩血管升压药，同时应用肾上腺皮质激素、吸氧、通畅气道等其他对症治疗。处理两重感染时，应及时做血液和有关排泄物的细菌学检查，选用有效抗生素，同时应加强支持疗法，提高机体抵抗力，纠正水电解质紊乱。

### 6. 青霉素 G 中毒的预防

应详细询问病史，严禁滥用青霉素。注射青霉素 G 前，应做常规皮肤过敏试验。

## 9.22　头孢菌素类(Cephalosporin)

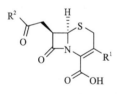

图 9-20　头孢菌素的核心骨架结构

头孢菌素类(图 9-20)抗生素是一种半合成药物，抗菌谱较青霉素类广。一般分为三代，如表 9-22 所示。

### 1. 头孢菌素类药物的吸收、分布和代谢

头孢菌素类药物经口服，静脉滴注进入人体后，大部分以原形由肾脏排出，小部分与血浆蛋白结合。头孢尼西、头孢雷特、头孢替坦、头孢哌酮(先锋必)等与血浆蛋白结合较多，部分由胆汁排出，仅小量原形物由尿排出。多数药物在体内持续时间较短，少数排出缓慢，若长时间用药，可发生蓄积作用，头孢菌素可透过胎盘由乳汁排出。

**表 9-22　头孢菌素的分类**

| 第一代头孢菌素 | 第二代头孢菌素 | 第三代头孢菌素 |
| --- | --- | --- |
| 头孢噻吩(先锋霉素Ⅰ) | 头孢孟多(头孢羟唑) | 头孢噻肟(头孢氨噻肟) |
| 头孢噻啶(先锋霉素Ⅱ) | 头孢呋辛(西力欣) | 头孢唑肟(头孢去甲噻肟) |
| 头孢氨苄(先锋霉素Ⅳ) | 头孢西丁(美福仙) | 头孢甲肟(头孢氨噻肟唑) |
| 头孢唑啉(先锋霉素Ⅴ) | 头孢拉宗 | 头孢曲松(头孢三嗪) |

续表

| 第一代头孢菌素 | 第二代头孢菌素 | 第三代头孢菌素 |
| --- | --- | --- |
| 头孢拉定(先锋霉素Ⅵ) | 头孢美唑(头孢甲氧氰唑) | 头孢地嗪(莫敌) |
| 头孢羟氨苄 | | 头孢替坦 |
| 头孢乙腈(先锋霉素Ⅶ) | 头孢尼西 | 氧氟头孢 |
| | 头孢雷特 | 头孢他啶(头孢噻甲羧肟) |
| 头孢匹林(先锋霉素Ⅷ) | 头孢克洛(新达罗) | 头孢哌酮(先锋必) |
| 头孢硫咪 | 头孢替安 | 头孢磺啶(达克舒林) |
| 头孢曲秦 | | 头孢咪唑 |
| 头孢沙定 | | 头孢匹胺 |
| | | 头孢匹罗 |
| | | 头孢吡肟 |
| | | 头孢克肟 |
| | | 头孢地尼 |

### 2. 头孢菌素类药物的毒性及其中毒机制

头孢菌素类药物口服会引起一系列消化道症状；长期大量使用可损害肝肾功能；头孢菌素易透过血脑屏障，引起神经精神异常，并可出现过敏反应、两重感染及损害血液系统、双硫仑样反应等症状。

### 3. 头孢菌素类药物中毒的临床表现

头孢菌素中毒时，中毒者的消化系统症状有恶心、呕吐、腹泻或便秘，偶可发生伪膜性肠炎。头孢菌素损害肝功能，出现黄疸、转氨酶升高等。过敏反应表现为过敏性皮疹、血清病，严重者可发生血管神经性水肿、喉水肿、过敏性休克。肾脏毒性反应有蛋白尿、血尿、管型尿，并出现少尿及肾功能衰竭。第一代头孢菌素发生肾损害相对于第二、三代多见。神经精神症状可出现幻觉、眼震、抽搐及精神错乱。血液系统症状可有白细胞、中性粒细胞及血小板减少。抗球蛋白直接试验阳性。可有低凝血酶原血症。两重感染时可发生口炎、鹅口疮、阴道炎及肛门瘙痒等症状。因为头孢素抑制肝脏乙醛脱氢酶，当与乙醇合用(饮酒或用酒精擦拭皮肤后)时，出现心动过速、心律失常、血压下降及意识障碍等双硫仑样反应。

### 4. 头孢菌素类药物中毒的急救

发生头孢菌素中毒时，中毒者须立即停药，若口服大量头孢菌素者，则采用催吐、洗胃以排除毒物；发生过敏反应者，应用抗组胺药或肾上腺皮质激素治疗；出现喉水肿者，除用激素治疗外，必要时行气管插管。过敏性休克的治疗参见有关章节(本书 9.21 节青霉素 G 中毒急救部分相关内容)。如果有出血现象，给予维生素 K 110 mg 肌内注射，每日 3～4 次；出现两重感染，立即停药，并选用针对性有效的抗菌药物；如有双硫仑样反应，除停药外，应静脉输液稀释毒物，促进排泄；出现神经精神症状者，停药后可很快好转；症状严重者，给予对症治疗，保护肾脏功能等其他对症处理。

### 5. 头孢菌素类药物中毒的预防

头孢菌素与青霉素有交叉过敏反应，故青霉素过敏者应慎用头孢菌素类药物，用前应先做皮试。忌将头孢菌素类药物与氨基糖苷类抗生素及强利尿剂合用，以免损伤肾脏。肝、肾功能不全者及老人、孕妇、婴儿应慎用或不用头孢菌素类药物。

## 9.23　大环内酯类（Macrolides）

大环内酯类抗生素临床应用较多者有红霉素、琥乙红霉素、麦迪霉素、螺旋霉素、吉他霉素、交沙霉素、罗红霉素、竹桃霉素、阿奇霉素及克拉霉素等，大环内酯类抗生素通过作用于细菌蛋白质合成而达到快速抑菌的作用。

### 1. 大环内酯类药物的分布、代谢

大环内酯类药物进入人体后能广泛分布到各种组织和体液中，不易透过血脑屏障，但可通过胎盘进入胎儿体内。大环内酯类药物主要由肝脏代谢，经胆汁排出，少量经尿排泄。

### 2. 大环内酯类药物的毒性及其中毒机制

口服大环内酯类药物容易直接刺激胃肠道黏膜致胃肠道反应，长期或大量食用会出现肠道菌群改变、胆汁淤积性黄疸、肾功能损害、耳毒性及血栓性静脉炎等症状，少数病人可发生过敏反应。某些大环内酯类药物不能同他汀类药物(用于降低胆固醇)组合使用，否则可能导致使人衰弱的疾病。克拉霉素和红霉素是细胞色素 P450 系统(尤其是 CYP3A4)的有效抑制剂。红霉素和克拉霉素还具有 QT 延长的类别效应，可导致尖端扭转型室速。大环内酯类药物具有肠肝循环作用，药物在肠道中被吸收并被输送到肝脏，然后才从肝脏排入胆汁中的十二指肠，这会导致大环内酯类药物在消化系统中堆积，从而引起恶心。一些大环内酯类药物会引起胆汁淤积，无法从肝脏流向十二指肠。红霉素与婴儿发展中的 IHPS(婴儿肥厚性幽门狭窄)之间存在关联。

### 3. 大环内酯类药物中毒的临床表现

大环内酯类药物中毒时，中毒者会出现恶心、呕吐、腹痛、腹泻等症状，偶

有消化道大出血。会出现胆汁淤积性黄疸症状，用量过多后出现恶心、呕吐、上腹痛，继之出现发热、黄疸，类似急性胆囊炎。大环内酯类药物的耳毒性会引起听力减退；静脉应用引起静脉内疼痛，发生血栓性静脉炎；引起肠道菌群改变、伪膜性肠炎、间质性肾炎、急性肾功能衰竭、骨髓抑制等毒性反应；少数病人会出现药物热、皮疹等过敏反应。

### 4. 实验室检查

肝功检查出现血清胆红素和转氨酶增高。发生胆汁淤滞性肝炎时，血液内白细胞及嗜酸粒细胞增多。

### 5. 大环内酯类药物中毒的急救

大环内酯类药物口服过量者应立即催吐、洗胃促进排除药物。出现黄疸者，立即停药，并应用氢化可的松 100～300 mg 静脉滴注，治疗胃肠道反应及过敏反应等对症处理。

### 6. 大环内酯类药物中毒的预防

静脉应用红霉素时，可加入普鲁卡因（成人 300 mg，儿童 150 mg）以预防胃肠道反应、静脉内疼痛及静脉炎。孕妇或肝功能不全者不宜选用大环内酯类药物。

## 9.24　四环素类（Tetracycline Antibiotics）

四环素类（图 9-21）药物包括金霉素、土霉素、四环素、地美环素 4 种以及多西环素、米诺环素、胍甲四环素等半合成四环素类抗生素。

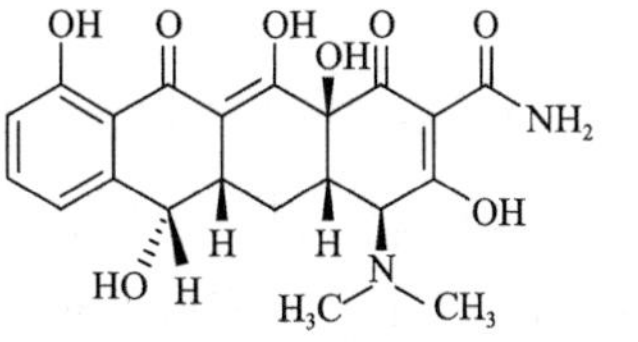

图 9-21　四环素的骨架结构

### 1. 四环素类药物的毒性及其中毒机制

四环素类抗生素最常见的毒性作用是胃肠道刺激，长期应用可致肝、肾功能损害及颅内压升高，部分病人可发生过敏反应及两重感染。四环素类药物常积存于正在生长迅速的组织如肝脏、肿瘤、新骨形成的区域等，并与骨、牙齿、新生物结合，且与骨钙紧密结合时间较久，显示黄色荧光。四环素类药物的毒性作用以金霉素最多，土霉素次之，四环素最少。这些毒性作用会增加重症肌无力的病情，并加剧系统性红斑狼疮。含有铝和钙的抗酸剂会降低所有四环素的吸收，而乳制品则会降低除米诺环素以外的所有四环素类药物的吸收。四环素的分解产物是有毒的，可引起 Fanconi 综合征，这是一种潜在的致命疾病，会影响肾脏肾单位的近端肾小管功能。过期四环素药物会引起肝毒性。

2. 四环素类药物的吸收、分布、代谢

四环素类药物属快效抑菌剂，高浓度时也有杀菌作用。口服空腹吸收较好，口服各种四环素类药物 200～500 mg，血高峰浓度约在 2～3 mg/L，消除半衰期 6～18 小时不等，广泛分布至各组织与体液中。主要由肾排泄，少量经大便排泄。

3. 四环素类药物中毒的临床表现

四环素类药物发生中毒时，中毒者出现胃肠道刺激症状，表现为口角炎、舌炎、食管炎、胃炎、恶心、呕吐、上腹痛、腹胀等。长期口服或大剂量静脉注射，可引起肝脏损害或中毒性肝炎，或呈淤积性黄疸，肝功能异常。四环素类药物对于肾脏的损害主要见于肾功能不全者或使用过期四环素者，会引起氮质血症或酸中毒，表现为厌食、恶心、呕吐、糖尿、蛋白尿等。中毒者还会出现颅内压升高的症状，成人引起脑膜刺激症状、视盘水肿等。婴儿可见前囟饱满，停药后消失。两重感染会发生尿路感染、肺部感染、假膜性肠炎及真菌性败血症等症状。过敏反应可能导致药物热、皮疹、血管神经性水肿、哮喘发作、感光过敏或伴休克症状。偶可发生粒细胞、血小板减少及血液凝固延缓。四环素类药物可致牙齿黄染、龋齿、骨化障碍及生长停顿等。

4. 四环素类药物中毒的实验室检查

须进行尿和血液的检查。尿常规尿糖阳性，蛋白尿、氨基酸尿、尿钙升高及尿 pH 降低；尿内红细胞、白细胞增加和管型尿；血液生化低钾或高钾血症、高磷血症等；尿素氮或肌酐升高；转氨酶及胆红素升高；其他检查可见脑脊液压力升高，细胞及生化检查正常。

5. 四环素类药物中毒的急救

四环素类药物中毒时，中毒者须立即停药，早期口服中毒者，可催吐、洗胃使药物排出。发生肝脏损害者，应用保肝药物。颅内压升高者，一般停药后会逐渐恢复。病情严重者，使用脱水药物。其他措施还包括控制过敏反应、两重感染及其他对症处理。

6. 四环素类药物中毒的预防

掌握四环素类药物的摄入量及剂量。肝、肾功能不全、孕妇及儿童不宜应用。

# 9.25　氯霉素类(Chloramphenicols)

氯霉素(IUPAC: 2,2-dichloro-*N*-[(1*R*,2*R*)-1,3-dihydroxy-1-(4-nitrophenyl)propan-2-yl]acetamide)(图 9-22)类抗生素包括氯霉素及甲砜霉素等。

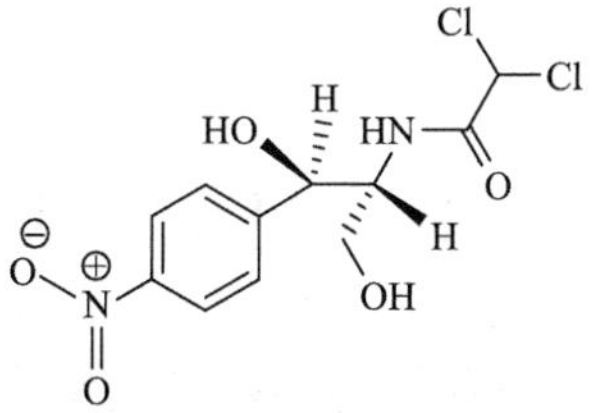

图 9-22　氯霉素的结构式

### 1. 氯霉素类药物的基本性质和危险性

氯霉素的基本性质和危险参数如表 9-23 所示。

**表 9-23　氯霉素的基本性质和危险参数**

| | |
|---|---|
| 英文名称：Pentamycetin, Chloromycetin<br>别名：左霉素<br>CAS 号：56-75-7<br>EINECS 号：200-287-4<br>RTECS 号：AB6825000<br>UN 号：1851<br>分子式：$C_{11}H_{12}Cl_2N_2O_5$<br>分子量：323.14 | 性状：白色或微黄带绿色针状结晶<br>密度：1.474 g/mL<br>熔点：150.5～151.5℃<br>水溶性：2.5 mg/mL（25℃）<br>醇溶性：150.8 mg/mL（丙二醇）<br>溶解性：微溶于水，略溶于丙二醇，易溶于甲醇、乙醇、丁醇、<br>　　　　乙酸乙酯、丙酮，不溶于乙醚、苯、石油醚，植物油 |
| 危险品标志：警告（GHS）<br>GHS 危险标识： 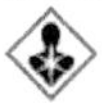 | |

### 2. 氯霉素类药物的毒性及作用机制

氯霉素类药物的主要毒性是它会引起强烈的骨髓抑制、精神症状、胃肠道紊乱及皮疹等症状。婴幼儿肝脏发育不完善，葡萄糖醛酸转移酶含量极低，不足以完全而迅速代谢氯霉素，且由于肾脏排泄能力低，对氯霉素消除能力差，造成氯霉素积蓄中毒而引起灰婴综合征，可能会出现发热，黄斑和水疱疹，血管性水肿，荨麻疹和过敏反应。氯霉素治疗最严重的副作用是再生障碍性贫血。氯霉素对人类线粒体的直接毒性作用，可能会在治疗期间引起骨髓抑制，引起未成熟白细胞异常增加，血液或骨髓的癌症。伤寒治疗期间会发生赫克斯海默氏病的反应。接受氯霉素治疗的患者出现神经毒性反应，通常在长期治疗后出现视神经和周围神经炎。

### 3. 氯霉素类药物的吸收、分布、代谢

氯霉素类药物有广谱抗菌作用，能作用于细菌核糖体 $5O_S$ 亚单位，抑制转肽酶而影响蛋白合成。氯霉素类药物口服吸收良好，1～3 小时血药浓度达峰值。药物分布广，且可渗入胸水、腹水、关节腔、脑脊液中。氯霉素类药物大部分在肝内代谢灭活，主要经肾排泄。

### 4. 氯霉素类药物中毒的临床表现

氯霉素类药物中毒时，白细胞、血小板、红细胞均减少，出现再生障碍性贫血及溶血性贫血等，严重者可致死亡。有失眠、幻觉、定向力减退、狂躁、精神紊乱及中毒性精神病等。还会出现视神经炎及视网膜炎、多发性神经炎及听神经炎等症状。婴幼儿氯霉素类药物中毒时，出现灰婴综合征。氯霉素类药物服用量超过每日 100 mg，连用数日者，首先出现拒食、腹胀、面色苍白，继后出现进行性面色苍白、腹胀加剧、呼吸不规则、发绀、循环衰竭等，1～2 日死亡。氯霉素类药物中毒还会引起口腔炎、舌炎、恶心、呕吐、厌食、腹胀、腹泻，常出现黄疸等肝脏损害症状，以及发生过敏反应、两重感染、凝血时间延长引起的出血等症状。

### 5. 氯霉素类药物中毒的急救

氯霉素类药物发生中毒时，中毒者须立即停药，口服中毒者行催吐、洗胃；发生再生障碍性贫血时，应用肾上腺皮质激素，输血或成分输血；积极抢救过敏性休克；应用维生素 $B_1$ 和 $B_{12}$ 治疗多发性神经炎。

### 6. 氯霉素类药物中毒的预防

严格掌握摄入量。婴幼儿、孕妇、哺乳期妇女及有精神病、肝和(或)肾功能障碍者禁用或慎用。

### 7. 实验室检查

长期工作场所使用该抗生素须每月进行 CBC，血小板计数检查。如果怀疑过度接触则可能需要肝功能检查，神经系统检查。

## 9.26　磺胺类(Sulfanilamide)

磺胺类药物能抑制大多数革兰染色阳性及一些阴性球菌，对少数真菌、病毒及疟原虫也有抑制作用。临床上常用的磺胺制剂分两类：一类是肠内易吸收的磺胺药如磺胺嘧啶、磺胺异噁唑、磺胺甲基异噁唑及磺胺对甲氧嘧啶等。另一类是肠内吸收较少的磺胺药如磺胺脒、酞磺胺噻唑及柳氮磺胺吡啶等。

### 1. 磺胺类药物的吸收、分布、代谢

磺胺类药物在肠内容易吸收，服用后吸收快而完全，2～3 小时血药浓度达高峰，吸收后广泛分布在全身组织及体液中。磺胺药主要在肝脏代谢，发生乙酰化，

其溶解度降低，易析出结晶，易吸收，主要通过肾脏排泄，少量可由胆汁及乳汁排泄，也可以通过胎盘进入胎儿体内。

### 2. 磺胺类药物的毒性及作用机制

磺胺类会损害肾功能，肾功能损害后药物的半衰期明显延长。碱性溶液可促进磺胺的排泄。磺胺药物还可影响消化系统和血液系统、并可发生过敏反应。磺胺类药物有可能引起多种不良反应，包括尿路疾病、造血疾病、卟啉症和超敏反应。大剂量使用时，它们可能引起强烈的过敏反应。其中最严重的分类为严重的皮肤不良反应(即 SCAR)，包括史蒂文斯-约翰逊综合征，中毒性表皮坏死溶解症(也称为 Lyell 综合征)，DRESS 综合征和不太严重的 SCARs 反应(急性广泛性)皮疹性脓疱病。这些 SCAR 中的任何一种都可能由某些磺酰胺触发。磺胺类抗生素化学结构的两个区域与该类相关的超敏反应有关。第一个是 $N_1$ 杂环，它引起 I 型超敏反应。第二个是 $N_4$ 氨基氮，它在立体定向过程中形成反应性代谢产物，导致直接的细胞毒性或免疫反应。非抗生素磺酰胺类缺乏这两种结构。

### 3. 磺胺类药物中毒的临床表现

磺胺类药物中毒时，中毒者的泌尿系统会出现血尿、尿急、尿痛、尿少、尿闭，可发生急性肾功能衰竭等症状。尿中有磺胺结晶。神经系统会出现头痛、头晕、乏力、失眠、嗜睡，精神错乱、共济失调、耳鸣、重听、良性颅内压增高等症状，可有多发性神经炎症状。血液系统会出现粒细胞减少、急性溶血性贫血、血小板减少、再生障碍性贫血及高铁血红蛋白血症等症状。消化系统会出现食欲不振、恶心、呕吐、腹痛、腹泻、胃肠道出血、肝脏肿大、按压性疼痛、黄疸及肝功能损害等症状。过敏反应可出现药物热、皮疹、过敏性休克、剥脱性皮炎及嗜酸粒细胞增多症等。对磺胺药物超敏反应的最常见表现是皮疹和荨麻疹。然而，对磺胺类药物超敏反应有几种危及生命的表现，包括史蒂文斯-约翰逊综合征、中毒性表皮坏死、粒细胞缺乏症、溶血性贫血、血小板减少症、暴发性肝坏死和急性胰腺炎等。

### 4. 磺胺类药物中毒的急救

误服磺胺类药物较大剂量者须尽早催吐、洗胃、导泻。多饮水，加服与磺胺药等量的碳酸氢钠，使尿液呈碱性，促进毒物排泄。如因磺胺结晶阻塞出现症状加重时，可以进行输尿管插管术，并用无菌碱性液体如 2%～5%碳酸氢钠溶液冲洗肾盂，以减轻或解除梗阻。若发生急性肾功能衰竭征象，应及时处理。注意保肝，治疗高铁血红蛋白血症及溶血性贫血等其他对症处理。

5. 磺胺类药物中毒的预防

　　严格掌握磺胺类药物的适应证及剂量。肝肾功能减退、早产儿、新生儿及孕妇、有磺胺类药物过敏史者忌用。应用磺胺类药物时须多饮水，与碳酸氢钠合用，使尿呈碱性，以利排泄。

# 第10章　生物毒素中毒与急救

生物毒素就是由动物、植物和微生物产生，对机体的组织和器官产生化学和物理化学作用，引起机体损伤、诱发功能性障碍，致癌、致畸，甚至死亡的有毒化学物质。生物毒素通过溶解细胞，从而抑制蛋白质的合成，它主要作用于细胞骨架、离子通道和突触，引起机体溶血和凝血等从而发挥其毒性作用。

## 10.1　肉毒毒素（Botulinum Toxin）

肉毒杆菌毒素俗称肉毒毒素（图 10-1）、Botox、Myobloc，分子式为：$C_{6760}H_{10447}N_{1743}O_{2010}S_{32}$，是由厌氧的肉毒梭菌在生长繁殖过程中产生的一种细菌外毒素，是已知天然毒素和合成毒剂中毒性最强的生物毒素。肉毒杆菌广泛存在于土壤、家禽、鱼的肠管、人及动物的粪便中，谷物、蔬菜、水果、罐头、腊肠、火腿、臭豆腐、面酱等食品容易滋生肉毒杆菌。肉毒毒素主要应用于美容，是一种生物毒素类肌肉松弛剂，它通过抑制乙酰胆碱的释放，阻断神经递质信号传导，导致肌肉松弛性麻痹，从而抑制肌肉的收缩，以达到去除皱纹的目的。

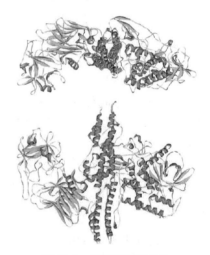

图 10-1　肉毒毒素的结构

### 1. 肉毒毒素的毒性及作用机制

肉毒杆菌依其血清型不同而分为 A、B、$C_1$、$C_2$、D、E、F、G 等 8 型，人类中毒多由 A、B、E 型毒素所致，偶尔可见由 F 型引起。肉毒杆菌外毒素是嗜神经毒素，毒性强烈，人的致死剂量为 $10^{-6}$ mg/kg，但此类毒素不耐热，在 80℃中半小时或煮沸 10 分钟即可破坏结构。外毒素自胃肠道吸收后，会阻断周围神经突触，释放乙酰胆碱，会使神经肌肉接头处传导无法进行、致使全身骨骼肌持续呈现软瘫状态，又称为神经麻痹症状。死亡病理解剖主要为肝、脾、脑、肾等部位出现水肿、出血，甚至有小出血点和血栓形成。在缺氧的环境下大量繁殖产生外毒素，人们进食后可发生中毒，肉毒毒素中毒不具传染性。

### 2. 肉毒毒素中毒的临床表现

肉毒毒素中毒的潜伏期一般为 6～36 小时，时间长者可达 8～10 日，潜伏期时间越短，病情越险恶。肉毒毒素中毒的起病突然，中毒者会立即出现中枢神经系统症状。开始时头痛、头晕、全身无力，然后出现视物模糊、眼睑下垂、复视、斜视、眼球运动障碍、眼球震颤、瞳孔散大、对光反应消失。严重中毒时，中毒者会出现颅神经麻痹征象，表现为吞咽、咀嚼、发音及呼吸困难，最后发生呼吸衰竭。消化道症状多表现为便秘及鼓肠，少数中毒者会有恶心、呕吐、腹痛、频繁腹泻等症状。体温一般正常并且神志始终清醒，知觉方面不受影响。

### 3. 肉毒毒素中毒的实验室检查

对可疑食物作厌氧菌培养及动物中毒试验确诊。

### 4. 肉毒毒素中毒的急救

肉毒毒素中毒初期，催吐后可用 1：5000（质量体积比）高锰酸钾溶液、2%碳酸氢钠溶液或活性炭混悬液洗胃，并予导污、高位灌肠等。多价肉毒抗毒素（A、B、E 型）对肉毒毒素中毒有特效，但必须早期使用，一次足量为 5 万～10 万单位，静脉及肌肉各注射半量，必要时 6 小时后可重复一次。用前必须做过敏试验。对神经肌肉阻滞的病人，建议选用盐酸胍，每日口服 15～40 mg/kg，应注意其副作用。对症治疗包括维持呼吸道通畅，吸入氧气，必要时行气管插管或人工呼吸；补液促进毒物排泄、并防止水电解质及酸碱失衡；发生心力衰竭时及时予以纠正；给予青霉素防止并发感染等。彻底清创，防止伤口感染，局部敷涂抗菌剂。

### 5. 肉毒毒素中毒的预防

严格执行食品管理制度，对罐头食品、火腿、腌腊食品的制造及保存应严格按照规定的卫生要求。可疑污染食物，必须经过长时间的高温烧煮，罐头食物如有罐盖鼓起或色香味改变者，必须煮沸后弃去。同食而未发病者应立即注射多价肉毒杆菌抗毒素 1000～2000U 以防发病。不吃发酵腐败的食品。

## 10.2　蓖麻毒素（Ricin）

蓖麻属大戟科植物，蓖麻子俗称大麻子，是蓖麻的种子，生食可中毒。蓖麻毒素（图 10-2）主要存在于蓖麻子中，是具有两条肽链的植物蛋白质。该毒素易损伤肝、肾等器官，导致其发生出血、变性、坏死病变。它还能凝集和溶解红细胞，抑制麻痹心血管和呼吸中枢，这是其能致死的主要原因之一。

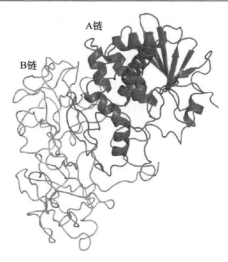

图 10-2　蓖麻毒素的结构

### 1. 蓖麻毒素的毒性及作用机制

蓖麻毒素是一种细胞毒素。当毒素进入人体后，它的两条肽链 A、B 链分开。A 链通过渗透作用经细胞膜进入细胞质，主要作用是抑制真核细胞的核糖体从而导致其失活，以致真核细胞不能完成蛋白质的合成。B 链与细胞表面结合，通过胞吞转入细胞内，B 链可以加快 A 链进入细胞质。蓖麻毒素对小鼠艾氏腹水瘤细胞、LD12 白血病、B16 黑痣瘤和列文斯肺癌细胞均有明显的抑制作用，主要通过抑制蛋白质合成来使癌细胞无法扩散。另外还发现蓖麻毒素与其他药物有增效作用，如蓖麻毒素与多柔比星(阿霉素，一种抗肿瘤药)连用对杀伤白血病细胞有显著的增效作用。

### 2. 蓖麻毒素中毒的临床表现

蓖麻毒素中毒的潜伏期较长，食用后 3～24 小时发病，也有迟至 3 日才出现中毒症状。开始有咽喉及食管烧灼感、恶心、呕吐、腹痛、腹泻，偶尔见有血样大便等急性胃肠炎症状，还会伴随有剧烈头痛、嗜睡、惊厥、昏迷等中枢神经系统症状。

中毒较严重者还会出现凝血、溶血及肝肾功能损害的症状，如黄疸、出血、血尿、蛋白尿、尿闭等。重度中毒者多在中毒后 6～8 日，可能因脱水、惊厥、休克及心力衰竭等导致死亡。

### 3. 蓖麻毒素中毒的急救

蓖麻毒素中毒时，首先对中毒者进行洗胃、催吐、导泻，或做高位灌肠以促进毒物排泄。口服蛋清或冷牛奶、冷米汤保护胃黏膜。静脉滴入 5%～10% 葡萄糖生理盐水用来防止脱水、稀释毒素并促进毒素的排出。如胃内容物已经排空，但仍然出现剧烈呕吐症状的患者，可给止吐药如甲氧氯普胺、颠茄合剂或阿托品等止吐；出现惊厥症状时给予地西泮、氯丙嗪等镇静剂；出现休克及心力衰竭症状时，给予强心剂；出现溶血症状，及时应用肾上腺皮质激素，贫血严重的患者可以适当输血；酌用保护肝肾的药物和饮食，暂禁脂肪及油类食物。

### 4. 蓖麻毒素中毒的预防

勿生食蓖麻子，禁食未被高温处理的生蓖麻子。还可以通过注射灭活蛋白链A来进行疫苗接种，疫苗有效数月。

## 10.3　河鲀毒素（Tetrodotoxin）

河鲀毒素（又称 Anhydrotetrodotoxin，4-Epitetrodotoxin，Tetrodonic acid，TTX，IUPAC 名称为：(4$R$,4$aR$,5$R$,6$S$,7$S$,8$S$,8$aR$,10$S$,12$S$)-2-azaniumylidene-4,6,8,12-tetrahydroxy-6-(hydroxymethyl)-2,3,4,4$a$,5,6,7,8-octahydro-1$H$-8$a$,10-methano-5,7-(epoxymethanooxy)quinazolin-10-olate)，CAS 号为：4368-28-9，分子式为 $C_{11}H_{17}O_8N_3$，是豚鱼类及其他生物体内含有的一种生物碱。

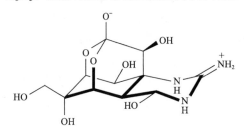

图 10-3　河鲀毒素的结构

河鲀毒素（图 10-3）是氨基全氢喹唑啉型化合物，是自然界中所发现的毒性最大的神经毒素之一，曾一度被认为是自然界中毒性最强的非蛋白类毒素。该类毒素对肠道有局部刺激作用，吸收后会迅速作用于神经末梢和神经中枢，会高选择性和高亲和性地阻断神经兴奋膜上钠离子通道，阻碍神经传导，从而引起神经麻痹而致死亡。

### 1. 河鲀毒素的毒性及毒理机制

河鲀毒素化学性质和热性质均很稳定，盐腌或日晒等一般烹调手段都不能破坏其结构，只有在高温加热 30 分钟以上或在碱性条件下才能被分解。220℃加热20～60 分钟可使毒素结构全部被破坏。河鲀毒素的中毒潜伏期很短，短至 10～30分钟，长至 3～6 小时发病，发病急，如果抢救不及时，中毒后最快 10 分钟内死亡，最迟 4～6 小时死亡。

河鲀毒素是典型的钠离子通道阻断剂，它能选择性与肌肉、神经细胞的细胞膜表面的钠离子通道受体结合，阻断电压依赖性钠离子通道，从而阻滞动作电位，抑制神经肌肉间兴奋的传导，导致与之相关的生理机能的障碍，主要造成肌肉和神经的麻痹。研究表明，河鲀毒素特异性作用于钠通道，对钾、钙通道和神经肌肉的突触及胆碱酯酶无直接影响。此外，毒素能通过血脑屏障进入中枢系统，对中枢产生明显的抑制作用。总的来说，河鲀毒素对呼吸和心血管的抑制是对中枢和外周的共同作用结果。

河鲀毒素毒理作用的主要表征是阻遏神经和肌肉的传导。除直接作用于胃肠道引起局部刺激症状外，河鲀毒素被机体吸收进入血液后，能迅速使神经末梢和神经中枢发生麻痹，继而使得各随意肌的运动神经麻痹；毒量增大时会毒及迷走神经，影响呼吸，造成脉搏迟缓；严重时体温和血压下降，最后导致血管运动神经和呼吸神经中枢麻痹而迅速死亡。河鲀毒素可选择性地抑制可兴奋膜的电压，阻碍 $Na^+$ 通道的开放，从而阻止神经冲动的发生和传导，使神经肌肉丧失兴奋性。

### 2. 河鲀毒素中毒的临床表现

河鲀毒素的进食量越多，潜伏期越短。河鲀毒素中毒时，中毒者首先发生胃部不适、恶心、呕吐、腹痛、腹泻，大便会带血，随后逐渐出现全身不适，口唇、舌尖及肢端麻木、四肢无力、眼睑下垂，继而四肢肌肉麻木、共济失调、步态不稳，甚至出现全身运动麻痹，呈瘫痪状。

重度中毒患者出现血压及体温下降、呼吸困难、言语障碍、瞳孔散大、发绀、昏睡及昏迷等，最后可因呼吸中枢麻痹或房室传导阻滞而死亡，死亡率高达 40%～60%。

### 3. 河鲀毒素中毒的急救

河鲀毒素中毒时，立即予以催吐，用 2%碳酸氢钠溶液或活性炭混悬液反复洗胃，再给硫酸镁或甘露醇导泻，必要时用淡盐水或肥皂水行高位灌肠。静脉补液以利尿并促进毒素排出，维持水电解质平衡。半胱氨酸是一种安全有效的解毒剂，可应用 L-半胱氨酸盐静脉滴注。及早应用肾上腺皮质激素如氢化可的松或地塞米松等，以减少组织对毒素的反应。肌肉麻痹者可用维生素 $B_1$、$B_2$ 肌内注射，并用 1%盐酸士的宁 2 mL 肌内注射，每日 3 次。呼吸困难及呼吸衰竭者应及时给予吸氧、呼吸兴奋剂，必要时行气管插管及人工呼吸，也可试用较大剂量的阿托品。

### 4. 河鲀毒素中毒的预防

加强河鲀知识宣传，让人们了解其毒性，避免误食或贪其美味但处理不当而中毒。对于某些毒性较小的河鲀鱼品种应在专门单位由有经验的人进行加工处理之后制成罐头或干制品用于食用。

# 10.4　石房蛤毒素(Saxitoxin)

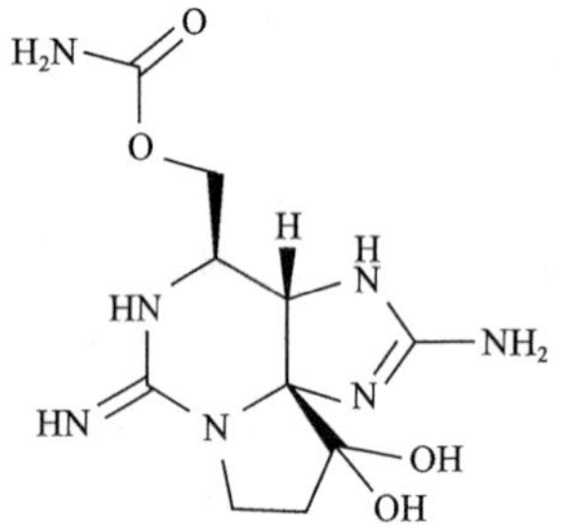

图 10-4　石房蛤毒素的结构

石房蛤毒素(Saxitoxin，STX，IUPAC：[(3aS,4R, 10aS)10,10-dihydroxy-2,6-diiminoocta-hydro-1H,8H-pyrrolo[1,2-c]purin-4-yl]methyl carbamate)，CAS 号为 35523-89-8，分子式为：$C_{10}H_{17}N_7O_4$。石房蛤毒素(图 10-4)是已知毒性最强的海洋生物毒素之一，是贝类神经麻痹中毒(paralytic shellfish poison，PSP)的主要毒素之一，由于是在美国阿拉斯加石房蛤和加州贻贝中发现的浓度最高且首先确定的 PSP 成分，由此而得名。后来又从膝沟藻(Gonyaulax catenella)中分离出类似的新海藻毒素(neosaxitoxin，neo-STX)及膝内藻毒素 I-Ⅶ(Gonyautoxin I-Ⅶ)，其化学结构均与 STX 类似。已证实是赤潮的主要毒素之一。在一些国家的特定海域，一贯可食的贝类可因"赤潮"突然被毒化，食用后即可引起中毒，毒贝类有毒部位主要是肝脏和胰腺，其所含有毒成分是石房蛤毒素及贝毒素，石房蛤毒素为有毒贝类的重要毒素；贝毒素为淡黄色粉末，耐热，动物实验发现能导致急性黄色肝萎缩。有的螺类含有对光过敏的物质，可引起日光过敏性皮炎。

### 1. 石房蛤毒素的毒性及毒理机制

石房蛤毒素的毒性包括神经系统、心血管系统和细胞毒活性 3 个方面。STX 是毒性最强的神经毒素之一，是典型的钠离子通道阻滞剂，通过阻滞 $Na^+$ 通过膜进入细胞内，使膜失去极化状态，从而阻断神经肌肉的传导。STX 及天然衍生物所构成的 PSP 有很高的致死率，STX 对成年人轻度中毒量为 110 μg，致死剂量为 540~1000 μg，STX 和 neo-STX 毒性最高，$LD_{50}$ 为 9 μg/kg(小鼠，腹腔注射)，其毒性是氰化钠的 1000 倍以上，是眼镜蛇毒性的 80 倍。然而，由于每种衍生物对 $Na^+$ 通道受体具有不同的亲和力，因此这类毒素的毒性也不同，其中 neo-STX 的毒性仅次于 STX。STX 毒素属于胍类毒素，其活性部位为 7、8、9 位的胍基，与可兴奋细胞膜上的电压门控 $Na^+$ 通道位点 1 的氨基酸残基高亲和，通过选择性阻断 $Na^+$ 内流，阻碍动作电位的形成，这导致神经细胞无法传输信号，并且其所激发的身体区域会从神经系统中被切断，使受影响区域麻痹。

### 2. 石房蛤毒素中毒的临床表现

因毒贝类中含有的毒素不同，症状也各异。胃肠型贝类中毒时，潜伏期 10~

12 小时，有恶心、呕吐、腹痛、腹泻等症状，但属自限性。神经型贝类中毒时，潜伏期 0.5～3 小时。早期有唇、舌、手指麻木感，进而颈部和四肢末端麻痹、步态蹒跚、发音障碍、流涎、头痛、口渴等，严重者可因呼吸麻痹而死亡。肝型贝类中毒时，潜伏期一般为 24～48 小时，发病初期有胃部不适、恶心、呕吐、腹痛、倦怠、微热等症状；常于四肢、躯干、齿龈等处呈现出血斑。严重者可有吐血、阴道出血、黄疸、肝功能异常，甚至发生急性黄色肝萎缩，伴意识障碍、昏迷等，甚至死亡。皮炎型贝类中毒时，潜伏期 1～14 日，多于 3 日内发病，初起面部及四肢的暴露部位出现红肿，并有灼热、疼痛、发痒、发胀、麻木等感觉，后期可出现血斑、水疱或血疱，破溃后引起感染。可伴有发热、头痛、食欲不振等。

### 3. 石房蛤毒素中毒的急救

石房蛤毒素中毒时，轻度中毒者均应催吐、洗胃及导泻。胃肠型和肝型的治疗，均应静脉输液以促进毒物的排泄，同时选用保肝等对症治疗。

## 10.5　黄曲霉毒素(Aflatoxin)

黄曲霉毒素是黄曲霉和寄生曲霉的代谢产物，主要存在于粮油及其制品，如花生、花生油、玉米、大米、棉籽等。黄曲霉毒素耐热，一般的烹调加工温度很少被破坏，易溶于油，在水中溶解度低。

### 1. 黄曲霉毒素的吸收、分布、代谢

黄曲霉毒素是在高温、高湿条件下由真菌类食物形成的天然污染物。黄曲霉毒素可通过食入和吸入方式进入体内。多数人接触黄曲霉毒素是通过摄入被污染的食物引起的。谷物、花生、坚果和棉籽粉是这些真菌生长的较常见食物。黄曲霉毒素对人体主要攻击点为肝、肾。

### 2. 黄曲霉毒素的毒性和中毒机理

黄曲霉毒素是一种剧毒的致肝癌物质，其中黄曲霉毒素 $B_1$(图 10-5)可引起细胞错误地修复 DNA，导致严重的 DNA 诱变，还可抑制 DNA 和 RNA 的合成，从而抑制蛋白质的合成。黄曲霉毒素急性毒性作用主要是损害肝脏，其病理表现为肝细胞核肿胀、肝细胞脂肪变性、肝脏出血、坏死及胆管上皮和纤维组织增生。同时，肾脏也会出现不同程度损害，主要表现为肾曲管上皮细胞变性、坏死、管型形成。

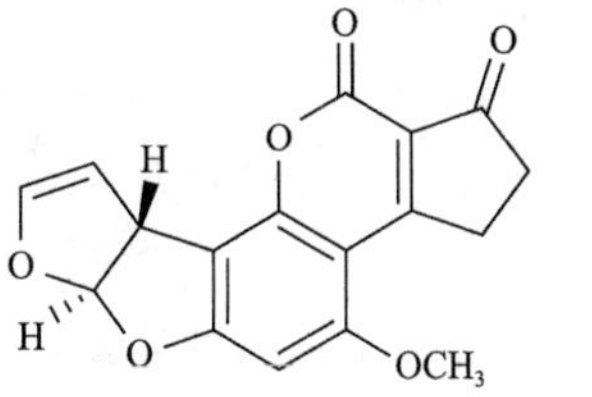

图 10-5　黄曲霉毒素 $B_1$ 的结构

### 3. 黄曲霉毒素中毒的实验室检查

黄曲霉毒素是可疑的人类致癌物，长时间接触黄曲霉毒素需定期进行肝肾功能检查。

### 4. 黄曲霉毒素中毒的临床表现

黄曲霉毒素中毒的前期症状为短时间的发热、呕吐等。急性中毒主要引起肝肾脏器损害、食欲减退、肝脏肿大压痛、脾脏肿大，甚至出现黄疸、腹水、血尿等。此外，还会出现心脏扩大及肺水肿、痉挛、昏迷等症状，重度中毒者 1 周左右死亡。

### 5. 黄曲霉毒素中毒的急救

轻度中毒者立即进行催吐、洗胃、导泻及灌肠治疗，使未被吸收的食物残渣尽快排出。处理中毒性肝病时，注意纠正水电解质平衡紊乱及对症治疗。烦躁不安者应给镇静剂，呕吐或腹痛者给予阿托品或溴丙胺太林。应用抗真菌药物如两性霉素 B，以 0.1 mg/kg 开始，渐增至 1 mg/kg，可每日或隔日 1 次，疗程总量依病程而定。还可用灰黄霉素、制霉菌素等。

### 6. 黄曲霉毒素中毒的预防

防止粮食霉变，作物收获后迅速用日光曝晒或烘干机使其干燥。紫外光可使黄曲霉毒素破坏，因此玉米、大米等粮食粉碎后在太阳光下曝晒可除去部分毒素。

## 10.6　破伤风毒素(Tetanotoxin)

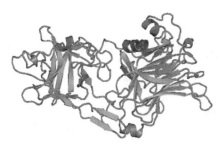

图 10-6　破伤风毒素 C 链片段

破伤风毒素(图 10-6)是破伤风梭状芽孢杆菌产生的强力外毒素，由两种成分组成，一种是神经毒素(Tetanospasmin)，另一种是溶血素(Tetanolysin)。

### 1. 破伤风毒素的毒性及作用机制

破伤风毒素是破伤风杆菌产生的一种神经蛋白质毒素，通过抑制抑制性神经递质的释放，引起超反射反应和横纹肌痉挛。

## 2. 破伤风毒素中毒的临床表现

破伤风毒素中毒时，在肌紧张性收缩(肌强直、发硬)的基础上，出现阵发性强烈痉挛，通常最先受影响的肌群是咀嚼肌，随后顺序为面部表情肌、颈、背、腹、四肢肌，最后为膈肌。嚼肌痉挛、牙关紧闭，因表情肌紧缩，使脸部呈"苦笑面容"。多数病人常因肌痉挛发作或强直性抽搐而呈现角弓反张、喉头痉挛、呼吸困难，甚至因此而窒息死亡。重度中毒者常出现的一系列症状体征与交感神经功能亢进有关。表现在中毒者常有心悸，出汗，体温升高，肢体远端苍白，血压增高，尤以收缩压为著，尿中儿茶酚胺排泄增多，血糖偏高。

## 3. 破伤风毒素中毒的急救

破伤风毒素中毒时，首先须对伤口进行清创消毒处理，用 3%过氧化氢水溶液或 1∶4000 高锰酸钾溶液湿敷。使用抗毒素 1 万～10 万单位，一次性静脉滴注，幼儿 1500～10000 单位，一次性静脉滴注；TIG：一次 3000 单位肌内注射，分 3 等份肌内注射 3 个部位。选用青霉素、红霉素、四环素进行抗生素治疗。用地西泮、苯巴比妥钠、氯丙嗪、水合氯醛控制痉挛，发炎者可应用激素治疗，牙关紧闭者须防止窒息。或用验方存命汤(羌活、川芎、大黄、清半夏、防风、僵蚕、全蝎、天南星、白芷、蜈蚣各 9 g，川乌、草乌各 3～6 g，琥珀粉、朱砂各 3 g)进行中医药治疗，中医治疗以疏风定痉，清热解毒为主。

## 4. 破伤风毒素中毒的预防

注意对自己身体上的小伤口做好及时的处理，伤口污染后 24 小时内注射精制类毒素 0.5 mL，注意伤口卫生。

# 第11章  突发性化学灾害和化学恐怖及其应急救援

有毒和有害化学物品在生产、使用、储存与运输等过程中突然发生泄漏、燃烧或爆炸，引发的突发性化学灾害以及化学恐怖事件往往会造成众多人员化学中毒及社会危害，需要组织社会性救援。但由于突发性化学灾害和化学恐怖事件发生突然、毒性作用迅速、受害范围广、环境复杂、普通民众缺乏自救逃生技能，心理恐惧严重，使应急救援十分困难。因此，应急救援人员对毒源做出快速检测，准确评估，采取及时正确的现场处置措施，同时提高民众在各种公共场所应对突发性化学灾害和化学恐怖的应急避险和自救能力，对最大程度挽救生命和减少财产损失，降低其社会危害性尤为重要。

## 11.1  突发性化学灾害的快速检测

突发性化学灾害主要包括中毒和职业灾害两个方面。发生突发性化学灾害时，对化学危险源实施侦检分析，是确定其危害性质、查明引发化学灾害源的主要措施。通常至少要有两人以上进入危险源区，一旦发生危险，能进行自救互救，及时撤出并进行报告。由于毒害源的毒害浓度非常高，人员即使在隔绝式防护状态下，也不宜作业时间太久。

突发性化学灾害的快速检测包括对危险源、事故源区边界、毒害源滞留区的侦检。突发性化学灾害发生时，应急救援人员需要查明危险源类型和性质，确定有毒有害物质的泄漏或爆炸范围。爆炸性化学事故一般以爆炸碎片或沾有有毒有害化学物质的大块碎片散落的最远点为边界，而泄漏性化学事故一般以有毒有害化学物质喷射的最远距离为边界。找到染毒最明显的边界后，应沿边界进行侦检。然后沿通路进行侦检，重点是人员和车辆的进出入口，并进行标识，标识的范围应稍大于实际边界。在对毒害源滞留区进行侦检时，先把受害地区划分为若干小区域，分别对各小区进行侦检。同时，根据初步查明受害区域内有毒有害物质可能存在的滞留点的数量和浓度进行定点侦检。在城镇可沿街巷侦检，在河边、湖边、池塘边，沿河下游侦检和毒源扩散的方向侦检，以确定化学事故毒害的滞留区。根据毒害浓度的不同，将毒害区分为重度、中度和轻度 3 个区域，分别进行标志，明确有毒有害物的毒害范围。

## 11.2　突发性化学灾害的危害评估

突发化学毒性灾害的危害范围及毒害程度主要取决于距离事故中心区域的远近。距事故中心越近，毒害程度越重；距事故中心越远，则危害相对较小。在同一区域内，有毒有害物质对人员及环境的危害程度大致相同。在毒源周围附近区域，毒气浓度高于致死浓度，并伴有严重的地面污染，该区域人员中毒伤亡多，多途径中毒及复合伤员多，设施破坏和污染严重，这样的重度危害区的救援重点是切断毒源，抢救中毒伤员、保护、转移其他毒品及消除渗漏或散布出来的液态或粉态毒物。救援力量以专业人员为主，必须携带特殊救援器材和穿戴全身防护器材进行抢险救灾。因重度危害区的救援危险性大，必须加强救援技术的勤务保障和现场指挥。在距事故中心区稍远的下风向区域，毒气浓度较高，较长时间吸入可引起严重中毒，也可发生人员死亡。故该区无防护人员基本失去自我救援能力，需组织专业救援人员和社会救援力量进行救援，帮助撤离和抢险救灾。在该区个人防护应以过滤式防毒面具为主，抢险时可戴橡皮手套及穿长筒雨靴进行防护。在距事故中心区较远的下风向区域，毒气浓度较低，边缘区可接近毒气浓度的允许标准，长时间在该区的无防护人员可出现轻微中毒症状，以眼和上呼吸道刺激症状为主，离开毒区可能不需特殊治疗就可慢慢恢复。该区一般无设施破坏，救援工作主要是动员社会力量帮助无防护的居民组织转移、疏散和撤离，控制人员和车辆进入毒区。该区可采用防毒面具或自制简易防护器材进行自我防护，并警惕毒源周围区域和离事故中心稍远的下风区域撤下的人员和车辆接触发生间接中毒。另外，要严格控制进出事故灾害现场的人员，防止染毒。可见，不同的中毒区域应该采取不同的应急救援措施。对突发性化学灾害可能造成的危害进行评测和估算是实施正确的应急救援措施前的必要内容，主要包括现场评估、中毒人员评估和经济损失评估等。

突发性化学灾害发生前，救援相关部门须制定相关救援预案，并假定突发性化学灾害发生的条件进行预测。化学灾害发生后，救援人员需根据建立的评估模型、确定边界及伤害的标准，即根据现场条件及相关人员提供的化学灾害的现场资料，判定有毒有害化学品的品名、类别和数量，泄漏的位置和速率，再结合当时的气象要素或水流参数，根据选定的扩散模式，编成计算机软件，快速估算毒气扩散的纵深、宽度和范围，确定事故中心区、重点救援区和自救互救区的分区界线。评估化学灾害对现场人员的生命和健康状况的影响，急性中毒伤亡人员的比例和分布以及慢性危害的程度和范围。对灾害现场及受影响的相关区域内的家禽、牲畜、鱼类和农作物的破坏，空气、水系及土壤污染后的处理恢复及对生产的影响等所造成的经济损失进行合理评估。突发性化学灾害的危害评估工作对尽快正确指导危害区人员的个人防护行动至关重要。

对大气中毒云的危害评估主要包括预测毒云的危害方向、面积、伤害程度和持续时间等。有毒化学物质的剂量阈值越小，毒性越大，进入大气的有毒化学物质越多，造成的危害就越大。所以，应该对大气中有毒化学物质瞬时的点源和体源及连续的点源、线源、面源和体源的源强分别进行评估。毒云在大气中的扩散稀释很大程度上取决于气象条件，尤其是平均风速小、风向风速稳定和大气垂直稳定度逆温时，毒云扩散稀释缓慢，有利于云团大范围传播，危害后果严重。山谷、高地和复杂街区等特殊地形能够改变毒云的运动方向，也会不同程度地加剧毒云的扩散强度。化学灾害现场人口密度越大、灾害所造成的中毒受伤人数就越多。毒云对无防护人员的杀伤范围广，在有利气象条件下其危害纵深可达数十公里，危害面积可达数百平方公里。如果现场人员能迅速戴上防毒面具或有逃生知识，就可减少毒云的吸入量，从而避免或减轻伤害，危害效应也会大大降低。

对密闭空间和相对封闭场所中化学毒云的危害评估要考虑现场通风气孔及外界风速风向、场所内的温度等影响有毒气体流动的因素。在微风或无风时，有通风设施的场所中毒云由低至高运动，施放点浓度最高，因此施放点以上的楼层都将受到污染，对下风具有一定的危害性，部分毒云进入各进气口中间部位的乱流区，不易排出，从排气口排出的毒气将形成新的大气污染源。有风时，毒云在有通风设施的场所不会滞留；一部分毒云在主导风的影响下，向下风门窗运动，并被排出场外；一部分毒云在排风系统影响下，通过楼梯向上运动至高层，污染上层空间；一部分毒云从窗口和排气口排入大气。

对城市街区化学毒云的危害评估要考虑风向、街道的走向和分布的情况下毒气流运动和分布的特点。当风向与街道平行时，城市街区中毒气流会沿顺风街道传播，由于受到高层建筑的限制，使毒气流速度变大，由于两侧受阻不易扩散稀释，浓度较高，传播较远。同时，毒云会在街道两侧空地及建筑物的背风面滞留，但浓度较低。街道两旁高层建筑中的较低楼层，毒云会通过未密闭的门窗渗入室内，虽然毒云浓度不高，但在室内可以滞留较长时间。当风向与街道斜交时，毒气流会按风的去向与街道方向夹角（锐角）方向传播扩散，并在传播过程中不断有部分毒云通过建筑物间隙离开主要传播路径，扩大空气污染范围，同时有部分毒气渗入两侧建筑物内，通常迎风或侧迎风面进入的毒云浓度较高。在街道分布不规律的复杂街区中，毒云沿锐角方向街道传播，并不断有部分毒云通过建筑物间隙沿风的方向离开主要传播路径，扩大空气污染面积。部分毒云渗入街道两侧建筑物内，通常从迎风或侧迎风面进入的毒云浓度较高。如果在传播路径上遇到垂直风向的街道建筑物时，毒云将向两侧扩散一定距离，并在其后发生滞留。此外，毒云还会在街心花园、茂密丛林地发生滞留，以及进入兜风的空地、建筑物环绕或半环绕的空地发生滞留。

对水体中化学毒物的危害评估时要考虑有毒化合物在水中的形态。当油状化学毒物漂浮于水面上时，会污染水体沿岸及码头和船只，遇明火时可能发生燃烧并释放有毒气体。当化学毒物溶解于水中时，在水体的竖向和横向混合，达到浓度分布均匀，直接污染水源。如果化学毒物在水中发生水解，其浓度会随距离或时间增长而不断减小，水解速度决定了毒物浓度下降的速度。所以，要根据各种水体的特点选用相应的浓度计算模型。当化学毒物难溶或不溶于水且难以挥发，且与水体的相对比重大于 1 时，会直接沉入水底或者部分形成悬浮体系，成为水体中的毒源。

## 11.3　突发性化学灾害的救助系统

突发性化学灾害的救助系统包括 110、119、120 及国家(省/市)中毒控制中心。

110 是我国的公安报警电话，不仅负责受理刑事和治安案件报案，还接受群众突遇的或个人无力解决的紧急危难求助等。在化学中毒、突发性化学灾害和化学恐怖事件中，110 具有依法对现场进行控制隔离、对嫌疑人进行控制调查、组织人员疏散等处理现场各类情况的职责。报警时，一定要在就近的地方，抓紧时间报警，越快越好，并按民警的提示讲清报警求助的基本情况，现场的原始状态，有无采取措施，犯罪分子或可疑人员的人数、特点、携带物品和逃跑方向等，并提供报警人的所在位置、姓名和联系方式。

119 是我国消防报警电话，在遇到火灾、危险化学品泄漏、道路交通事故、地震、建筑坍塌、重大安全生产事故、空难、爆炸、恐怖事件等群众遇险事件，水旱、气象、地质灾害、森林、草原火灾等自然灾害，矿山、水上事故，重大环境污染、核与辐射事故和突发公共卫生事件时均可拨打 119。消防队员能够协助处理危险源、控制毒物泄漏，从中毒现场转移危重伤员、抢救有毒现场的重要设备等。我国消防机构是一个功能完备的灾害应急机构，是有毒现场救援的主要力量。报警时，需准确报出所在地址、发生的险情、有没有人被困、有没有发生爆炸或毒气泄漏等，如果说不清楚具体地址时，要说出地理位置、周围明显建筑物或道路标志，并报告自己的姓名、电话或手机号码。如果险情发生了新的变化，要立即告知消防队，以便他们及时调整力量部署。

120 是我国医疗急救电话，120 救护车服务的重点对象是灾害事故和急危重症患者。在突发性化学灾害中，急救中心会迅速组织医务人员在 5~15 分钟内到现场开展中毒者的现场抢救、伤员疏散、中毒者治疗等工作。急救中心有专业的现场危重中毒者抢救能力，具备快速转运中毒者的工具、配备现场急救及心肺复苏设备。拨打 120 急救电话时需确定对方是医疗救护中心，并讲清病人的详细地址、主要病情和事故缘由，呼救者的姓名及电话号码，并及时疏通搬运病人的过道，等待救护车到来。

　　国家(省/市)中毒控制中心(National Poison Control Center)隶属于中国疾病预防控制中心职业卫生与中毒控制所，是国家级中毒控制机构，实施中毒预防、控制、救援、咨询和实施于一体的综合网络体系。中毒控制中心承担中毒信息服务、公共卫生事件现场救援、毒物鉴定与检测；化学品安全卫生管理及毒物控制策略研究；职业病(中毒)信息收集、汇总与分析；为政府决策提供支持；促进中国中毒控制体系的建立和完善、构筑全国中毒控制网络等任务。国家中毒控制中心具有每天 24 小时，每年 365 天热线服务电话(010-63131122，010-83163338)。

　　此外，许多地方还设立了应急救援网络医院，《卫生部国际紧急救援中心网络医院名录》中详细列出了各省市的网络医院名称和地址。许多化学中毒和化学灾害事件的应急救援知识和事件分析、相应法规等资料常可通过相关专业网站获取。例如，国家危险化学品安全公共服务平台(http://hxp.nrcc.com.cn)可以检索危险化学品安全信息和相关知识，提供应急在线咨询服务；化救通 ChemAid 网站(http://www.chemaid.com)对危险化学品的安全提供监管服务；中国环境与健康网(http://www.chemaid.com/chem)含有毒物中毒信息库(3416 种有毒化学品和动植物)和文献病例库(2844 个病例)等 10 个数据库，提供化学毒物信息的查询；国家中毒控制中心网(http://www.npcc.org.cn)面向全国提供中毒咨询的各类服务；中国化工安全网(http://www.chemsafety.com.cn)提供我国安全生产现状、法规标准动态、安全技术水平、企业安全管理经验、化学品知识、国内外化工行业发生的重大事故案例、事故中化学品的性能及应急救援措施等内容。

# 11.4　突发性化学灾害的现场处置和应急救援

### 11.4.1　应急救援措施

　　不同的有毒化学品，其危险性和物化性质不尽相同，一旦发生突发性化学灾害和化学事故，应采取不同的应急反应、火灾控制以及现场抢救措施。应急救援主要包括应急反应、火灾控制、泄漏控制和人员救治四个方面。当应急救援相关部门的工作人员接到执行救援的指示或要求救援的报告时，首先要问清报告人的姓名、单位部门和联系电话，事故发生的时间、地点、原因、毒物种类、事故性质(毒物外溢、爆炸、燃烧)、危害范围和程度、救援要求，做好电话记录。其次，应按救援程序，派出救援队伍并保持与急救队伍的联系，随时准备增援，同时向上级有关部门报告情况。

　　救援队伍进入事故现场，应先向现场指挥部报到，了解现场情况，尽快按照各自的职责和任务同时开展救援。侦检队快速检测化学危险物品的性质及危害程度，测定出事故的危害区域，向现场救援指挥部提供有关数据。现场指挥部应设置在事故现场附近、上风向的非污染区域，并利用原有通信、水电等资源开通通信网络，查明事故原因和危害程度，制定救援方案，组织和指挥救援行动。工程救援队应尽快堵源，将伤员转移至安全区域，协助群众疏散和撤离，清消毒物。在交通路口和尽可能靠近现场救援指挥部的安全区域设置急救医疗点，并设置醒目的标志，悬挂轻质旗，随时掌握现场风向以及识别和转送伤员。现场急救医疗队则尽快将伤员就地简易分型，按类急救和做好安全转送，同时对救援人员进行医学监护，提供医学咨询。救援中应随时注意气象变化和灾害发展情况，随时安全转移并保持与救援指挥部和各救援队的联系。救援工作结束后，做好现场的清理工作，在现场救援指挥部的同意下安全撤离。

## 11.4.2　应急救援现场处置

采取及时正确的现场处置措施可以最大程度降低化学灾害造成的人员伤害和环境污染。发生突发性化学灾害时，首先要根据灾害涉及的有毒化学物质的毒性及划分的危险区域，确定相应的防护等级，并根据防护等级选用相应的防护器具。例如，一级防护需进行全身防护，配内置式重型防护服、全棉防静电内外衣、正压式空气呼吸器或全防型滤毒罐；二级防护需进行全身防护，配封闭式防护服、全棉防静电内外衣、正压式空气呼吸器或全防型滤毒罐；三级防护需进行呼吸防护，配简易防护服、战斗服、简易滤毒罐、面罩或口罩、毛巾等。然后向现场相关人员详细询问情况，并使用便携或车载检测仪测定毒物种类、浓度、扩散范围，同时采集毒物样品，送回中心实验室分析。测定风向、风速等气象数据，确定设施、建(构)筑险情及可能引发爆炸燃烧的各种危险源、消防设施运行情况、现场及周边污染情况，建立警戒区，实行交通管制，撤离无关人员。同时组织 2～3人一组的救生小组、携带救生器材及相关防护器材进入危险区域，搜救转移遇险人员至安全区域。对染毒人员进行毒物的洗消，并对救出人员进行登记、标识和现场急救，将伤情较重者送交医疗急救部门救治。最后根据毒物性质、用量，选择适当的方法和洗消剂彻底清除毒物源，控制化学品的泄漏，防范和处置化学品火灾。用喷雾水、蒸汽、惰性气体清扫现场，尤其是低洼、沟渠等处，确保不留残气(液)。对染毒的装备及器具进行彻底洗消，防止人员再次染毒。

## 11.4.3　化学品火灾的现场处置

不同的化学品在不同情况下发生火灾时，选择正确的灭火剂和灭火方法来安全地控制火灾，以免进一步扩大灾情。扑救化学品火灾时，灭火人员不应单独灭火，出口应始终保持清洁和畅通，在确保个人安全的前提下选择正确的灭火剂进行灭火。火灾初期应迅速关闭火灾部位的上下游阀门，切断进入火灾事故地点的一切物料。如果火灾可以控制，应使用移动式灭火器或现场其他各种消防设备、器材扑灭火灾和控制火源。同时，对周围设施及时采取冷却保护措施，迅速疏散受火势威胁的物资，用沙袋或其他材料筑堤拦截飘散流淌的液体，或挖沟导流将物料导向安全地点，应防止火灾危及相邻设施。用毛毡、棉、草帘堵住下水井、阴井口等处，防止火焰蔓延。

### 11.4.4　爆炸品火灾的现场处置

爆炸物品受明火、摩擦、撞击、震动、高温等外界因素激发，极易发生爆炸。爆炸品发生火灾时，切忌用沙土覆盖，需迅速判断和查明再次爆炸的可能性，组织力量及时疏散着火区域周围的爆炸物品，使着火区周围形成一个隔离带。采用吊射式水流扑救爆炸物品堆垛，以免堆垛倒塌引起再次爆炸。尽量利用现场掩蔽体或尽量采用卧姿或低姿射水进行灭火，灭火人员注意自我保护，消防车不要停靠在离爆炸物品太近的水源处。当发现有发生再次爆炸的危险时，应立即撤退至安全地带，来不及撤退时，应就地卧倒。

### 11.4.5　毒害品和腐蚀品火灾的现场处置

当毒害品、腐蚀品发生火灾时，灭火人员须经过适应性训练，进入现场前需穿防护服(全身防护服或专用防护服)，佩戴隔绝式氧气或空气防护面具。进入现场后，寻找和抢救受伤和被困人员，努力限制燃烧范围。使用低压水流或雾状水灭火，避免腐蚀品、毒害品溅出。遇酸类或碱类腐蚀品最好调制相应的中和剂稀释中和。例如，当扑救浓硫酸与其他可燃物品接触发生的火灾时，要注意防止浓硫酸遇水放热发生飞溅。如果浓硫酸的量少时，可用大量低压水快速扑救；如果浓硫酸量很大，应先用二氧化碳、干粉、卤代烷等灭火，然后再把着火物品与浓硫酸分开。扑灭火势后，用防腐材料堵漏。

### 11.4.6　化学毒物工业泄漏的现场处置

危险化学品发生泄漏时，应通过关闭有关阀门，停止作业，或通过采取改变工艺流程、物料走副线、局部停车、打循环、减负荷运行等方法控制化学品的溢出或泄漏，消除化学品的进一步扩散，并将现场泄漏物进行覆盖、收容和稀释处理，使泄漏物得到安全可靠的处置，防止二次事故的发生。接近泄漏点的危险程度、泄漏孔的尺寸、泄漏点处实际的或潜在的压力和泄漏物质的特性均决定了能否及时采取措施修补和堵塞容器裂口，成功制止化学品的进一步泄漏。当有毒化学液体泄漏到地面上时，需要筑堤堵截或者将液体引流到安全区域。对于储液罐发生液体泄漏时，要关闭雨水阀，防止物料沿明沟外流，用泡沫或其他覆盖物品覆盖外泄的物料，在其表面形成覆盖层抑制其蒸发，或用低温冷却以降低泄漏物的蒸发，用水枪或消防水带向有害液体蒸气云喷射雾状水，使其在安全地带扩散，在现场施放大量水蒸气或氮气，防止可燃液体燃烧。大量液体泄漏时，用隔膜泵将泄漏的液体抽入容器内或槽车内。小量液体泄漏时，用沙子、吸附材料、中和材料等吸收中和，或者用固化法处理泄漏物。最后将收集的泄漏物运至废物处理场所处置。未处理掉的少量物料可直接用消防水冲洗，再排入污水处理系统。

### 11.4.7　有毒化学气体泄漏的应急措施

当有毒化学气体发生泄漏时，须立即关闭阀门，隔离进料线，组织调查泄漏原因。检测到泄漏点后，用盖子和塞子堵漏，确定初步隔离范围和疏散范围。把物料从发生泄漏的容器转移到其他容器中，再进行容器的隔离修复。如果容器破裂，应首先调整容器位置，使泄漏部位位于容器最上部，并围堤存留泄漏物质，特别要检查所有低洼点是否有可能积聚泄漏物质。应急救援抢险人员需两人一组，并穿戴呼吸防护器材与防护服，从上风、上坡处接近现场进行作业。

### 11.4.8　有毒化学液体泄漏的应急措施

有毒化学液体发生泄漏时，应堵漏或将泄漏容器中的化学物质转移以消除泄漏源，并采用围堤、围堰和挖沟等措施隔离泄漏区域，同时将现场人员疏散出下风向范围。尽可能减少化学物质的蒸发率，使用密度小、不相溶、不反应、无毒的液体或消防泡沫、浮球、粉末等覆盖泄漏液体，再进行转移。也可以用固体或液体吸收剂冲稀、中和泄漏物质后再将其转移。

### 11.4.9　个人应对突发化学毒性灾害的措施

发生突发性化学灾害时，要保持沉着冷静，如果没有受过训练或无防护装备时，不要靠近任何可疑的区域，不要触摸或移动任何东西，尽量就地取材做好眼部和呼吸系统的防护，并迅速离开化学污染现场。到达安全区域后立即拨打 119 或 110 和当地的人防办公室电话报警。如果现场有应急救援人员，需按照应急救援人员的指示做好自我防护的条件下，迅速撤离现场。

# 11.5　化学恐怖的应急救援

我国当前的恐怖活动主要是指使用爆炸、劫机、投毒、暗杀等严重暴力手段进行犯罪活动，滥杀无辜、制造影响、破坏稳定、报复社会，严重危害公共安全，并在一定范围内造成不特定人群普遍的心理恐慌。恐怖分子通常采用爆炸、播撒、人为泄漏、喷射等方式，在地铁站、机场、学校、商场、高层建筑、写字楼、体育馆和大型会展场馆等人口密集的公共场所实施化学恐怖袭击。因此，掌握在公共场所发生化学恐怖袭击事件时的紧急应对措施、自救逃生知识对实施有效的自救和互救，最大程度上挽救广大人民群众生命安全十分重要。

### 11.5.1 化学恐怖事件的紧急应对措施

个人在遭遇化学恐怖袭击后，首先要镇定，不要惊慌失措，更不要盲目奔跑。因为胡乱奔跑会引起空气流动加剧，使化学毒剂在空气中的传播速度加快。同时，人体在惊慌和奔跑过程中会引起呼吸、心跳加快，中毒的危险性更大。所以，遭遇化学恐怖袭击时要保持沉着、冷静，迅速观察环境，进行自救。首先，在简单做好自身保护措施的情况下，立即采取措施切断、控制毒源，以免进一步扩散蔓延，若无控制毒源的能力和条件，则眯上眼睛，捂住口鼻，迅速撤离现场。立即拨打110，119或120报警，向相关应急救援机构报告，说明遭遇化学恐怖袭击的详细地址和基本情况，并充分利用广播、电视等新闻媒体或其他官方网站了解事件的进展情况。如果一时无法撤离现场，则须尽可能转移、疏散至上风方向或有滤毒通风设施的人防工事内，不要随意进出或走动。如果来不及进入人防工事，应及时采取个人防护措施，用常备或就便的防护器材保护自己。例如，用湿口罩、湿毛巾、防毒面具等保护呼吸道，用雨衣、手套、床单、雨靴、防毒衣等保护皮肤，用防毒眼镜、游泳潜水镜、开口透明塑料袋等保护眼睛。若无防护器材，也可用简易防护用品保护自己，脱离毒区，如扎紧领口、袖口、裤脚管，披上雨衣、风衣，毛巾捂住口、鼻，戴上防风眼镜。因为毒剂气体往往比空气质量重，所以不要把身体放得太低，更不要进入低洼地带。在警方或应急救援人员到达现场后，要听从警方或应急救援工作人员的口令和指挥，撤离现场。离开染毒区后，立即脱去污染衣物，并及时进行消毒。一旦染毒，应及时用清水、肥皂水冲洗染毒部位，并送医院，对症处理。

应急救援人员到达化学恐怖袭击事件发生现场后的首要任务是控制危害源头，封锁遭袭区域，确定安全距离，建立安全区域。确定安全距离后，首先应建立初始安全区(包括初始隔离区和防护区)，然后进一步细化安全区域，确定应急处置人员、洗消人员和指挥人员分别所在的热区(红区，限制区)、暖区(黄区，除污区)和冷区(绿区，支援区)，再实施应急救援，疏散被困人员至上风向的安全区。化学恐怖袭击事件发生后，第一现场急救应该采取"一戴、二隔、三救出、六早"的急救措施。"一戴"就是应急救援人员应佩戴好输氧式防毒面具，无条件者也应佩戴简易防毒口罩，方可进入毒源区域施救。"二隔"就是施救人员迅速将送氧或送风式防毒面具或防毒口罩戴在中毒者口鼻上，紧急情况下也可用氧气袋、氧气瓶等便携式供氧装置为其供氧，然后再迅速堵住毒源。"三救出"就是施救者在"一戴二隔"之后还应争分夺秒地将中毒者转移出毒源区，并做医疗急救。最好以两名施救人员抢救一名中毒者，以缩短救出时间。"六早"包括早期现场处理，对化学毒物吸入史明确者尽早给予静脉推注解毒药，由医护人员护送至专业医疗机构进行抢救治疗；早期使用地塞米松和山莨菪碱；早期对染毒伤员进行洗消；早期气道湿化；对重度吸入患者施行早期气管切开；早期预防肺水肿的发生。首批进入现场的医务人员应对伤员及时分类，制定后送，使伤员在最短时间内获得必要的治疗，后送途中要对危重伤员进行不间断的抢救和复苏。抢救呼吸困难、惊厥、休克等中毒人员及复合伤病员时，应先处理危及生命的致伤因素，然后再处理其他损伤。

### 11.5.2　地铁化学恐怖事件的应急避险

　　2019 年末我国城市轨道交通（不含有轨电车）运营线路达到 6426.84 公里，成为世界城市轨道交通大国。其中 38 个城市拥有地铁运营线路，位居世界首位。在近 30 年来的典型的重大地铁安全运营事故中，纵火或恐怖袭击等社会危害是地铁事故的主要原因。因此，地铁发生化学恐怖袭击的可能性很大。如果在地铁里突然遇到毒气恐怖袭击，首先应利用随身携带的手帕、餐巾纸、衣物等用品堵住口鼻及遮住裸露皮肤，如果手头有水或饮料，最好先将手帕、餐巾纸、衣物等用品浸湿再用。迅速判断毒源，并朝着远离毒源的方向逃跑，有序地撤到空气流通处或者撤到毒源的上风口处躲避。到达安全地点后，需用流动水清洗身体的裸露部分。

### 11.5.3　机场化学恐怖事件的应急避险

　　机场的候机室、办理登机手续窗口以及安检入口等人口密集的地方均容易成为恐怖分子袭击的目标。一般情况下，现代化城市的机场配备有应对恐怖袭击事件的应急预案，出入机场时应了解机场内的安全疏散通道和避难空间。一旦发生化学恐怖袭击事件，要保持沉着冷静，绝不能慌乱，避免过激行为，立即报告机场保安人员，告知周围人员远离恐怖袭击地点，有序地按保安人员的指挥疏散，也可以主动成为志愿者，协助相关工作人员做好疏散乘客的工作。

### 11.5.4　学校化学恐怖事件的应急避险

　　学校内学生人数众多，心理素质欠缺，社会经验不足，缺乏自我保护的意识和能力，容易成为化学恐怖袭击和报复社会的目标。因此，当学校发生化学恐怖袭击突发事件时，老师和管理人员应发挥积极的组织、领导作用，立即报警，并组织学生进行自我防护和安全疏散。学生们应立即报告老师或管理人员，不要紧张、慌乱，服从老师的组织和安排，及时有秩序进行疏散。如果老师或管理人员不在现场，学生应沉着应对、冷静思考、伺机而动，选择正确的路线和逃生方法进行疏散，并积极寻求帮助。

### 11.5.5　商场化学恐怖事件的应急避险

　　在进入大型商场特别是地下商场时，应对其设施和结构布局进行观察，记住疏散通道和安全出口的位置。一旦在商场遭遇化学恐怖袭击事件，要立即配合工作人员关闭空调系统，停止送风，防止毒气扩散。同时，立即开启排烟、排毒设备，迅速排出地下室内毒气，以免扩大危害范围。关闭防火门等阻隔障碍物，以防止毒气进一步扩散蔓延，寻找毒源，切断毒源排放途径，并将毒源隔离。沿着疏散通道和朝着安全出口，采用自救和互救手段迅速逃生到地面、避难间、防毒室及其他安全区。逃生时，尽量屏住呼吸，不要做深呼吸，可能的情况下用湿衣服或毛巾捂住口和鼻，防止毒气进入呼吸道，并做好对眼睛的保护。

### 11.5.6　高层建筑和写字楼化学恐怖事件的应急避险

高层建筑发生化学恐怖袭击突发事件时，要保持头脑清醒，冷静面对。因为化学毒气容易囤积在空气不易流动的空间，人在该空间里会吸入高浓度的毒气而导致熏呛、窒息甚至昏迷，所以逃生不要进入空气不易流动的空间，尽量利用建筑物内的防烟楼梯间、封闭楼梯间、有外窗的通廊、避难层等专门逃生设施进行逃生。寻找逃生要向下不向上，进入楼梯间后，若确定上楼层发生化学恐怖袭击突发事件，则毫无疑问往下楼梯跑，若确定下楼层发生化学恐怖袭击突发事件，则用湿衣服或毛巾捂住口和鼻，向下楼梯跑，而决不往上跑，更不要轻易跳楼。平时注意进行避难逃生训练，预先熟悉逃生路线，掌握逃生方法。

### 11.5.7　体育馆和大型会场化学恐怖事件的应急避险

体育馆和大型会展场馆一般都设有紧急疏散通道，并装有门灯、壁灯、脚灯等应急照明设备，标有太平门、出口处、非常出口、紧急出口等指示标志。发生化学恐怖袭击事件时，观众应按照应急照明指示设施指引的方向，迅速选择人流量较小的疏散通道撤离。疏散人员要听从工作人员的指挥，切忌互相拥挤，乱跑乱窜，相互踩踏，堵塞疏散通道，影响疏散速度。若出口通道充满毒气，则用随身携带的水弄湿的毛巾、衣服捂住口鼻，屏气逃到安全区域。

# 参 考 文 献

陈冀胜, 2006. 如何应对化学恐怖与化学毒性灾害. 北京: 科学出版社

陈清光, 肖雪莹, 陈国华, 2008. 化学恐怖袭击事件的危害、征兆及紧急应对措施研究. 中国安全科学学报, 18(11): 5-13

都鹏飞, 杨明功, 龚维龙, 2016. 中毒急救手册. 第 4 版. 上海: 上海科学技术出版社

杜先林, 2001. 化学事故应急救援. 上海: 上海科学技术出版社

江朝强, 2006. 有机溶剂中毒预防指南. 北京: 化学工业出版社

军事医学科学院, 2015. 危险化学品中毒应急处置手册. 北京: 军事医学科学出版社

李烨, 2000. 化学毒剂防护和中毒救治, 北京: 人民军医出版社

孟昭泉, 孟靓靓, 2009. 农药中毒急救手册, 北京: 金盾出版社

孟昭泉, 宋大庆, 苑修太, 2009. 实用急性中毒急救. 济南: 山东科学技术出版社

宋少江, 彭缨, 王淑君, 2008. 危险化学试剂中毒与救治. 北京: 人民军医出版社

孙万付, 郭秀云, 翟良云, 2018. 常用危险化学品应急速查手册. 第三版. 北京: 中国石化出版社有限公司

陶永娴, 2007. 化学物品急性中毒的预防措施. 中国社区医师, 15(23): 34-44

王所荣, 1990. 化学物质的安全性和毒性. 北京: 中国展望出版社

肖凯, 2017. 化学武器与防护百问-写给每个人的化学武器知识, 北京: 科学出版社

岳茂兴, 2004. 反化学恐怖医疗手册. 北京: 清华大学出版社

中国疾病预防控制中心, 职业卫生与中毒控制所, 2000. 危险化学品应急救援指南, 北京: 中国科学技术出版社

中华人民共和国国家职业卫生标准 GBZ 2.1-2019, 2019. 工作场所有害因素职业接触限值. 第 1 部分: 化学有害因素. 中华人民共和国国家卫生健康委员会

Abdellatif M, Ghozy S, Kamel M G, Elawady S S, Ghorab M M, Attia A W, Le Huyen T T, Duy D T, Hirayama K, Huy N T, 2019. Association between exposure to macrolides and the development of infantile hypertrophic pyloric stenosis: a systematic review and meta-analysis. European Journal of Pediatrics, 178(3): 301-314

Aberle N S, Burd L, Zhao B H, Ren J, 2004. Acetaldehyde-induced cardiac contractile dysfunction may be alleviated by vitamin $B_1$ but not by vitamins $B_6$ or $B_{12}$. Alcohol and Alcoholism, 39(5): 450-454

Advokat C, 2007. Update on amphetamine neurotoxicity and its relevance to the treatment of ADHD. Journal of Attention Disorders, 11(1): 8-16

Alison B, Franklin J N C, 2004. The role of vanadium bromoperoxidase in the biosynthesis of halogenated mari ne natural products. Natural Product Reports, 21(1): 180-188

Al-Masalkhi A, Walton S P, 1994. Pulmonary fibrosis and occupational exposure to aluminum. The Journal of the Kentucky Medical Association, 92(2): 59-61

Amacher D E, Martin B A, 1997. Tetracycline-induced steatosis in primary canine hepatocyte cultures. Fundamental and Applied Toxicology, 40(2): 256-263

Andrade S, Bartels D B, Lange R, Sandford L, Gurwitz J, 2016. Safety of metamizole: a systematic review of the literature. Journal of Clinical Pharmacy and Therapeutics, 41(5): 459-477

Archer J S, Archer D F, 2002. Oral contraceptive efficacy and antibioticinteraction: a myth debunked. Journal of the American Academy of Dermatology, 46(6): 917-923

Ashley D L, Bonin M A, Cardinali F L, McCraw J M, Wooten J V, 1994. Blood concentrations of volatile organic compounds in a nonoccupationally exposed US population and in groups with suspected exposure. Clinical Chemistry, 40(7): 1401-1404

Axiak V, Micallef D, Muscat J, Vella A, Mintoff B, 2003. Imposex as a biomonitoring tool for marine pollution by tributyltin: some further observations. Environment International, 28(8): 743-749

Barcelos R C S, Benvegnú D M, Boufleur N, Pase C, Teixeira A L M, Reckziegel P C, Emanuelli T, Da Rocha J O B T, Bürger M E, 2010. Short term dietary fish oil supplementation improves motor deficiencies related to reserpine-induced parkinsonismin rats. Lipids, 46(2): 143-149

Barceloux D G, 1999. Nickel. Journal of Toxicology, Clinical Toxicology, 37(2): 239-258

Barceloux D G, 1999. Zinc. Journal of Toxicology, Clinical Toxicology, 37(2): 279-292

Barger G, Dale H H, 1910. Chemical structure and sympathomimetic action of amines. The Journal of Physiology, 41(1-2): 19-59

Bau D T, Wang T S, Chung C H, Wang A S, Wang A S, Jan K Y, 2002. Oxidative DNA adducts and DNA-protein cross-links are the major DNA lesions induced by arsenite. Environmental Health Perspectives, 110(5): 753-756

Beatrice S, Kurt S, Robert B, Yann G, Fatiha E G, Veronique B, Lamia B T, Neela G, Crystal F, Laurent G, 2009. A review of human carcinogens—Part E: tobacco, arecanut, alcohol, coal smoke, and salted fish. The Lancet, 10(11): 1033-1034

Beckstead M J, Weiner J L, Eger E, Gong D H, Mihic S J, 2000. Glycine and gamma-aminobutyric acid(A) receptor function is enhanced by inhaled drugs of abuse. Molecular Pharmacology, 57(6): 1199-1205

Bennett D R M D, Baird C J M D, Chan K M, Crookes P F, Bremner C G, Gottlieb M M, Naritoku W Y M D, 1997. Zinc toxicity following massive coin ingestion. American Journal of Forensic Medicine and Pathology, 18(2): 148-153

Bernstam L, Nriagu J, 2000. Molecular aspects of arsenic stress. Journal of Toxicology and Environmental Health, 3(4): 293-322

Blanca A L, 2008, Environmental levels, toxicity and human exposure to tributyltin (TBT)-contaminated marine environment. A review. Environment International, 34(2): 292-308

Borak J, Diller W F, 2001. Phosgene exposure: Mechanisms of injury and treatment strategies. Journal of Occupational and Environmental Medicine, 43(2): 110-119

Bowyer J F, Hanig J P, 2014. Amphetamine-and methamphetamine-induced hyperthermia: Lications of the effects produced in brain vasculature and peripheral organs to forebrain neurotoxicity. Temperature, 1(3): 172-182

Brackett C C. Singh H, Block J H, 2004. Likelihood and mechanisms of cross-allergenicity between sulfonamide antibiotics and other drugs containing a sulfonamide functional group. Pharmacotherapy, 24(7): 856-870

Brambila E M, Achanzar W E, Qu W, Webber M M, Waalkes M P, 2002. Chronic arsenic-exposed human prostate epithelial cells exhibit stable arsenic tolerance: Mechanistic implications of altered cellular glutathione and glutathione S-transferase. Toxicology and Applied Pharmacology, 183(2): 99-107

Brown V K H, Box V L, Simpson B J, 1975. Decontamination procedures for skin exposed to phenolic substances. Archives of Environmental Health, 30(1): 1-6

Caravati E M, Litovitz T, 1988. Pediatric cyanide intoxication and death from an acetonitrile-containing cosmetic. Journal of the American Medical Information Association, 260(23): 3470-3473

Carvalho C M, Chew E H, Hashemy S I, Lu J, Holmgren A, 2008. Inhibition of the human thioredoxin system: A molecular mechanism of mercury toxicity. Journal of Biological Chemistry, 283(18): 11913-11923

Castellsague J, Riera-Guardia N, Calingaert B, Varas-Lorenzo C, Fourrier-Reglat A, Nicotra F, 2012. Individual NSAIDs and upper gastrointestinal complications: a systematic review and meta-analysis of observational studies (the SOS project). Drug Safety, 35(12): 1127-1146

Chen H, Lin C, Wang T, 1996. Effects of 4-aminopyridine on saxitoxin intoxication. Toxicology and Applied Pharmacology, 141(1): 44-48

Chris W, 2001. The Toxicology of chlorine. Environmental Research, 85(2): 105-114

Cohen M D, Kargacin B, Klein C B, Costa M, 1993. Mechanisms of chromium carcinogenicity and toxicity. Critical Reviews in Toxicology, 23(3): 255-281

Collin G, Höke H, Talbiersky J, 2006. Anthracene .Ullmann's Encyclopedia of Industrial Chemistry, 3: 497-501

Cryer P E, 1980. Physiology and pathophysiology of the human sympathoadrenal neuroendocrine system. The New England Journal of Medicine, 303(8): 436-444

Curb J D, Schneider K, Taylor J O, 1988. Maxwell, M.; Shulman, N. Antihypertensive drug side effects in the hypertension detection and follow-up program. Hypertension, 11(3Pt 2): II51- II55

Daly F F, Fountain J S, Murray L, Graudins A, Buckley N A, 2008. Guidelines for the management of paracetamol poisoning in Australia and New Zealand—explanation and elaboration. A consensus statement from clinical toxicologists consulting to the Australasian poisons information centres. The Medical Journal of Australia, 188(5): 296-301

Darbre P D, 2006. Metalloestrogens: an emerging class of inorganic xenoestrogens with potential to add to the oestrogenic burden of the human breast. Journal of Applied Toxicology, 26(3): 191-197

Das K K, Das S N, Dhundasi S A, 2008. Nickel, its adverse health effects and oxidative stress. Indian Journal of Medical Research, 128(4): 117-131

Davis E, Bakulski K M, Goodrich J M, 2020. Low levels of salivary metals, oral microbiome composition and dental decay. Scientific Reports, 10(1): 14640

Dayan A D, Paine A J, 2001. Mechanisms of chromium toxicity, carcinogenicity and allergenicity: Review of the literature from 1985 to 2000. Human and Experimental Toxicology, 20(9): 439-451

De Fays L, Van Malderen K, De S K, Sawchik J, Verlinden V, Hamdani J, Dogné J M, Dan B, 2015. Use of paracetamol during pregnancy and child neurological development. Developmental Medicine & Child Neurology, 57(8): 718-724

De Paolis E, Scaglione G L, De Bonis M, Minucci A, Capoluongo E, 2019. CYP24A1 and SLC34A1 genetic defects associated with idiopathic infantile hypercalcemia: from genotype to phenotype. Clinical Chemistry and Laboratory Medicine, 57(11): 1650-1667

De Rossi S S, Hersh E V, 2002. Antibiotics and oral contraceptives. Dental Clinics of North America, 46(4): 653-664

Dolara P, 2014. Occurrence, exposure, effects, recommended intake and possible dietary use of selected trace compounds (aluminium, bismuth, cobalt, gold, lithium, nickel, silver). International Journal of Food Sciences and Nutrition, 65(8): 911-924

Dréno B, Bettoli V, Ochsendorf F, Layton A, Mobacken H, Degreef H, 2004. European recommendations on the use of oral antibiotics for acne. European Journal of Dermatology, 14(6): 391-399

Dressler D, Saberi F A, Barbosa E R, 2005. Botulinum toxin: mechanisms of action. Arquivos de Neuro-Psiquiatria, 63(1): 180-185

Eastmond D A, MacGregor J T, Slesinski R S, 2008. Trivalent chromium: Assessing the genotoxic risk of an essential trace element and widely used human and animal nutritional supplement. Critical Reviews in Toxicology, 38(3): 173-190

Eastmond D A, Rupa D S, Hasegawa L S, 2000. Detection of hyperdiploidy and chromosome breakage in interphase human lymphocytesfollowing exposure to the benzene metabolite hydroquinone using multicolorfluorescence in situ hybridization with DNA probes. Mutation Research, 322(1): 9-20

Ebrahimi S, Esfahani S A, Ghaffarian H R, Khoshneviszade M, 2010. Comparison of efficacy and safety of acetaminophen and ibuprofen administration as single dose to reduce fever in children. Iranian Journal of Pediatrics, 20(4): 500-501

Ekwall B, Acosta D, In vitro comparative toxicity of selected drugs and chemicals in HeLa cells, Chang liver cells, and rat hepatocytes. Drug and Chemical Toxicology, 5(3): 219-231

Elfawal H A, Gong Z, Little A R, Evans H L, 1996. Exposure to methyl mercury results in serum autoantibodies to neurotypic and gliotypic proteins. Neurotoxicology, 17(1): 267-276

Eyers S, Weatherall M, Jefferies S, Beasley R, 2011. Paracetamol in pregnancy and the risk of wheezing in offspring: a systematic review and meta-analysis. Clinical and Experimental Allerg, 41(4): 482-489

Forman J P, Stampfer M J., Curhan G C, 2005. Non-narcotic analgesic dose and risk of incident hypertension in US women. Hypertension, 46(3): 500-507

Forster J, Hufschmidt C, Niederhoff H, Künzer W, 1985. Need for the determination of chloramphenicol levels in the treatment of bacterial-purulent meningitis with chloramphenicol succinate in infants and small children, Monatsschrift Kinderheilkunde (in German), 133(4): 209-213

Fowler B A, Weissberg J B, 1974. Arsine poisoning. New England Journal of Medicine, 300(22): 1171-1174

Fracasso M E, Doria D, Bartolucci G B, Carrieri M, Lovreglio P, Ballini A, Soleo L, Tranfo G, Manno M, 2010. Low air levels of benzene: Correlation between biomarkers of exposure and genotoxic effects. Toxicology Letters, 192(1): 22-28

Fustinoni S, Buratti M, Campo L, Colombi A, Consonni D, Pesatori A C, Bonzini M, Farmer P, Garte S, Valerio F, Merlo D F, Bertazzi P A, 2005. Urinary t,t-muconic acid, S-phenylmercapturic acid and benzene as biomarkers of low benzene exposure. Chemico-Biological Interactions, 153-154: 253-256

Garte S, Taioli E, Popov T, Bolognesi C, Farmer P, Merlo F, 2000. Genetic susceptibility to benzene toxicity in humans. Journal of Toxicology Environmental Health, 71(22): 1482-1489

Gebel T, 2000. Confounding variables in the environmental toxicology of arsenic. Toxicology, 144(1-3): 155-162

Gerasimon G, Bennett S, Musser J, Rinard J, 2007. Acute hydrogen sulfide poisoning in a dairy farmer. Clinical Toxicology, 45(4): 420-423

Gerich J, 1979. Hormonal mechanisms of recovery from insulin-induced hypoglycemia in man. American Physiological Society Journal, 236: 380-385

Goering P L, Aposhian H V, Mass M J, Cebrián M, Beck B D, Waalkes M P, 1999. The enigma of arsenic carcinogenesis: Role of metabolism. Toxicological Sciences, 49(1): 5-14

Goldman S M, Quinlan P J, Ross G W, Marras C, Meng C, Bhudhikanok G S, Comyns K, Korell M, Chade A R, 2012. Solvent exposures and parkinson disease risk in twins. Annals of Neurology, 71(6): 776-784

Gonsebatt M E, Vega L, Salazar A M, 1997. Cytogenetic effects in human exposure to arsenic. Mutation Research, 386(3): 219-228

Gupta R C, 2020. Handbook of Toxicology of Chemical Warfare Agents, Third Edition, Elsevier Inc

Haber L T, Bates H K, Allen B C, Vincent M J, Oller A R, 2017. Derivation of an oral toxicity reference value for nickel. Regulatory Toxicology and Pharmacology, 87(1): 1-18

Hamilton S J, Buhl K J, Faerber N L, 1990. Toxicity of organic selenium in the diet to chinook salmon. Environmental Toxicology and Chemistry, 9 (3): 347-358

Hanscha C, McKarns S C, Smith C J, Doolittle D J, 2000. Comparative QSAR evidence for a free-radical mechanism of phenol-induced toxicity. Chemico-Biological Interactions, 127 (1): 61-72

Hartwig A, Schwerdtle T, 2002. Interactions by carcinogenic metal compounds with DNA repair processes: toxicological implications. Toxicology Letters, 127 (1-3): 47-54

Hawkins L C, Edwards J N, Dargan P I, 2007. Impact of restricting paracetamol pack sizes on paracetamol poisoning in the United Kingdom: a review of the literature. Drug Safety, 30 (6): 465-479

Heim K E, Bates H K, Rush R E, Oller A R, 2007. Oral carcinogenicity study with nickel sulfate hexahydrate in Fischer 344 rats. Toxicology and Applied Pharmacology, 224 (2): 126-137

Henderson A J, Shaheen S O, 2013. Acetaminophen and asthma. Paediatric Respiratory Reviews, 14 (1): 9-15

Henderson J P, Byun J, Williams M V, Mueller D M, 2001. Production of brominating intermediates by myeloperoxidase. Journal of Biological Chemistry, 276 (11): 7867-7875

Hernberg S, 2000. Lead poisoning in a historical perspective. American Journal of Industrial Medicine, 38 (3): 244-254

Hodge T A, 1981. Vitruvius, lead pipes and lead poisoning. American Journal of Archaeology, 85 (4): 486-491

Honein M A, Paulozzi L J, Himelright I M, Lee B, Cragan J D, Patterson L Correa A, Hall S, Erickson J D, 1999. Infantile hypertrophic pyloric stenosis after pertussis prophylaxis with erythromcyin: A case review and cohort study. The Best Science for Better Lives, 354 (9196): 2101-2105

Hsueh Y M, Wu W L, Huang Y L, Chiou H Y, Tseng C H, Chen C J, 1998. Low serum carotene level and increased risk of ischemic heart disease related to long-term arsenic exposure. Atherosclerosis, 141 (2): 249-257

Hunter D M, Timerding B L, Leonard R B, McCalmont T H, Schwartz E, 1992. Effects of isopropyl alcohol, ethanol, and polyethylene glycol/industrial methylated spirits in the treatment of acute phenol burns. Annals of Emergency Medicine, 21 (11): 1303-1307

Huot R I, Armstrong D L, Chanh T C, 1989. Protection against nerve toxicity by monoclonal antibodies to the sodium channel blocker tetrodotoxin. Journal of Clinical Investigation, 83 (6): 1821-1826

Iniesta I, Radon M, Pinder C, 2013. Methyl iodide rhombencephalopathy: Clinico-radiological features of a preventable, potentially fatal industrial accident. Practical Neurology, 13 (6): 393-395

Ivan B, 2001. Carbon monoxide poisoning. The Royal Society of Medicine, 94 (6): 270-272

Jage J, Laufenberg-Feldmann R, Heid F, 2008. Drugs for postoperative analgesia: routine and new aspects. Part 1: non-opioids; Drugs for postoperative analgesia: routine and new aspects. Part 1: non-opioids. Der Anaesthesist, 57 (4): 382-390

Johnson M K, 1966. Metabolism of iodomethane in the rat. Biochemical Journal, 98 (1): 38-43

Juan G G, Ruth L, Ann T, An G, 2011. Allergic contact dermatitis caused by isopropyl alcohol: A missed allergen. Contact Dermatitis, 65 (2): 101-106

Kalapos M P, 2003. On the mammalian acetone metabolism: from chemistry to clinical implications. Biochimica et Biophysica Acta (BBA) -General Subjects, 1621 (2): 122-139

Kao C Y, 1966. Tetrodotoxin, saxitoxin and their significance in the study of excitation phenomena. Pharmacological Reviews, 18 (2): 997-1049

Kasarskis E J, Lindquist J H, Coffman C J, Grambow S C, Feussner J R, Allen K D, Oddone E Z, Kamins K A, Horner R D, 2009. Clinical aspects of ALS in Gulf War Veterans. Amyotrophic Lateral Sclerosis, 10 (1): 35-41

Katz S A, Salem H, 1992. The toxicology of chromium with respect to its chemical speciation: A review. Journal of Applied Toxicology, 13(3): 217-224

Kitchin K T, 2001. Recent advances in arsenic carcinogenesis: modes of action, animal model systems, and methylated arsenic metabolites. Toxicology and Applied Pharmacology, 172(3): 249-261

Kobayashi A, Ando A, Tagami N, Kitagawa M, Kawai E, Akioka M, Arai E, Nakatani T, Nakano S, Matsui Y, Matsumura M, 2008. Severe optic neuropathy caused by dichloromethane inhalation. Journal of Ocular Pharmacology and Therapeutics, 24(6): 607-612

Krasowski M D, Harrison N L, 2009. The actions of ether, alcohol and alkane general anaesthetics on $GABA_A$ and glycine receptors and the effects of TM2 and TM3 mutations. British Journal of Pharmacology, 129(4): 731-743

Lambert B, He S M, 1988. DNA and chromosome damage induced by acetaldehyde in human lymphocytes in vitro. Annals of the New York Academy of Sciences, 534(1): 369-376

Lancaster T, Stewart A M, Jick H, 1998. Risk of serious haematological toxicity with use of chloramphenicol eye drops in a British general practice database. British Medical Journal, 316(7132): 667

Lee W M, 2004. Acetaminophen and the U.S. Acute Liver Failure Study Group: lowering the risks of hepatic failure. Hepatology, 40(1): 6-9

Lemly D, 2004. Aquatic selenium pollution is a global environmental safety issue. Ecotoxicology and Environmental Safety, 59(1): 44-56

Li B, Peet N P, Butler M M, Burnett J C, Moir D T, Bowlin T L, 2010. Small molecule inhibitors as countermeasures for botulinum neurotoxin intoxication. Molecules, 16(1): 202-220

Lindenmann J, Matzi V, Neuboeck N, Ratzenhofer-Komenda B, Maier A, Smolle-Juettner F M, 2010. Severe hydrogen sulphide poisoning treated with 4-dimethylaminophenol and hyperbaric oxygen. Diving and Hyperbaric Medicine, 40(4): 213-217

Lin T M, Lee S S, Lai C S, Lin S D, 2006. Phenol burn. Burns, 32(4): 517-521

Lombardo P, Nairz K, Boehm I, 2019. Patients' safety and the "iodine allergy" - How should we manage patients with iodine allergy before they receive an iodinated contrast medium?. European Journal of Radiology, 116(7): 150-151

Lorberboum-Galski H, Lazarovici P, 2002. Chimeric Toxins, Mechanisms of Action and Therapeutic Applications (Cellular and Molecular Mechanisms of Toxic Action), Taylor & Francis Inc

Lourido-Cebreiro T, Salgado F J, Valdes L, Gonzalez-Barcala F J, 2017. The association between paracetamol and asthma is still under debate. The Journal of Asthma, 54(1): 32-38

Lutz Mathias, 2019. Metamizole (dipyrone) and the liver: A review of the literature. The Journal of Clinical Pharmacology, 59(11): 1433-1442

Mäki-Paakkanen J, Kurttio P, Paldy A, Pekkanen J, 1998. Association between the clastogenic effect in peripheral lymphocytes and human exposure to arsenic through drinking water. Environmental and Molecular Mutagenesis, 32(4): 301-313

Malbrain M L N G, Lambrecht G L Y, Zandijk E, Demedts P A, Neels H M, Lambert W, De Leenheer A P, Lins R L, Daelemans R, 1997. Treatment of severe thallium intoxication. Clinical Toxicology, 35(1): 97-100

Martineau A R, Jolliffe D A, Hooper R L, Greenberg L, Aloia J F, Bergman P, 2017. Vitamin D supplementation to prevent acute respiratory tract infections: Systematic review and meta-analysis of individual participant data. British Medical Journal, 356: i6583

Martinez-Gimeno A, García-Marcos L, 2013. The association between acetaminophen and asthma: should its pediatric use be banned? Expert Review of Respiratory Medicine, 7(2): 113-122

Mass M J, Tennant A, Roop B C, 2001. Methylated trivalent arsenic species are genotoxic. Chemical Research in Toxicology, 14(4): 355-361

McBride J T, 2011. The association of acetaminophen and asthma prevalence and severity. Pediatrics, 128(6): 1181-1185

McCall A S, Cummings C F, Bhave G, Vanacore R, Page-McCaw A, 2014. Bromine is an essential trace element for assembly of collagen IV scaffolds in tissue development and architecture. Cell, 157(6): 1380-1392

McIntyre J, Choonara I, 2004. Drug toxicity in the neonate. Biology of the Neonate, 86(4): 218-221

Moczydlowski E G, 2013. The molecular mystique of tetrodotoxin. Toxicon, 63: 165-183

Müller R. Zschiesche W, Steffen H M, Schaller K H, 1989. Tellurium-intoxication. Klinische Wochenschrift, 67(22): 1152-1155

Narahashi Toshio, 2008. Tetrodotoxin: A brief history. Proceedings of the Japan Academy. Series B, Physical and Biological Sciences, 84(5): 147-154

Nath N S, Bhattacharya I, Tuck A G, Schlipalius D I, Ebert P R, 2011. Mechanisms of phosphine toxicity. Journal of Toxicology, 2011: 1-9

Navas-Acien A, Silbergeld E K, Pastor-Barriuso R, Guallar E, 2008. Arsenic exposure and prevalence of type 2 diabetes in US adults. The Journal of the American Medical Association, 300(7): 814-822

Nielsen F H, 2000. Possibly Essential Trace Elements. Clinical Nutrition of the Essential Trace Elements and Minerals, 2: 11-36

Nieuwenhuijsen M J, Toledano M B, Elliott P, 2000. Uptake of chlorination disinfection by-products; a review and a discussion of its implications for exposure assessment in epidemiological studies. Journal of Exposure Analysis and Environmental Epidemiology, 10(6): 586-599

Nikolova I, Tencheva J, Voinikov J, Petkova V, Benbasat N, Danchev N, 2014. Metamizole: A review profile of a well-known "Forgotten" drug. Part I: Pharmaceutical and nonclinical profile. Biotechnology & Biotechnological Equipment, 26(6): 3329-3337

O'Loughlin E J, Traina S J, Sims G K, 2000. Effects of sorption on the biodegradation of 2-methylpyridine in aqueous suspensions of reference clayminerals. Environmental Toxicology and Chemistry, 19(9): 2168-2174

Oller A R, Kirkpatrick D T, Radovsky A, Bates H K, 2008. Inhalation carcinogenicity study with nickel metal powder in Wistar rats. Toxicology and Applied Pharmacology, 233(2): 262-275

Olmos-Ortiz A, Avila E, Durand-Carbajal M, Díaz L, 2015. Regulation of calcitriol biosynthesis and activity: focus on gestational vitamin D deficiency and adverse pregnancy outcomes. Nutrients, 7(1): 443-480

Olson O E, 1986. Selenium toxicity in animals with emphasis on man. International Journal of Toxicology, 5: 45-70

Omaye S T, 2002. Metabolic modulation of carbon monoxide toxicity. Toxicology, 180(2): 139-150

Palamar J, 2011. How ephedrine escaped regulation in the United States: a historical review of misuse and associated policy. Health Policy, 99(1): 1-9

Pegler S, 2007. Healy, Brendan. In patients allergic to penicillin, consider second and third generation cephalosporins for life threatening infections. British Medical Journal, 335(7627): 991

Pereira M, Dantas Damascena A, Galvão Azevedo L M, de Almeida Oliveira T, da Mota Santana J, 2020. Vitamin D deficiency aggravates COVID-19: systematic review and meta-analysis. Critical Reviews in Food Science and Nutrition, 1-9

Pichichero Michael E, 2006. Cephalosporins can be prescribed safely for penicillin-allergic patients. The Journal of Family Practice, 55(2): 106-112

Pirazzini M, Rossetto O, Bertasio C, Bordin F, Shone C C, Binz T, Montecucco C, 2013. Time course and temperature dependence of the membrane translocation of tetanus and botulinum neurotoxins C and D in neurons. Biochemical and Biophysical Research Communications, 430 (1): 38-42

Pohanish, Richard P, Sittig, Marshall, 2017. Sittig's Handbook of Toxic and Hazardous Chemicals and Carcinogens. Seventh Edition. William Andrew: Elsevier

Prockop L D, Chichkova R I, 2007. Carbon monoxide intoxication: an updated review. Journal of the Neurological Sciences, 262 (1-2): 122-130

Pullin T G, Pinkerton M N, Johnston R V, Kilian D J, 1987. Decontamination of the skin of swine following phenol exposure: A comparison of the relative efficacy of water versus polyethylene glycol/industrial methylated spirits. Toxicology Applied Pharmacology, 43 (1): 199-206

Quesada-Gomez J M, Entrenas-Castillo M, Bouillon R, 2020. Vitamin D receptor stimulation to reduce acute respiratory distress syndrome (ARDS) in patients with coronavirus SARS-CoV-2 infections: Revised Ms SBMB 2020_166. The Journal of Steroid Biochemistry and Molecular Biology, 202: 105719

Raksha M P, Marfatia Y S, 2008. Clinical study of cutaneous drug eruptions in 200 patients. Indian Journal of Dermatology, Venereology and Leprology, 74 (1): 80

Ralston N V C, Raymond L J, 2010. Dietary selenium's protective effects against methylmercury toxicity. Toxicology, 278 (1): 112-123

Ramasamy S, Singh S, Taniere P, Langman M J S, Eggo M C, 2006. Sulfide-detoxifying enzymes in the human colon are decreased in cancer and upregulated in differentiation. American Journal of Physiology, 291 (2): 288-296

Reece R L, Dickson D B, Burrowes P J, 1986. Zinc toxicity (new wire disease) in aviary birds. Australian Veterinary Journal, 63 (6): 199-199

Rehfuss M, Urban J, 2005. Rhodococcus phenolicus sp. nov., a novel bioprocessor isolated actinomycete with the ability to degrade chlorobenzene, dichlorobenzene and phenol as sole carbon sources. Systematic and Applied Microbiology, 28 (8): 695-701

Reinskje T, Thomas S, Ewa F, Jan V B, Piet W, Antoon O, 2011. Hazardous compounds in tobacco smoke. International Journal of Environmental Research and Public Health, 8 (12): 613-628

Richardson S D, Plewa M J, Wagner E D, Schoeny R, DeMarini D M, 2007. Occurrence, genotoxicity, and carcinogenicity of regulated and emerging disinfection by-products in drinking water: A review and roadmap for research. Mutation Research/Reviews in Mutation Research, 636 (1-3): 178-242

Rippey J C R, Stallwood M I, 2005. Nine cases of accidental exposure to dimethyl sulphate-A potential chemical weapon. Emergency Medicine Journal, 22 (12): 878-879

Rizzo V, Memmi M, Moratti R, Melzi d'Eril G, Perucca E, Concentrations of L-dopa in plasma and plasma ultrafiltrates. Journal of Pharmaceutical and Biomedical Analysis, 14 (8-10): 1043-1046

Ross A C, Manson J E, Abrams S A, Aloia J F. Brannon P M, Clinton S K, 2011. The 2011 report on dietary reference intakes for calcium and vitamin D from the Institute of Medicine: what clinicians need to know. The Journal of Clinical Endocrinology and Metabolism, 96 (1): 53-58

Ryder S D, Beckingham I J, 2001. ABC of diseases of liver, pancreas, and biliary system. Other causes of parenchymal liver disease. British Medical Journal, 322 (7281): 290-292

Santibáñez M, Bolumar F, García A M, 2007. Occupational risk factors in Alzheimer's disease: A review assessing the quality of published epidemiological studies. Occupational and Environmental Medicine, 64 (11): 723-732

Santucci K, Shah B, 2000. Association of naphthalene with acute hemolytic anemia. Academic Emergency Medicine, 7(1): 42-47

Sathasivam S, Lecky B, 2008. Statin induced myopathy. British Medical Journal, 337: 2286

Schep L J, Temple W A, Butt G A, Beasley M D, 2009. Ricin as a weapon of mass terror-separating fact from fiction. Environment International, 35(8): 1267-1271

Schlingmann K P, Kaufmann M, Weber S, Irwin A, Goos C, John U, 2011. Mutations in CYP24A1 and idiopathic infantile hypercalcemia. The New England Journal of Medicine, 365(5): 410-421

Scialli A R. Ang R. Breitmeyer J. Royal M A, 2010. A review of the literature on the effects of acetaminophen on pregnancy outcome. Reprod. Toxicol, 30(4): 495-507

Scott C S, Cogliano V J, 2000. Trichloroethylene Health risks-state of the science. Environmental Health Perspectives, 108(2): 159-160

Shah P S, Balkhair T, 2011. Air pollution and birth outcomes: a systematic review. Environment International, 37(2): 498-516

Shaikhain T A, Al-Husayni F, Elder K, 2019. Ibuprofen-induced anaphylactic shock in adult saudi patient. Cureus, 11(12): e6425

Sims G K, O'Loughlin E J, Crawford R L, 1989. Degradation of pyridines in the environment. Critical Reviews in Environmental Control, 19(4): 309-340

Slaughter R J, Mason R W, Beasley D M, Vale J A, Schep L J, 2014. Isopropanol poisoning. Clinical Toxicology, 52(5): 470-478

Smyth P P, 2003. Role of iodine in antioxidant defence in thyroid and breast disease. Bio Factors, 19(3-4): 121-130

Stowe C M, Nelson R, Werdin R, Fangmann G, Fredrick P, Weaver G, Arendt T D, 1978. Zinc phosphide poisoning in dogs. Journal of the American Veterinary Medical Association, 173(3): 270

Sullivan J E, Farrar H C, 2011. Fever and antipyretic use in children. Pediatrics, 127(3): 580-587

Sundar S, Chakravarty J, Antimony toxicity. International Journal of Environmental Research and Public Health, 7(12): 4267-4277

Taylor A, 1996. Biochemistry of tellurium. Biological Trace Element Research, 55(3): 231-239

Tebben P J, Singh R J, Kumar R, 2016. Vitamin D-mediated hypercalcemia: Mechanisms, diagnosis, and treatment. Endocrine Reviews, 37(5): 521-547

Thyssen J P, Linneberg A, Menné T, Johansen J D, 2007. The epidemiology of contact allergy in the general population—prevalence and main findings. Contact Dermatitis, 57(5): 287-299

Tikuisis P, Kane D M, McLellan T M, Buick F, Fairburn S M, 1992. Rate of formation of carboxyhemoglobin in exercising humans exposed to carbon monoxide. Journal of Applied Physiology, 72(4): 1311-1319

Tseng C H, Chong C K, Tseng C P, 2003. Long-term arsenic exposure and ischemic heart disease in arseniasis-hyperendemic villages in Taiwan. Toxicology Letters, 137(1-2): 15-21

Vaktskjold A, Talykova L V, Chashchin V P, Odland J O, Nieboer E, 2007. Small-for-gestational-age newborns of female refinery workers exposed to nickel. Journal of Occupational Medicine and Environmental Health, 20(4): 327-338

Vaktskjold A, Talykova L V, Chashchin V P, Odland J O, Nieboer E, 2008. Maternal nickel exposure and congenital musculoskeletal defects. American Journal of Industrial Medicine, 51(11): 825-833

Ward K E, Archambault R, Mersfelder T L, 2010. Severe adverse skin reactions to nonsteroidal anti-inflammatory drugs: A review of the literature. American Journal of Health-System Pharmacy, 67(3): 206-213

Warner M A, Harper J V, 1985. Cardiac dysrhythmias associated with chemical peeling with phenol. Anesthesiology, 62(3): 366-367

Wilber C G, 1980. Toxicology of selenium. Clinical Toxicology, 17(2): 171-230

Williams J H, Phillips T D, Jolly P E, Stiles J K, Jolly C M, Aggarwal D, 2004. Human aflatoxicosis in developing countries: a review of toxicology, exposure, potential health consequences, and interventions. The American Journal of Clinical Nutrition, 80(5): 1106-1122

Xu F, Papanayotou Ir, Putt D A, Wang J, Lash L H, 2008. Role of mitochondrial dysfunction in cellular responses to S-(1,2-dichlorovinyl)-l-cysteine in primary cultures of human proximal tubular cells. Biochemical Pharmacology, 76(4): 552-567

Yamashita M, Yamashita M, Suzuki M, Hirai H, Kajigaya H, 2011. Ionophoretic delivery of calcium for experimental hydrofluoric acid burns. Critical Care Medicine, 29(8): 1575-1578

Yang G, Zhou R, 1994. Further observations on the human maximum safe dietary selenium intake in a seleniferous area of China. Journal of Trace Elements and Electrolytes in Health and Disease, 8(3-4): 159-165

Yeh F L, Dong M, Yao J, Tepp W H, Lin G, Johnson E A, Chapman E R, 2010. SV2 mediates entry of tetanus neurotoxin into central neurons. PLOS Pathogens, 6(11): e1001207. doi: 10.1371/journal.ppat.1001207

Yorgason J G, Luxford W, Kalinec F, 2011. In vitro and in vivo models of drug ototoxicity: studying the mechanisms of a clinical problem. Expert Opinion on Drug Metabolism & Toxicology, 7(12): 1521-1534

Zubrick J W, 1988. The Organic Chem Lab Survival Manual, A Student's Guide to Techniques, John Wiley & Sons Inc